Springer-Lehrbuch

Springer
Berlin
Heidelberg
New York
Barcelona
Hongkong
London
Mailand
Paris
Tokio

Vorwort zur 6. Auflage

Aus dem „Monoautorenlehrbuch" wurde in der jetzt vorliegenden 6. Auflage ein „Biautorenlehrbuch".

Die Berufung des neuen Mitautors Prof. Grifka auf den Lehrstuhl für Orthopädie an der Universität Regensburg schuf beste Voraussetzungen für eine gemeinsame Weitergestaltung dieses Kurzlehrbuchs.

Lehrstuhl bedeutet ständige Auseinandersetzung mit den Lehr- und Prüfungsinhalten der Medizinerausbildung im zweiten Studienabschnitt. Der Text darf nicht zu umfangreich sein, muß aber dennoch alles enthalten, was ein Nicht-Orthopäde von unserem Fachbereich wissen sollte und gegebenenfalls im zweiten Staatsexamen abgefragt werden kann.

In dieser Auflage sind neben neuen unbedingt wissenswerten Lerninhalten auch erstmalig Fallbeispiele mit typischen Orthopädiepatienten (Nomen ist omen) aufgenommen worden, die dem problemorientierten Lernen und Prüfen (POL und POP) Rechnung tragen.

Wir freuen uns schon auf die nächsten Auflagen.

Bochum und Regensburg im Sommer 2001

Jürgen Krämer Joachim Grifka

Vorwort zur ersten Auflage

Mit dem Wandel des Medizinstudiums ändern sich auch die Lehrbücher. Zur Examensvorbereitung benötigt der Medizinstudent Unterlagen, die ihm einerseits das notwendige Wissen für seine spätere ärztliche Tätigkeit auch in Spezialdisziplinen wie der Orthopädie vermitteln, andererseits muß er sich in möglichst kurzer Zeit einen Wissensstand erarbeiten, der es ihm erlaubt, schriftliche Fragen zu beantworten, die z.T. einer berufsfremden Eigengesetzlichkeit unterliegen. In einem Seminar für Examenssemester, das seit 10 Jahren zunächst in Düsseldorf und nun auch in Bochum im letzten klinischen Semester abgehalten wird, haben wir versucht, beide Aufgaben miteinander zu verbinden. Als Unterlage diente ein Skript, das nun als Taschenbuch erscheint.

Ich danke allen meinen Doktoranden und Seminarstudenten, die bei der Manuskriptgestaltung und Fragenzusammenstellung halfen. Bei meiner Frau bedanken wir uns für die schönen Zeichnungen.

Bochum – Formentera im Frühjahr 1983 J. Krämer

Inhaltsverzeichnis

Was ist Orthopädie? – Sensus orthopaedicus

Definition

Orthopädie ist die Lehre von den Erkrankungen und Verletzungen der Stütz- und Bewegungsorgane.
Die Bezeichnung wurde von Andry[1] geprägt und bedeutet aus dem Griechischen übersetzt soviel wie „Erziehung zur aufrechten Haltung".

Zur ***Erkennung*** orthopädischer Erkrankungen gehört neben der genauen klinischen Untersuchung der Stütz- und Bewegungsorgane auch die fachgebundene Labor-, Ultraschall- und Röntgendiagnostik. Ergänzend setzt man andere Untersuchungsverfahren ein wie Computertomographie, Kernspintomographie, Szintigraphie, Elektrodiagnostik und Endoskopie.

Die ***Behandlung*** umfaßt *konservative* Maßnahmen wie Lagerung, manuelle Therapie und Redression, Anlegen spezieller Verbände, lokale Injektionen, physikalische Therapie, Krankengymnastik und *operative* Maßnahmen mit der gesamten Wirbelsäulen- und Extremitätenchirurgie.

Die ***Rehabilitation*** nach Erkrankungen und Verletzungen der Stütz- und Bewegungsorgane findet ambulant bzw. in speziellen orthopädischen Einrichtungen stationär statt. Dabei spielt die Vorbeugung von Schäden und Verbrauchserscheinungen der Bewegungsorgane eine bedeutende Rolle.

Berufe

Der ***Facharzt für Orthopädie*** ist entweder in einer Praxis, Rehabilitationseinrichtung oder als orthopädischer Chirurg in einer Klinik tätig.

Orthopädietechniker versorgen konservativ und operativ behandelte Patienten mit orthopädischen Hilfsmitteln wie Orthesen (Schienen, Korsetts), Bandagen und Prothesen. In den von Orthopädietechnikern betriebenen Orthopädiefachgeschäften erhält man vorwiegend orthopädische Hilfsmittel als (Halb-) Fertigprodukte.

Der ***Orthopädieschuhtechniker*** ist für die Herstellung und Anpassung von orthopädischen Schuhen sowie Zurichtungen am Konfektionsschuh zuständig.

[1] Nicolaus Andry (1741)

Krankengymnasten, Physiotherapeuten, Ergotherapeuten und ***Masseure*** haben einen wesentlichen Anteil in der konservativen Orthopädie und Rehabilitation.

Hoher technischer Aufwand mit motorgetriebenen Instrumenten, intraoperativen bildgebenden Verfahren und spezielles Instrumentarium erfordern speziell ausgebildete ***Operationsschwestern***, die dem orthopädischen Chirurgen assistieren.

Sensus orthopaedicus

Wer sich länger mit der Orthopädie beschäftigt, bekommt Blick, Gefühl und besonderes Vorstellungsvermögen für die Veränderungen der Stütz- und Bewegungsorgane.

Sehen

Der ***orthopädische Blick*** erfaßt schon von weitem geringe Fehlhaltungen und fehlerhafte Bewegungsabläufe wie leichtes Schwanken des Oberkörpers beim Hüfthinken, „en bloc"-Bewegungen des Bechterewkranken oder Nachziehen des Fußes bei der Peronäusparese. Bei näherer Betrachtung fallen Veränderungen der Rückenform, Asymmetrien der Schultern, Beckenkämme und Hautfalten auf. Das Wesen vieler orthopädischer Erkrankungen ist bereits ***optisch zu erfassen.***

Tasten

Untersuchung und Behandlung der Stütz-und Bewegungsorgane erfordern einen speziellen ***Tastsinn*** sowie ***räumliches Vorstellungsvermögen.***

Während Bewegungseinschränkungen noch einfach zu erkennen sind und in Winkelgraden angegeben werden können, muß man Hypermobilitäten fühlen, wie z.B. Instabilitäten der Säuglingshüfte, Kapselbandläsionen am Kniegelenk oder gelockerte Bewegungssegmente an der Wirbelsäule. Gelenkgeräusche und Schnappphänomene werden eher gefühlt als gehört.

Übersicht. Sensus orthopaedicus

1. Der orthopädische Blick
2. Tastsinn
3. Räumliches Vorstellungsvermögen
4. Orthopädisches Operieren
5. Langzeitdenken

Räumliches Vorstellen

Um Funktionsstörungen in der Tiefe „zu erfassen", muß man über räumliches Vorstellungsvermögen sowie gute anatomische Kenntnisse verfügen. Orthopädie ist angewandte Anatomie – mehr als jedes andere Fach in der Medizin.

Bildgebende Verfahren wie Röntgen, CT, MRT und Sonographie geben weitere Informationen. Dabei ist die Sichtbarmachung tiefer gelegener Weichteilstrukturen mit dem Ultraschallkopf, dem „verlängerten Finger der Orthopäden", von besonderer Bedeutung.

Aus dem Inspektions- und Tastbefund ergibt sich schon oft der ***therapeutische Ansatz.*** Sobald Funktionsstörungen erfühlt sind, erfolgt die korrigierende Gegenbewegung, wie z.B. der ***Redressionsgriff*** beim angeborenen Klumpfuß, oder die ***Dreipunktekorrektur*** der juvenilen idiopathischen Skoliose. Aus solchen *Korrekturgriffen* ***erfährt*** der Orthopäde Möglichkeiten und Grenzen seiner konservativen bzw. operativen Maßnahmen.

Nach der Korrektur bzw. ***Reposition*** erfolgt die ***Retention.*** Das heißt, die erzielte Korrektur muß auch gehalten werden. Dazu dienen neben Schienen und Verbänden vor allem krankengymnastische Übungen.

Operieren

Tastsinn, Gefühl und räumliches Vorstellungsvermögen sind in der orthopädischen Chirurgie besonders gefragt. Anatomische Orientierungspunkte an Knochen und Sehnenansätzen werden nicht nur gesehen, sondern mit dem „Sondenfinger" in der Tiefe ertastet, wie z.B. der Trochanter minor und das Tuberculum innominatum am proximalen Femurende zur intertrochantären Umstellungsosteotomie oder der Processus coracoideus für die Eingriffe an der Schulter. Am Knochen fühlt sich der orthopädische Chirurg wohl und sicher.

Der Umgang mit Muskeln, Bändern und Knochen erfolgt besonders behutsam. Diese Strukturen haben zwar eine ihren Aufgaben entsprechende Kraft und Stabilität, sind jedoch harten Operationsinstrumenten gegenüber sehr empfindlich. Beim Eintreiben von Meißeln, Markraumnägeln oder zementfreien Endoprothesen verhalten sich Knochen ähnlich wie Weichholz: sie spalten und brechen, wenn man nicht entsprechend vorbohrt und gefühlvoll einpaßt. Auf der anderen Seite darf man nicht zu zaghaft vorgehen, denn Osteosynthesen, zementfreie Endoprothesen oder Kapselbandrekonstruktionen müssen am Ende soviel Stabilität aufweisen, daß schon am postoperativen Tag mit der Mobilisierung und funktionellen Behandlung begonnen werden kann. Es erfordert ein besonderes Gefühl für die Knochenbruchgrenze mit „eingebautem" Drehmomentschlüssel, z.B. beim Anziehen von Schrauben und Drähten, um den Anforderungen an übungsstabile postoperative Verhältnisse gerecht zu werden.

Der Orthopäde denkt bei all seinen Maßnahmen an die weitere Behandlung und Rehabilitation. Schon deswegen geht er intraoperativ mit Muskeln, Sehnen und Gelenkkapseln vorsichtig um, denn diese Strukturen benötigt er für die rasche Wiederherstellung der Funktion. Zur Erhaltung der Propriozeptoren am Kapselbandapparat und zur Verringerung postoperativer Wundschmerzen bevorzugt man deswegen in der orthopädischen Chirurgie immer mehr endoskopische und mikrochirurgische Verfahren.

Langzeitdenken

Das Denken an das Nachher bezieht sich auch auf das Langzeitergebnis. Besonders in der Kinderorthopädie müssen Statik, Achsenverhältnisse sowie mögliches Fehl- und Korrekturwachstum, z.B. nach Epiphysenverletzungen, im weiteren Verlauf berücksichtigt werden. Die orthopädische Behandlung bzw. Nichtbehandlung wirkt sich oft erst nach Jahrzehnten aus, wie z.B. bei einer nicht ausreichend korrigierten Hüftdysplasie mit später entstehender Coxarthrose.

Auch oder gerade langfristig sollte der Patient mit dem Behandlungsergebnis seines Orthopäden zufrieden sein.

Wenn Vorlesung, Praktikum und Lehrbuch der Orthopädie neben Kenntnissen auch ein wenig vom „Sensus orthopaedicus" vermittelt haben, ist der Lehrauftrag erfüllt.

Allgemeine Orthopädie

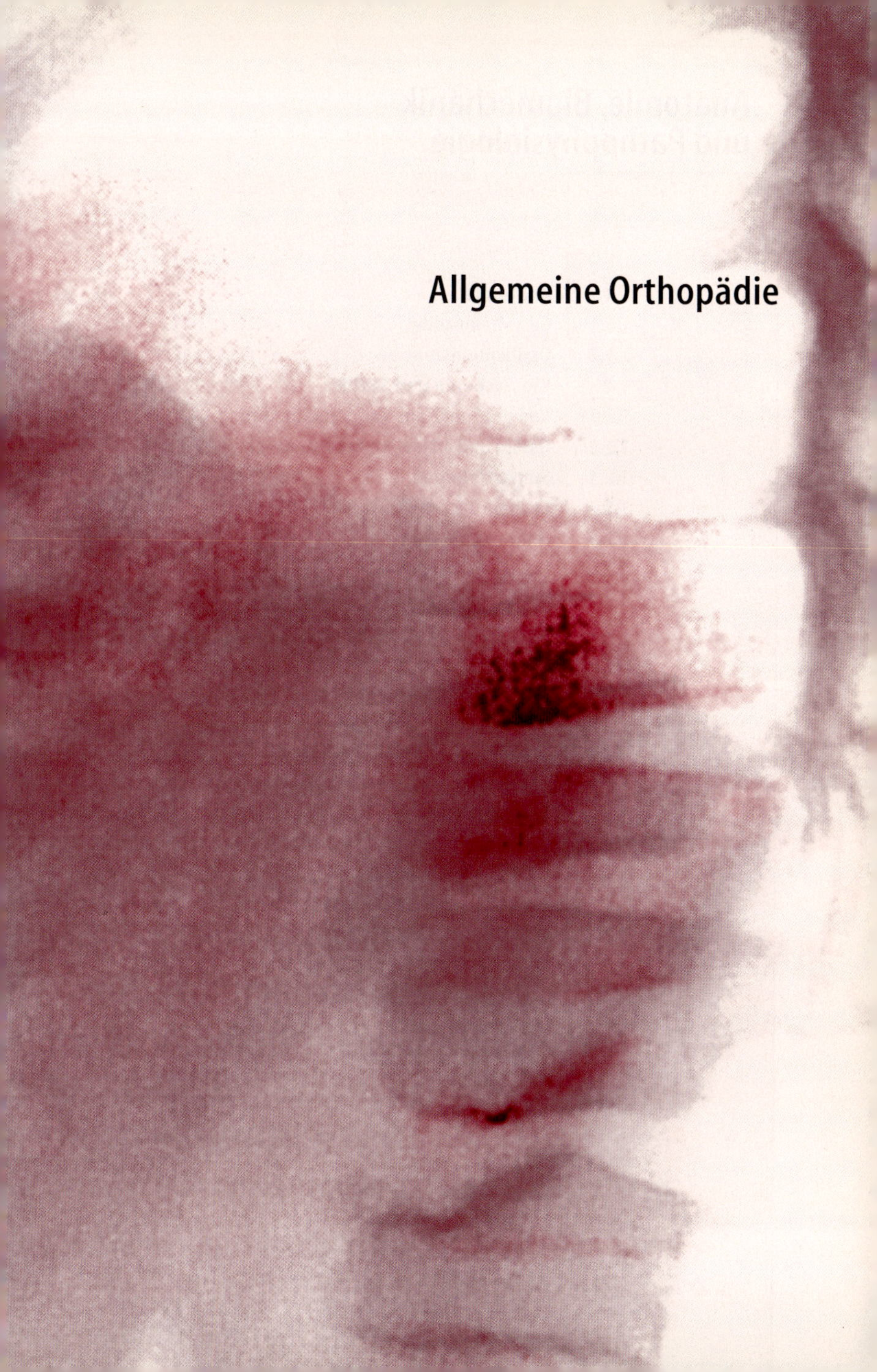

1 Anatomie, Biomechanik und Pathophysiologie

Orthopädie ist angewandte Anatomie der Stütz- und Bewegungsorgane. Deswegen empfiehlt es sich, den Band „Bewegungssystem" griffbereit zu haben. Einige Abschnitte haben als „orthopädische Wetterecken" besondere Bedeutung und sollten rekapituliert werden, z.B. untere Hals- und Lendenwirbelsäule, Kopf-Hals-Übergang, Rotatorenmanschette der Schulter, Hüft-, Knie- und Sprunggelenk, proximale Hand- und Fußwurzelknochen, Großzehgrundgelenk. Weniger oft kommen vor z.B. distale Hand- und Fußwurzelknochen, Einzelheiten des Thorax und der Brustwirbelsäule.

Aus der Entwicklungsgeschichte ist das Erscheinen der Knochenkerne wichtig, ebenso typische Skelettveränderungen, die sich im Laufe des Lebens ergeben.

Orthopädische Biomechanik ist funktionelle Anatomie und Pathologie der Stütz- und Bewegungsorgane. Man muß neben den normalen auch die fehlerhaften Formen und Funktionen der Knochen, Gelenke und Muskeln definieren und erklären können, z.B. Kontraktur, Ankylose, Luxation usw. Aus der Form ergibt sich die Funktionsstörung, die sich am besten einprägt, wenn man sie selbst vorführt, wie z.B. die verschiedenen Hüftgelenkskontrakturen oder das Duchenne-Trendelenburg-Hinken. Hier zeigt es sich, wer Orthopädie verstanden hat.

Fragen nach der orthopädischen Pathophysiologie erlauben Rückgriffe auf die allgemeine Pathologie, wenn es gilt, Begriffe wie Alterung, Degeneration, Entzündung und Zirkulationsstörungen vorzutragen.

1.1 Anatomie

1.1.1 Gestaltenwandel

Grenzen des Normalen und Anfänge des Pathologischen am Skelettsystem des Menschen sind fließend. Wann ist einer klein, groß, aufrecht oder krumm? Die individuelle Schwankungsbreite ist sehr groß. Normwerte mit ihren physiologischen Varianten orientieren sich an der altersabhängigen Gestalt des Menschen, die sich im Laufe des Lebens ständig ändert (Abb. 1.1). Dabei ergibt sich ein charakteristischer Gestaltenwandel sowohl in der Frontal- als auch in der Sagittalebene. Orthopädische Erkrankungen können die altersspezifische Erschei-

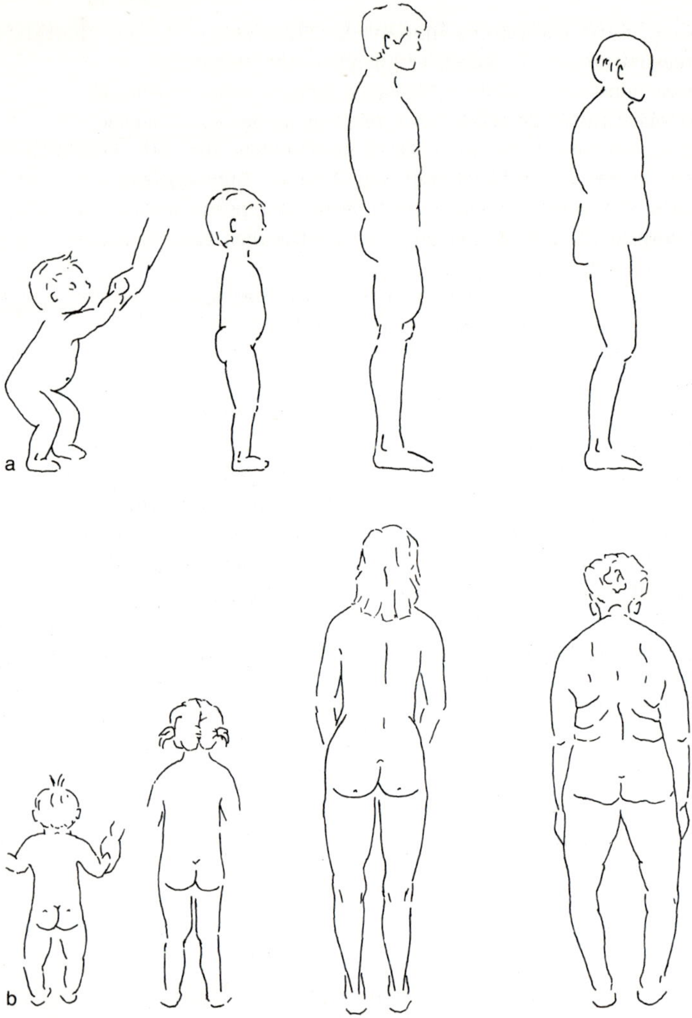

1 Jahr
Gerader Rücken, gebeugte Hüftgelenke, O-Beine, verstärkt bei: Rachitis, Crus varum cong. (einseitig)

3 Jahre
Gerader Rücken, X-Beine, Knickfüße, verstärkt bei: Knickplattfuß, rachitischen X-Beinen

23 Jahre
Normal, Student/in im Examenssemester

73 Jahre
Verkürzter Rumpf mit Faltenbildung, verstärkt als Tannenbaumrücken bei Osteoporose. Dünne O-Beine (Alters-O-Bein), verstärkt bei medialer Kniearthrose. Hüftbeugestellung, verstärkt bei Coxarthrose.

nungsform des Menschen grotesk steigern, wie z.B. das O-Bein des Kleinkindes durch Rachitis oder den Altersrundrücken durch Osteoporose.

Im ***ersten Lebensjahr*** besteht noch eine physiologische Beugehaltung im Hüftgelenk. Der Rücken ist gerade. Die physiologische O-Beinstellung (Säuglings-O-Bein) verliert sich nach Gehbeginn und geht in eine physiologische X-Beinstellung über, die im dritten bis vierten Lebensjahr ihr Maximum erreicht.

Genua valga mit einem Innenknöchelabstand bis zu 5 cm sind im Vorschulalter nicht behandlungsbedürftig. wichtig

Zur gleichen Zeit besteht eine ebenfalls physiologische Valgusstellung der Ferse. Beim **kindlichen Knicksenkfuß** handelt es sich um meist harmlose bis zu einem gewissen Grad physiologische Fußfehlstellung im Kleinkindesalter mit verstärkter Valgusstellung des Fersenbeins (Knickfuß) mit Abflachung der medialen Fußwölbung (Senkfuß). Beim Zehenspitzenstand kommt es zum vollständigen Ausgleich der Fehlform, die Ferse korrigiert sich in eine Varusstellung und der mediale Fußrand wölbt sich. Die Prognose eines flexiblen Knicksenkfußes ist gut. Die meisten Knicksenkfüße bedürfen keiner Therapie, da eine Spontankorrektur im Schulalter erfolgt. Auch beim Dreijährigen bestehen noch Knickfüße, der Rücken ist gerade, das heißt, die physiologischen Krümmungen in der Sagittalebene bilden sich erst im weiteren Verlauf. Im Vorschulalter kann es (vorübergehend) zu einem Einwärtsgang (s. Seite 25) kommen, bedingt durch eine Antetorsion des Schenkelhalses (coxa antetorta).

Sog. „Wachstumsschmerzen" gibt es im Wachstumsalter nicht. wichtig

Wenn Schmerzen an den Bewegungsorganen im Wachstumsalter auftreten, muß dem immer nachgegangen werden.

Im Alter verkürzt sich der Rumpf durch Bandscheibensinterung und Zunahme der Brustkyphose (Altersrundrücken). Entsprechend kommt

← **Abb. 1.1 a, b.** Gestaltenwandel des Menschen in der Sagittal- und Frontalebene

es zur Vorwölbung des Bauches und Faltenbildungen am Rumpf, die sich bei der Osteoporose bis zum sog. Tannenbaumrücken steigern können. Überlange Arme, Hängebauch und dünne O-Beine vervollständigen das Erscheinungsbild des alten Menschen. Steigerungen finden sich bei der Hüft- und Kniearthrose. Natürlich sind die z.T. grotesken Altersveränderungen der Gestalt nicht zwangsläufig. Eine „artgerechte Haltung“ des Menschen, mit vernünftiger Ernährung, Sport, Gymnastik und ausreichend Bewegung, garantiert neben den ganzen Vorteilen für die Gesundheit auch ein passables Erscheinungsbild im Alter.

Um das Abweichen von der physiologischen zur pathologischen Gestalt besser erkennen zu können, gibt es neben dem geschulten Blick des Orthopäden noch einige Anhaltspunkte in Zentimetern und Winkelgraden.

wichtig **Innenknöchelabstand beim X-Bein und Femurkondylenabstand beim O-Bein sollten nicht mehr als 4 cm betragen. Genauere Meßdaten liefern Röntgenlangaufnahmen der Beine.**

Neben den Veränderungen der äußeren Gestalt gibt es auch altersabhängige Skelettentwicklungen, die man nur im Röntgenbild zu sehen bekommt. Dazu zählt z.B.:

- Abnahme des Schenkelhalswinkels
- Abnahme der Schenkelhalsantetorsion
- Verschmälerung der Zwischenwirbelabschnitte
- Verschmälerung der Gelenkspalten
- Verringerung der Knochendichte.

1.1.2 Ossifikationszentren

Besonderheiten des wachsenden Knochens ergeben sich durch das Vorhandensein von Wachstumszonen und noch nicht verknöchertem Knorpel, die röntgenologisch transparent sind. Die Ossifikation der Röhrenknochen beginnt zuerst im Mittelstück, in der Diaphyse. An den Knochenenden entstehen dann Knochenkerne bzw. Ossifikationspunkte.

Beim reifen Neugeborenen sind die Mittelstücke der langen Röhrenknochen ossifiziert. Von den kurzen Knochen besitzen Wirbelkörper, Talus und Kalkaneus einen Knochenkern. Die Handwurzelknochen fehlen zu diesem Zeitpunkt noch. In den ersten 6 Lebensjahren treten die Knochenkerne in den übrigen Epiphysen und kurzen Knochen auf.

Apophysen (sekundäre Epiphysen) treten um das 10. Lebensjahr auf und tragen zur endgültigen Ausmodellierung des Knochens bei. Klinische Bedeutung hat die Apophyse der Tuberositas tibiae. Dort gibt es eine wichtige aseptische Knochennekrose, den M. Schlatter. Im 15.–17. Lebensjahr beginnt die Verknöcherung der Epiphysenfugen, bei Mädchen 2 Jahre früher als bei Jungen.

Skelettentwicklungsstörungen dokumentieren sich im Röntgenbild u.a. in einer veränderten Erscheinungszeit der Knochenkerne.

wichtig

Ein verzögertes Erscheinen aller Knochenkerne gibt es bei folgenden Erkrankungen:
- **Rachitis**
- **Myxödem**
- **Kretinismus**
- **M. Addison**
- **Unterernährung**
- **Hypophysärem Minderwuchs**

Es gibt auch lokale Entwicklungsstörungen. So erscheinen z.B. bei der kongenitalen Hüftgelenkluxation die Hüftkopfkerne verspätet.

wichtig

Ein vorzeitiges Erscheinen der Knochenkerne beobachtet man bei:
- **Pubertas praecox**
- **Hypophysärem Riesenwuchs**
- **Hyperthyreose**
- **Chronischen Entzündungen**

1.2 Biomechanik und Statik

1.2.1 Von der Funktions- zur Strukturstörung

Es gibt ausgleichbare und nichtausgleichbare Form- und Funktionsstörungen am Bewegungssystem.

wichtig

Ausgleichbare Abweichungen von der Neutral-Null-Stellung nennt man funktionelle Störungen.

Sind bereits Änderungen der Form und Struktur eingetreten, ist die Störung nicht mehr ausgleichbar. Bei den meisten angeborenen orthopädischen Erkrankungen liegen von vornherein strukturelle Veränderungen vor, wie z.B. bei den Mißbildungen. Hier ist eine Normalisierung nicht möglich, allenfalls eine Reparatur. Auch viele erworbene Störungen des Bewegungssystems haben einen strukturellen Charakter, wie z.B. Arthrosen, Rheuma und Tumoren.

Bei einigen Erkrankungen ist die Störung zunächst funktionell und wird mit zunehmender Dauer durch das Eintreten irreversibler Kontrakturen, Verkürzungen und Knochendeformierungen strukturell. Bei diesen Leiden sind Früherkennung und Frühbehandlung von großem Wert.

wichtig

Funktionell – noch ausgleichbar
Strukturell – nicht mehr ausgleichbar

Eine Beinlängendifferenz ruft zunächst einen Beckenschiefstand mit noch ausgleichbarer (funktioneller) Seitverbiegung der WS hervor. Wird die Beinlängendifferenz am wachsenden Skelett nicht ausgeglichen, so verformen sich die Wirbel und Zwischenwirbelabschnitte durch ständige asymmetrische Belastung: Die Skoliose wird strukturell.

Auch Achsenabweichungen der WS anderer Genese (idiopathische Skoliose, juvenile Kyphose) sind zunächst funktionell, erst im weiteren Verlauf stellen sich strukturelle Veränderungen ein (Übersicht 1.1).

Übersicht 1.1. Abgrenzung funktioneller und struktureller Störungen

Funktionell:	Strukturell:
Skoliotische Fehlhaltung	Skoliose
Haltungsinsuffizienz	Haltungsschaden
Spitzfußhaltung	Spitzfuß
Schmerzhafte Bewegungseinschränkung	Kontraktur

1.2.2 Ossäre und artikuläre Formstörungen

Achsenfehler sind Abweichungen von der physiologischen Achse an der WS, an den Extremitäten oder an Extremitätenabschnitten.

Achsenfehler am Bein mit der Hauptkrümmung im Kniegelenk werden als Genu valgum (X-Bein), Genu varum (O-Bein) oder Genu recurvatum (Knickbein) bezeichnet (Abb. 1.2). wichtig

Zu einem Genu recurvatum kommt es z.B. nach einem Ausfall der Kniestrecker durch Polio – damit das Knie nicht nach vorne durchknickt. Wenn man bei der Lagerung nicht aufpaßt, kann sich nach der Lähmung auch eine Kniebeugekontraktur entwickeln.

Rekurvation heißt nach hinten durchgebogen, Antekurvation nach vorne. Die nicht ausgleichbare Antekurvationsstellung im Kniegelenk ist gleichbedeutend mit einer Kniebeugekontraktur. Achsenfehler, wie z.B. ***X- und O-Bein***, sind typische multiätiologische Deformitäten. In Frage kommen:

- in Fehlstellung verheilte Frakturen,
- lokalisierte Erkrankungen der Wachstumsfugen,
- Tumoren und Entzündungen,
- v.a. Rachitis.

Typischer Achsenfehler der WS in der Frontalebene ist die Skoliose.

Torsionsfehler sind Verdrehungen um die eigene Achse. Sie sind der Horizontalebene zuzuordnen und kommen sowohl an Extremitäten als auch an der WS vor. Torsionsfehler der WS sind mit einer Verdrehung der

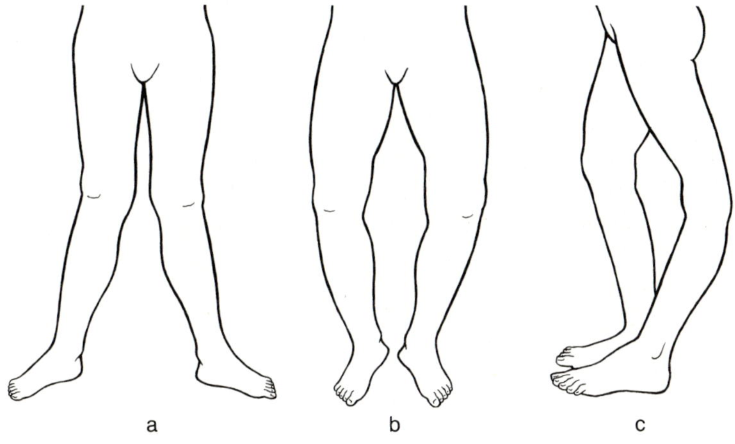

Abb. 1.2. **a** Genu valgum, **b** Genu varum, **c** Genu recurvatum

übrigen Skelettanteile des Rumpfes verbunden. An der BWS kommt es zu einer Verwerfung des Thorax mit Hervortreten der Rippen auf der Konvexseite (Rippenbuckel) und Eindellung auf der gegenüberliegenden Thoraxhälfte (Rippental). An der LWS treten als Folge der Torsion konvexseitig die langen Rückenstreckmuskeln stärker hervor (Lendenwulst).

Die Antetorsion des Schenkelhalses spielt bei der kongenitalen Hüftluxation eine Rolle: Schenkelhals und Kopf sind nach vorn verdreht, so daß der Hüftkopf vorn etwas aus der Pfanne herausschaut (s. S. 358). Es gibt auch eine vermehrte Antetorsion des Schenkelhalses ohne Hüftdysplasie. Diese Kinder haben einen Innenrotationsgang und sitzen gern im sog. umgekehrten Schneidersitz. Die Ganganomalie verschwindet von selbst.

Anlagebedingte Torsionsfehler gibt es außerdem am proximalen Humerusende bei der habituellen Schulterluxation und am Unterschenkel, meist als Innenrotationsfehler: Das Knie zeigt geradeaus, der Fuß steht nach innen (Abb. 1.3).

Längendifferenzen der Extremitäten sind entweder angeboren oder erworben. Es handelt sich um eine typische multiätiologische Deformität. Unterschiedliche Beinlängen finden sich beim partiellen Riesenwuchs, bei Lähmungen, nach Frakturen und Gelenkerkrankungen (Hüftluxation, M. Perthes, Koxitis, Epiphysenlösung).

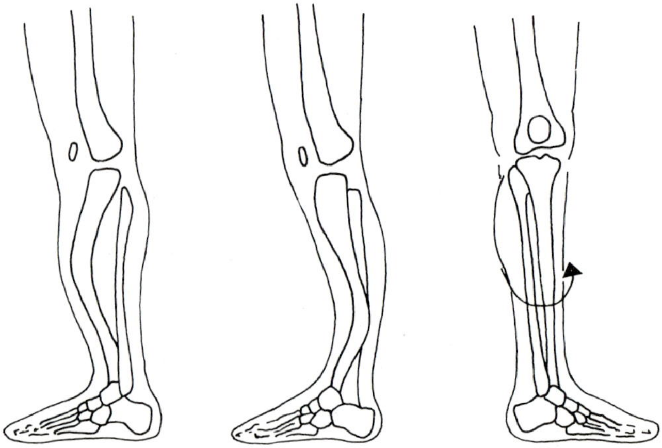

Abb. 1.3. a Antekurvations-, **b** Rekurvations, **c** Torsionsabweichung

Die Längendifferenz der Beine führt zum Beckenschiefstand mit Seitverbiegung der WS und Spitzfußhaltung am zu kurzen Bein. wichtig

Gemessen wird die Längendifferenz durch:

- Messen des Abstands zwischen der Spina iliaca anterior superior und Innen- bzw. Außenknöchel.
- Unterlegen verschieden dicker Brettchen unter das zu kurze Bein, bis Beckengradstand erreicht ist.
- Röntgenologische Ganzaufnahmen der Beine. Dabei wird der Abstand zwischen Kopfmittelpunkt und dem Spalt des oberen Sprunggelenks gemessen.
- Seitenvergleich der Gelenkspalten mittels einer speziellen sonographischen Vorrichtung.

Durch diese Messungen und Röntgenaufnahmen erfährt man auch, ob es sich um eine *absolute* Beinverkürzung mit Minderung des Abstandes zwischen Hüftkopf und Fuß oder um eine *relative* Beinlängendifferenz mit Verkürzung des Abstands zwischen Hüftkopf und Beckenkamm handelt, wie z.B. bei der kongenitalen Hüftluxation: Bei einseitiger Hüftluxation ist der Hüftkopf-Fuß-Abstand seitengleich, der Beckenkamm-Fuß-Abstand der Luxationsseite ist trotzdem geringer als auf der gesunden Seite.

Eine funktionelle Beinverkürzung liegt vor, wenn das Knie- oder Hüftgelenk nicht gerade gestreckt werden kann oder wenn eine Adduktionskontraktur im Hüftgelenk vorliegt. wichtig

Das Bein kann durch eine Spitzfußkontraktur auch funktionell zu lang sein (Abb. 1.4).

Damit es nicht zu Rückwirkungen auf die WS kommt, müssen Beinlängendifferenzen ausgeglichen werden. Bei geringeren Längenunterschieden genügt eine Absatzerhöhung bzw. Schuhsohlenerhöhung. Mehr als 4 cm müssen mit einem orthopädischen Schuh ausgeglichen werden. Operativ kann man das längere Bein verkürzen (Verkürzungsosteotomie durch Herausnahme eines Knochenstückchens) oder das kürzere Bein verlängern. Die Korrektur sollte möglichst am erkrankten Bein erfolgen.

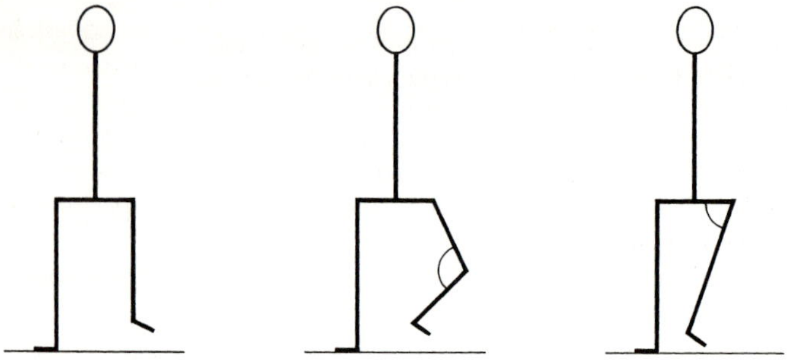

Abb. 1.4 a–c. Beinlängendifferenzen. Anatomische Beinverkürzung (**a**). Funktionelle Beinverkürzung: Kniebeugekontraktur (**b**), Adduktionskontraktur (**c**)

wichtig **Am wachsenden Skelett besteht noch die Möglichkeit, die Wachstumsfugen am *längeren* Bein vorübergehend zu verklammern.**

1.2.3 Statikstörungen

Abweichungen von der physiologischen Körperhaltung und Neutral-Null-Stellung finden sich bei zahlreichen Form- und Funktionsstörungen des Bewegungssystems.

Die Statikstörung kann lokalisiert sein, wie beim X- und O-Bein oder mehrere Abschnitte des Skelettsystems betreffen, wie bei der schlechten Haltung. Hier findet sich neben dem Rundrücken noch ein Nach-vorn-Stehen der Schulter, Beckenkippung nach vorn und Vorwölbung des Bauches.

Bedeutungsvoll sind statische Störungen im Bereich des für die aufrechte Haltung (Statik) wichtigen Systems WS-Becken-Bein. Ausgleichsbewegungen sind bis auf den relativ starren Kreuzbein-Becken-Übergang an allen Gelenken, v.a. an der LWS und an den Hüftgelenken, möglich. Ist die Statik in einem Abschnitt dieses Systems gestört, so entstehen kompensatorische Abweichungen von der physiologischen Körperhaltung in anderen Bereichen, um den Gesamtkörper der Schwerkraft entsprechend lotgerecht einzustellen.

Kompensatorische Abweichungen sind zunächst funktionell, können aber nach längerem Bestehen strukturell, d.h. nicht mehr ausgleichbar, werden. Statische Störungen sind nach allen Richtungen hin möglich. Statikstörungen in der Horizontalebene sind die typischen Torsionsabweichungen, z.B. bei der Skoliose oder den Drehfehlstellungen an den Extremitäten mit Außen- und Innenrotationsfehlern. In der ***Frontalebene*** finden sich folgende Seitabweichungen:

- Skoliose,
- Beinlängendifferenz,
- Beckenschiefstand,
- X-Bein,
- O-Bein,
- Knickfuß.

Die statischen Formabweichungen der Frontalebene erkennt man am besten, wenn man hinter dem Patienten steht.

Statische Formabweichungen der ***Sagittalebene***, d.h. von vorn nach hinten, sind:

- vermehrte Brustkyphose (M. Scheuermann),
- Hyperlordose der LWS,
- Beckenvor- und -rückkippung,
- Beugekontrakturen im Hüft- und Kniegelenk,
- Ante- und Rekurvationsstellungen der langen Röhrenknochen am Bein,
- Spitzfuß.

Oft sind die Statikstörungen kombiniert. So bewirkt z.B. eine Spitzfußkontraktur in der Frontalebene infolge der funktionellen Beinverlängerung einen Beckenschiefstand mit Seitverbiegung der WS. In der Sagittalebene wird beim Bemühen, die Ferse trotz der Spitzfußkontraktur auf den Boden zu bringen, das Knie nach hinten durchgedrückt: Es entsteht ein Genu recurvatum.

Als weiteres Beispiel für Statikstörungen in der Frontalebene wurde schon die ***Beinverkürzung*** mit kompensatorischem Beckenschiefstand und Seitenverbiegung der WS zur verkürzten Seite hin erwähnt.

wichtig

Bei einer linksseitigen Beinverkürzung kommt es zur linkskonvexen Seitverbiegung der LWS.

Das rechte Hüftgelenk ist adduziert, das linke abduziert (Abb. 1.5 b). Der Patient versucht, durch Plantarflexion die Beinlängendifferenz aus-

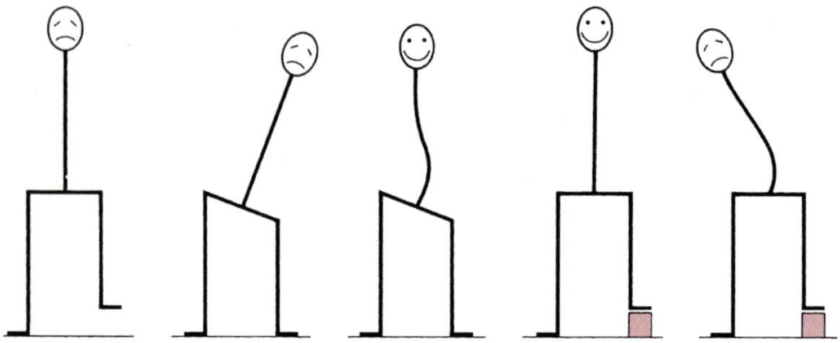

Abb. 1.5 a–e. Beinlängendifferenz (**a**) mit kompensatorischem Beckenschiefstand (**b**) und Seitverbiegung (**c**) der LWS, **d** Beinlängenkorrektur mit Schuherhöhung bei noch ausgleichbarer Seitbiegung der WS. **e** Schuhausgleich bei fixierter WS-Seitverbiegung führt zum Überhang des Rumpfes zur anderen Seite

zugleichen, was eine Spitzfußentwicklung fördert. Erfolgte hier keine kompensatorische Verbiegung der WS, stünde der Rumpf zur Seite weg (Überhang des Rumpfes, Abb. 1.5 b), was für die Rumpfmuskeln vermehrte Haltearbeit bedeuten und mit entsprechenden Schmerzen einhergehen würde. Außerdem ist der Mensch immer bemüht, den Kopf mit gerader Blickrichtung über den Körperschwerpunkt zu halten.

wichtig **Solange die Verbiegung der LWS noch ausgleichbar ist, muß man den Schuh auf der verkürzten Seite erhöhen.**

Wenn die Skoliose allerdings schon fixiert ist, erscheint ein solcher Ausgleich nicht mehr sinnvoll, weil es dann wiederum zum Überhang des Rumpfes kommt (s. Abb. 1.5 e).

Umgekehrt kann eine ***strukturelle Skoliose der WS***, die keine entsprechenden Gegenkrümmungen aufweist, von oben her einen Beckenschiefstand mit scheinbarer Beinlängendifferenz verursachen.

Bei der Behandlung solcher Statikstörungen nimmt man einen Beckenschiefstand in Kauf, um den oberen Teil des Rumpfes aufrecht zu halten, d.h. der Kopf soll möglichst lotrecht über der Mitte der Auftrittsfläche stehen. Deswegen ist es bei einer strukturellen Skoliose mit Überhang des Rumpfes durchaus gerechtfertigt, das Becken auf der Über-

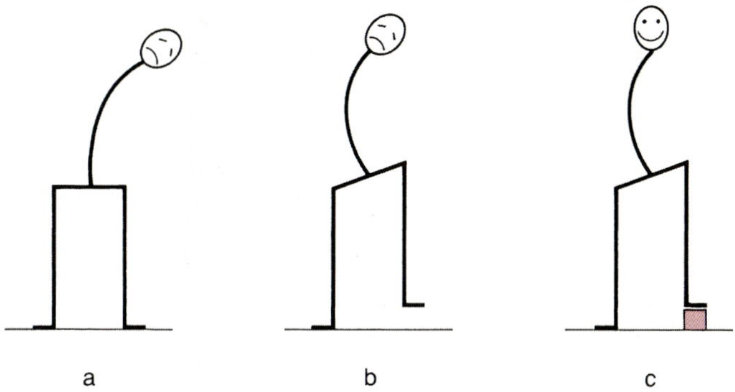

Abb. 1.6. a Strukturelle Skoliose der WS ohne ausreichende Gegenkrümmung.
b Kompensatorischer Beckenschiefstand mit scheinbarer Beinverkürzung.
c Schuherhöhung auf der scheinbar verkürzten Seite, der Kopf steht lotrecht über der Auftrittsfläche, beide Beine stehen auf dem Boden

hangseite durch Schuherhöhung anzuheben, um Kopf und obere Rumpfhälfte in eine Mittelstellung zu bringen (Abb. 1.6).

Eine Zentralstellung bei den Statikstörungen nimmt das Becken ein. Funktionelle und strukturelle Störungen der Hüftgelenke haben sowohl Rückwirkungen nach oben auf die WS als auch nach unten auf das Bein.

wichtig

Bei einer *Adduktionskontraktur* der Hüfte kommt es zur scheinbaren Beinverkürzung der erkrankten Seite.

Gleichzeitig entstehen Beckenschiefstand und Skoliose. Der Patient sagt dann, sein Bein sei kürzer geworden, außerdem stünde die Hüfte weiter heraus (Abb. 1.7). Die Therapie besteht in Krankengymnastik, evtl. Durchtrennung der Adduktorensehnen am Beckenansatz.

Umgekehrt ist es bei einer ***Abduktionskontraktur*** (Abspreizkontraktur), wenn das Bein in der Hüfte nicht adduziert, d.h. angespreizt werden kann.

Da den Ausgleichsbewegungen an Becken und WS Grenzen gesetzt sind, verbleibt bei stärkeren Hüftgelenkkontrakturen eine deutliche funktionelle Beinlängendifferenz mit Verkürzungshinken. Dabei ist das Bein mit einer Adduktionskontraktur der Hüfte scheinbar zu kurz und das mit der Abduktionskontraktur scheinbar zu lang bzw. das gegenüberliegende gesunde zu kurz (Abb. 1.8).

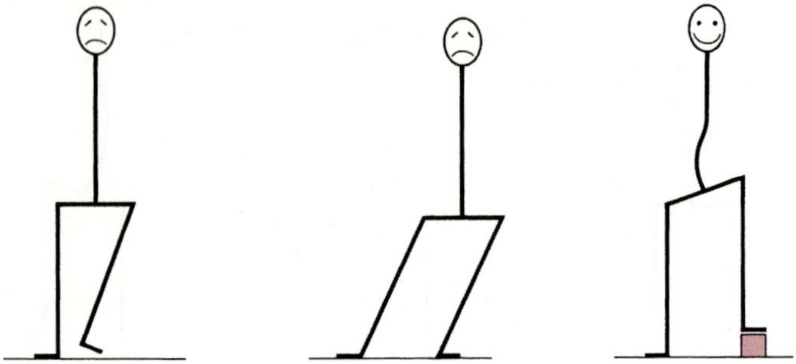

a b c

Abb. 1.7. a ***Adduktions-Anspreiz-Kontraktur der Hüfte*** mit funktioneller Beinverkürzung
b Stellt sich der Patient auf beide Beine, so muß er das andere Hüftgelenk abduzieren. Mit gespreiztem Bein kann man auf die Dauer nicht gehen und stehen.
c Parallel unterstellte Beine erfordern eine Schuherhöhung auf der kranken (kontrakten) Seite

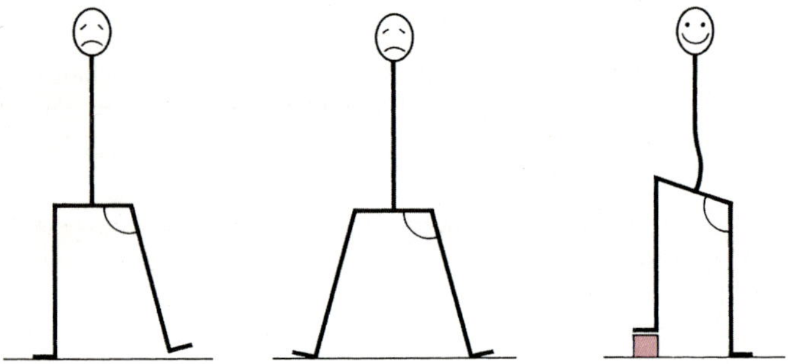

a b c

Abb. 1.8. a ***Abduktions-Abspreiz-Kontraktur der Hüfte*** mit funktioneller Beinverlängerung
b Stellt der Patient sich auf beide Beine, so muß er das andere Bein abduzieren. So kann man auf die Dauer nicht stehen und gehen. **c** Parallel unterstellte Beine erfordern eine Erhöhung auf der gesunden Seite

Zu den ***Statikstörungen in der Sagittalebene*** mit dorsoventraler Verlaufsrichtung zählen:

- an der WS: Verstärkung, Abflachung oder Umkehrung der physiologischen Lordosen bzw. Kyphosen;
- am Becken: Vorkippung, Rückkippung;

- an Hüfte und Knie; Beuge- und Streckkontraktur, Rekurvation;
- am Fuß: Spitzfuß, Hackenfuß.

Eine Zentralstellung nimmt auch hier wieder das Becken mit dem Drehpunkt im Hüftgelenk ein. Für die Stabilisierung des Beckens über dem Drehpunkt Hüftgelenk sind die Bauch-, Rücken- und Oberschenkelmuskeln verantwortlich.

Bei normaler Lendenlordose und gerade unterstelltem Bein steht das Becken in Mittelstellung (Abb. 1.9).

Eine Beckenvorkippung ist immer mit einer verstärkten Lendenlordose verbunden. wichtig

Man spricht deswegen auch vom lordosierten Becken. Die ***Beckenvorkippung*** kommt bei der schlechten Haltung mit Bauchmuskelinsuffizienz, beim Hohlrundrücken, bei der Hüftbeugekontraktur, Bauchmuskellähmung, Hüftluxation und Spondylolisthese vor.

Die Beckenrückkippung mit abgeflachter oder sogar kyphosierter LWS bezeichnet man als kyphosiertes Becken. wichtig

Sie tritt ein bei Rückenmuskelinsuffizienz, oder wenn das Hüftgelenk über 90° gebeugt ist, wie z.B. beim Sitzen. Eine pathologische Lumbalkyphose findet sich bei Spondylitis tuberculosa, Lumbago, lumbalem Scheuermann, Bechterew und bei Vorderkanteneinbruch eines oder

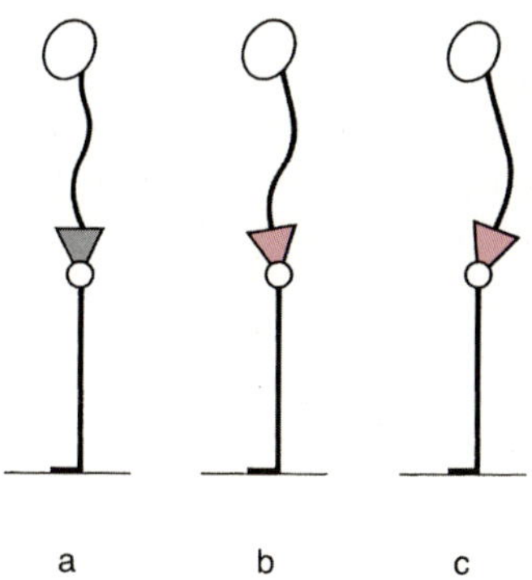

Abb. 1.9. a Beckengradstand: normale Lendenlordose, **b** Beckenvorkippung: verstärkte Lendenlordose, **c** Beckenrückkippung: Lumbalkyphose

mehrerer Lendenwirbelkörper. Beim Prüfen einer Beugekontraktur an der Hüfte gleicht man die Lendenlordose durch Hüftbeugung und Beckenrückkippung aus (s. S. 357).

1.2.4 Lenden-Becken-Beinwinkel (LBB)

Die Oberschenkelachse steht im Ruhezustand nicht in Verlängerung der Rumpfachse senkrecht unter dem Körper, sondern in einem leichten Beugewinkel von 15° – dem Lenden-Becken-Beinwinkel. Ursächlich hierfür sind noch entwicklungsgeschichtliche Reste vom Vierfüßlergang sowie die relativ stärkere ventrale Hüftgelenkkapsel mit dem Lig. iliofemorale. Die stabilen Kapselverhältnisse sorgen dafür, daß sich Oberschenkelbewegungen in der Sagittalebene – also Beugung und Streckung – schon frühzeitig auf die Beckenstellung und somit auf die Lendenwirbelsäule auswirken.

Hüftbeugung führt zur Beckenrückkippung mit Kyphosierung der LWS, und Hüftstreckung bzw. Überstreckung bedeutet Beckenvorkippung mit Verstärkung der Lendenlordose (Abb. 1.10 und 1.11).

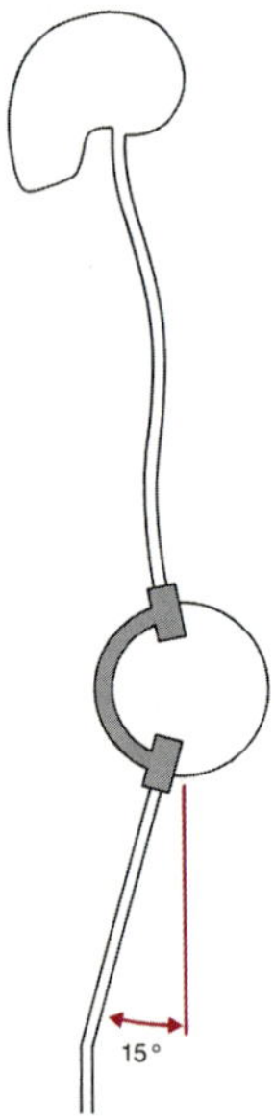

Abb. 1.10. Ventraler und dorsaler Muskel-Bänder-Komplex stehen bei einem Hüftbeugewinkel von 15° im Gleichgewicht

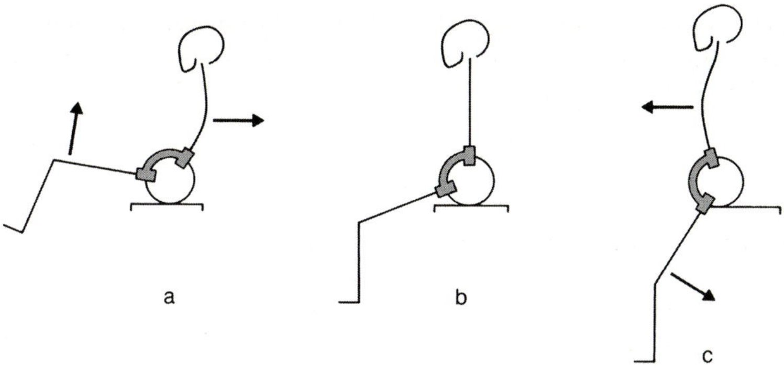

Abb. 1.11 a–c. Wenn durch mehr Beugung oder Streckung dorsale bzw. ventrale Muskeln, Bänder und Hüftkapselanteile angespannt werden, bewegt sich die Lendenwirbelsäule mit, und zwar bei Beugung (**a**) zur Lumbalkyphose und bei Streckung (**c**) zur Lordose; **b** stellt die Mittelstellung dar. Über den Hebel der Oberschenkel kann man ohne Muskelbetätigung Einfluß auf die Stellung der Wirbelsäule nehmen

Wenn verkürzte Muskeln und Bänder beim untrainierten Menschen dem Lenden-Becken-Bein-System nur wenig Spielraum lassen, setzt der Übertragungsmechanismus von der veränderten Beinstellung auf die Wirbelsäule schon frühzeitig ein, d.h. es kommt schon bei relativ geringen Beugewinkeln zum Rundrücken und bei Streckung zum Hohlkreuz. Eine wesentliche Aufgabe der Rückenschule besteht darin, Körperhaltungen und Bewegungsabläufe so auszurichten, daß sich die anfälligen lumbalen Bewegungssegmente in einer belastbaren Mittelstellung befinden.

1.2.5 Haltungsstörungen

Viele orthopädische Krankheiten sind durch ihr äußeres Erscheinungsbild geprägt und deswegen schon auf den ersten Blick zu erkennen.

Zu den angeborenen Deformitäten zählen die mit Minderwuchs einhergehenden Mißbildungen des Gesamtskeletts:

- M. Morquio (M. Brailsford),
- M. Pfaundler-Hurler,
- Chondrodystrophie.

Als typische erworbene Haltungsstörung mit pathologischer Rumpfhaltung ist der Haltungsschaden anzusehen. Bei schmerzhaften Erkrankungen der WS kommt es zu pathologischen Rumpfhaltungen, die für das jeweilige Leiden charakteristisch sind. Dazu zählt z.B. die ischiatische Fehlhaltung beim lumbalen Bandscheibenvorfall oder der akute Schiefhals beim Zervikalsyndrom. Die Fehlhaltung ist hier als ***Schonhaltung*** anzusehen.

Der Patient nimmt die Position ein, die ihm am wenigsten Beschwerden bereitet.

Die Fehlinnervation der Haltemuskulatur an Rumpf und Extremitäten bei Erkrankungen des zentralen Nervensystems führt ebenfalls zu einer pathologischen Haltung. Para-, Hemi- und Tetraplegien haben bei ***spastischen oder schlaffen Lähmungen*** jeweils ein charakteristisches Erscheinungsbild und Bewegungsmuster. Typisch ist z.B. bei der ***spastischen Tetraplegie*** die Gesamthaltung mit:

- gebeugten Hüft- und Kniegelenken,
- adduzierten und innenrotierten Hüften,
- Spitzfüßen,
- pronierten Unterarmen (Abb. 1.12 c) und
- Scherengang (Überkreuzen der Beine) durch Hypertonus der Adduktoren.

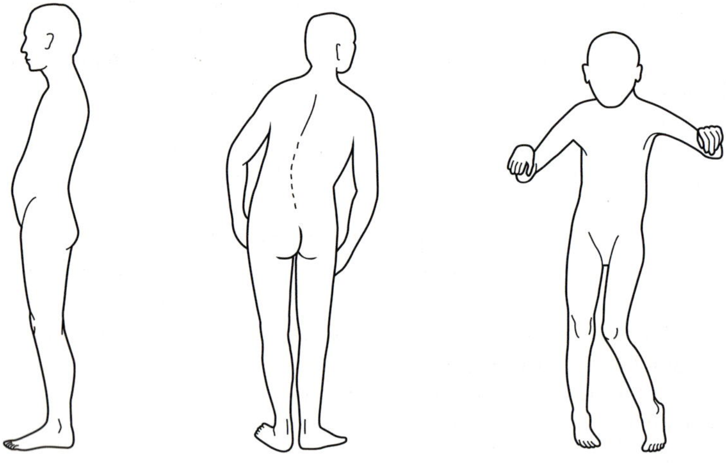

Abb. 1.12 a–c. Haltungsstörungen. **a** Schlechte Haltung, **b** ischiatische Fehlhaltung, **c** Fehlhaltung bei spastischer Tetraplegie mit Scherengang

1.2.6 Funktionsstörungen

Gangbildstörungen

Die Beurteilung des Gangbildes ist ein wesentlicher Teil der orthopädischen Untersuchung. Aus dem Gangbild ergeben sich Hinweise auf den Habitus und psychischen Zustand des Patienten. Durchtrainierte und wohlgelaunte Menschen laufen anders als abgeschlaffte. Man kann aber hier noch nicht von einer regelrechten Gangstörung sprechen, die sich nur bei Form- und Funktionsstörungen der unteren Extremitäten findet. Wir unterscheiden verschiedene Formen der Gangstörungen.

Innenrotationsgang▸ Bei dieser Gangstörung, die bis zu einem gewissen Grad noch als physiologisch und gewohnheitsbedingt zu betrachten ist, läuft der Patient mit den Fußspitzen nach innen und rollt den Fuß über den Fußaußenrand ab. Man sagt: „Er läuft über den großen Onkel". Die Schuhe werden außen zuerst abgelaufen.

Die Rotation der Hüftgelenke wird mit Vorteil in Bauchlage geprüft. Bei idiopathischer Coxa antetorta findet sich nicht selten eine Innenrotation von 70-90 Grad bei stark verminderter Außenrotation. Aufgrund der nahezu in 90% eintretenden Spontankorrektur der idiopathischen Coxa antetorta während des Wachstums ist die zunächst entscheidende Therapie die Aufklärung und Beratung. Eine operative Behandlung mit Derotationsosteotomie kommt nur in Extremfällen bei Antetorsionswinkel über 50 Grad infrage. Die Prognose des Innenrotationsganges aufgrund einer idiopathischen Coxa antetorta ist durchweg gut, da sich in den meisten Fällen bis zum Wachstumsabschluß die pathologische Antetorsion zu physiologischen Werten zurückbildet.

Neben dem habituellen Nach-innen-Aufsetzen der Füße, das häufig bei Kindern im Vorschulalter anzutreffen ist, kommt der Innenrotationsgang bei allen Hüfterkrankungen vor, die mit einer vermehrten Antetorsion im Schenkelhals einhergehen:

- kongenitale Hüftluxation,
- in Fehlstellung verheilte Schenkelhalsfraktur,
- Coxa antetorta (idiopathisch).

Bei der frühkindlichen Hirnschädigung gehört der Innenrotationsgang zum Bewegungsmuster. Ossäre Rotationsfehler mit nachfolgendem Innenrotationsgang sind im Verlauf der ganzen Beinachse möglich. Sie sind entweder anlagebedingt oder, was am häufigsten ist, eine Folge von Frakturen, die in Rotationsfehlstellung verheilt sind. Schließlich kann die Ursache noch am Fuß selbst liegen. Hier kommen Klump- und Hohlfuß in Frage (Übersicht 1.2).

Übersicht 1.2. Innenrotationsgang (Innendrehgang)

- Gewohnheit
- Pathologische Antetorsion des Schenkelhalses (Abb. 1.13)
- Rotationsfehler des Ober- bzw. Unterschenkels
- Spastische Lähmung
- Klumpfuß, Hohlfuß

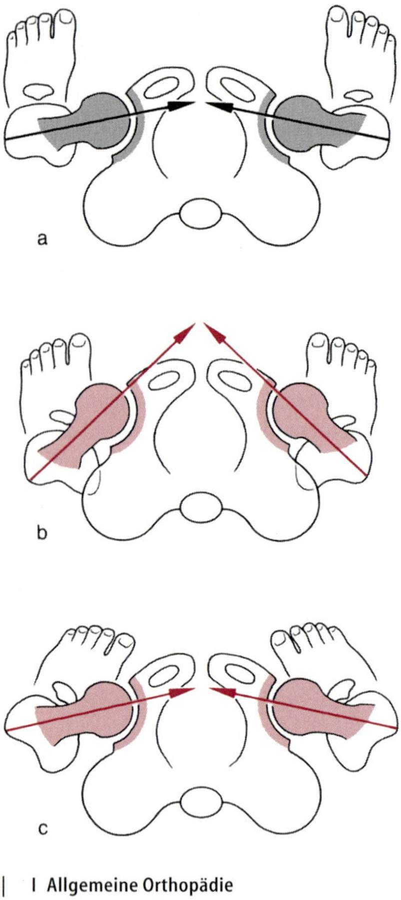

Abb. 1.13 a–c. Innenrotationsgang bei Coxa antetorta.
a Normalbefund: Bei der physiologischen Antetorsionsstellung des Schenkelhalses stehen Kniescheiben und Füße nach vorn. Der Hüftkopf steht regelgerecht in der Gelenkpfanne.
b Coxa antetorta mit pathologischer Antetorsion des Schenkelhalses von über 40 °. Wenn Füße und Kniescheiben geradeaus gerichtet sind, steht der vordere Hüftkopfanteil nicht regelreicht in der Gelenkpfanne.
c Ausgleich der Coxa antetorta durch Innenrotation. Der Hüftkopf steht wieder regelrecht in der Gelenkpfanne wie in **a**. Kinder mit verstärkter Antetorsion der Schenkelhälse sitzen gern im sog. umgekehrten Schneidersitz

Außenrotationsgang▸ Dieses Gangbild beobachtet man häufig bei hochgewachsenen adipösen Menschen und bei Plattfüßigen: die Fußspitzen werden nach außen aufgesetzt (wie Charlie Chaplin). Der Fuß wird über den Fußinnenrand abgerollt, dementsprechend sind die Schuhsohlen zuerst innen abgelaufen. Neben dem gewohnheitsmäßigen Nach-außen-Aufsetzen der Füße findet sich ein Außenrotationsgang bei pathologischer Retrotorsion des Schenkelhalses, die nach Schenkelhalsfrakturen und einer Epiphysenlösung als Fehlstellung verbleiben kann. Eine Außenrotationsstellung kann auch nach Frakturen am Ober- und Unterschenkel auftreten (Übersicht 1.3).

Übersicht 1.3. Außenrotationsgang

- Gewohnheit
- Pathologische Retrotorsion des Schenkelhalses
- Rotationsfehler des Ober- bzw. Unterschenkels
- Knick- oder Plattfuß (Abb. 1.14)

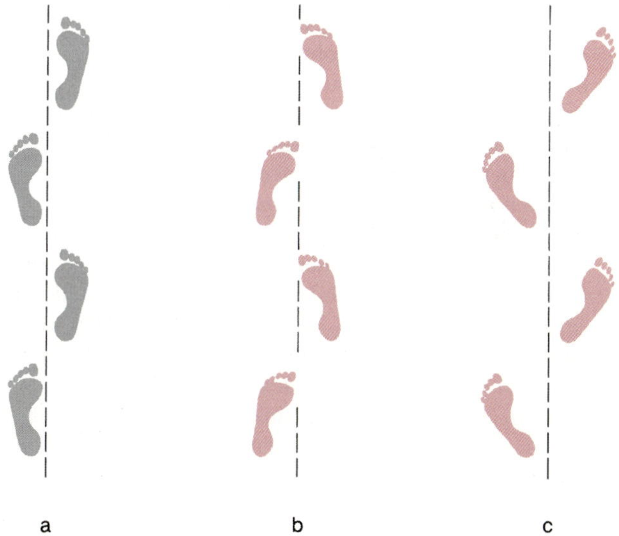

Abb. 1.14 a–c. Störung des Gangbilds. **a** Normal-, **b** Innen-, **c** Außenrotationsgang

Hinken, Humpeln▸ Die wichtigste Störung des Gangbildes ist das Hinken. Je nach Ursache gibt es verschiedene Formen, die durch Leitsymptome gekennzeichnet sind (Übersicht 1.4):

Übersicht 1.4.

Ursache:	Merkmal:
Verkürzungshinken	Stufensteigen
Schmerzhinken	Kurzer Auftritt
Hüfthinken	Entenwatscheln

- ***Verkürzungshinken.*** Beinlängendifferenzen von mehr als 1 cm führen zum Verkürzungshinken. Es sieht aus, als ob der Patient mit dem längeren Bein jedesmal auf eine kleine Stufe tritt. Durch Spitzfußhaltung auf der zu kurzen Seite kann die Beinlängendifferenz funktionell ausgeglichen und das Hinken verhindert werden. Den gleichen Effekt hat auch die Schuherhöhung zum Beinlängenausgleich.
- ***Schonhinken, Schmerzhinken.*** Wenn das Belasten eines erkrankten Beins Schmerzen bereitet, ist der Patient bemüht, die Extremität zu schonen und die Auftrittsphase beim Gehen möglichst kurz zu halten. Beim Stehen belastet er ohnehin nur das gesunde Bein. Die einseitige Beinbelastung beim Stehen ist mit einem Beckenschiefstand und Seitverbiegung der WS verbunden. Nach längerem Bestehen können sich auch im Bereich der Rumpfmuskeln Insuffizienzerscheinungen und bandscheibenbedingte Beschwerden einstellen.
- ***Hüfthinken, Trendelenburg[1]-Hinken.*** Diese Form des Hinkens tritt bei positivem Trendelenburg-Phänomen ein. Normalerweise wird das Becken – auch beim Stand auf einem Bein – waagerecht gehalten. Diese Haltefunktion üben die Hüftabduktoren – im wesentlichen die Mm. glutaei (medius und minimus) – aus, die vom großen Rollhügel zum Beckenkamm ziehen. Sind diese insuffizient, so sinkt das Becken beim Stand auf dem kranken Bein zur gesunden Seite ab (positives Trendelenburg-Phänomen). Das Trendelenburg-Hinken führt zur Entlastung der Standbeinseite. Damit der Oberkörper nicht dorthin überkippt, kommt es zu einer Ausgleichsbewegung des Rumpfes, der sich zur kranken Seite neigt (👁Abb. 1.15) (Duchenne[2]-Zeichen), das Hinken dazu heißt ***Duchenne-Hinken***, welches auch eine Entlastung der Standbeinseite bewirkt.

---

1 Friedrich Trendelenburg, Chirurg, Rostock (1844–1924)

2 Guillaume Duchenne, Neurologe, Paris (1806–1875)

Trendelenburg	–	**Becken sinkt zur gesunden Seite**
Duchenne	–	**Rumpf neigt sich zur kranken Seite**

wichtig

Die daraus resultierende Gangstörung ist durch ein Hin- und Herschwanken des Oberkörpers gekennzeichnet, das durch das Duchenne-Zeichen hervorgerufen wird. Es entsteht das typische Bild des Entenwatschelns. Ursachen für das Hüfthinken sind:

- Insuffizienz der Hüftabduktoren durch Lähmung und Atrophie,
- Ineffektivität der Hüftabduktoren bei Annäherung von Ansatz und Ursprung, z.B. bei kongenitaler Dislokation der Hüfte, M. Perthes, Coxa vara, Epiphysenlösung, posttraumatischem Trochanterhochstand, Schenkelhalspseudarthrose.

- ▶ ***Hinken aufgrund von Gelenksteifen (Schiebegang).*** Wenn das Hüftgelenk versteift ist, kann das Bein in der Schwungphase nicht nach vorn geschwungen werden, weil die Hüftbeugung fehlt. Um das Bein nach vorn zu bringen, schiebt der Patient die ganze Beckenhälfte vor. Es entsteht der charakteristische Schiebegang. Dieser kommt auch bei der sog. Hüft-Lenden-Strecksteife vor, bei der die Hüftbeugung durch Kontraktur der Ischiokruralmuskeln funktionell behindert ist.
- ▶ ***Spastischer Gang, Scherengang.*** Es handelt sich hier um Gangstörungen aufgrund komplexer Behinderungen des Bewegungssystems bei zentralen neurologischen Störungen. Das Gangbild bei spastischer Tetraplegie ist durch folgende Merkmale gekennzeichnet: Die Füße werden nur im Vorfuß belastet (Spitzfuß, Hüft- und Kniegelenke sind

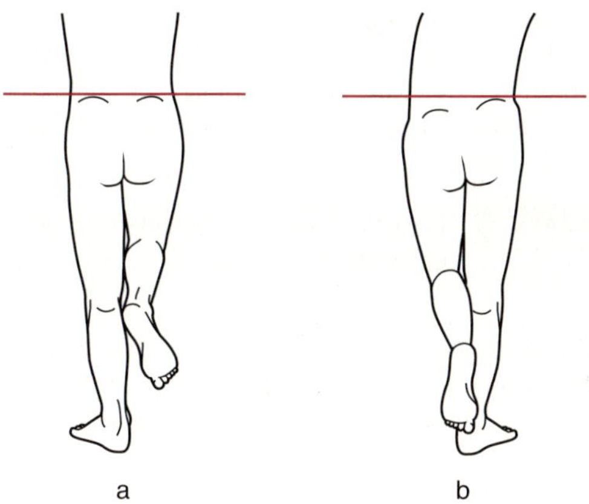

Abb. 1.15 a,b. Trendelenburg-Zeichen: **a** negativ (normal), **b** positiv (das Becken sinkt auf der gegenüberliegenden Seite unter die Horizontale ab und zeigt das Duchenne-Zeichen, Der Rumpf neigt sich zur kranken Seite)

auch in der Belastungsphase gebeugt). Wegen der Adduktionskontraktur der Hüftgelenke reiben die Knie beim Gehen aneinander. (Zur Eigentümlichkeit des Gangbildes bei neurologischen Erkrankungen wie Parkinson, Kleinhirntumoren usw. s. GK Nervenheilkunde).

wichtig **Der spastische Gang wirkt gebremst.**

- ***Steppergang, Storchengang.*** Wenn der plantar flektierte Fuß weder aktiv (Peronäuslähmung) noch passiv (Achillessehnenverkürzung) dorsal extendiert werden kann, ist er beim Gehen eine Behinderung. Es kann außerdem nur der Vorfuß belastet werden. Das Bein ist durch den nach unten hängenden Fuß funktionell zu lang. Damit der Vorfuß beim Durchschwingen auf Unebenheiten des Bodens nicht hängen bleibt, muß das Bein stärker angehoben werden. Beim Aufsetzen des spitzfüßigen Beins wird das Kniegelenk außerdem nach hinten durchgedrückt, wodurch auf die Dauer ein Knickbein (Genu recurvatum) entstehen kann.
- ***Hackengang.*** Eine wichtige Phase beim Gehen, Springen, Hüpfen und Treppensteigen ist das Abstoßen vom Fußboden, das im wesentlichen vom Triceps surae bewerkstelligt wird. Fällt dieser durch Lähmung (Polio, Meningomyelozelen: MMC) oder Achillessehnenriß aus, so entsteht der Hackengang: Der Patient kann nur kurze Schritte vollführen, ohne den Fuß regelrecht abzurollen und den Vorfuß zu belasten, er kann sich nicht auf die Zehenspitzen stellen.

Gehhilfen▸ Bei starker Gehbehinderung oder wenn ein Bein überhaupt nicht belastet werden darf, sind Gehhilfen erforderlich. Sie dienen dazu, einen Teil der Körperlast vom geschwächten oder lädierten Bein zu nehmen und auf die oberen Extremitäten umzuleiten (Abb. 1.16).

wichtig **Einseitige Gehhilfen trägt man auf der Gegenseite des Beins, das entlastet werden soll.**

Als weitere Gehhilfen kommen Achselstützen oder Gehwagen in Frage. Nach Verletzungen und Operationen ist es wichtig, mit Gehhilfen von der totalen Entlastung über die Teilbelastung zur Vollbelastung überzugehen.

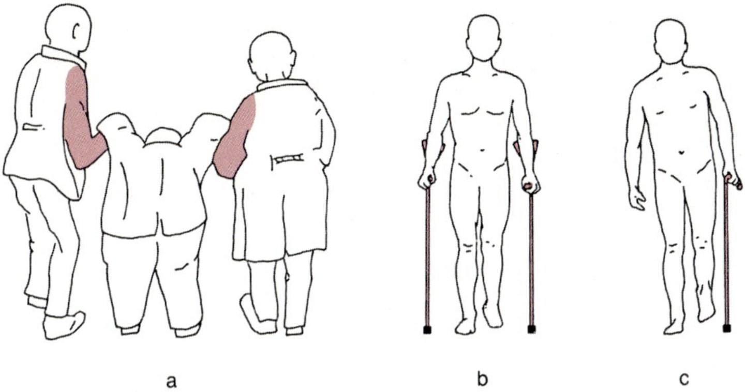

Abb. 1.16 a–c. Gehhilfe durch a Gehilfen, b Unterarmgehstützen, c Handstock

Komplexe Bewegungsstörung der oberen Extremität

Die Bewegungsunfähigkeit der oberen Extremität kann verschiedene Ursachen haben. Bei starken Schmerzen, z.B. nach Oberarmbrüchen, Schulterluxationen, akuter Periarthropathia humeroscapularis, ist der Arm wie gelähmt und wird vom Patienten nicht bewegt, um die Schmerzen nicht noch zu verstärken. Davon abzugrenzen sind die echten Lähmungen bei Armplexusläsionen. Zentral bedingte Koordinationsstörungen mit eingeschränkter Greifbewegung finden sich bei vielen neurologischen Erkrankungen (s. GK Neurologie). Nach längerem Bestehen solcher Lähmungen stellen sich ***Kontrakturen*** ein, und zwar:

- an der Schulter: die Adduktionskontraktur,
- am Ellenbogen: die Beugekontraktur,
- an der Hand: die Volarflexions- und Pronationskontraktur.

1.2.7 Bewegungsstörungen des Rumpfes (Schober[1]-Zeichen)

Der Rumpf ist normalerweise nach allen Seiten hin beweglich. Bei der Rumpfbeugung nach vorn kommt es zu einer gleichmäßigen Entfaltung der Dornfortsatzreihe. Die Rumpfbeweglichkeit läßt sich mit dem ***Schober-Zeichen*** messen s. Abb 5.4, Seite 220.

[1] Paul Schober, prakt. Arzt, Wildbad (1865–1943)

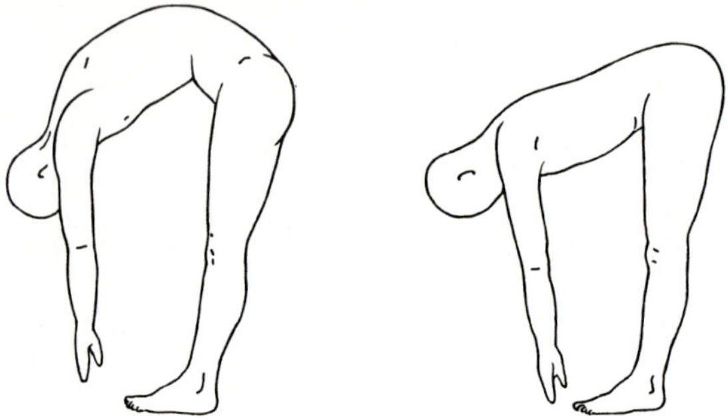

a b

Abb. 1.17. a Gleichmäßge Entfaltung der normalen WS. **b** Starre WS, trotzdem beträgt der Fingerspitzen-Boden-Abstand 0 cm wegen einer guten kompensatorischen Hüftbeugung

Bei eingeschränkter Rumpfbeweglichkeit ist diese Distanz geringer. Der Fingerspitzen-Boden-Abstand beträgt beim Jugendlichen normalerweise 0 cm. Mit zunehmendem Alter kommt es zur physiologischen Einschränkung der Rumpfbeweglichkeit. Einige Erkrankungen gehen mit Bewegungsstörungen des Rumpfes einher. Diese können vorübergehend (z.B. Hexenschuß) oder von dauernder Natur sein (Bechterew-Erkrankung). Beim M. Scheuermann betrifft die Bewegungsstörung nur einen bestimmten Rumpfabschnitt, die untere BWS. Eine ***fixierte Fehlstellung*** findet sich vorübergehend bei der ischiatischen Fehlhaltung und Hüft-Lenden-Strecksteife. ***Dauernde Fehlstellungen*** bestehen bei allen strukturellen Achsenabweichungen der WS, wie z.B. bei der Skoliose oder beim Hohlrundrücken.

wichtig **Bei einer Starre des Rumpfes, wie sie häufig bei der Bechterew-Erkrankung anzutreffen ist, kann die Unfähigkeit der Rumpfbeugung durch eine gute Hüftbeweglichkeit kompensiert werden (Abb. 1.17).**

1.2.8 Bewegungseinschränkung der Gelenke, Kontrakturen

Je nach Ursache, Umfang und Dauer unterscheidet man verschiedene Formen der Bewegungseinschränkung von Gelenken. Die Gelenksteife kann angeboren (z.B. angeborene Kniestrecksteife) oder erworben (z.B.

Schultersteife) sein. Die Ursache liegt entweder im Gelenk selbst (z.B. Meniskuseinklemmung, Arthrose) oder außerhalb (z.B. durch Sehnenverkürzung). Bei Nerven- und Muskelschäden unterscheidet sich die aktive von der passiven Beweglichkeit. Was das Ausmaß der Gelenkbeweglichkeit betrifft, so gibt es von der freien Beweglichkeit bis zur vollständigen Einsteifung alle Übergänge.

wichtig

Ankylose: **Gelenkversteifung durch feste Verbindung (Fusion) der artikulierenden Gelenkflächen.**

Bei der fibrösen Ankylose sind die Gelenkpartner bindegewebig, bei der ossären Ankylose knöchern untereinander verbunden. Ankylosen kommen vor bei bakteriellen und rheumatischen Gelenkentzündungen, Gelenktrümmerfrakturen, Blutergelenken und nach Operationen, v.a. wenn das operierte Gelenk lange fixiert werden mußte. Knöcherne Ankylosen, v.a. an der Hüfte, finden sich nach bakteriellen Entzündungen.

wichtig

Kontraktur: **Gelenkzwangsstellung mit verminderter bis aufgehobener Bewegungsfähigkeit.**

Das Gelenk kann in jeder Stellung verharren. Am häufigsten sind Beugekontrakturen, weil die Beugemuskeln, z.B. an Hüfte, Knie und Ellenbogen, stärker als ihre Antagonisten sind. Aber auch Streck-, Innen-, Außenrotations-, Ab- und Adduktions- sowie Pro- und Supinationskontrakturen kommen vor. Nach der Ätiologie und Pathogenese unterscheidet man:

- ***Ontogenetische Kontrakturen.*** z.B. angeborener Klumpfuß, angeborene Kniestrecksteife, Arthrogryposis.
- ***Neurogene Kontrakturen.*** Lähmungsklumpfuß, Kontrakturen bei Polio, spastische Lähmungen, Myelomeningocelen usw.
- ***Dologene Kontraktur (Schmerzkontraktur).*** Jedes Gelenk hat bei einer Kapselschwellung oder bei einem Erguß eine Position, die die wenigsten Schmerzen bereitet. An der Hüfte ist es die Flexions-, Außenrotations-, Abduktionsstellung, an Knie und Ellenbogen die Beugehaltung, die am meisten Erleichterung bringt, weil Gelenkkapseln und Bänder entspannt sind. Wird diese Stellung wegen der anhaltenden Schmerzen länger beibehalten, so entsteht eine Kontraktur: Aus der zunächst haltungsbedingten wird eine strukturelle Fehlstellung.

- ***Dermatogene Kontraktur.*** Narbige Schrumpfungen, wie z.B. nach Verbrennungen der Haut, können ein Gelenk in eine Zwangsstellung ziehen. In der Kniekehle führen solche Narben zur Kniebeugekontraktur, in der Halsregion entsteht ein narbenbedingter Schiefhals, am Rumpf entsteht eine Skoliose und nach Operationen in der Hohlhand, besonders in Grundgelenknähe, können Beugekontrakturen der Finger entstehen.
- ***Arthrogene Kontraktur.*** Darunter faßt man alle Kontrakturen zusammen, die von einem der Gelenkanteile ausgehen, also von Knorpelunebenheiten, Kapselbandschrumpfungen, Verklebungen der Gelenkinnenhaut, bakteriellen Entzündungen und Rheuma. Arthrogen sind auch die Gelenksperren durch freie Gelenkkörper (Osteochondrosis dissecans) und Meniskuseinklemmung.
- ***Tendomyogene Kontraktur.*** Auch außerhalb des Gelenks gelegene Muskel- und Sehnenerkrankungen führen zu Kontrakturen. Narbige Schrumpfungen der Muskulatur, wie bei der Volkmann-Kontraktur und beim M. Sudeck, oder Verkürzungen der Muskeln und Sehnen kommen als Ursache in Frage.
- ***Die Kontraktur als Lagerungsdeformität.*** Diese stellt die wichtigste Kontrakturform dar, weil sie durch adäquate Prophylaxe vermieden werden kann. Lagerungsdeformitäten entstehen durch unsachgemäße Lagerung von immobilisierten Patienten, die aus Krankheitsgründen (Lähmung, Verletzung, Bewußtlosigkeit) längere Zeit liegen müssen. Neben Dekubitalgeschwüren stellen sich Kontrakturen ein, und zwar:
  - an der Schulter die Adduktionskontraktur,
  - an der Hüfte die Beuge- und Außenrotationskontraktur,
  - die Kniebeugekontraktur und v.a.
  - die Spitzfußkontraktur (Übersicht 1.5).

Übersicht 1.5. Kontrakturen

Ursache:	Merkmal:	Beispiel:
Ontogenetisch	Angeboren	Angeborener Klumpfuß
Neurogen	Lähmung	Lähmungsklumpfuß
Dologen	Entlastungshaltung	Ischialgie
Arthrogen	Im Gelenk	Rheuma
Dermatogen	Narbenschrumpfung	Fingerbeugekontraktur
Tendomyogen	Sehnenmuskelschrumpfung	Volkmann-Kontraktur
Lagerungsdeformität	Behandlungsfehler	Spitzfuß

Eine wichtige Maßnahme zur *Beseitigung von Kontrakturen* ist die Krankengymnastik mit aktiven und passiven Bewegungsübungen. wichtig

Zur Vorbereitung und als Begleitmaßnahmen dienen:
- Wärmeanwendungen und Massage,
- Aufwärmen und Vorbereitung des Muskels durch Kontraktion gegen Widerstand,
- vorsichtige Dehnung des kontrahierten Muskels in der postisometrischen Entspannungsphase,
- Traktion und Gleitmobilisation direkt am Gelenk,
- Stimulation und Kräftigung der Antagonisten,
- Dauerzüge, Streckverbände, Lagerungsschienen und motorgetriebene Bewegungsschienen in den Behandlungspausen.

Sprechen alle konservativen Maßnahmen nicht an, erfolgt die Kontrakturbeseitigung operativ durch Verlängerung verkürzter Sehnen, z.B. Achillotenotomie beim Spitzfuß, oder Arthrolysen mit operativer Lösung intraartikulärer Verwachsungen.

Maßnahmen zur ***Kontrakturprophylaxe*** sind:
- aktives und passives Durchbewegen der kontrakturgefährdeten Gelenke,
- korrekte Lagerung in Funktionsmittelstellung: abduzierte Schulter, gebeugter Ellenbogen, dorsal extendiertes Handgelenk, gebeugte Finger, gestrecktes Hüft- und Kniegelenk, Rechtwinkelstellung am Fußgelenk,
- spezielle Hilfsmittel, z.B. der Bettkasten am Fußende zur Spitzfußprophylaxe, untergelegte Kissen, Extensionslagerungsschienen, Wechsellagerung. Medikamente (z.B. Muskelrelaxantien) richten bei Kontrakturen nichts aus.

Luxation

Wenn sich ein Gelenk über die normalen Ausmaße hinaus bewegen läßt, handelt es sich um eine pathologische Gelenkbeweglichkeit, wobei das, was man noch als normal bezeichnen kann, nicht genau definiert und in Winkelgraden festgelegt ist. Die individuellen Unterschiede sind groß, sie hängen von Alter, Geschlecht und Trainingszustand ab. Junge asthenische Frauen weisen häufig eine generalisierte Überstreckbarkeit der Gelenke auf, die man nicht als pathologisch bezeichnen kann. Besonders Knie- und Ellenbogengelenke lassen sich bei einigen Menschen erstaunlich weit nach dorsal durchbiegen (z.B. Genu recurvatum). Solange diese Befunde symmetrisch sind und keine Beschwerden verursachen, ist eine Behandlung nicht erforderlich.

wichtig **Erst wenn sich die Gelenkpartner teilweise oder ganz voneinander trennen und in Fehlstellung zueinander geraten, spricht man von Subluxation bzw. Luxation.**

Das Schultergelenk zeigt die größte Luxationsbereitschaft, weil die gelenkführenden Gelenkflächen sehr klein sind und eine Stabilisierung des Gelenks nur kapsulär bzw. muskulär erfolgen kann. Diese Sicherung ist sehr anfällig, so daß Lähmungen und Verletzungen an der Schulter häufig zu Luxationen führen.

wichtig ***Habituelle Luxation:*** **Häufige und ohne besondere Gewalteinwirkung auftretende Verrenkungen (Abb. 1.18).**

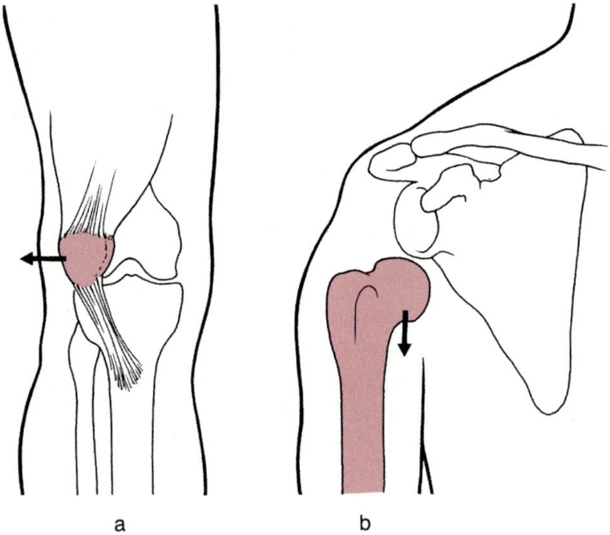

Abb. 1.18 a,b. Habituelle Patellaluxation nach lateral (**a**), habituelle Schulterluxation nach caudal (**b**)

Als Ursachen der Gelenkluxation kommen in Frage:

- ***Ontogenetische Störungen.*** Typisches Beispiel ist die kongenitale Hüftluxation aufgrund einer angeborenen Hüftgelenkdysplasie. Auch die habituelle Patellaluxation ist im wesentlichen auf anlagebedingte Störungen zurückzuführen: schlaffer Kapselbandapparat am Knie, X-Bein, Abflachung des lateralen Femurkondylus.
- ***Traumatische Luxationen.*** Verletzungen des Kapselbandapparats sind die häufigsten Ursachen für Luxationen. Durch Zerreißung von Kapselanteilen und Führungsbändern kommt es zur Trennung der artikulierenden Gelenkflächen. Dieser Mechanismus ist praktisch an jedem Gelenk möglich, am häufigsten tritt er jedoch am Schulter-, Ellenbogen-, Knie- und Sprunggelenk auf. Heilt der Kapselbanddefekt nicht aus, so entstehen rezidivierende, evtl. habituelle Luxationen, am häufigsten an der Schulter. Neben der Verletzung mit Abriß der Kapsel vom vorderen Pfannenrand spielt hier auch eine anlagebedingte Bereitschaft zur Luxation eine Rolle.
- ***Erkrankungen des Kapselbandapparats.*** Diese Luxationen setzen oft allmählich ein, wie z.B. beim Gelenkrheuma oder bei schweren degenerativen und neuropathischen Gelenkleiden (z.B. tabische Arthropathie). In den gelockerten Gelenken sind die Gelenkkörper abnorm gegeneinander verschieblich und schwer zu stabilisieren. Es kommt zum Schlottergelenk. Die rheumatische Entzündung greift im Verlauf der Erkrankung von der Gelenkinnenhaut auch auf die Gelenkkapsel und Bänder über und zerstört diese. Im Zusammenhang mit den gleichzeitig auftretenden Deformierungen der Gelenkflächen entstehen pathologische Gelenkbeweglichkeiten und Achsenabweichungen. Typisch ist die Subluxation der Fingergrundgelenke mit Ulnardeviation beim Rheuma. Am Fuß finden sich ähnliche Veränderungen an den Zehengelenken.
- ***Lähmungsluxationen.*** Auch außerhalb des Gelenks liegende Störungen führen zu Luxationen. Die Verrenkung tritt aufgrund mangelnder muskulärer und ligamentärer Stabilisierung ein. Lähmungsluxationen treffen bevorzugt die Schulter. Eine Armplexuslähmung hat z.B. regelmäßig einen allmählichen Austritt des Humeruskopfes aus der Schultergelenkpfanne zur Folge. An der Hüfte gibt es die Lähmungsluxation, z.B. bei der MMC. Auch hier wandert der Hüftkopf allmählich aus der Pfanne (Übersicht 1.6).

Übersicht 1.6. Luxationen

Ursache:	Merkmal:	Beispiel:
Ontogenetisch	Angeboren	Hüftluxation
Traumatisch	Kapselbandruptur	Schulter
Habituell	Disposition	Patella, Schulter
Rheuma	Kapselbandzerstörung	Fingergrundgelenke
Lähmung	Instabil	Schulter

1.3 Allgemeine Pathophysiologie der Stütz- und Bewegungsorgane

1.3.1 Schädigungen durch biomechanische Faktoren

Positive biomechanische Faktoren wie ***Schwerkraft, Bewegung, Beschleunigung, Druck- und Zugreize*** sind natürliche biologisch-mechanische Beanspruchungen und Impulse für unsere Stütz-, Halte- und Bewegungsorgane. Bleiben z.B. biomechanische Faktoren wie Schwerkraft und Bewegung über längere Zeit aus (Weltraumkapsel), so kommt es zur Demineralisierung des Skeletts und zur Muskelatrophie.

Muskelaktivität fördert nicht nur Wachstum und Durchblutung des betätigten Muskels, sondern bewirkt auch eine bessere Durchblutung und Mineralisation der mitbeanspruchten Knochen, womit deren Bruchfestigkeit erhöht wird. Gleiches gilt für Gelenkkapseln, Sehnen und Bänder, deren Rißfestigkeit erhöht wird.

Bewegung fördert durch den Wechsel zwischen Be- und Entlastung den Stoffaustausch im Gelenkknorpel und in den Bandscheiben, die durch Diffusion ernährt werden. Darin liegt die Bedeutung von Bewegung und Muskelaktivität bei der krankengymnastischen Übungsbehandlung und für die Prävention von degenerativen Erkrankungen des Skelettsystems (Übersicht 1.7).

Negative biomechanische Faktoren können zu ***Fehlbelastungen*** und Überbeanspruchung am Skelettsystem führen. Dazu zählen z.B. Immobilisation, Achsenfehler der langen Röhrenknochen, die Fehlbelastungen der benachbarten Gelenke hervorrufen. ***Achsenfehler*** der WS (z.B. Skoliose) führen zur Überbeanspruchung der Rumpfmuskeln. Ein instabiles Gelenk (Wackel-Schlotter-Gelenk) ist durch Bänderschlaffheit vermehrt

Übersicht 1.7. Biomechanik der Bewegungsorgane

Positiva:	Negativa:
Bewegung	Immobilisation
Schwerkraft	Schwerelosigkeit
Wechsel zwischen Be- und Entlastung	Gleichbleibende Be- oder Entlastung
Muskelaktivität	Faulheit
Glatte Gelenkflächen	Inkongruente Gelenkflächen
Normale Belastung	Fehl-, Überbelastung

aufklappbar. Die Folge ist, daß der Kapselbandapparat des Gelenks weiter überdehnt wird, außerdem kommt es zur Fehlbelastung des Gelenkknorpels mit Entstehung einer Arthrosis deformans. ***Inkongruenzen der Gelenkflächen***, die nicht mehr richtig aufeinander passen, entstehen auf verschiedenartige Weise: Frakturen mit Gelenkbeteiligung hinterlassen oft Stufen in den Gelenkflächen. Typisch ist z.B. die Stufenbildung nach Patellafraktur mit nachfolgender Arthrosis deformans im Femoropatellargelenk. Stufen entstehen auch häufig nach Tibiakopffrakturen durch Absinken des Tibiakopfplateaus im frakturierten Abschnitt. Deformierungen mit Inkongruenzen der Gelenkflächen entstehen aber auch nach Entzündungen, Nekrosen und Knorpelerkrankungen (Arthrosis deformans).

wichtig

Biologisches Grundgesetz nach Arndt[1]-Schulz[2]: Schwache Reize fördern, starke hemmen, stärkste lähmen die Lebenstätigkeit. Also: Adäquate Belastung regt an, übermäßige schadet.

1.3.2 Degeneration

Die Degenereation des Binde- und Stützgewebes ist Ursache vieler orthopädischer Erkrankungen: Arthrose, Bandscheibenschaden, Tendinose. Bei der Entwicklung degenerativer Veränderungen des Binde- und Stützgewebes sind verschiedene Faktoren begünstigend.

[1] Rudolf Arndt, Psychiater, Greifswald (1835–1900)

[2] Hugo Schulz Pharmakologe, Greifswald (1835–1932)

Endogene Faktoren

Konstitution, ererbte Gewebequalität und individuelle Belastbarkeit des Stütz-, Halte- und Bewegungsapparats sind für den Entstehungszeitpunkt und den Ausprägungsgrad einer degenerativen Erkrankung maßgebend. Trotz ungünstiger äußerer Umstände, z.B. nach einer Gelenkverletzung mit Stufenbildung, bildet sich eine Arthrose im betroffenen Gelenk erst sehr spät oder überhaupt nicht. Dafür ist die natürliche Widerstandskraft des Gelenkknorpels, der hier starken punktförmigen Belastungen ausgesetzt wird, verantwortlich. Weitere Faktoren sind geschlechts- und rassenspezifische Merkmale.

Exogene Faktoren

Traumen, Fehl- und Überbelastungen, Entzündungen sowie Ernährungsstörungen können degenerative Veränderungen des Binde- und Stützgewebes verursachen und verschlimmern.

wichtig **Dystrophe Prozesse (Ernährungsstörungen) im bradytrophen Bandscheibengewebe und im Gelenkknorpel werden bei Bewegungsmangel eingeleitet.**

Der diffusionsabhängige Stoffaustausch in diesen Geweben ist auf den Wechsel zwischen Be- und Entlastung, also auf Bewegung angewiesen. Im allgemeinen ist Bewegungsmangel durch Automatisierung der Umwelt als eine wesentliche Ursache der zunehmenden degenerativen Gelenk- und Bandscheibenerkrankungen zu sehen.

1.3.3 Alterung

Binde- und Stützgewebe zeigen auch ohne spezielle konstitutionelle Voraussetzung oder Umwelteinflüsse im Laufe des Lebens zunehmende Alterungserscheinungen, die die Entstehung degenerativer Erkrankungen begünstigen.

Die ***Bandscheiben*** verlieren durch Abnahme der Mukopolysaccharide und Wasserverlust ihre innere Spannkraft und zeigen schon frühzeitig Gefügelockerungen, Risse und Sequesterbildungen, die die pathologisch-anatomische Grundlage für bandscheibenbedingte Beschwerden (HWS-LWS-Syndrom) bilden.

Auch im ***Gelenkknorpel*** findet sich mit zunehmendem Alter eine Minderung der Mukopolysaccharide, Abnahme der Permeabilität für Nährstoffe und Verringerung der Zellzahl. Dadurch wird der Gelenkknorpel weniger widerstandsfähig gegen exogene Schäden (z.B. Trauma, Immobilisation, Entzündung) und entwickelt eher Erweichungen, Erosionen und Risse, die die Arthrosis deformans einleiten. Die Dehnbarkeit und Elastizität von ***Sehnen, Faszien*** und ***Bändern*** läßt aufgrund einer Verminderung der Anzahl elastischer Fasern nach. Spontanrupturen der Sehnen (bevorzugt Achilles- und Bizepssehne) treten bei alten Menschen eher auf als bei jungen.

wichtig

Die Alterung des *Knochens* geht mit Entkalkung, Kortikalisverdünnung sowie Verminderung der Trabekel einher.

Dadurch bricht der Knochen u.U. schon bei relativ geringer mechanischer Beanspruchung, bevorzugt am distalen Radiusende und am Schenkelhals; die Wirbel sintern. Die Erweiterung der Trabekelabstände mit Höhlenbildung im Knochen kennzeichnet auch die Erkrankung: Osteoporose.

Es muß nochmals ausdrücklich darauf hingewiesen werden, daß die Alterung des Bindegewebes an sich noch keine Krankheit ist. Sie ist dem Grauwerden der Haare und der Faltenbildung der Haut gleichzusetzen. Durch Alterung wird lediglich das Verhältnis zwischen Belastung und Belastbarkeit zuungunsten der Belastbarkeit beeinflußt (Übersicht 1.8).

Übersicht 1.8. Alterung als für degenerative Erkankungen begünstigender Faktor

Gewebe:	Physiologische Alterserscheinung:	Pathologisch-anatomische Veränderung:	Degenerative Erkrankung:
Bandscheiben	Wasserverlust Abnahme der Mukopolysaccharide Quelldruckerniedrigung	Risse Lockerung Sequesterbildung	HWS-Syndrom LWS-Syndrom
Gelenkknorpel	Reduzierte Permeabilität für Nährstoffe Abnahme der Mukopolysaccharide	Erweichung Erosion Risse	Arthrose

Übersicht 1.8. Fortsetzung

Gewebe:	Physiologische Alterserscheinung:	Pathologisch-anatomische Veränderung:	Degenerative Erkrankung:
Sehnen	Abnahme der elastischen Fasern Verminderte Rißfestigkeit	Risse Teilrisse Nekrosen	Spontane Sehnenruptur Insertionstendopathie
Knochen	Entkalkung Kortikalisverdünnung Erweiterung der Trabekelabstände	Frakturen Knochensinterung	Osteoporose

1.3.4 Reaktive Phänomene bei degenerativen Prozessen

Im Gelenk▸ Bei der ***beginnenden*** Arthrose können pathologisch-anatomische Veränderungen und klinische Symptome noch sehr gering sein oder sogar fehlen (latente Arthrose). Am Anfang stehen Reiben und Knirschen beim Durchbewegen der betroffenen Gelenke, hinzu kommen belastungsabhängige Schmerzen und bei einer sog. aktivierten Arthrose ein entzündungsähnlicher Reizzustand mit reaktiver Synovialitis, Kapselschwellung, Gelenkerguß, Überwärmung und Spontanschmerzen. Im Röntgenbild sieht man eine Gelenkspaltverschmälerung, subchondrale Sklerosierungen der Knochen mit Zystenbildungen und Randwülste an den Gelenkkanten (Osteophyten) (Abb. 1.19).

Zu den ***Späterkrankungen*** gehören schließlich Gelenkfehlstellungen (z.B. X-Bein, O-Bein, Subluxation), Lockerung des Kapselbandapparates mit Wackel- bzw. Schlottergelenkbildung. Auch kann ein arthrotisches Gelenk fast vollständig einsteifen (Wackelsteife).

An der WS▸ Während bei den degenerativen Gelenkerkrankungen die pathologischen und anatomischen Veränderungen sowie die röntgenologisch sichtbaren Erscheinungen i.allg. parallel zu den klinischen Symptomen verlaufen und eine gewisse Progredienz zeigen, ist dies bei den degenerativen WS-Erkrankungen nicht der Fall. Die reaktiven Phänomene bei der Bandscheibendegeneration mit Verschmälerung des Zwischenwirbelabschnitts, subchondralen Sklerosierungen der angrenzenden Wirbeldeckplatten (Osteochondrose, Diskose) und Randwulstbildungen an den Wirbelkanten nehmen zwar im Laufe des Leben zu, haben

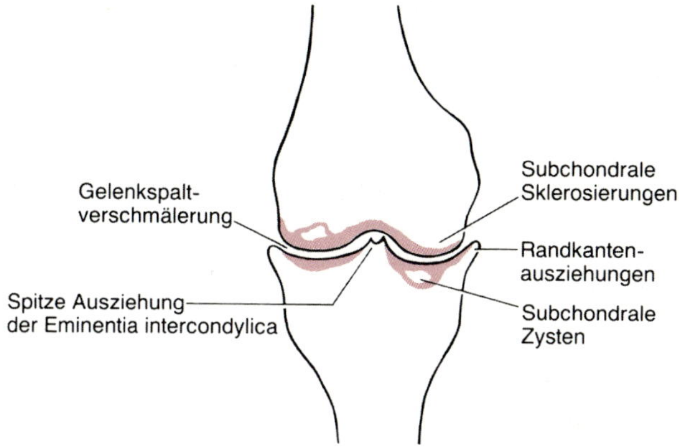

Abb. 1.19. Reaktive Veränderungen bei der Arthrose am Beispiel des Kniegelenks

aber keine wesentliche klinische Bedeutung. Beschwerdeverursachend bei den degenerativen WS-Erkrankungen sind die Segmentlockerungen und Verlagerungen von Bandscheibengewebe (Prolaps), die zunächst noch keine röntgenologisch sichtbaren Phänomene hervorrufen (Abb. 1.20).

Spondylose und Osteochondrose treten erst später als Zeichen früher durchgemachter Bandscheibenlockerungen auf.

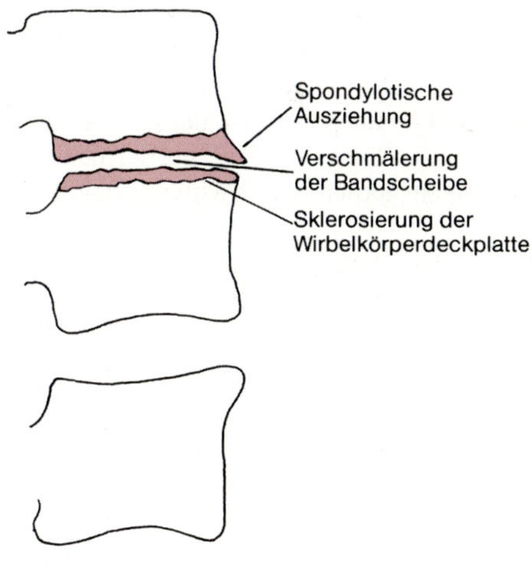

Abb. 1.20. Reaktive Veränderungen bei degenerativen Prozessen an der WS

1.3.5 Präexistente Schädigungen und Störungen

Viele orthopädische Erkrankungen treten als Sekundärschäden auf. Das primäre Geschehen kann ontogenetisch, biomechanisch oder degenerativ sein. Darüber hinaus gibt es noch weitere ätiologische Faktoren, wie Entzündung, Trauma, Inaktivität und Immobilisation, Systemfaktoren, Zirkulationsstörungen und neurotrophische Störungen, präarthrotische Deformitäten und Tumoren.

Entzündung

Orthopädische Erkrankungen können als Residuen vorangegangener Entzündungen auftreten. Neben rheumatischen Entzündungen kommen v.a. bakterielle Entzündungen in Frage. Sie entstehen entweder durch direkte Einbringung des Erregers bei einer offenen Verletzung, Operation und Injektion oder indirekt auf hämatogenem Weg nach einem bakteriellen Entzündungsprozeß an anderer Stelle (Tonsillitis, Furunkel, pathogene Darmkeime, Infektionskrankheiten). Bakterielle Entzündungsprozesse können sich grundsätzlich an jeder Stelle des Bewegungssystems abspielen. Je nach Lokalisation bezeichnet man sie als:

- Osteomyelitis = Knochenmarkentzündung,
- Spondylitis = Wirbelentzündung,
- Koxitis = Hüftgelenkentzündung,
- Gonitis = Kniegelenkentzündung,
- Omarthritis = Schultergelenkentzündung usw.

wichtig **Hauptmanifestationsort bei der hämatogenen Absiedlung von Erregern sind die gut durchbluteten Metaphysen der langen Röhrenknochen und die Wirbelspongiosa.**

Trauma

Traumatische Einwirkungen auf die Bewegungsorgane können je nach Ausmaß und Richtung unterschiedliche Folgen haben. Prellungen, Zerrungen und Distorsionen heilen i.allg. folgenlos aus. Massive Gewalteinwirkungen führen zu Frakturen, Luxationen und Zerreißungen. Durch sofort einsetzende adäquate Therapie ist in vielen Fällen eine völlige Wiederherstellung zu erzielen, ohne daß Form- und Funktionsstörungen verbleiben. Beispiele:

- sofortige Achillessehnennaht nach Achillessehnenruptur,
- stabile Osteosynthese bei Frakturen.

Wenn keine Restitutio ad integrum erreicht werden kann, treten posttraumatische Schäden auf. In Fehlstellung verheilte Frakturen führen zu Achsabweichungen und Torsionsfehlern. Typische ***posttraumatische Fehlstellungen als präexistente Schädigungen*** und Störungen für Folgeerkrankungen (Arthrosis deformans) sind:
- nach Schenkelhalsbruch: posttraumatische Coxa vara, Coxa valga;
- nach Ober-, Unterschenkelbruch: posttraumatisches X-O-Bein;
- nach Knöchelbruch: posttraumatischer Knickfuß, Varusstellung der Ferse;
- nach Fersenbeinbruch: posttraumatischer Plattfuß;
- nach suprakondylärem Oberarmbruch: Cubitus valgus, Cubitus varus;
- nach Radiusfraktur an typischer Stelle: Bajonettstellung im Handgelenk;
- nach epiphysären oder epiphysenfugennahen Frakturen bei Kindern: partielle Verknöcherung und Schiefwuchs.

Nach ***unvollständig verheilten Kapselbandläsionen*** entsteht eine Bandinsuffizienz mit posttraumatischer Gelenkinstabilität. Beispiele:
- Innen-, Außen- und Kreuzbandinsuffizienz am Knie
- Innen- und Außenbandinsuffizienz am oberen Sprunggelenk.

Diese Gelenke sind ebenfalls durch eine posttraumatische Arthrosis deformans gefährdet.

Rezidivierende Luxationen können auch traumatischen Ursprungs sein: Nach der ersten traumatischen Luxation eines Gelenks ist der Kapselbandapparat an einer bestimmten Stelle so schlaff, daß es immer wieder, auch bei geringeren Gewalteinwirkungen, zu Luxationen kommt. Beispiele:
- habituelle Schulterluxation,
- habituelle Patellaluxation.

Allerdings sind gewisse dispositionelle Faktoren für die Manifestation dieser Leiden mitentscheidend. Auch anscheinend geringe traumatische Einwirkungen können Schäden am Bewegungssystem hervorrufen, wenn sie über längere Zeit einwirken. ***Mikrotraumen und Vibrationen***, wie sie z.B. bei der Betätigung von Preßluftwerkzeugen auftreten, verursachen eine Arthrose im Ellbogengelenk oder die spontane Osteonekrose des

Mondbeins (Lunatummalazie). Über längere Zeit einwirkende Mikrotraumen sind neben einem gewissen dispositionellen Faktor auch verantwortlich für die Entstehung von:

- Insertionstendopathien (z.B. Tennisellenbogen) und
- Ermüdungsbrüchen (z.B. Marschfraktur).

Immobilisationsschaden

wichtig **Inaktivität und Immobilisation reduzieren den Stoffaustausch imGelenkknorpel derart, daß nach mehreren Wochen Veränderungen auftreten, welche die Belastbarkeit des Gelenks vermindern.**

Kommt eine inadäquate Belastung hinzu, so können Knorpelläsionen entstehen. Dies ist z.B. der Fall, wenn man den Patienten nach längerer Gipsimmobilisation sofort auftreten und voll belasten läßt. Zunächst ist hier ***Teilbelastung*** angebracht.

Präarthrotische und prädiskotische Deformitäten

wichtig **Präexistente Schäden und Störungen, die zur Arthrosis deformans führen, werden als präarthrotische Deformitäten bezeichnet.**

Dieser Begriff ist im weitesten Sinne zu verstehen. Auch fernab vom betroffenen Gelenk können Deformitäten bestehen, die zur Arthrose führen, wie z.B. ein X- oder O-Bein. Ebenso hinterlassen Entzündungen und vorübergehende Stoffwechselstörungen oft irreversible Schäden an Gelenkinnenhaut und Knorpel, die präarthrotisch sind (Abb. 1.21).

Ähnlich wie präarthrotische Deformitäten zur Arthrosis deformans führen, gibt es auch Form- und Funktionsstörungen am Bewegungssystem, die die Entwicklung der Bandscheibendegeneration (Diskose) an der WS begünstigen. Analog den präarthrotischen Deformitäten werden sie als ***prädiskotische Deformitäten*** bezeichnet.

wichtig **Unter prädiskotischer Deformität versteht man Veränderungen am Skelettsystem, die eine anhaltende asymmetrische Belastung einer oder mehrerer Zwischenwirbelabschnitte zur Folge haben.**

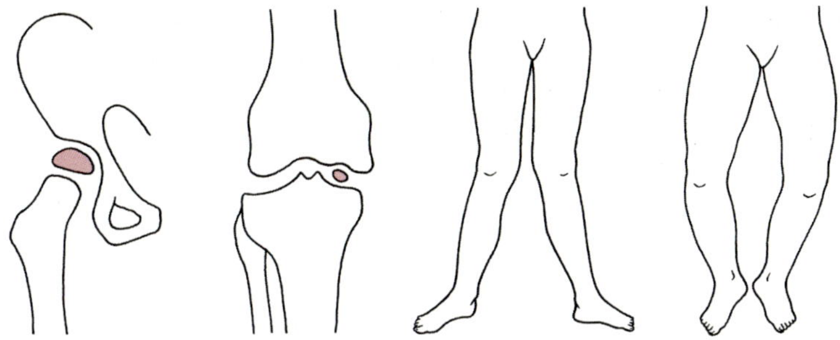

a b c

Abb. 1.21 a–c. Präarthrotische Deformitäten. **a** M. Perthes, **b** Osteochondrosis dissecans, **c** X- und O-Bein

Eine asymmetrische Einstellung des Zwischenwirbelabschnitts ist sowohl in der Sagittal- als auch in der Frontalebene möglich. Zu den prädiskotischen Deformitäten zählen:

- Beinlängendifferenz,
- Keilwirbel,
- Spondylolyse,
- Entzündungen,
- M. Scheuermann,
- asymmetrische Übergangswirbel,
- in Fehlstellung verheilte Wirbelfrakturen (Abb. 1.22).

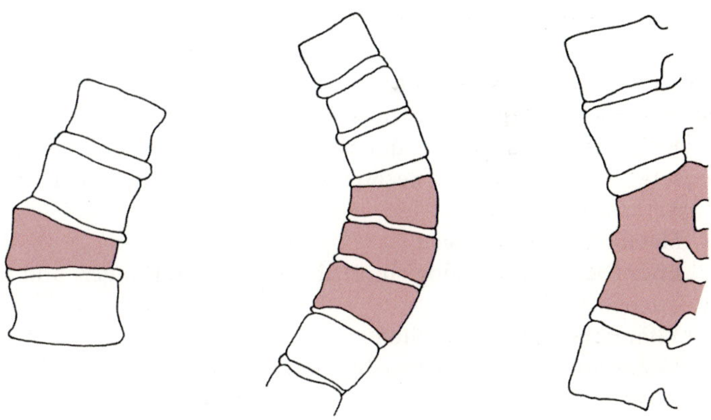

a b c

Abb. 1.22 a–c. Prädiskotische Deformitäten. **a** Keilwirbel, **b** M. Scheuermann, **c** Blockwirbel: die der Deformität benachbarten Bandscheiben sind durch asymmetrische Belastung überbeansprucht

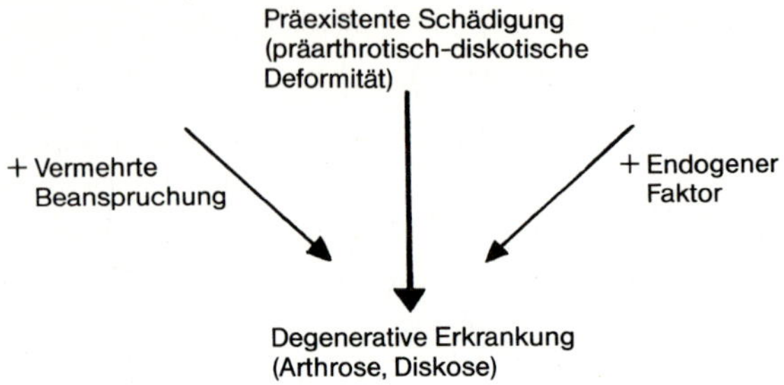

Abb. 1.23. Darstellung der Faktoren, die zur degenerativen Erkrankung führen

Präarthrotische und prädiskotische Deformitäten stellen nur ein Krankheitspotential dar, sie müssen nicht unbedingt zur Krankheit führen. Endogene Faktoren (individuelle Belastbarkeit) und Beanspruchung der vorgeschädigten Anteile des Skelettsystems sind für den Manifestationszeitpunkt und das Ausmaß der sekundären Verschleißerkrankungen maßgebend (👁Abb. 1.23).

Systemfaktoren

Während angeborene Defekte, Verletzungen, degenerative und bakterielle Veränderungen eher lokalisiert auftreten, gibt es ätiologische Momente, die systemisch bedingt sind. Zu den Systemfaktoren mit Manifestation am Bewegungssystem zählen:

- **Immunpathologische Prozesse**
  Etwa die Erkrankungen des rheumatischen Formenkreises: chronische Polyarthritis, M. Bechterew, Still-Krankheit, Reiter-Krankheit, Arthritis psoriatica.
- **Metabolische Störungen**
  Etwa Gicht und Pseudogicht, Diabetes mellitus, Hunger- und Mangelosteopathie.
- **Vitaminmangelkrankheiten**
  Vitamin-C-Mangel verursacht subperiostale Blutungen, die sich im Röntgenbild als schalenartige Verkalkungssäume um den Knochen zeigen. Vitamin-D-Mangel führt zur Rachitis.
- **Hormonelle Störungen**
  Bei einigen Drüsenstörungen kommt es auch zu Störungen am Skelettsystem.

- *Nebenschilddrüse:* Überfunktion (Hyperparathyreoidismus), z.B. durch ein Nebenschilddrüsenadenom: Osteodystrophia fibrosa generalisata.
- *Hypophyse:* Unterfunktion (zu wenig STH: hypophysärer Minderwuchs, Überfunktion (zu viel STH): hypophysärer Riesenwuchs, solange die Wachstumsfugen noch offen sind. Wenn eine Überproduktion von Wachstumshormon im Erwachsenenalter stattfindet, kommt es zur Akromegalie.

  Bei der Dystrophia adiposogenitalis kommt es neben der Fettsucht und dem Hypogonadismus häufig zu folgenden Skeletterkrankungen: Epiphysenlösung, X-Bein, Plattfüße.
- *Schilddrüse*: Unterfunktion: Kretinismus am Skelettsystem mit Minderwuchs (dysproportioniert, kurze Extremitäten), Wirbelverformungen (platt- oder keilförmig, pathologische Kyphose), O-Beine, epiphysäre Wachstumsstörungen.

  Überfunktion: manchmal mit einer Osteoporose einhergehend, sonst für das Skelettsystem ohne Bedeutung.
- *Nebennierenrinde:* Überfunktion: führt zum Cushing-Syndrom am Skelettsystem mit Osteoporose, Spontanfrakturen und Hüftkopfnekrosen.

▸ **Gerinnungsstörungen**

Hier kommt es zu Gelenkblutungen, am bedeutendsten ist die Bluterkrankheit.

Zirkulationsstörungen (spontane Osteonekrosen, aseptische Knochennekrosen, Osteochondrosen)

Lokale Durchblutungsstörungen kommen bei einigen wichtigen Skeletterkrankungen als ätiologischer Faktor in Frage, so z.B. bei den ischämischen Knochennekrosen. Diese können scheinbar ohne äußere Ursache entstehen und heißen dann spontane Osteonekrosen (= Osteochondrosen, aseptische Knochennekrosen).

wichtig

Spontane Osteonekrosen sind lokalisierte Durchblutungsstörungen an bestimmten Epi- und Apophysen, bedingt durch ein Mißverhältnis zwischen Durchblutungsangebot und -nachfrage, z.B. in bestimmten Wachstumsphasen, in denen an die Blutversorgung des Knochens große Anforderungen gestellt werden.

Der betroffene Knochenabschnitt verliert durch die ischämische Nekrose an Stabilität und verformt sich (Abb. 1.24, Übersicht 1.9).

Übersicht 1.9. Nekrosen und Namen

Hüftkopf	–	Perthes
Capitulum humeri	–	Panner
Knie	–	König
Tibia	–	Schlatter
Hacken	–	Haglund
Kahnbein	–	Köhler I
Mittelfußköpfchen	–	Köhler II
Mondbein	–	Kienböck

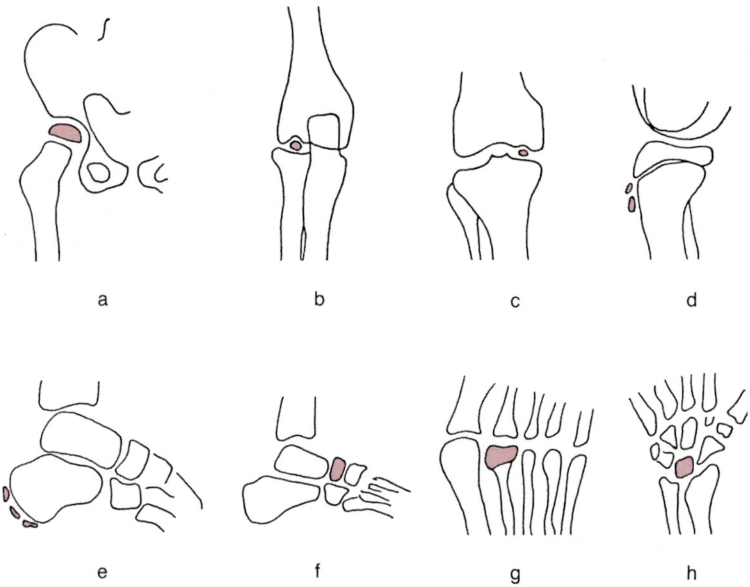

Abb. 1.24 a–h. Spontane Osteonekrosen. **a** Hüftkopfepiphyse (M. Perthes), **b** Ellenbogen (M. Panner), **c** Knie: Osteochondrosis dissecans (M. König), **d** Tibiaapophyse (M. Schlatter), **e** Apophysitis calcanei (M. Haglund), **f** Os naviculare pedis (M. Köhler I), **g** Mittelfußköpfchen (M. Köhler II), **h** Os lunatum (M. Kienböck)

Die einzelnen Krankheitsbilder werden in den jeweiligen Kapiteln in der speziellen Orthopädie besprochen. Neben diesen spontanen Osteonekrosen gibt es noch zahlreiche andere Lokalisationen, die allerdings wegen ihrer Seltenheit weniger von Bedeutung sind.

wichtig

Einige Gemeinsamkeiten bei den spontanen Osteonekrosen:

- **Bis auf die spontanen Osteonekrosen des Mittelfußköpfchens und des Os lunatum betreffen alle das wachsende Skelett. Die Lunatumosteonekrose hat den spätesten Altersgipfel.**
- **Am Gelenk ist immer ein Gelenkkopf und nicht die Pfanne betroffen.**
- **Die unteren Extremitäten sind häufiger betroffen als die oberen, wohl wegen der stärkeren Belastung.**

Die idiopathische Hüftkopfnekrose beim Erwachsenen müßte hier eigentlich auch aufgeführt werden. Da, wie die Bezeichnung idiopathisch schon sagt, die Ätiologie noch nicht ganz geklärt ist, erscheint eine Aufführung unter den Zirkulationsstörungen und ischämischen Nekrosen jedoch nicht gerechtfertigt.

Periphere Durchblutungsstörungen▸ Sie betreffen nur indirekt das Skelettsystem und sind v.a. für die Differentialdiagnose von Bedeutung. Patienten mit arteriellen Durchblutungsstörungen klagen über Beschwerden in beiden Beinen in Form krampfartiger Wadenschmerzen, die nach einer bestimmten Wegstrecke auftreten und nach dem Stehenbleiben wieder verschwinden. Ein belastungsabhängiger Schmerz, der vom Kapselbandapparat ausgeht, hält nach der Entlastung zunächst weiter an. Die Hauptlokalisation der durchblutungsbedingten Schmerzen an den Akren entspricht auch nicht den orthopädischen Erkrankungen. Weitere Differenzierung: Fußpulse, Ergometertest, Oszillographie, Angiographie usw. Differentialdiagnostisch kommt die Claudicatio intermittens spinalis bei lumbaler Wirbelkanalstenose in Frage.

Neurotrophische Störungen

Erkrankungen des Nervensystems ziehen sekundär auch Veränderungen des Skelettsystems nach sich. Die mit der Nervenläsion verbundene Immobilisation führt zu einer Atrophie der Muskeln, Bänder und Knochen und macht sich dort nach längerem Bestehen als Osteoporose bemerkbar. Am wachsenden Skelett sind bei neurogenen Erkrankungen lokalisierte Wachstumsstörungen die Folge. Beispiele:

- Eine geburtsbedingte Armplexuslähmung führt zum Minderwachstum des Armes.
- Eine Rumpfmuskellähmung ruft asymmetrisches Wirbelkörperwachstum mit struktureller Skoliose hervor.

Bei der Sudeck-Dystrophie wird als Ätiologie eine neurotrophische Störung vermutet. Durch ein Trauma, das mitunter sehr gering sein kann (Bagatelltrauma), wird auf reflektorischem Weg eine Dystrophie (Reflexdystrophie) der betroffenen Extremität eingeleitet.

Neurogene Osteoarthropathien sieht man bei Nervenerkrankungen, die mit einem Mangel an Tiefensensibilität einhergehen. Beispiele:

- ***Tabische Arthropathie*** mit schweren arthrotischen Veränderungen und Fehlstellungen ohne wesentliche Schmerzen, betroffen sind v.a. die unteren Extremitäten.
- Die ***Arthropathie bei Syringomyelie*** betrifft besonders die oberen Extremitäten.
- ***Neurogene Arthropathie***, z.B. im Rahmen der ***diabetischen Neuropathie.***

1.3.6 Weichteilschädigungen

Druckschäden der Haut

Sie treten auf bei fehlerhaft angelegten Schienen und Gipsverbänden, besonders häufig und gefährlich sind Druckstellen und Ulzera bei trophischen Störungen. Die entstandenen Druckulzera heilen nicht ab. Prädilektionsstellen für ***Druckstellen der Haut*** sind:

- Darmbeinkämme,
- Kreuzbein,
- Patella,
- Fibulazäpfchen
- Ferse.

Diese Gegenden müssen im Gipsverband besonders abgepolstert werden.

Narbenkontrakturen

Diese treten nach ausgedehnten Weichteilschädigungen auf und sind grundsätzlich an allen Weichteilen und Gelenken möglich. Narbenbedingte Form- und Funktionsstörungen treten z.B. nach Verbrennungen auf. Am Hals kann durch einseitigen Narbenzug ein narbenbedingter Schiefhals entstehen. Ausgedehnte Narben am Rumpf führen zur Skoliose. Narben in der Ellenbeuge oder in der Kniekehle führen dort zu Beugekontrakturen.

Therapie▸ Orthopädische Hilfsmittel sind hier Schienen und Apparate. Wenn die Kontrakturen bereits eingetreten sind, und es sich um verhärtete Narben handelt, sind konservative Maßnahmen meistens nicht mehr erfolgversprechend. Hier hilft dann nur noch eine Operation mit Z-förmiger Verlängerung des verkürzten Hautareals.

Prophylaxe▸ Richtige Lagerung in Funktionsmittelstellung des Gelenks bei Weichteilverletzungen.

1.3.7 Bedeutung und Häufigkeit der einzelnen ätiologischen Faktoren und Pathomechanismen

Viele orthopädische Erkrankungen lassen sich eindeutig auf einen einzigen ätiologischen Faktor zurückführen (monofaktorielle Ätiologie). Dazu zählen die ontogenetischen Störungen mit angeborenen Defekten, Dysplasien und Aufbaustörungen der Gewebe. Auch bakterielle Entzündungsprozesse, Verletzungsfolgen und Vitaminmangelerkrankungen sind in ihrer Entstehung auf eine einzige Ursache zurückzuführen. Bei der Pathogenese und weiteren Entwicklung der Erkrankungen spielen schon wieder anlagebedingte Faktoren eine Rolle. Es wurde darauf hingewiesen, daß z.B. die Entwicklung einer posttraumatischen Arthrose nach einer bestimmten Gelenkverletzung individuell verschieden, je nach Qualität und Widerstandskraft des Knorpels, verläuft.

wichtig

Bei der Entstehung von Skeletterkrankungen spielen in den meisten Fällen mehrere Faktoren zusammen.

Häufig ist die Kombination konstitutioneller Momente mit anlagebedingter Schwäche bestimmter Gewebeabschnitte oder des ganzen Skelettsystems (ontogenetischer Faktor) mit einem Trauma. Typische Beispiele sind hier die habituellen Luxationen des Schultergelenks und der Patella. Auch bei degenerativen Erkrankungen (Arthrosen, Bandscheibenschäden), rheumatischen Entzündungen, hormonellen Störungen, metabolischen Erkrankungen (Gicht), ischämischen Knochennekrosen, neurotrophischen Störungen (M. Sudeck) und Tumoren ist die Anlage zur Entwicklung dieser Leiden gegeben. Manifestation und Ausprägung der Erkrankung werden durch äußere Umstände bestimmt.

Symptomatik orthopädischer Erkrankungen

Die allgemeinen Symptome bei Erkrankungen des Skelettsystems gliedern sich entsprechend der Anamnese und dem Untersuchungsgang in subjektive Angaben des Patienten und objektive Befunde. Dabei unterscheidet man Befunde, die bei der Inspektion, Palpation und Funktionsprüfung am Bewegungsapparat zu erfassen sind. Hinzu kommen spezielle Untersuchungsmethoden, wie Röntgen, Labor, Szintigramm, Arthrogramm, usw. Einige Befunde sind mehreren verschiedenen Krankheiten gemeinsam, andere findet man nur bei einem Krankheitsbild, welchem dementsprechend eine große diagnostische Aussagekraft zukommt. Das Vorhandensein eines solchen krankheitsspezifischen Symptoms weist mit großer Sicherheit auf das betreffende Leiden hin. Diagnosesichernd ist z.B. der Erregernachweis im Gelenkpunktat oder das Ergebnis der histologischen Untersuchung bei Tumoren und spezifischen Entzündungen. Besonders wertvoll sind jedoch krankheitsspezifische Symptome, die schon nach der ersten körperlichen Untersuchung ohne spezielle Zusatzuntersuchungen eine Diagnosestellung erlauben. Einige orthopädische Krankheiten sind schon aufgrund ihres typischen Erscheinungsbilds zu erkennen, z.B. Trichterbrust, Klumpfuß, Hallux valgus (Übersicht 1.10).

Übersicht 1.10. Krankheitsspezifische Einzelbefunde am Bewegungssystem

Klinischer Einzelbefund:	Krankheit:
Verschiebeschmerz der Patella	Chondropathia patellae
Drehmann-Zeichen	Epiphysenlösung
Aus- und Einrenkungsphänomen an der Säuglingshüfte	Kongenitale Hüftluxation
Druckschmerz über dem Epicondylus lateralis humeri	Tennisellenbogen

Andere haben einen typischen Einzelbefund bei der Palpation oder Funktionsprüfung, der nur für eine Krankheit kennzeichnend ist. Auch hier gibt es Sondersituationen und Ausnahmen.

Die meisten Befunde am Bewegungssystem sind krankheitsunspezifisch, d.h. sie treffen auch für mehrere Krankheiten zu. Ein Gelenkerguß kann z.B. arthrotisch, entzündlich oder traumatisch sein.

Erst weitere diagnostische Kriterien wie Anamnese und Punktionsergebnis führen zur Diagnose. Auch Achsenfehler der Extremitäten, Skoliosen, Bewegungs- und Haltungsstörungen, Ganganomalien und Atrophien sind gemeinsame Symptome verschiedener Krankheiten. Erst in ihrer Kombination sind sie krankheitsspezifisch.

2 Anamnese und klinische Untersuchung

Einleitung

Nach der allgemeinen Befragung und Befunderhebung erfolgt bei orthopädischen Erkrankungen noch ein spezieller Untersuchungsgang.

Das fängt mit speziellen Fragen zur Anamnese an und führt zu den obligatorischen Umfangs-, Längen- und Winkelmessungen. Deshalb gehört zum Untersuchungswerkzeug des Orthopäden ein Bandmaß und ein Winkelmesser. Alle weiterführenden Maßnahmen muß man vom Prinzip her kennen, besonders in Bezug auf Invasivität, Risiko, Kostspieligkeit in Relation zur Effektivität. Dabei schneidet die Sonographie am besten ab. Ein solches Gerät steht heute in jeder orthopädischen Klinik und Praxis.

2.1 Anamnese

In der ***Familienanamnese*** erfragen wir nicht nur Häufungen von Rheuma, Gicht, Diabetes, Tuberkulose, Hämophilie usw., sondern wir erkundigen uns auch nach speziellen körperlichen Behinderungen bekannter Vorfahren, etwa nach unübersehbaren:

- Verformungen des Rumpfes,
- Buckelbildung,
- Kleinwuchs,
- Rundrückenbildung,
- Hinken und
- Krückstocktragen,

die Hinweise für schwere Arthrosen der unteren Extremitäten, oft nach anlagebedingten Gelenkdeformitäten, sind. Wichtigstes Beispiel ist die angeborene Hüftdysplasie, der bei familiärer Häufung schon bei Neugeborenen größte Beachtung geschenkt werden muß.

In der ***Eigenanamnese*** fragt man gezielt nach früher durchgemachten Erkrankungen und Verletzungen an Knochen und Gelenken, z.B.: „Lagen Sie als Säugling im Beckengips oder in einer Spreizhose" (Hüftdysplasie), „hatten Sie als Kind Hüftprobleme im Vorschulalter" (Perthes) „oder später mit 12–14 Jahren?" (Epiphysenlösung). Diese Erkrankungen gehen selbst im floriden Stadium oft nur mit geringen Krankheitserscheinungen einher, führen aber dazu, dass die Kinder vorübergehend hinken oder andere Ganganomalien zeigen und vorübergehend im Sportunterricht schlechte Leistungen erbringen. Wichtig ist auch die Frage nach Unfällen, Operationen, Krankenhausaufenthalten und ggf. Dauer einer Gipsbehandlung, um Hinweise für Unfallfolgen, Immobilisationsschäden und dergleichen zu erhalten.

Die ***jetzige Anamnese*** zum Krankheitsbild, das den Patienten zum Arzt führt, ist bei verschiedenen orthopädischen Erkrankungen oft das einzige Kriterium für die Diagnosestellung, wobei aktueller Untersuchungsbefund, Röntgenbild und Zusatzuntersuchungen kein Ergebnis erbringen. Dazu zählen z.B.

- Meniskuseinklemmungen,
- habituelle Schulterluxation,
- habituelle Patellaluxation,
- Wurzelreizerscheinungen bei bandscheibenbedingten Erkrankungen,
- Gelenkschwellungen bei seronegativer rheumatischer Arthritis.

In diesen Fällen kann man die Diagnose nur durch mehr oder weniger invasive weiterführende Untersuchungsverfahren sichern.

Mit gezielten Fragen, ***wo, wie lange, wobei,*** kann man die Angaben des Patienten noch präzisieren: „Zeigen Sie mir den genauen Schmerzpunkt; wie lange hält der Schmerz an; bei welcher Gelegenheit tritt der Schmerz auf, im Sitzen, Stehen oder Liegen; welche Körperbewegung verstärkt oder verringert den Schmerz; bei welcher Bewegung verrenkte sich die Schulter; bitte machen Sie mit dem gesunden Arm die Bewegung vor."

2.2 Untersuchungsbefund

Die *Untersuchung* bei Erkrankungen an den Bewegungsorganen gliedert sich in 4 Teile:

- Inspektion,
- Palpation,
- Funktionsprüfung,
- spezielle Untersuchungsmethoden.

Zur ***Inspektion*** gehört die Untersuchung der Körperhaltung, des Gangbildes, etwaiger Achsenabweichungen, von Atrophien und Fehlbildungen.

Bei der ***Palpation*** geht es u.a. darum, die für verschiedene Erkrankungen charakteristischen Druckpunkte herauszutasten, z.B. am Epicondylus lateralis humeri: Tennisellenbogen, am medialen Kniegelenkspalt: Meniskopathie; am Unterrand des Akromions: Erkrankungen der Rotatorenmanschette.

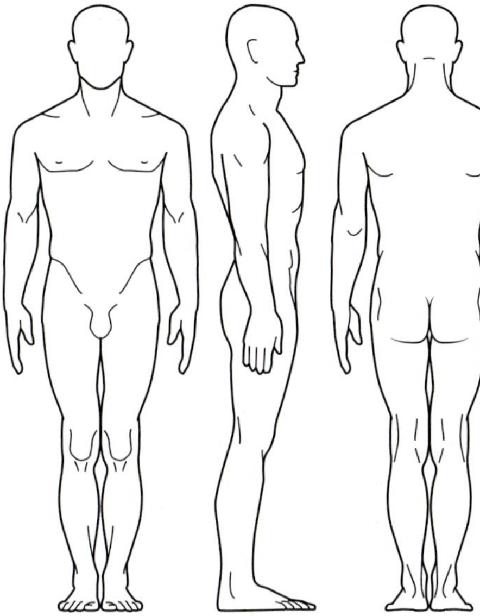

Abb. 2.1. Aufrechte Haltung: Neutral-Null-Stellung

Am besten läßt man sich vom Patienten selbst die Hauptschmerzpunkte mit einem Finger zeigen.

Mit der ***Funktionsprüfung*** nach der Neutral-Null-Methode kann man für das Protokoll die Gelenkbeweglichkeit in Gradzahlen genau festhalten. Bei dieser Methode wird von der anatomischen Normalstellung, auch Neutralstellung oder funktionelle Ausgangsstellung genannt, aus gemessen (Abb. 2.1). Die Zahlenwerte der rechten Seite notiert man zuerst.

wichtig

Bei der Neutral-Null-Methode gibt der abgelesene Winkelwert den Bewegungsausschlag von der Nullstellung aus an.

Eine Bewegung wird nicht nur durch die beiden erreichten Endwerte, etwa für Beugung und Streckung, angegeben, sondern beim Passieren der festgelegten Nullinie, z.B. wird die Null als 2. und die Endstellung als 3. Zahl eingetragen. Passiert der Bewegungsausschlag die Nullstellung, kommt die Null in die Mitte. Wird die Nullstellung nicht erreicht, erscheint die Null sinngemäß vor oder hinter den beiden anderen Zahlen (Abb. 2.2).

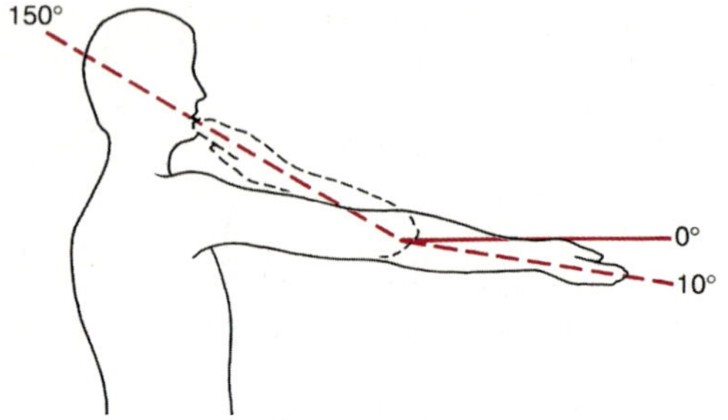

Abb. 2.2. Normale Beweglichkeit im Ellenbogengelenk. Protokoll: Flexion/Extension 150/0/10

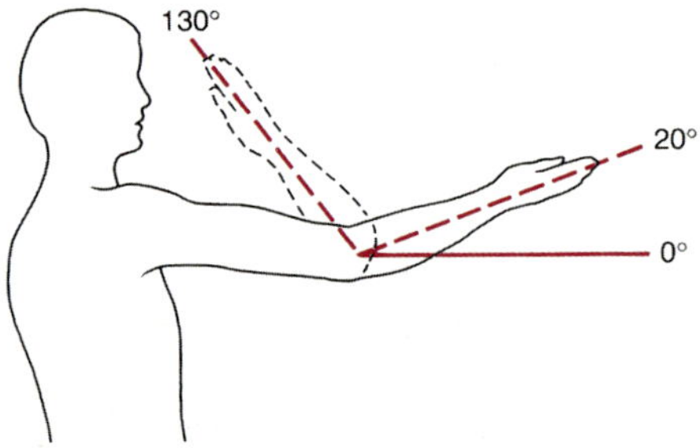

Abb. 2.3. Beugekontraktur im Ellenbogengelenk. Die Nullstellung kann nicht erreicht werden. Aus der Kontrakturstellung von 20°-Beugung kann das Ellenbogengelenk bis 130° (von der Nullstellung aus gemessen) um 110° gebeugt werden. Protokoll: Flexion/Extension 130/20/0

Wenn z.B. im Ellenbogengelenk keine Überstreckung möglich ist, lautet das Protokoll 150/0/0. Kann die Nullstellung, etwa wegen einer Kontraktur, nicht erreicht werden, so notiert man die Null vorn oder hinten. Bei einer Beugekontraktur von 20° und einer von dieser Stellung aus erreichten weiteren Beugung von 130 lautet das Protokoll: Flexion/Extension 130/20/0 (👁 Abb. 2.3). Liegt eine Versteifung des Ellenbogengelenks in einer Beugestellung von 20° vor, heißt es im Protokoll: 20/20/0.

2.2.1 Längen- und Umfangsmessungen

Am ***Arm*** mißt man die Länge zwischen Akromionspitze und Processus styloideus radii. ***Oberarmlänge:*** von der Akromionspitze bis zum Epicondylus lateralis humeri, ***Unterarmlänge:*** vom Epicondylus lateralis humeri bis zum Processus styloideus radii bei rechtwinklig gebeugtem

Ellenbogen. Ausgangspunkt für ***Umfangsmessungen*** ist wiederum der Epicondylus lateralis humeri: Man mißt den Umfang 10 und 20 cm oberhalb und unterhalb desselben.

Die ***Längenmessung am Bein*** erfolgt von der Spina iliaca anterior superior bis zur Spitze des Malleolus lateralis oder medialis. Mißt man nur den ***Oberschenkel,*** so gilt die Distanz zwischen der Spitze des Trochanter major und dem lateralen Kniegelenkspalt. Am ***Unterschenkel*** ist der Abstand zwischen lateralem Kniegelenkspalt und Auenknöchelspitze maßgebend.

Für die ***Umfangsmessung am Bein*** nimmt man den medialen und lateralen Kniegelenkspalt als Ausgangspunkt und wählt Abstände von 10 und 20 cm ober- bzw. unterhalb desselben. Die Patella ist wegen ihrer Verschieblichkeit als Orientierungspunkt ungeeignet.

2.2.2 Andere spezielle Untersuchungen

Andere spezielle Untersuchungen an den Bewegungsorganen werden nur durchgeführt, wenn sich aus der Anamnese und dem bisherigen Befund Hinweise auf eine bestimmte Erkrankung ergeben. Bei Schmerzen am Knie prüft man zusätzlich Patellaverschieblichkeit, Meniskuszeichen, Instabilitätszeichen usw.. Bewegungsstörungen an der Hüfte erfordern den Thomas-Handgriff, bei Achsenabweichungen an Rumpf und Extremitäten müssen die Deviationswinkel angegeben werden. Die Winkelmessungen sollten mit einer Genauigkeit von 5° reproduzierbar sein, aber auch keine geringeren Sprünge als 5° umfassen (Übersicht 2.1).

Übersicht 2.1. Spezielle Untersuchungstests in der Orthopädie

Thomas-Handgriff	–	Beugekontraktur der Hüfte	S. 368
Drehmann-Zeichen	–	Epiphysenlösung	S. 388
Schober-Zeichen	–	Rumpfbeweglichkeit	S. 34, 229
Steinmann-Zeichen	–	Meniskusriß	S. 418
Schublade, Lachmann, Pivot	–	Kreuzbandriß	S. 429
Wadenkneiftest	–	Achillessehnenriß	S. 443
Mennell	–	Kreuzdarmbeinfuge	S. 255

2.3 Weiterführende Untersuchungsverfahren

Nach Anamneseerhebung und klinischer Untersuchung mit den üblichen Hilfsmitteln kann man auch ohne Zusatzuntersuchungen schon bei vielen orthopädischen Erkrankungen eine Diagnose stellen: bei offensichtlichen Form- und Funktionsstörungen wie O-Beinen, Trichterbrust und Skoliose. Alle weiterführenden Untersuchungsverfahren dienen in solchen Fällen zur Sicherung und Präzisierung der Diagnose sowie als Grundlage für Verlaufskontrollen: Beim O-Bein müssen Hauptkrümmung und Deviationswinkel auf Ganzaufnahmen der Beine bestimmt werden, wenn eine Korrekturosteotomie geplant ist; eine Trichterbrust kann zur Veränderung der inneren Thoraxorgane führen, die man nur unter Röntgendurchleuchtung sieht; und bei einer juvenilen Skoliose muß der Krümmungswinkel im Röntgenbild zur Progredienz- und Therapiebeurteilung gemessen werden.

2.3.1 Das *Wirk-e*-Prinzip

Alle weiterführenden Maßnahmen in Diagnostik und Therapie müssen unter Berücksichtigung des Stellenwerts für die Diagnosesicherung und den Gewinn für den Patienten 4 Bedingungen erfüllen:

wichtig **Diagnostik und Therapie sollen *w*enig *i*nvasiv, *r*iskant, *k*ostspielig, aber *e*ffektiv sein (*Wirk-e*-Prinzip)**

Einige neue Untersuchungsverfahren, wie z.B. die Sonographie, haben wegen ihres guten Abschneidens nach dem Wirk-e-Prinzip eine weite Verbreitung erlangt, andere, wie Myelographie und Arteriographie (riskant und kostspielig), werden in der Orthopädie immer weniger angewendet.

Gerade der junge Arzt, der in der Anfangsphase eines Krankheitsfalls die weiterführende Diagnostik bestimmt, sollte sich darüber im klaren sein, was er seinem Patienten und dem Kostenträger – bei aller Effektivität für die Diagnosesicherung und Präzisierung – zumutet. Dabei kann nicht oft genug betont werden, da dem Patienten durch genaues Befragen und Untersuchen manche invasive, riskante und teure Untersuchungsmanahme erspart werden kann. Gleiche Überlegungen gelten für den therapeutischen Ansatz (nicht nur in der Orthopädie).

2.3.2 Arteriographie

Prinzip▸ Direkte Kontrastdarstellung von Arterien.

Procedere▸ Ein Röntgenkontrastmittel wird in eine Arterie injiziert, entweder durch direkte Gefäßdarstellung oder indirekt durch einen Katheter. Sofort und kurz hintereinander angefertigte Röntgenaufnahmen zeigen die Durchblutung im Ausbreitungsgebiet. Durch die DSA (s. Radiologie) heute nicht mehr so invasiv wie früher.

Komplikationen▸ Hämatome, Thrombose, Infektion, Kontrastmittelreaktion.

Indikation▸ In der Orthopädie hat die Arteriographie eine gewisse Bedeutung zur Bestimmung nekrotischer Knochenbezirke, z.B. am Hüftkopf, für die Tumordiagnostik und bei Mißbildungen.

Befunde▸ Bei Knochennekrosen sieht man Defekte im Gefäßnetz und Gefäßabbrüche. Einige Tumoren zeigen typische Durchblutungsmuster, Gefäßerweiterungen, Anastomosen usw.

wichtig

Arteriographie: **Invasiv, riskant (Kontrastmittel, hohe Röntgenbelastung) und kostspielig. Wegen des hohen Effektivitätsgrades ist die Arteriographie bei einigen Knochentumoren zur präoperativen Diagnostik vertretbar.**

2.3.3 Arthrographie

Prinzip▸ Kontrastdarstellung von Gelenken.

Procedere▸ Kontrastmittel, Luft oder besser beides werden über eine Punktionskanüle in den Gelenkinnenraum injiziert. Das Gelenk wird dann in mehreren Ebenen geröntgt.

Komplikationen▸ Reaktionen auf das Kontrastmittel, Infektion.

Indikation▸ Am Kniegelenk zur Meniskusdiagnostik; bei der kongenitalen Hüftluxation, um evtl. vorliegende Repositionshindernisse festzustellen; an der Schulter zum Nachweis eines Defektes der Rotatorenmanschette, des Pfannenrandes oder des Labrum glenoidale; am Ellenbogen zur Darstellung knorpeliger Gelenkkörper.

Befunde▸ Das Kontrastmittel benetzt knorpelige, röntgentransparente Gelenkanteile, dringt in Risse und Zysten und stellen diese dar.

wichtig ***Arthrographie:*** **Invasiv, riskant (Kontrastmittelreaktion, Röntgenbelastung), Vor jeder Arthrographie sollte man überprüfen, ob man nicht mit der Sonographie auskommt oder ob eine Arthroskopie durchgeführt werden sollte, weil man hier gleichzeitig therapieren kann (s. unten).**

2.3.4 Arthroskopie und arthroskopische Operationen (Abb. 2.4)

Prinzip▸ Darstellung des Gelenkinnenraumes mit einem Arthroskop.

Procedere▸ In Lokal-, Regionalanästhesie oder Vollnarkose wird das Arthroskop in den Gelenkinnenraum vorgeschoben. Aufgesetzt ist eine kleine Fernsehkamera, die das Bild auf einen Bildschirm überträgt. Von

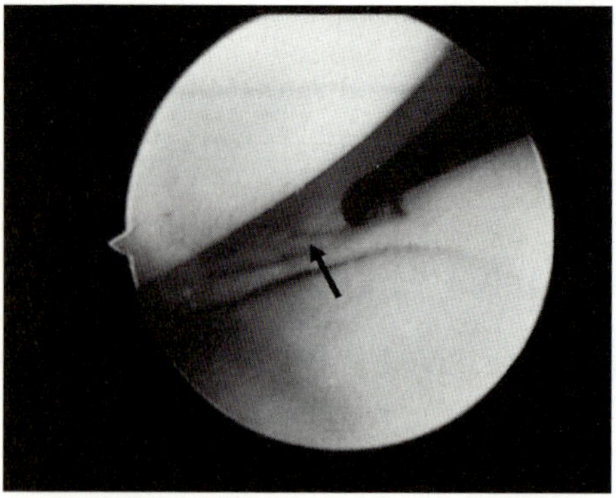

Abb. 2.4. Arthroskopie im medialen Kompartment des rechten Kniegelenks. Ein Längsriß (Pfeil) am Innenmeniskus wird mit dem Tasthaken aufgesucht und der freie Rand des Risses entfernt. Meniskusteilresektion

einem weiteren Arbeitszugang aus werden Instrumente eingeführt, die den flüssigkeitsgefüllten Gelenkinnenraum austasten. Durch den gleichen Zugang führt man arthroskopische Instrumente ein, mit denen Eingriffe am Meniskus, am Knorpel oder an der Gelenkinnenhaut ausgeführt werden: Meniskotomie, Knorpelglättung, Synovektomie.

Komplikationen▸ Wie bei jeder Operation, allerdings wesentlich geringer, da es sich nur um punktförmige Zugänge handelt.

Indikation▸ Am Kniegelenk alle Meniskusläsionen, freie Gelenkkörper, Knorpelaufbrüche bei aktivierter Arthrose, Chondropathia patellae, habituelle Patellaluxation. An anderen Gelenken dient die Arthroskopie hauptsächlich zur Diagnostik: oberes Sprunggelenk, Schultergelenk, Ellenbogen, Handgelenk.

Befunde▸ Man sieht Kniebinnenläsionen in allen Details, besser noch als bei einer Arthrotomie.

wichtig

Arthroskopie: **Bei relativ geringer Invasivität und niedrigem Operationsrisiko hat das Verfahren einen hohen Effektivitätsfaktor, weil Diagnostik und Therapie in einer Sitzung durchgeführt werden können.**

2.3.5 Computertomographie (CT)

Prinzip▸ Röntgenschichtaufnahmen in der Transversalebene mit computergesteuerter Bildrekonstruktion.

Procedere▸ Eine um den Körper kreisförmig rotierende Röntgenröhre nimmt schichtweise Bilder auf, die computergesteuert zusammengesetzt werden.

Komplikationen▸ Keine. Zu beachten ist die Röntgenstrahlenexposition.

Indikation▸ Zur Zeit neben dem MRT noch wesentliches Diagnostikum für den zervikalen und lumbalen Bandscheibenvorfall, Wirbelkanalstenosen. Es können auch Tumoren und Verletzungen an Wirbelsäule und Becken gut dargestellt werden.

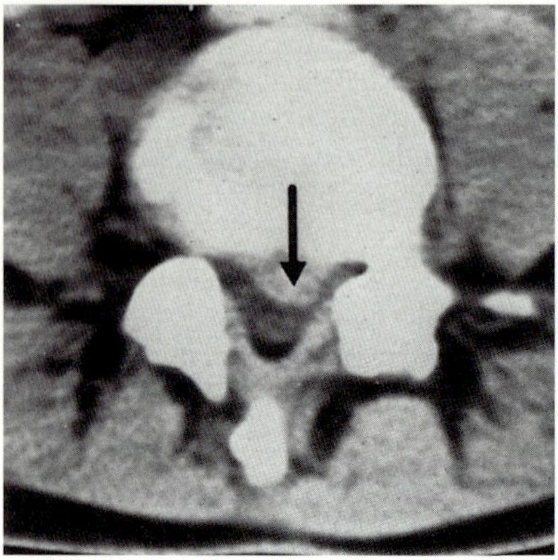

Abb. 2.5. Computertomogramm der LWS in Höhe der Bandscheibe L 4/5. Ein Bandscheibenvorfall (*Pfeil*) wölbt sich in den Wirbelkanal vor und komprimiert dort die linke Nervenwurzel L 5 sowie den Durasack

Befunde▸ Wie im Röntgenbild sieht man eine schwarz-weiße Rekonstruktion der Organe (👁 Abb. 2.5).

wichtig *CT:* **Ohne Invasivität und Risiko. Zu beachten sind Strahlenexposition und Kosten. Die hohe Effektivität bei bandscheibenbedingten Erkrankungen macht die Myelographie für diese Indikationen (fast) überflüssig.**

2.3.6 Diskographie

Prinzip▸ Kontrastdarstellung des Bandscheibeninnenraums.

Procedere▸ Nach Vorbereitung wie bei Operationen wird unter Röntgenkontrolle eine Punktionskanüle in das Bandscheibenzentrum vorgeschoben, an der HWS von ventral, an der LWS von posterolateral. Kontrastmittel und ggf. Medikamente werden injiziert.

Komplikationen▸ Reaktionen auf das Kontrastmittel, Infektion, paravertebrales Hämatom.

Indikation und Befunde▸ Als Voruntersuchung für die Chemonukleolyse und die perkutane Diskotomie zur Sicherung der zentralen Nadellage und um zu sehen, ob der Sequester den Anulus fibrosus perforiert hat

(Kontrastmittelabfluß in den Epiduralraum). Weniger diagnostische Bedeutung haben die Kontrastmittelkonfigurationen innerhalb der Bandscheibe. Aufschlußreich ist oft eine typische Schmerzausstrahlung, wenn man in die betroffene Bandscheibe injiziert.

wichtig

***Diskographie:* Invasiv, riskant (Kontrastmittelreaktion, Infektion, Röntgen), aufwendig, für die Routinediagnostik nicht geeignet. Zur Vorbereitung der Chemonukleolyse unerlälich.**

2.3.7 Elektromyographie

Prinzip► Messen der Elektropotentialdifferenz zwischen 2 Punkten eines Muskels in Ruhe und bei Willkürinnervation.

Procedere► Stimuliert wird mit einer Oberflächenelektrode, abgeleitet mit Nadel- oder Oberflächenelektroden. Die Stimulationsimpulse und Reizantworten sind auf einem Monitor sichtbar.

Komplikationen► Vorsicht bei Vorliegen eines Herzschrittmachers.

Indikationen► Erkrankungen des peripheren motorischen Neurons, Muskelerkrankungen, neuromuskuläre Überleitungsstörungen.

Befunde► Leitungsunterbrechungen, Amplitudenverminderung, Polyphasie und Verkürzung der Potentialdauer signalisieren Neuropathien und Myopathien.

wichtig

***EMG:* Entspricht dem *Wirk-e*-Prinzip bei z.T. hoher Effektivität. In der Kinderorthopädie Zurückhaltung mit Nadelelektroden.**

2.3.8 Konsilien

Hinzuziehung von Ärzten anderer Fachrichtungen.

Procedere► Ausschreiben eines Konsilscheines mit genauer Fragestellung.

wichtig *Konsilien:* **Der Diagnoseablauf kann verzögert werden, Nebenbefunde finden mehr Beachtung als das eigentliche Anliegen des Patienten.**

Indikationen▶ Bei einigen orthopädischen Erkrankungen sind Konsilien unerläßlich. Beim Schiefhals muß z.B. der Ophthalmologe die okuläre Genese ausschließen. Alle neuromuskulären Störungen erfordern die Hinzuziehung eines Neurologen. Bei einer Trichterbrust sind die inneren Organe zu beurteilen.

Befunde▶ Neben dem Untersuchungsbefund sollte der Konsilbericht eine klare Antwort auf die gestellte Frage enthalten, z.B. ob der Patient operiert werden kann, verlegt werden sollte usw.

Beurteilung▶ So wichtig Konsilien in Einzelfällen auch sein mögen, so überflüssig sind sie, wenn es um Banalitäten geht.

2.3.9 Labor

Prinzip▶ Analyse von Körperflüssigkeiten und Partikeln.

Indikation▶ Orientierende Laborparameter gehören zur Untersuchung bei jeder orthopädischen Erkrankung. Blutbild, Blutsenkungsgeschwindigkeit und Elektrophorese sollten immer, Harnsäure, alkalische Phosphatase, Kalzium, Phosphor, Rheumafaktoren, HLAB-27 bei speziellen Fragestellungen untersucht werden. Vor Operationen gilt es, Blutzucker, Leberwerte, Elektrolyte, Blutgerinnungsfaktoren, Nierenwerte usw. zu überprüfen. In Gelenkpunktaten sucht man nach Bakterien, Gichtkristallen und Zellen (Übersicht 2.2).

Übersicht 2.2. Für die Differentialdiagnose orthopädischer Erkrankungen wichtige Laborwerte

Serumkalzium		Alkalische Phosphatase
erhöht:	erniedrigt:	erhöht bei:
M. Paget	Vit.-D-Mangel	Rachitis
Metastasen osteoklastisch	Hypoparathyr.	Osteomalazie
Primärer Hyperparathyr.	Metastasen osteoblastisch	M. Paget Hyperparathyr.

Beurteilung▸ Bei aller Einfachheit der Verlaufskontrollen mit geringem Risiko und Invasivität ist an die Kosten (HLAB-27) und die Belastung der Patienten, insbesondere in der Kinderorthopädie zu denken.

2.3.10 Kernspintomographie, (Magnetresonanztomogramm, MRT)

Prinzip▸ Atomkerne mit magnetischen Eigenschaften richten sich im Organismus, der einem starken magnetischen Gleichfeld ausgesetzt ist, in eine bestimmte Richtung.

Procedere▸ Der Patient liegt längere Zeit in einer meistens engen Röhre in einem starken Magnetfeld, während die Aufnahmen computergesteuert angefertigt werden. Es sind Rekonstruktionen in allen Ebenen möglich.

Komplikationen▸ Keine. Kinder und Patienten mit Schmerzen können oft nicht so lange liegen, bei ängstlichen Patienten evtl. Engegefühle.

Indikation▸ Lumbale und zervikale Bandscheibenvorfälle, beginnende Hüftkopfnekrosen im Kindes- und Erwachsenenalter, Verlaufskontrollen bei juvenilen Spondylolisthesen, Tumoren und intradurale Prozesse (Differentialdiagnose).

Befunde▸ Wassergehalt und Gewebezusammensetzung können genau beschrieben werden.

wichtig

MRT: Nichtinvasive, risikolose (keine Röntgenstrahlen), aber kostspielige Untersuchung. Bei einigen Krankheitsbildern ständig steigende Effektivität.

2.3.11 Myelographie

Prinzip▸ Kontrastmitteldarstellung des liquorhaltigen spinalen Subarachnoidalraumes.

Procedere▸ Bei der lumbalen Myelographie wird der Durasack mit einer dünnen Kanüle punktiert. Etwas Liquor wird zur Diagnostik gewonnen und wasserlösliches Kontrastmittel injiziert. Anschließend fertigt man Röntgenbilder in verschiedenen Ebenen an.

Komplikationen▸ Kopfschmerzen durch Liquorabfluß, meningeale Reizungen, Reaktionen auf das Kontrastmittel, Infektionen.

Kontraindikationen▸ Epileptische Anfälle. Hirndruckzeichen. Stationäre Beobachtung erforderlich.

Indikationen▸ Beim lumbalen Bandscheibenvorfall als Zusatzuntersuchung bei unklarem CT und MRT, v.a. bei Verdacht auf neurologische Erkrankungen (Liquordiagnostik).

Befunde▸ Kontrastmittelaussparungen des Durasacks und der Nervenwurzelkonfiguration.

wichtig *Myelographie:* Invasiv, riskant und kostspielig. CT und MRT machen die Myelographie bis auf wenige Fälle mit unklarer neurologischer Symptomatik bei bandscheibenbedingten Erkrankungen meistens entbehrlich.

2.3.12 Probeexzision (PE)

Synonyme▸ Probebiopsie, Nadelbiopsie, Gewebeentnahme.

Prinzip▸ Gewebegewinnung zur histologischen, ggf. bakteriologischen Untersuchung.

Procedere▸ Nadel- bzw. Bohrbiopsie oder operative Gewebeprobenentnahme. Stanzbiopsie zur Knochenentnahme, z.B. aus dem Beckenkamm.

Komplikationen▸ Wie bei jeder Operation (Entzündung, Thrombose, Narkosekomplikation usw.). Wenn sich die PE-Stelle entzündet, kann der eigentliche Eingriff verzögert werden.

Indikation▸ Klärung der Artdiagnose bei Tumoren und Knochenerkrankungen.

Befunde▸ Sind bei der Kleinheit der Gewebeproben nicht immer ganz einfach. PE aus Randbezirken eines Tumors kann zur Fehldiagnose führen.

wichtig

PE: **Invasivität und Risiko sind durch den Operationscharakter gegeben. Hohe Effektivität bei der Diagnosesicherung.**

2.3.13 Sonographie (Ultraschalluntersuchung) (👁 Abb. 2.6)

Prinzip▸ Mechanische Schwingungen des Ultraschalls werden in den Organismus geleitet und an Grenzflächen von Geweben unterschiedlicher Dichte reflektiert, gestreut oder absorbiert.

Procedere▸ Der Ultraschallkopf als Schallsender und Empfänger des reflektierten Strahles wird auf die Hautoberfläche gelegt. Die darunterliegenden Gewebeschichten sind in verschiedenen Grautönen auf einem Monitor sichtbar.

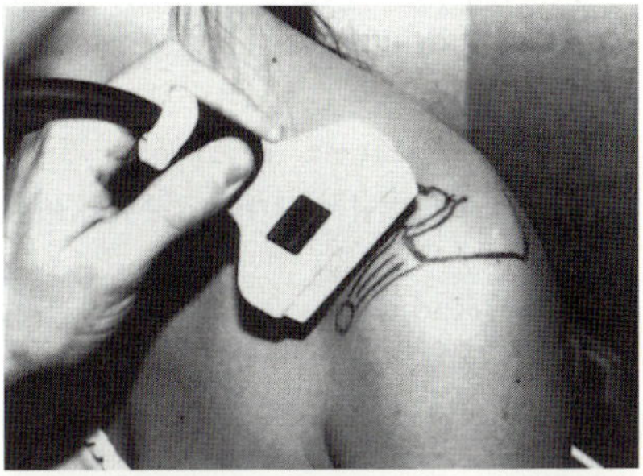

a

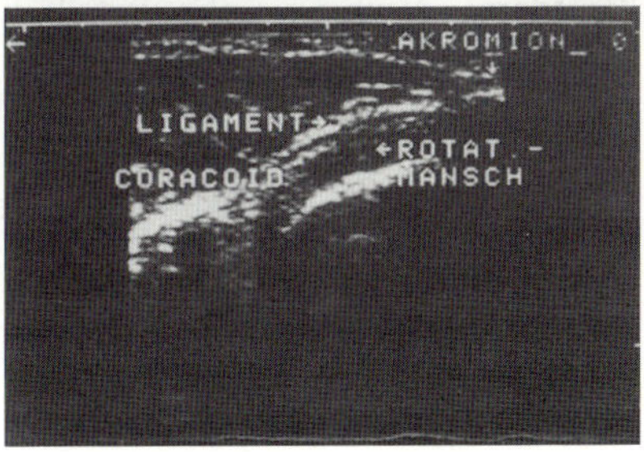

b

Abb. 2.6 a,b. Ultraschalluntersuchung am Beispiel der Schulter.
a Der Schallkopf befindet sich in der Position I nach Hedtmann. Vorne unten befindet sich das Korakoid, lateral oben das Akromion, dazwischen das Lig. coracoacromiale mit der Bursagrenzlinie.
b Darstellung des Lig. coracoacromiale, darunter befindet sich die Rotatorenmanschette

Komplikationen▸ Keine.

Indikation▸ In der Orthopädie v.a. zur Diagnostik der kongenitalen Hüftdysplasie, der Periarthropathia humeroscapularis, von Veränderungen der Achillessehne, Kniekehlenzysten, Meniskus und anderen Weichteilprozessen, wie Kapselschwellungen, Narbenbildungen und Gelenkergüssen. Intraossäre Prozesse sind nicht darstellbar. Der besondere Wert liegt in der funktionellen Untersuchung: Man kann Gewebe bei der Bewegung beobachten.

Befunde▸ In Standardpositionen an der Säuglingshüfte (nach Graf) und an der Schulter (nach Hedtmann) lassen sich Krankheitsbilder anhand der Sonogramme definieren und einteilen. Grenzen für die Sonographie in der Orthopädie ergeben sich dadurch, daß der Knochen wegen seines hohen Schallwellenwiderstands Schallsignale fast völlig reflektiert. Dahinterliegende Gewebe können nicht dargestellt werden.

wichtig **Die *Ultraschalldiagnostik* entspricht dem *Wirk-e*-Prinzip: nichtinvasiv, ohne Risiko, vertretbare Kosten und hohe Aussagekraft, beliebig häufige Verlaufskontrollen. Ausgezeichnetes Ausbildungsgerät für die Unterrichtung von Studenten.**

2.3.14 Szintigramm des Skelettsystems

Prinzip▸ Radioaktiv markierte Substanzen konzentrieren sich in bestimmten Skelettabschnitten und zeigen dort erhöhten Knochenumbau an (👁 Abb. 2.7).

Procedere▸ Nach i.v.-Gabe verteilt sich die markierte Substanz (99m-Technetium) über den Blutweg im Knochen. Die Dichte der Radioaktivität wird mit Ganzkörperscannern oder -kameras nach 2–3 h gemessen.

Komplikation▸ Unverträglichkeiten gegenüber den markierten Substanzen. Zu beachten ist die Strahlenexposition.

Indikation▸ Suche nach Skelettmetastasen, Knochenumbauzonen, Entzündungen.

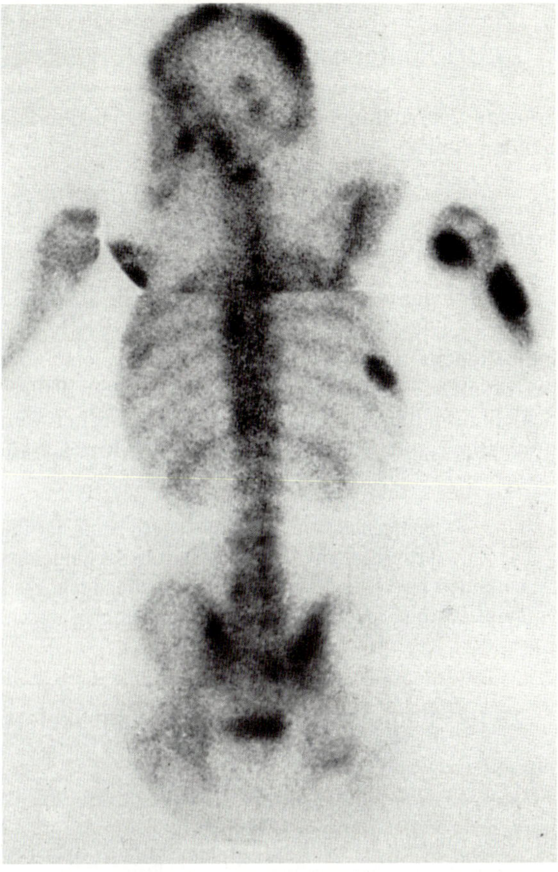

Abb. 2.7. Typisches Skelettszintigramm bei Metastasen. Die dunklen Stellen markieren einen vermehrten Knochenumbau in den Tumorbezirken

Befunde▸ Pathologischer Knochen reichert schneller und mehr Radioaktivität an als seine Umgebung bzw. die Gegenseite.

wichtig

Szinti: Intravenöse Gabe und Strahlenexposition bestimmen den *Wirk-e*-Faktor. Die Effektivität wird dadurch beeinträchtigt, daß das Szintigramm zwar den erhöhten Knochenumbau zeigt aber eine Diagnose nicht zuläßt (nicht spezifisch).

2.3.15 Röntgenaufnahmen

Prinzip▸ Darstellung der Summe aller sich überlagernden schattengebenden Objekte.

Procedere▸ Lagerung in Standardtechniken mit Darstellung in 2 oder mehr Ebenen.

Komplikationen▸ Keine. Zu beachten ist die Strahlenexposition.

Indikationen▸ Zur Basisdiagnostik gehört eine Röntgenaufnahme des betroffenen Skelettabschnitts. In besonderen Fällen können zusätzlich Schichtaufnahmen (Tomogramme) angeordnet werden, z.B. bei Osteomyelitis, Tumor, Verdacht auf Hüftkopfnekrose, Pseudarthrose.

wichtig **_Röntgenaufnahmen_ gehören auch heute noch zu (fast) jeder orthopädischen Untersuchung. In der Kinderorthopädie sollte man besonders bei Verlaufskontrollen zurückhaltend sein. Zur Diagnostik der dysplastischen Säuglingshüfte ist die Sonographie besser.**

2.3.16 Radiologische Symptome am Skelett

Knochendichte

Bei den meisten Erkrankungen an den Bewegungsorganen treten auch Veränderungen im Röntgenbild auf. Beim Röntgenbild handelt es sich um ein Negativbild.

wichtig **Die hellen Abschnitte des Knochens zeigen eine verdichtete Struktur mit vermehrtem Kalkgehalt, die dunklen Abschnitte zeigen eine vermehrte Strahlendurchlässigkeit mit vermindertem Kalkgehalt.**

Vermehrter Kalkgehalt (Verdichtung) findet sich in der Umgebung von chronischen Entzündungen, z.B. bei der Knochenmarkentzündung (Osteomyelitis), bei verkalkten Knorpeltumoren, in den gelenknahen

Knochenabschnitten bei degenerativen Gelenkerkrankungen (Arthrosis deformans), beim M. Paget, in osteoblastischen Metastasen (Arthrosis deformans), und als Reaktion des Knochens auf vermehrte Belastung. Verminderter Kalkgehalt des Knochens mit vermehrter Strahlendurchlässigkeit findet sich generalisiert bei Osteoporose und Osteomalazie, lokalisiert bei osteoklastischen Tumoren (z.B. Metastasen), bei spezifischen Entzündungen (Tuberkulose), bei Inaktivitätsatrophie und beim M. Sudeck, Rheuma usw. (Übersicht 2.3). Zur Diagnose und Verlaufskontrolle von Osteoporosen mißt man die Knochendichte in speziellen Röntgenvorrichtungen oder im CT (Osteodensitometrie).

Übersicht 2.3. Knochendichte

Knochenverdichtung:	**Knochenverdünnung:**
Am Rand der Osteomyelitis	Bei Osteoporose, Osteomalazie
In verkalkten Knorpeltumoren	Bei Tumoren u. Metastasen
Subchondral bei Arthrosen	In der Umgebung von Tbc-Herden
In den Deckplatten degenerierter Wirbelkörper	Als Inaktivitätsatrophie
In osteoblastischen Metastasen	Rheumagelenke
Als Reaktion auf vermehrte Belastung	Bei M. Sudeck
Am Rand gutartiger Knochenzysten	Bei Morbus Paget

Eine Ossifikationsstörung schafft einen Knochendefekt. Ein angeborener Knochendefekt findet sich z.B. am Pfannenerker bei der kongenitalen Hüftluxation. Erworbene Ossifikationsstörungen finden sich bei Epiphysenverletzungen.

Projektionsphänomene

Diese sind häufig Quellen für die Fehlbeurteilung von Röntgenaufnahmen. Ein typisches Beispiel ist der Schenkelhalswinkel. Er ist nur auf der Innenrotationsaufnahme exakt meßbar, wenn die normalerweise vorhandene leichte Antetorsion des proximalen Femurendes ausgeglichen wird. In der Außenrotationsstellung projiziert sich der Schenkelhals auf die Trochanterregion. Durch die Verdrehung erscheint der Schenkelhalswinkel größer, bei einer Außenrotation von 90° beträgt der scheinbare Schenkelhalswinkel durch Fehlprojektion 180°. Schenkelhals und Oberschenkelschaft liegen dann auf einer Linie (👁 Abb. 2.8c).

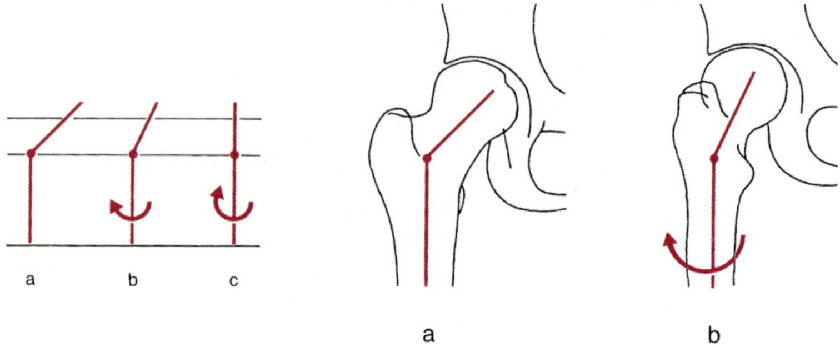

Abb. 2.8 a–c. Projektionsphänomen am Schenkelhals. **a** Innenrotation: Der wahre Schenkelhalswinkel stellt sich dar, die physiologische Antetorsion ist ausgeglichen. **b** Außenrotation: der scheinbar vergrößert projizierte, falsche Schenkelhalswinkel stellt sich dar, der Hals ist nach vorn gedreht und projiziert sich auf den großen Rollhügel. **c** Extreme Außenrotation: Schenkelhalsachse und Diaphysenachse liegen auf einer Linie. Zur Antetorsion s. auch S. 26

Röntgenaufnahmen in 2 Ebenen

Anterior-posteriore und seitliche Aufnahmen geben Aufschluß über die Stellung des Knochens oder die Frakturlinien im Raum. Eine Fraktur, die in der a.-p.-Aufnahme scheinbar achsengerecht steht, kann in der anderen Ebene abgewinkelt und verschoben sein. Zysten, Tumoren, Fremdkörper u.ä. lassen sich durch Röntgenaufnahmen in mehreren Ebenen besser lokalisieren. Röntgenaufnahmen korrespondierender Skeletteile der Gegenseite dienen zum Vergleich, z.B. zur Bestimmung der Knochendichte bei Inaktivitätsatrophie einer Seite. Auch Skelettanomalien, wie akzessorische Knochen, treten häufig doppelseitig auf und können als solche besser identifiziert werden, etwa bei differentialdiagnostischer Abgrenzung einer traumatischen Knochenabsprengung.

Spezielle Aufnahmetechniken sind z.B. die Lauenstein-Aufnahme am Hüftgelenk in Abduktion und Auenrotation zur Darstellung der 2. Ebene am Schenkelhals, die Aufnahme des Patellagleitlagers am Knie, die Einblickaufnahme am Knie nach Frick zur Darstellung der Fossa intercondylaris und der hinteren Femurkondylen bzw. Gelenkflächen (Übersicht 2.4).

Übersicht 2.4. Spezielle Röntgenaufnahmetechniken

Technik:	Bei:
Lauenstein[1]-Schenkelhals axial in Hüftabduktion-Auenrotation	Epiphysenlösung Schenkelhalsfraktur (-fissur)
Patellagleitlager in Kniebeugung, Zentralstrahl unter die Patella	Patellafraktur Gleitlagerdysplasie
Knieeinblick in Kniebeugung, Zentralstrahl in die Fossa (sog. Tunnelaufnahme)	Osteochondrosis dissecans Freie Gelenkkörper, Eminentia intercondylaris
45° Schrägaufnahmen der Lenden-Wirbelsäule	Spondylolyse im Gelenkfortsatz

Degenerationszeichen

Diese bestehen im wesentlichen aus Defekten infolge von Abnutzungserscheinungen und Reparationsvorgängen. Die Abnutzungsdefekte finden sich meistens am Anfang der Degeneration, sie dokumentieren sich z.B. als Verschmälerung des röntgenologischen Gelenkspalts durch Abnahme der Knorpelschichtdicke. Später stellen sich reaktive Veränderungen ein als:

- ***Subchondrale Knochenverdichtungen.*** Sie bilden sich parallel zur Gelenkfläche und entstehen zuerst in der Druckbelastungszone des Gelenks.
- ***Knöcherne Schliffflächen.*** Sie bilden sich an gegenüberliegenden Gelenkenden, wenn der Gelenkknorpel vollständig abgerieben ist. Der vom Knorpel entblößte glattgeschliffene Knochen wird auch als Knorpelglatze bezeichnet.
- ***Verschmälerung des Gelenkspaltes.***
- ***Randwülste und Osteophyten.*** Sie bilden sich in druckfreien Gelenkabschnitten an der Knorpel-Knochen-Grenze, also vornehmlich an den Gelenkkanten.
- ***Arthrotische Geröllzysten.*** Diese treten v.a. in der Druckaufnahmezone an korrespondierenden Stellen von Kopf und Pfanne auf. Die Zysten sind rundlich und haben einen Verdichtungssaum.
- ***Deformierungen der Gelenkkörper.*** Sie treten erst in fortgeschrittenen Stadien der Degeneration auf. Es kommt zur Entrundung, Abplattung und Auswalzung der Gelenkflächen. Typisch ist die Deformierung des Hüftkopfs bei fortgeschrittener Koxarthrose (Abb. 2.9)

[1] Carl Lauenstein, Chirurg, Hamburg (1850–1915)

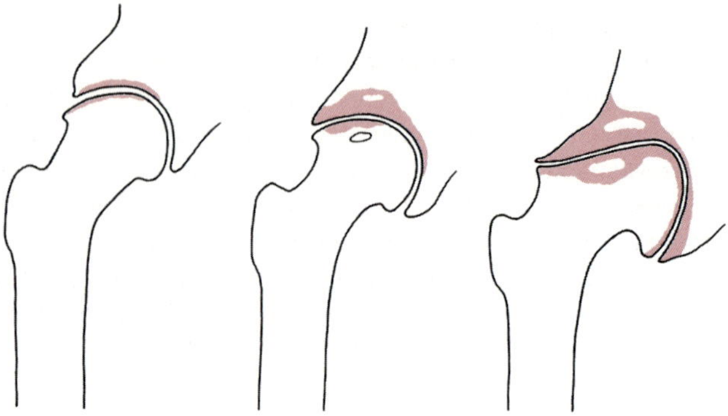

Abb. 2.9. Röntgenologische Degenerationszeichen am Beispiel einer fortschreitenden Koxarthrose

Entzündungszeichen

Diese gehen mit Arrosionen (Zerstörungen) und Osteolyse (Auflösung der Knochenstruktur) einher. Um das entzündete Gelenk herum ist der Kalkgehalt des Knochens vermindert, er wirkt im Röntgenbild durchscheinend und verwaschen. Ebenso wie bei der Arthrose ist der röntgenologische Gelenkspalt durch Zerstörung des Knorpels verschmälert. Für die Differentialdiagnose gegenüber der Arthrose sind in erster Linie klinische Daten maßgebend. Bei einer Arthritis finden sich Entzündungszeichen bei den Laborwerten (Blutsenkung, Leukozytose usw.). Bei der Arthrose fehlen sie, selbst im akuten Stadium. Die Sicherung der Diagnose erfolgt durch Gelenkpunktion mit Erregernachweis bzw. Analyse des Gelenkpunktats.

Ein Entzündungszeichen des *Knochens* erkennt man an der reaktiven Sklerosierung um einen osteolytischen Defekt. Der Herd ist meistens gut abgegrenzt. Bei der Osteomyelitis kommt es zu zentralen Knocheneinschmelzungen unter Bildung von Knochensequestern. Die Kortikalis zeigt außen reaktive periostale Auflagerungen.

Zirkulationsstörungen

Durchblutungsstörungen im Knochen führen zu den sog. spontanen Osteonekrosen (s. Kap. 1.3.5). Röntgenologisch macht sich eine Nekrose als Sinterung des Knochens mit Aufhebung der Trabekelstruktur bemerkbar. Außerdem vermehrt sich der Kalkgehalt, d.h. der Knochen wird röntgenologisch dichter. Betrifft die Zirkulationsstörung einen

Knochenkern, wie etwa am Hüftkopf, so kommt es zu einer Entwicklungsstörung, d.h. der Knochenkern bleibt im Wachstum zurück, außerdem wird er deformiert. Zirkulationsstörungen in gelenknahen Abschnitten des Knochens führen zur Demarkierung von Knorpel-Knochen-Sequestern, die schließlich als freie Gelenkkörper ins Gelenk abgestoßen werden, nachdem sie sich demarkiert haben. Typisches röntgenologisches Demarkierungszeichen ist der Sklerosesaum um den Sequester. Da der Gelenkknorpel nicht von den Zirkulationsstörungen im Knochen betroffen ist (Knorpel wird per diffusionem von der Synovia ernährt), bleibt der Gelenkspalt vorerst erhalten.

Bei diffusen Zirkulationsstörungen, wie z.B. beim M. Sudeck, oder bei arteriellen Durchblutungsstörungen kommt es zu einer diffusen Entkalkung des Knochens mit Verdünnung der Kortikalis und Vergrößerung der Abstände zwischen den Knochentrabekeln (Übersicht 2.5).

Übersicht 2.5. Arthritis – Arthrose – Osteonekrose im Röntgenbild

Arthritis	Arthrose	Osteonekrose
Gelenkspalt verschmälert	Gelenkspalt verschmälert	Gelenkspalt normal
Subchondrale Knochenverdünnung	Subchondrale Knochenverdichtung	Subchondrale Knochendestruktion

Osteoporose und Osteomalazie

Die Porose des Knochens (Osteoporose) zeichnet sich röntgenologisch aus durch eine geringe Zahl an Knochenbälkchen sowie durch verdünnte Knochenbälkchen und verdünnte Kortikalis. Am Wirbel kommt es zu Deformierungen mit Eindellung der Deck- und Bodenplatten.

Intraossäre Strukturstörungen

Knochendefekte mit Hohlraum und Zystenbildungen werden in erster Linie durch Tumoren hervorgerufen. Je nachdem, ob es sich um einen gut- oder bösartigen Tumor handelt, kommt es zur Destruktion der knöchernen Umgebung mit Auflösung der Spongiosa und Kortikalis oder zur Demarkierung mit Ausbildung einer glatt konturierten Begrenzungszone. Einige Tumoren und Zysten treiben den Knochen auf, so daß sich auch die Außenkontur verändert.

wichtig **Bevorzugte Lokalisation der intraossären Strukturstörungen ist die Metaphyse.**

Auch Knochennekrosen sind Strukturstörungen. Die Lastdurchleitung erfährt jeweils Deviationen, die an den angrenzenden Knochenverdichtungen ablesbar sind.

Kontinuitätsunterbrechung

Zeichen der frischen Fraktur sind in der Regel exakte Linien in der Spongiosa mit einer Aufhellungszone und im Bereich der Kortikalis scharfkantige Vorsprünge oder Knochenunterbrechungen. Ermüdungsbrüche und Umbauzonen sind durch knöcherne Verdichtungszonen in der Umgebung mit vermehrter Kallusbildung gekennzeichnet. Ein typischer Ermüdungsbruch ist die Marschfraktur am Mittelfußknochen. Pathologische Frakturen entstehen in erster Linie im tumorös veränderten Knochen. Neben den Zeichen der frischen Fraktur (Kontinuitätsunterbrechung des Knochens, Verschiebung der Knochenfragmente) sieht man noch die Zeichen des Knochentumors mit Destruktion, Aufhebung der Spongiosa und Verformung. Eine Pseudarthrose zeigt im Gegensatz zur frischen Fraktur abgerundete oder reaktiv kolbig aufgetriebene Knochenenden, die von reaktivem Knochen umgeben sind. Oft ist der Markraum zum Pseudarthrosespalt hin durch verdichteten Knochen verschlossen. Es gibt hypertrophische Pseudarthrosen mit ausgedehnter Knochenreaktion und atrophische Pseudarthrosen mit breitem Defekt und wenig Knochenreaktion (Übersicht 2.6).

Übersicht 2.6. Kontinuitätsunterbrechung im Knochen

Frische Fraktur	– exakte Linien, kantige Vorsprünge
Ermüdungsbruch	– knöcherne Verdichtungszone, Szintigramm
Pathologische Fraktur	– Knochendestruktion durch Tumor
Pseudarthrose	– abgerundete oder kolbig aufgetriebene Knochenenden
Angeborene Unterbrechungen	– abgerundete Knochenenden, ohne Knochenreaktion

Implantate

Die Lockerung und Infektion in der Umgebung von Gelenkersatzstücken und Osteosynthesematerial erkennt man an einem breiten osteolytischen Saum in der Umgebung des Implantats und an reaktiven Knochenbildungen mit Sklerosesaum und Verdickung der Kortikalis. Häufig finden sich auch Ermüdungsbrüche in der Umgebung des Implantats. Weiteres zu Implantaten, s. S. 113.

Befunde durch Radiometrie und Funktionsaufnahmen

Einige Deformitäten lassen sich im Röntgenbild ausmessen. Dadurch ist eine genaue Verlaufskontrolle möglich. Die wichtigsten Winkel sind:

- an der WS: der Cobb-Winkel zum Ausmessen der Skoliose (s. 👁 Abb. 5.13, S.232),
- an der Hüfte: der Schenkelhalswinkel (Centrum-Collum-Diaphysen-Winkel: CCD-Winkel; s. S. 356),
- bei Verbiegungen der langen Röhrenknochen sowie bei sonstigen Achsenabweichungen (X-, O-Bein): der Deviationswinkel.

Röntgenaufnahmen im Stehen geben etwaige statische Formabweichungen am besten wieder. Hier erkennt man z.B. das volle Ausmaß eines X- oder O-Beins unter Belastung, einen Beckenschiefstand oder eine Achsenabweichung der WS. Diese Deformitäten sind auf Röntgenaufnahmen, die im Liegen angefertigt werden, u.U. nicht zu sehen. Die Mobilität des einzelnen Bewegungssegments der WS wird auf sog. Funktionsaufnahmen festgestellt. An der HWS werden z.B. Röntgenaufnahmen bei maximaler Vor- und Rückneigung des Kopfes angefertigt. Ebenso gibt es Funktionsaufnahmen an der LWS bei maximaler Vor- und Rückneigung sowie bei den Seitneigungen, um etwaige Verschiebungen der Wirbel gegeneinander oder Fixierungen zu erkennen.

3 Behandlungsmethoden

Einleitung

Unter den konservativen Behandlungsmethoden legen wir einen besonderen und zunehmenden Wert auf die Krankengymnastik – vor und nach jeder Operation, ergänzend zu anderen Maßnahmen oder als alleinige Therapie: Krankengymnastik ist immer richtig.

Von Orthesen, Prothesen und orthopädischen Schuhen sollte der Student Definitionen und Indikationen kennen. Speziell der entlastende Apparat (Thomas-Splint) erfreut sich allgemeiner Fragenbeliebtheit.

Die verschiedenen Operationsmethoden für das gleiche Krankheitsbild, noch dazu alle mit Eigennamen, sind für den Facharzt. Der Nicht-Facharzt sollte operative Verfahren wie Arthrodese, Endoprothese, Synovektomie, Osteosynthese usw. vom Prinzip her kennen, einschließlich der dabei verwendeten Biomaterialien und der operationsspezifischen Komplikationen.

3.1 Nichtoperative Therapie

3.1.1 Lagerung

Durch die richtige Lagerung werden, z.B. bei Lähmungen, Fehlstellungen und Kontrakturen in den Gelenken vermieden. Der betroffene Abschnitt des Bewegungssystems muß so gelagert werden, daß sich die Gelenke in Funktionsmittelstellung befinden:

- geringe Abduktion in der Schulter,
- leichte Beugung im Ellenbogengelenk,
- geringe Dorsalextension im Handgelenk,
- Fingerbeugung,
- Streckstellung im Hüftgelenk,
- Streckstellung im Kniegelenk,
- Rechtwinkelstellung im Fußgelenk.

Immobilisation eines Abschnitts des Bewegungssystems wird für therapeutische Zwecke benutzt. Zum Beispiel ist bei Entzündungen eines Gelenks oder des Knochens (Osteomyelitis) die Immobilisation des betroffenen Extremitätenabschnitts erforderlich.

Lange Fixierung bedeutet Gefahr eines Immobilisationsschadens. Dabei kommt es zur Knochen- und Muskelatrophie sowie Lockerung der Kapseln und Bänder. Pathologische Frakturen können entstehen.

3.1.2 Passive Bewegung, Mobilisierung

Mit ***Quengelverbänden*** können bewegungseingeschränkte Gelenke mit Kontrakturen wieder beweglicher gemacht werden. Man dehnt langsam die verkürzten Weichteile z.B. mit einem Quengelgips oder mit Umstellgipsen. Auf Quengelverbände bzw. Quengelgips sollte erst dann zurückgegriffen werden, wenn normale krankengymnastisch-physiotherapeutische Dehntechniken nicht ausreichend sind.

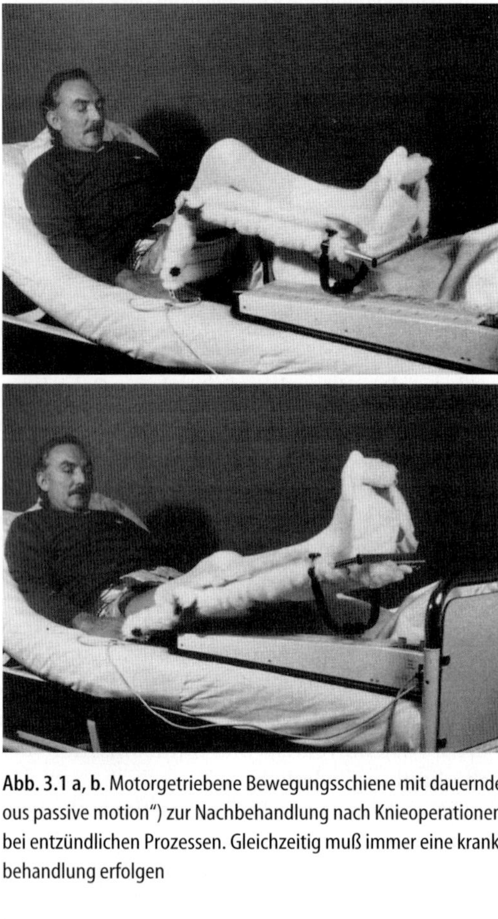

a

b

Abb. 3.1 a, b. Motorgetriebene Bewegungsschiene mit dauernder passiver Bewegung („continuous passive motion") zur Nachbehandlung nach Knieoperationen und zur Adhäsionsprophylaxe bei entzündlichen Prozessen. Gleichzeitig muß immer eine krankengymnastische Übungsbehandlung erfolgen

Redression ist ein typisches Behandlungsmittel der Orthopädie, Extremitätenabschnitte, die Verformungen aufweisen, werden durch vorsichtiges Zurückführen mit der Hand allmählich in ihre Normalform gebracht. Beispiel: Klumpfußredression. Anschließend muß das Ergebnis gehalten werden (Retention). Die *Retention* erfolgt oft im Gipsverband oder in einer Schiene.

Durch ***Extension*** werden z.B. voneinander entfernte Gelenkpartner wieder in ihre ursprüngliche Position gebracht, wie z.B. bei der kongenitalen Hüftluxation. Extension dient auch zur Neutralisierung des Muskelzugs bei Frakturen, um eine Fehlstellung mit Verkürzung zu vermeiden.

Durch ***Reposition*** werden verschobene Knochen oder Gelenkpartner wieder zusammengebracht. Die Reposition eines luxierten Gelenks kann manuell durch Extension oder auch operativ erfolgen. Die Gefahren der Gelenkmobilisation in Narkose bestehen darin, daß man eine Fraktur setzen kann. Beispiel: subkapitale Humerusfraktur bei der Schultermobilisation wegen adhäsiver Periarthropathia humeroscapularis.

3.1.3 Krankengymnastik/Physiotherapie

wichtig

Krankengymnastik ist ärztlich verordnete Bewegungstherapie, die mit spezieller Befunderhebung und Behandlungstechnik bei Fehlentwicklungen, Verletzungen und Verletzungsfolgen oder Störungen organischer und psychischer Funktionen angewandt wird. Im wesentlichen handelt es sich um *Heilen durch Bewegen.*

Bewegung als solche reicht nicht aus, um einen krankhaften Zustand zu beseitigen; sie muß zielgerichtet sein und zumindest zuerst unter Anleitung erfolgen. Der Krankengymnast zeigt dem Patienten, wie und was er bewegen soll, und hilft bei der Ausführung. Krankengymnastik ist nicht allein Gymnastik von und mit Kranken, Geduld und Einfühlungsvermögen sind ebenso bedeutungsvoll wie die eigentliche Bewegungsbehandlung.

In der Orthopädie fallen der Krankengymnastik wesentliche Aufgaben zu, entweder als begleitende Maßnahme, z.B. zur Nachbehandlung von Operationen, oder als alleinige Therapieform z.B. bei Haltungsschäden, zerebralen Bewegungsstörungen und Lähmungsfolgen. Deswegen sind Ausbildungsstätten für Krankengymnasten/Physiotherapeuten orthopädischen Kliniken angeschlossen. Auch auf anderen Fachgebieten gibt es für die Krankengymnastik wichtige Aufgaben, so z.B. bei Kreislauf- und Atemwegserkrankungen, in der Geburtshilfe, Neurologie, Chirurgie, Pädiatrie usw.

Im einzelnen zeichnen sich bei orthopädischen Erkrankungen folgende Aufgabenbereiche ab:

Muskelkräftigung ▸ Durch aktive Betätigung eines Muskels werden dessen Kraft, Kraftausdauer, Ausdauer und Durchblutung gefördert. Der Kraftzuwachs des Muskels ist mit einer Zunahme seiner kontraktilen Substanz durch Hypertrophie der Einzelfasern verbunden. Durch Bewegungstherapie können Spannungsveränderungen des Muskels beeinflußt werden bzw. die Koordination verbessert werden. Mit isometrischen bzw. statischen Spannungsübungen ist es möglich, einen Muskel auch ohne Beteiligung des betroffenen Gliedmaßenabschnittes zu trainieren. Kraft bzw. Kraftausdauertraining wird gezielt nach dem vorher erstellten Befund durchgeführt.

Bei der ***kompensatorischen Bewegungstherapie*** handelt es sich um das Auftrainieren primär gesunder Muskeln, die besonders gekräftigt werden müssen, um den Ausfall gelähmter Muskelgruppen zu übernehmen. Hierher gehört z.B. das Training der oberen Extremitäten bei Querschnittsgelähmten und die Übungen für das erhaltene Bein bei Oberschenkelamputation oder Lähmungsfolgen.

Mobilisation ▸ Das aktive und passive Bewegen von bewegungseingeschränkten Gelenken gehört neben der Muskelkräftigung zu den wichtigsten Aufgaben der Krankengymnastik. Kontrakte Muskeln, Gelenkkapseln und Bänder werden gedehnt. Die Maßnahmen der folgenden Punkte dienen vielfach zur Erleichterung und Unterstützung.

Bewegungsübungen aus der Entlastungshaltung ▸ (👁 Abb. 3.2). Schmerzen am Bewegungsapparat sind durch ihre Positionsabhängigkeit gekennzeichnet. Es gibt Körperhaltungen und Bewegungsabläufe, die Schmerzen und Muskelverspannungen auslösen, und solche, die schmerzfrei sind. Die Betroffenen nehmen willkürlich oder unwillkürlich immer die schmerzfreie Haltung ein, die sog. Entlastungshaltung. Dies sind meist die Gelenkstellungen, in denen die Gelenkkapseln sowie verkürzte Muskeln und Bänder den geringsten Spannungszustand aufweisen.

Die in Übersicht 3.1 aufgeführten Gelenkstellungen sind als endgültige Stellung eines Gelenks meist unerwünscht, als Ausgangsstellung für

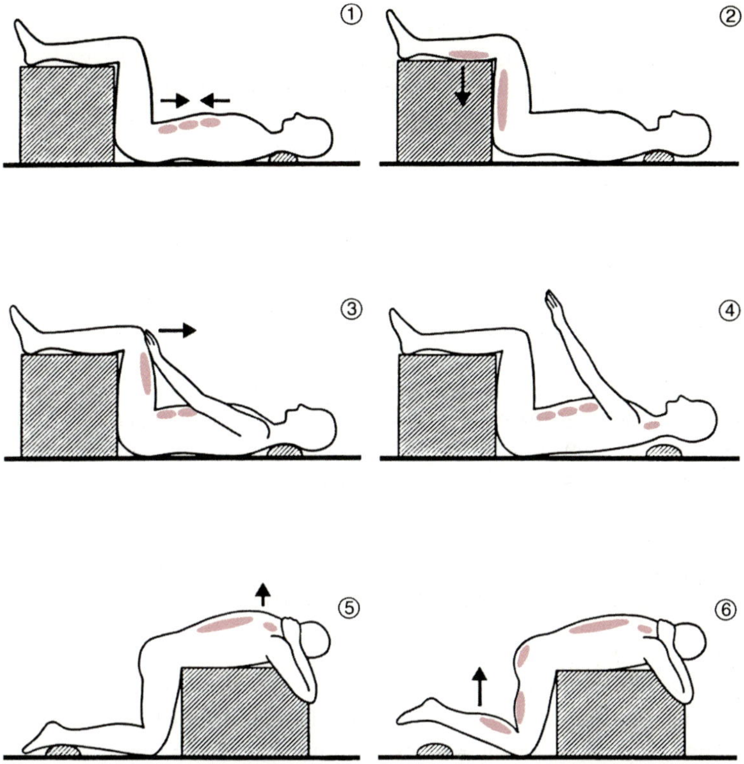

Abb. 3.2. Beispiel für Übungen aus der Entlastungshaltung zum Training der Rumpf- und proximalen Extremitätenmuskeln. Indikation: Bandscheibenbedingte Erkrankungen der LWS, lumbales Facettensyndrom, Spondylodesen und -listhesen, posttraumatische Lockerungen

eine krankengymnastische Übungsbehandlung jedoch geeignet. Bei Beginn der Behandlung schmerzhaft eingeschränkter Gelenke bewegt man aktiv oder passiv das Gelenk zunächst im schmerzfreien Spektrum. Tägliche Übungen, unterstützt durch Wärme, Eis, Ablenkung, Thermalbad oder spezielle Techniken, wie Traktion, propriozeptive neuromuskuläre Fazilitation (PNF), erweitern das schmerzfreie Spektrum, bis die erwünschte Normalstellung erreicht ist. Krankengymnastische Übungen sollten nicht mit Schmerzen einhergehen, besonders nicht am Anfang.

Übersicht 3.1. Typische Entlastungshaltungen

HWS	Leichte Kopfvorneigung, Kopf abgestützt
BWS	Leichte Kyphose, Bauchlage mit untergelegtem Kissen
LWS	Stufenlage, auch als Bauchstufenlage oder Seitlage
Schulter	Adduktions-Rotations-Mittelstellung
Ellenbogen	Flexion 90°, Pronationsmittelstellung
Hand	Leichte Dorsalextension
Finger	Flexion
Hüfte	Flexion/Außenrotation/Abduktion
Knie	Flexion
Fuß	Leichte Plantarflexion

Geführte Bewegungen▸ Standardbewegungen, wie z.B. Beugung – Streckung, können vom Krankengymnasten unterstützt, d.h. unter Abnahme der Eigenschwere einer Extremität oder gegen zusätzlichen Widerstand, ausgeführt werden. So ist es z.B. wichtig, nach Hüftendoprotheseoperationen unter Aufhebung der Eigenschwere üben zu lassen, damit das frisch implantierte Hüftgelenk nicht zu stark unter Druck gesetzt wird. Übungen gegen den Widerstand zur Muskelkräftigung und Mobilisation führen oft zu einem raschen Kraftzuwachs.

Bewegungsbehandlung im warmen Wasser▸ Aufhebung der Eigenschwere, Muskelentspannung und spielerische Bewegungen erhöhen die Einsatzbereitschaft im warmen Wasser und erleichtern die Übungsbehandlung z.B. bei schmerzhaften Bewegungseinschränkungen und Gehbehinderungen. Wesentlich ist die Ausnutzung der Wärmewirkung, des Auftriebs im Wasser und des Reibungswiderstandes.

Kryotherapie▸ Lokale Anwendung von Kälte, z.B. als Eis- oder Gelpackung bei Weichteilschwellungen nach Operationen, Distorsionen, rheumatischen Entzündungen und Hämatomen.

Kontraindikation: Spasmen der Muskulatur und Kontrakturen.

Haltungs- und Verhaltenstraining, Rückenschule▸ Im Rahmen der Rehabilitation und Prophylaxe von Wirbelsäulenschäden, speziell der bandscheibenbedingten Erkrankungen, müssen die Patienten neben Muskelkräftigungsübungen eine rückenschonende Verhaltensweise erlernen. In der Rückenschule zeigt der Krankengymnast richtiges Heben, Tragen, Bücken, Sitzen, Stehen und Liegen. Weiter werden die richtigen Bewegungsabläufe und Körperhaltungen bei den täglichen Verrichtungen, wie An- und Auskleiden, Waschen, Verrichtungen im Haushalt, demonstriert und eingeübt.

Ähnliche Verhaltensschulung gibt es auch bei Erkrankungen anderer Körperregionen: Knieschule (Abb. 3.3), Schulterschule.

Krankengymnastik und Sport▸ Gezielte Muskelkräftigung und Schulung von Bewegungsabläufen sind wesentliche Elemente von Sport und Gymnastik. Einsatzfreude und Motivation der Patienten sind bei sportlicher Betätigung größer als bei einfachen Übungen. Der Patient erlernt durch den Krankengymnasten, z.B. im Rahmen der Rückenschule, die richtige Haltung beim Schwimmen, Laufen, Radfahren, Kraft- und Ausdauertraining. Gleiches gilt für die Knieschule.

Krankengymnastik auf neurophysiologischer Basis▸ Für schlaffe oder spastische Lähmungen, aber auch bei sonstigen Bewegungsstörungen und Kontrakturen sind verschiedene Formen der Bewegungstherapie entwickelt worden, die sich körpereigene Reflexe und das physiologische Verhalten von Nerven und Muskeln bei bestimmten Beanspruchungen zunutze machen.

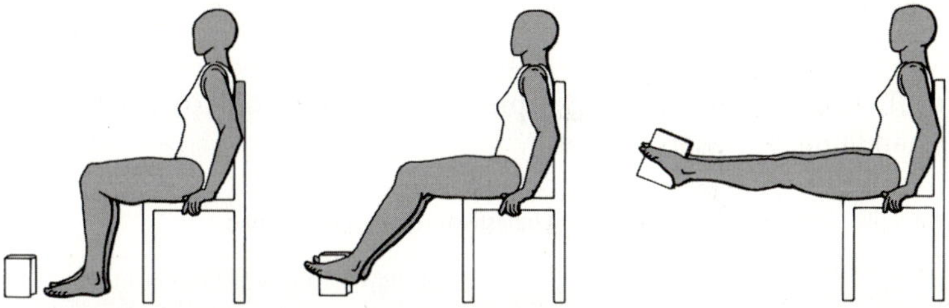

Abb. 3.3. Selbstübung aus der Knieschule zur Kräftigung des M. quadriceps, insbesondere des M. vastus medialis, zwischen 0°- und 30°-Kniebeugung. Indikationen: Chondropathia patellae, Patellaluxation, Knieinstabilitäten, postoperativ.

Übung aus der Knieschule:

1. Man nehme ein mindestens 500 Seiten starkes Buch.
2. Man setze sich auf einen Stuhl und stelle das Buch *vor* die Füße.
3. Dann klemmt man das Buch zwischen die Füße und bringt die Knie zur Streckung.
4. Die Streckstellung soll mindestens 10 s gehalten werden.
5. Das Buch wird langsam wieder abgesetzt.

Die Übung kann beliebig oft wiederholt werden.

Bei der propriozeptiven neuromuskulären Fazilitation (PNF) arbeitet der Physiotherapeut in bestimmten Bewegungsmustern, mit dem Patienten adäquat angepaßtem Widerstand, unter Stimulation von Propriozeptoren. Die muskuläre Ansprechbarkeit wird dadurch erhöht.

Die Methoden von Vojta[1] und Bobath[2] zielen in erster Linie auf die Behandlung von frühkindlichen Hirnschäden und orthopädischen Fehlhaltungen ab. Das Ziel ist die Bahnung physiologischer Bewegungsabläufe, die durch frühkindliche Hirnschäden in ihrer Entwicklung blockiert wurden oder durch Traumata verloren gegangen sind.

Einsatz von Trainings- und Elektrogeräten▸ Es gibt zahlreiche Trainings- und Elektrogeräte, die eine aktive Bewegungstherapie unter krankengymnastischer Anleitung unterstützen. Elektrostimulationsgeräte können z.B. atrophierte Muskelgruppen gezielt auftrainieren helfen, wie z.B. beim Training der konvexseitigen Rückenstreckmuskulatur bei Skoliose oder beim Training des M. vastus medialis bei Patellainstabilität und Chondropathia patellae.

wichtig **Insgesamt ist Krankengymnastik wenig riskant, wenig invasiv und wenig kostspielig bei hoher Effektivität (*Wirk-e*-Prinzip, s. S. 62). Es gibt kaum ein orthopädisches Krankheitsbild, bei dem nicht Krankengymnastik als effektiver Teil der Therapie verordnet werden sollte.**

In Übersicht 3.2 sind einige Beispiele für krankengymnastische Übungsbehandlungen wiedergegeben.

Übersicht 3.2. Beispiele für die krankengymnastische Übungsbehandlung

Diagnose:	Krankengymnastische Maßnahmen:
Skoliose	Training der Rumpfmuskeln, Haltungsschulung
Spastische Lähmungen	Einstudieren normaler Bewegungsabläufe, Kontrakturbehandlung und -prophylaxe, Übungen aus einer Ausgangsstellung, in der die pathologische Reflextätigkeit äußerst gering ist (Prinzip der Bobath-Behandlung)

[1] Vaclav Vojta, Kinderneurologe, Prag (Zeitgen.)

[2] Ehepaar Bobath, Neurologe und Krankengymnastin, London, Berlin (Zeitgen.)

Fortsetzung: Übersicht 3.2.

Diagnose:	Krankengymnastische Maßnahmen:
Klumpfuß	Dehnung und Redression, Kräftigung der pronierenden und dorsal extendierenden Muskelgruppen
M. Bechterew	Brustkorb- und Atemgymnastik, Gelenk und WS mobilisierende Übungen
Periarthropathia humeroscapularis adhaesiva (Schultersteife)	Schultermobilisation
Zustand nach Verletzung oder Operation am Bewegungsapparat	Kräftigung der atrophierten Muskeln, schonende Mobilisation
Zustand nach Amputation, z.B. Oberschenkel	Stumpfgymnastik, Kontrakturprophylaxe, Gangschulung

Kontraindikationen: schwere Allgemeinerkrankungen wie kardiale oder pulmonale Insuffizienz, Fieber, frische Verletzungs- oder Operationswunden, instabile Frakturen und Osteosynthesen

3.1.4 Beschäftigungs- und Arbeitstherapie (Ergotherapie)

wichtig

***Ergotherapie:* Mit Hilfe von echten, abgewandelten oder angepaßten Beschäftigungen aus Beruf und Alltag werden die durch Krankheit gestörten Funktionen wieder normalisiert oder, bei bleibendem Defekt, kompensiert.**

Ziel ist die Wiedereingliederung und Anpassung an die Erfordernisse des Alltags und des täglichen Lebens.

Koordinations- und Kräftigungsübungen sowie mobilisierende Maßnahmen für die Bewegungsorgane sind auch in Tätigkeiten des täglichen Lebens, beim Spiel und Handwerken enthalten. Mit zielgerichtetem Basteln, Spielen und Werken werden Bewegungsabläufe geschult, die der Funktionsverbesserung lädierter Gelenke dienen. Dadurch wird die Krankengymnastik, besonders für Kinder, durch spielerisch anregende Mittel ergänzt (Übersicht 3.3).

Mit Hilfe der Beschäftigungstherapie kann man Gelenke mobilisieren, Muskeln kräftigen, die Koordination und Sensibilität schulen sowie Gelenke vor übermäßigem Einsatz schützen, wenn sie von Deformierung und Zerstörung bedroht sind. Selbsthilfetraining und Anpassung an Hilfsmittel stehen bei bleibenden Defekten (z.B. Amputation) im Mittelpunkt.

Übersicht 3.3. Anwendungsmöglichkeiten der Beschäftigungstherapie

Krankheit:	Beschäftigungstherapie:
Juvenile Skoliosen und Kyphosen	Arbeiten am Webrahmen, der über der Kopfhöhe angebracht ist (Hochwebrahmen)
Rheumatische oder posttraumatische Störungen der Handfunktion	Bastel- und Handwerkarbeiten
Zustand nach Verlust der oberen Extremität	Einstudieren neuer Bewegungsabläufe
Schultereinsteifung bei Periarthropathia humeroscapularis	Bügeln, Hobeln, Sägen, Schrauben, Flechten
Pro- und Supinationsbehinderung	

3.1.5 Orthesen

wichtig **Orthesen sind orthopädische Hilfsmittel, die Funktionen des Bewegungssystems ersetzen, Fehlstellungen korrigieren und lockere Gelenke passiv von außen stabilisieren.**

Beispiel: Schienenhülsen-, Schienenschellen- bzw. Schienenspangenapparat▸ Wenn z.B. die statische Haltemuskulatur der Beine ausfällt, muß ein Stützapparat mit Metallschienen verordnet werden, um ein Einknicken der Gelenke zu vermeiden. Die Stützapparate für die Gliedmaßen bestehen aus 2 an der Innen- und Außenseite längs verlaufenden Metallschienen, die durch Leder- bzw. Kunststoffhülsen (Schienenhülsenapparat) oder gepolsterte Metallspangen (Schienenspangenapparat) miteinander verbunden sind. Die Gelenke können teilweise gesperrt werden (👁Abb. 3.4).

Indikationen ergeben sich bei:

- schlaffen Lähmungen,
- Polio,
- MMC,
- Peronäusparesen,
- posttraumatischen Zuständen und
- Bandinstabilitäten, wie z.B. beim Schlotter- oder Wackelknie,
- tabischer oder diabetischer Arthropathie und
- traumatischen oder entzündlich-rheumatischen Destruktionen der Fußgelenke.

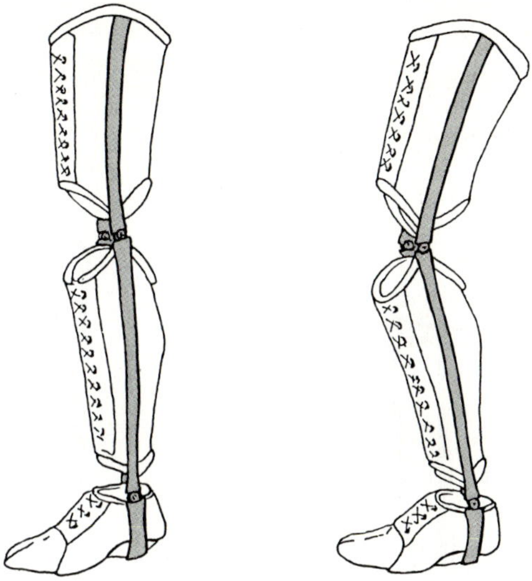

a b

Abb. 3.4 a, b. Oberschenkelschienenhülsenapparat mit festgestelltem Kniegelenk (**a**) (z.B. wenn der Patient infolge einer Quadrizepsparese im Kniegelenk immer einknickt), beweglichem Knie- und Fußgelenk (**b**)

Wenn ein Gelenk spontan als Ankylose oder operativ als Arthrodese versteift, wird der Apparat überflüssig.

Beispiel: Entlastende Apparate▸ Sie werden für die unteren Extremitäten verordnet, wenn eine axiale Belastung nicht erfolgen soll. Indikationen ergeben sich z.B. bei einer verminderten Belastbarkeit der unteren Extremitäten, beim M. Perthes, bei zystischen Tumoren und beim Crus varum congenitum.

Beim typischen entlastenden Apparat für die untere Extremität (Thomas[1]-Schiene) hängt das Bein in einem Gestell (👁Abb. 3.5). Das Körpergewicht wird vom Tuber ossis ischii unter Umgehung des Beines über 2 Metallschienen zum Fußboden geleitet. Der entlastende Apparat erlaubt Hüftbewegungen ohne Belastungen und vermeidet einen haftenden Kontakt an den Weichteilen und Knochenvorsprüngen des Beines. Das Bein hängt in dem Gestell. Auf der gegenüberliegenden Seite ist eine Schuher-

[1] Hugh Owen Thomas, Orthopäde, London (1834–1891)

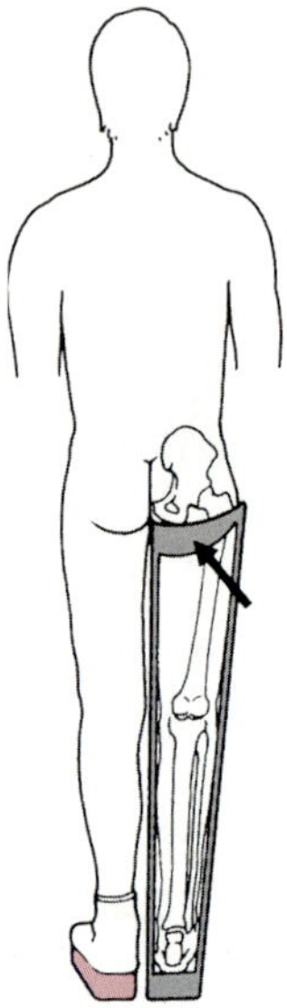

Abb. 3.5. Thomas-Schiene: entlastender Apparat für das ganze Bein. Der Aufsitz befindet sich am Tuber ossis ischii (Pfeil)

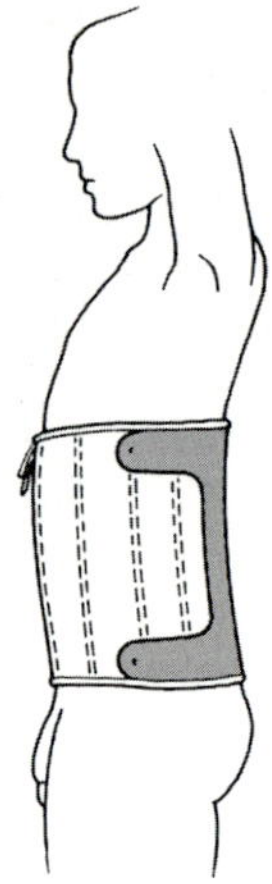

Abb. 3.6. Überbrückungsmieder nach Hohmann[1]

höhung erforderlich. Hauptindikationen für diese Schiene sind alle Hüfterkrankungen, die keine Belastung erlauben, weil es sonst zur Hüftkopfdeformierung kommt, wie z.B. beim M. Perthes. Heute weiß man durch Druckmessungen, daß die erwartete Entlastung nicht erreicht wird.

Beispiel: Orthopädische Mieder und Korsetts▸ Diese stützen die WS bei Erkrankungen derselben. Typische Indikation sind Bandscheibenlockerung, Wirbelkörperentzündung, Wirbeltumoren und andere Erkrankungen, die die Stabilität des Achsenorgans herabsetzen. Bei einem Rumpfmieder oder Korsett wird das Gewicht des Oberkörpers an der WS vorbei zum Becken geleitet. Sie wird damit entlastet. Seitverbiegungen sowie Vor- und Rückneigung sind in einem WS-Korsett reduziert. Eine Wirbelkörperentzündung kann dadurch in Ruhe ausheilen. Beispiel: Überbrückungsmieder (Abb. 3.6). Georg Hohmann, Orthopäde, München (1880–1970)

[1] George Hohmann, Orthopade, München (1880-1970)

3.1.6 Orthopädische Schuhe, Einlagen

Sie sollen Form- und Funktionsstörungen am Fuß kompensieren. Sie werden nach Gipsabdruck individuell angefertigt. Man kann mit ihnen folgende Wirkung erzielen (Abb. 3.7):

- Bettung und Stützung der Fußauftrittsfläche,
- Defektausgleich,
- Korrektur,
- Feststellhilfe,
- Abrollhilfe.

Auch können Beinlängendifferenzen damit ausgeglichen werden. Geringere Beinverkürzungen (bis 1 cm) gleicht man durch Absatzerhöhung oder (und) Einlagen aus. Orthopädische Schuhe und Verkürzungs- bzw. Verlängerungsosteotomien sind erst bei größeren Beinlängendifferenzen erforderlich. Eine Verbreiterung des Absatzes nach medial oder lateral verhindert ein Umknicken des Fußes bei Instabilität. Mit einer Korkbettung hat man die Möglichkeit, Druckstellen der Fußsohle hohlzulegen und damit zu entlasten. Versteifungen der Schuhsohle und Abrollhilfen an der Ferse und an der Sohle sorgen dafür, daß erkrankte Gelenke am Fuß nicht zu stark beansprucht werden. Eine vorn angebrachte Rolle (Ballenrolle) schont das Großzehengrundgelenk, z.B. bei Arthrose (Hallux rigidus). Eine Abrollhilfe am Schuh entlastet den Fuß und nicht die Hüfte. Indikationen für orthopädische Schuhe ergeben sich bei Fehlstellungen des Fußes (Klumpfuß), schwerem Knickfuß, rheumatischen Entzündungen, Vorfußamputation, degenerativen Gelenkerkrankungen

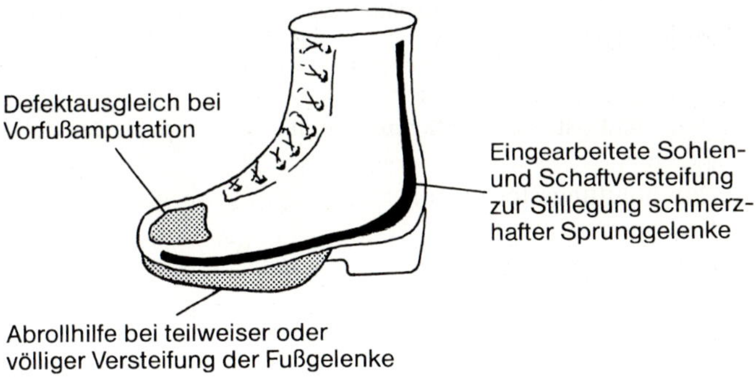

Abb. 3.7. Form- und Funktionsprinzipien beim orthopädischen Schuh

(Arthrose), Beinverkürzungen über 4 cm, schweren Fußdeformitäten oder Zehenverbildungen (Hallux valgus, Hammerzehen), bei denen eine Versorgung mit Konfektionsschuhen nicht möglich ist.

Einlagen dienen zur Stützung des Fußlängsgewölbes beim Senkfuß und des Quergewölbes am Vorfuß beim Spreizfuß. Weitere Indikationen sind Ballenhohlfüße, neuromuskuläre Fußdeformitäten, Fersensporne und nach Operationen am Vorfuß, z.B. Hallux-valgus-Operation. Einlagen sollen individuell nach Gipsabdruck gefertigt werden und bestehen aus Leichtmetall, Holz oder Kunststoff. Besonders bei Kindern ist es erforderlich, neben den Einlagen auch immer Krankengymnastik zur Kräftigung der fußgewölbetragenden Muskeln zu verordnen.

3.1.7 Prothesen

wichtig ***Prothesen*** **dienen zum Einsatz von fehlenden bzw. amputierten Gliedmaßen.**

Bei Zehen-, Vor- und Mittelfußamputationen erfolgt der Defektausgleich im orthopädischen Schuh. Unterschenkelstümpfe sind wegen der geringen Weichteildeckung mit Prothesen schwer zu versorgen. Die günstigste Stelle für die Oberschenkelamputation liegt im Übergang vom mittleren zum distalen Drittel. Bei den modernen Saugprothesen wird der Schaft durch Unterdruck und Adhäsion am Stumpf gehalten.

wichtig **Die Lastübertragung vom Becken zum Kunstbein erfolgt nicht über die Stumpfkuppe, sondern über den Sitzbeinhöcker, ähnlich wie beim entlastenden Apparat.**

Zu den wichtigsten Stumpfkrankheiten beim Amputierten gehören:

- Ekzeme,
- Durchblutungsstörungen,
- Neurome,
- Phantomschmerzen,
- Kontrakturen,
- Druckstellen,
- Exostosen und
- Osteomyelitis am Knochenende.

Für einseitig ***Armamputierte*** gibt es neben Schmuckarmen, die nur zum kosmetischen Defektausgleich dienen, auch Arbeitsarme mit Haken, Öse, Spitzzange usw. Selbsttätige Bewegungen können mit Preßluft oder elektronisch (myoelektrische Prothesen) gesteuert werden. Bei den myoelektrischen Armprothesen werden Aktionspotentiale proximal erhaltener Muskeln mit Kontaktelektroden als Impulsgeber zur Motorsteuerung benutzt.

3.1.8 Manuelle Therapie (Chiropraxis)

wichtig

Bei der manuellen Therapie handelt es sich um eine mit den Händen ausgeübte Untersuchungs- und Behandlungstechnik für reversible Funktionsstörungen an den Bewegungsorganen.

Bewegungseinschränkungen und Überbeweglichkeiten einzelner Gelenkgruppen oder Gelenke werden „erfaßt" und je nach Befund passiv mobilisiert oder durch Übungen stabilisiert.

Durch spezielle Handgriffe kann man Fehlstellungen am Bewegungssystem, insbesondere an den Bewegungssegmenten der WS, beseitigen. Vor jeder Manipulation sollte man sich durch Labor- und Röntgenuntersuchung davon überzeugen, daß keine Entzündungen oder Tumoren vorliegen. Die manuelle Therapie sollte nur nach gründlicher Spezialausbildung ausgeübt werden.

3.1.9 Elektrotherapie

wichtig

Bei der *Elektrotherapie* wird elektrischer Strom zur Behandlung z.B. von Muskelhärten, Durchblutungsstörungen, Verspannungen und Lähmungen eingesetzt.

Bei der Niederfrequenzbehandlung werden galvanische Ströme verwendet. Durch Iontophorese bringt man Medikamente mit Hilfe von galvanischen Strömen über die Haut in den Organismus. Mit faradischen Strömen werden Nerven und Muskeltätigkeiten angeregt. Vollständig oder teilgelähmte Muskeln können durch elektrische Reizung entweder direkt oder indirekt zur Kontraktion angeregt werden. Anwendungsbeispiele:

Entbindungslähmungen, Peronäusparesen nach Druckschädigung, Zustand nach Polio.

wichtig **Kontraindiziert ist die elektrische Reizung bei allen spastischen Zuständen, akuten Entzündungen, Metallimplantaten, Herzschrittmachern, Thrombosen, Hautverletzungen..**

3.1.10 Massagen

Hier wird die Durchblutung angeregt, außerdem werden die Muskeln gelockert. Über Reflexzonen kann es auch zu einer vermehrten Durchblutung tiefergelegener Organabschnitte kommen. Massagen werden durchgeführt als Streichung, Knetung oder Vibration. Damit werden Stoffwechselschlacken und Flüssigkeitsansammlungen im Gewebe beseitigt. Tonus und Eigenerregbarkeit des Muskels werden erhöht. Massagen dienen deswegen vornehmlich als Vorbereitung zu gymnastischen Übungen.

wichtig **Eine Kräftigung der Muskulatur erzielt man mit Massagen nicht.**

3.1.11 Medikamentöse Therapie (Grundlagen)

Medikamente werden bei entzündlichen, rheumatischen, aber auch bei degenerativen Erkrankungen des Bewegungssystems eingesetzt. Da es sich meistens nicht um generalisierte, sondern um lokale Manifestationen dieser Erkrankungen handelt, bevorzugt man auch meistens eine lokale Therapie. Bei einem lokalen Reizzustand eines Gelenks oder eines Sehnenansatzes ist deswegen auch eher eine lokale Applikation eines Anästhetikums in Kombination mit einem ***Antiphlogistikum*** (Kortisonkristallsuspension) angebracht als die systemische Anwendung. Bei intraartikulären Injektionen sind die Vorschriften der Asepsis strengstens zu beachten. Es kann zu einem Empyem kommen.

Unter ***Synoviorthese*** versteht man eine Verödung der rheumatisch-entzündlich veränderten Gelenkinnenhaut durch Einbringen von chemischen Mitteln oder Radioisotopen. Mittel, die zu dieser chemischen Synovektomie (ohne Operation) verwendet werden, sind u.a. Osmiumsäure,

Thiotepa und Varicocid. Keines dieser Mittel hat eine rein selektive Wirkung auf die Synovialschicht, vielmehr sind alle Gelenkstrukturen mitbetroffen. Für die Radioisotopensynoviorthese verwendet man Yttrium 90, besonders für Knie- und Hüftgelenke, allerdings nur bei Patienten von über 50 Jahren.

Die ***Akupunktur*** wird in der Orthopädie ergänzend zur physikalischen Therapie v.a. bei chronischen Schmerzen (z.B. Lumboischialgie) eingesetzt, um den Medikamentenverbrauch zu reduzieren.

3.1.12 Extrakorporale Stoßwellenbehandlung

Ursprünglich galt die Stoßwellenbehandlung den Nieren- und Gallensteinen als sog. Lithotripsie. Stoßwellen sind modulationsfähige Druckimpulse, die, unter Wasser über Elektroden generiert, wegen ihrer akustischen Eigenschaften auch in den Körper eindringen und auf kleine Areale fokussiert werden können. Die biologisch nutzbaren Energien liegen in einer Größenordnung zwischen 14 und 20 Kilovolt. Neben der Steinzertrümmerung haben Stoßwellen auch Einwirkungen auf kollagene Gewebe der Stütz- und Bewegungsorgane durch Induktion von Reparations- und Transformationsvorgängen. Wesentlich ist eine Knochenneubildung z.B. bei der Umwandlung von nicht kalzifiziertem Pseudoarthrosengewebe zu Knochengewebe. Weitere Indikationsbereiche sind pathologische Frakturen, Knochenzysten, fibröse Dyplasie, aseptische Knochennekrosen, Osteochondrosis dissecans.

Auch bei Insertionstendopathien wird die Stoßwelle eingesetzt: Epicondylopathia radialis humeri, Periarthropathia humeroscapularis, Achillodynie.

3.2 Operative Therapie

3.2.1 Operationsverfahren

Man unterscheidet ***Weichteiloperationen*** mit Eingriffen an Sehnen, Muskeln und Bändern (z.B. Sehnenverpflanzungen und -verlängerungen, Muskelverpflanzungen, Weichteilresektionen usw.) und ***Knochenoperationen. Osteotomie*** ist die Knochendurchtrennung mit Säge oder

Meißel. Es werden Korrekturosteotomien durchgeführt, um Fehlstellungen des Knochens zu beseitigen, z.B. die X- oder O-Bein-Korrektur zur Behandlung der beginnenden Kniearthrose, die Korrektur einer Coxa valga oder vara durch intertrochantäre Umstellungsosteotomie und die Beinverkürzungs- bzw. Verlängerungsoperation bei größeren Beinlängendifferenzen. Bei der ***Osteosynthese*** werden Knochenfragmente so stabil mit Hilfe von Metallplatten und -schrauben, Marknägeln (Küntscher-Nagel) zusammengefügt, daß unmittelbar postoperativ bereits mit Bewegungsübungen begonnen werden kann. Man kann ***Knochen*** auch ***verpflanzen.*** Aus dem Beckenkamm, Tibiakopf oder Trochantermassiv gewonnene Spongiosaspäne dienen zur Überbrückung von Knochendefekten, Anlagerung bei Pseudarthrosen und bei Versteifungsoperationen, v.a. an der WS (Spondylodese). Verpflanzte Kortikalis zeigt eine schlechtere Einheilungstendenz. Je nach Herkunft unterscheidet man:

- autologe Transplantate: von demselben Menschen,
- homologe Transplantate: von einem anderen Menschen,
- heterologe Transplantate: vom Tier,
- alloplastisches Material: Kunststoff, Metall, Keramik.

wichtig **Biologisch am wertvollsten zur Förderung der Ossifikation ist autologe Spongiosa.**

Knochentransplantationen mit autologer Spongiosa führt man durch z.B. bei:

- Pseudarthrosen (auch infiziert),
- Knochendefekten bei gutartigen Tumoren (z.B. Zysten),
- angeborenen Knochendefekten,
- Knochenoperationen (z.B. Spondylodese).

Die Technik der autologen Knochentransplantation ist unterschiedlich:

- als Verpflanzung von Spongiosa aus dem Beckenkamm (häufigste Methode),
- gefäßgestielter Fibulaabschnitt bei Tibiapseudarthrose,
- Kortikalisspan zur Verblockung z.B. zwischen Dornfortsätzen,
- Knochenkeil von der intertrochantären Osteotomie für die Pfannendachplastik (S. 368).

Die ***Arthrotomie*** dient zur Eröffnung des Gelenks und zur Freilegung evtl. vorliegender freier Gelenkkörper. Die Entfernung der Gelenkinnenhaut (Synovektomie) ist indiziert bei chronischen Erkrankungen derselben, wie z.B. bei rheumatischer oder tuberkulöser Synovitis. ***Synovektomien*** werden vorwiegend an den Knie-, Ellenbogen-, Hand- und Fingergelenken durchgeführt, weil diese am häufigsten von Rheuma betroffen sind und operativ einfach erreicht werden können.

Arthroskopische Operationen sind operative Eingriffe in Gelenken unter endoskopischer Kontrolle ohne Gelenkeröffnung. Meniskotomien, Knorpelglättungen, Synovialektomie und Gelenkkörperentfernungen können so durchgeführt werden, hauptsächlich am Knie, aber auch an der Schulter, am Ellenbogen, Hand- und am oberen Sprunggelenk.

Arthrodese ist die operative Gelenkversteifung. Folgende Abschnitte kann man ohne größeren Funktionsverlust versteifen, weil benachbarte Gelenke kompensieren:

- einzelne Wirbelsäulenabschnitte – Nachbarsegmente und Hüften kompensieren
- Handgelenk – Daumen u. Fingergelenke kompensieren
- Daumensattelgelenk – Handgelenk und Daumengrundgelenk kompensieren
- Fingergelenk – die anderen Fingergelenke kompensieren.

Versteifte Knie- oder Ellenbogengelenke lassen sich schlecht kompensieren.

Arthrorise ist die partielle Sperrung eines Gelenks durch knöchernen Anschlag.

Einige orthopädische Erkrankungen kann man nur operativ behandeln (freier Gelenkkörper, Bandscheibenvorfall mit Nervenlähmung, Verkürzung der Achillessehne beim Klumpfuß, Ersatz arthritisch oder arthrotisch deformierter Gelenke durch Endoprothesen usw.)

Fehler und Gefahren orthopädischer Operationen bestehen darin, daß die konservativen Maßnahmen nicht ausreichend berücksichtigt wurden. Bei jeder Osteotomie, -synthese und Endoprothesenoperation kann es zu einer Infektion mit chronisch rezidivierender Osteomyelitis kommen. Auch besteht die Möglichkeit, daß sich die durchtrennten und wieder zusammengefügten Knochen nicht knöchern miteinander verbinden, so daß eine *Pseudarthrose* (Falschgelenkbildung) entsteht, besonders wenn die Fragmente nicht ausreichend fixiert sind.

3.2.2 Biomaterialien

Die Verbesserung von Biomaterialien und Operationstechniken haben es in den letzten Jahren ermöglicht, in fast allen Abschnitten der Bewegungsorgane Implantate aus Fremdmaterial als sog. Alloplastik unterzubringen. Man unterscheidet je nach Material Metall-, Kunststoff-, Keramik- und Bänderimplantate.

Je nach Verweildauer gibt es temporäre Implantate, die ihre Funktion vorübergehend erfüllen, z.B. zur Osteosynthese, und Dauerimplantate, die lebenslänglich funktionieren sollten, wie z.B. Endoprothesen.

Um ein Implantat im Organismus sinnvoll unterbringen zu können, sind gewisse Forderungen an das Implantatlager und an das Implantat selbst zu stellen.

Das *Implantatlager* sollte:

- ***gute Verankerungsmöglichkeiten bieten.*** Der Knochen für eine Osteosyntheseplatte oder einen künstlichen Gelenkanteil muß ausreichend groß und fest sein. Osteoporosen stellen z.B. oft Kontraindikationen dar;
- ***infektfrei sein,*** was im übrigen auch für die weitere Umgebung einschließlich der Hautinzisionsstelle gilt. Bakterien siedeln sich gerne in der Umgebung eines areaktiven Fremdkörpers, also des Implantates an und verschwinden erst, wenn das Fremdmaterial wieder entfernt ist;
- ***gut zugänglich sein,*** ohne daß wichtige Sehnen, Nerven und Gefäße beiseitegeräumt und später durch das Implantat irritiert werden. Wichtig ist dies z.B. bei der Implantatverankerung an der Wirbelsäule und am distalen Humerus (N. radialis).

wichtig **Der Effekt der Osteosynthese sollte in einem vernünftigen Verhältnis zu Invasivität und Risiko stehen.**

Das *Implantat* sollte:

- ***biokompatibel*** (körperverträglich) ***sein.*** Es dürfen keine Unverträglichkeiten – lokal z.B. mit überschießender Bindegewebebildung oder allgemein als Allergie – auftreten. Deshalb sind Metallimplantate korrosionsbeständig und bestehen aus Edelmetallegierungen, die Kobalt, Chrom, Molybdän und in einigen Fällen Nickel enthalten. Bei nachgewiesener Unverträglichkeit gegen eines dieser Metalle besteht noch die Möglichkeit einer Spezialanfertigung aus Titan, die allerdings sehr teuer und u. U. weniger belastbar ist. Die zur Zeit am häufigsten verwendeten Kunststoffe (Polyethylen und Silikone) und Aluminiumoxidkeramik zeichnen sich durch gute Biokompatibilität aus;

- ***gute mechanische Eigenschaften besitzen*** und möglichst lange halten, was insbesondere für die Dauerimplantate gilt. Dazu gehören Eigenschaften wie Bruchfestigkeit, Elastizität und Beständigkeit gegenüber dem Elektrolytmilieu des Organismus;
- ***Implantatbrüche*** als Ermüdungsbrüche treten erst nach längerer Verweildauer (über 1 Jahr) auf;
- ***nicht zu teuer sein.*** Es gibt Implantate mit aufwendigem Instrumentarium, die außer einem hohen Preis keine Besonderheiten bieten. Der Arzt sollte gerade bei Implantaten immer auf das Preis-Leistungs-Verhältnis achten.

3.2.3 Gelenkersatz (Endoprothesen)

Endoprothesen sind Dauerimplantate als Körperersatzstücke, meistens in Form von künstlichen Gelenken. Am häufigsten werden ***Hüftendoprothesen*** eingesetzt, jährlich etwa 170000 in Deutschland. Hauptindikation sind Koxarthrosen. Es gibt verschiedene Modelle, die alle nach dem gleichen Prinzip arbeiten: Die künstliche Pfanne besteht aus einer Schale, die im Acetabulum verankert wird. Der Hüftkopf wird mit einem Stiel im proximalen Femurende fixiert. Die eingesetzten Komponenten bestehen je nach Prothesenmodell aus Metall, Polyethylen oder Keramik. Konventionell ist die Kombination von Kunststoffpfanne mit Metallschaft oder Keramik. Beide werden mit einem selbsthärtenden Kunststoff aus Polymethylmetakrylat, dem sog. Knochenzement, im Knochen verankert. Da der Knochenzement im Laufe der Jahre Abnutzungserscheinungen zeigt und spröde wird, bemüht man sich um Endoprothesen für jüngere Patienten (unter 60 Jahre), die zementfrei in den Knochen geschraubt oder geklemmt werden. Sie bestehen meistens aus Titan, das eine hohe Knochenaffinität besitzt. Die Entwicklung ist jedoch noch nicht abgeschlossen.

Trotz standardisierter Operationstechnik zur Implantation von Endoprothesen kommt es immer wieder zu Fehlimplantationen mit zu steil oder zu flach stehender Hüftgelenkpfanne insbesondere wenn die intraoperativen palpatorisch/anatomischen Orientierungspunkte durch Verformung oder (und) Kontrakturen unzuverlässig sind. Die Folgen: Luxation, Frühlockerung. Um Implantationsfehler zu umgehen, werden

Gelenkimplantate zunehmend computergesteuert (navigiert) eingesetzt. Das heißt, die Implantationsinstrumente werden an ein computergestütztes optisches System gekoppelt, das die Implantationswinkel vorgibt, die den Operateur leiten.

Am ***Knie***, der zweithäufigsten Endoprothesenindikation, werden grundsätzlich die gleichen Materialien verwendet, auch mit und ohne Knochenzement. Je nach Grundkrankheit und Zerstörung des Kniegelenks setzt man Totalprothesen und Teilprothesen als mono- oder bikondyläre Schlitten ein (Abb. 3.8). Die übrigen Gelenke (Schulter, Ellenbo-

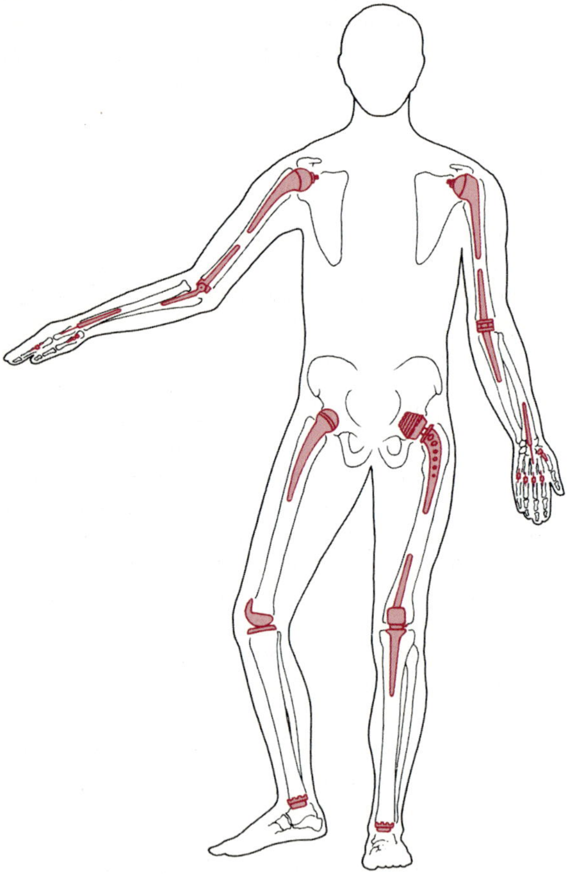

Abb. 3.8. Möglichkeiten des Gelenkersatzes beim Menschen

gen, Finger usw.) sind rein zahlenmäßig von untergeordneter Bedeutung, einmal, weil es hier weniger Indikationen gibt, zum anderen, weil die Verankerungsmöglichkeiten ungünstig sind (z.B. am oberen Sprunggelenk).

3.2.4 Implantate zur Osteosynthese

Osteosynthesematerial dient zur Fixierung von Knochen nach Frakturen oder Osteotomien. Es werden Platten, Schrauben, Nägel und Drähte eingesetzt, um den Knochen möglichst stabil zusammenzuhalten, damit der Patient sich nach der Operation sofort bewegen und üben kann (übungsstabile Osteosynthese). Bis der Knochen verheilt ist, vergehen einige Wochen bis Monate. Man entfernt das Osteosynthesematerial i. allg. nach 1 Jahr.

wichtig

Bei großen, knochenüberbrückenden Implantaten ist die sog. Spongiosierung zu beachten.

Wird der Knochen nicht beansprucht, verabschiedet er sich aus dem Implantatbereich. Man darf deswegen den Zeitpunkt für die Entfernung des Osteosynthesematerials nicht verpassen.

An der WS sind der Osteosynthese aus topographischen Gründen Grenzen gesetzt. Frakturen werden mit transpedikulär eingedrehten langen Schrauben reponiert und fixiert. Bei der operativen Skoliosekorrektur setzt man entweder von dorsal her Metallstäbe ein, die man am Wirbelbogen einhängt (Operation nach Harrington), oder der Eingriff wird am Wirbelkörper selbst mit flexiblen Drähten und Schrauben von ventral her durchgeführt (Operation nach Zielke und Dwyer). Bei allen diesen Eingriffen ist das Risiko-Effektivitäts-Verhältnis zu berücksichtigen.

3.2.5 Ersatz von Sehnen und Bändern

Es gibt, wenn überhaupt, bisher wenig Indikationen für den Ersatz von Sehnen und Bändern durch Kunststoffe. Dabei besteht entweder die Möglichkeit, das Kunststoffmaterial als sog. Augmentationsplastik in autologes Gewebe einzuflechten oder das fehlende Band vollständig durch alloplastisches Material zu ersetzen. Es gibt z.B. künstliche Kreuzbänder aus Dakron, Polyethylen oder anderen Materialien.

3.2.6 Komplikationen

Neben den üblichen Operationsrisiken gibt es ***implantatspezifische Komplikationen,*** über die der Patient vor einer Operation aufgeklärt werden sollte, weil alle einen erneuten Eingriff, meist mit Implantatentfernung oder -wechsel erforderlich machen:

- **Periartikuläre Verkalkungen**: In der Umgebung von Hüftendoprothesen können sich Weichteilverkalkungen und ektopische Knochenbildungen entwickeln. Bei größerer Ausdehnung sind sie mit einer Bewegungseinschränkung verbunden. Schmerzen müssen nicht unbedingt vorhanden sein.
- Das Implantat kann sich ***lockern.*** Bei fehlerhafter oder unzureichender Verankerung, Implantatlagerschwäche oder durch Überbeanspruchung kann es zu Mikrobewegungen zwischen Knochen und Implantat kommen. Bei Endoprothesen kann der Kunststoffabrieb Fremdkörpergranulome hervorrufen, der Knochenzement wird spröde. Abriebpartikel bei künstlichen Gelenken führen zur Phagozytose, villöser Proliferation, Nekrosen und narbenähnlicher Fibrosierung der neugebildeten Gelenkkapsel. Die Patienten haben zunehmende Schmerzen. Im Röntgenbild sieht man eine Resorptionszone in der unmittelbaren Implantatumgebung. Röntgenologische Lockerungszeichen finden sich auf S. 80. Mikrobewegungen und Fehlbeanspruchung führen meistens zum
- ***Implantatbruch*** an mechanisch besonders stark beanspruchten Stellen durch Schwingungsvorgänge. Osteosyntheseplatte und Schrauben brechen immer dann, wenn der Knochen nach Fraktur oder Osteosynthese nicht richtig zusammenheilt (Pseudarthrose) und Ermüdungsbrüche im überbeanspruchten Osteosynthesematerial auftreten.
- ***Unverträglichkeiten*** gegenüber dem Material gehören zu den Seltenheiten. Man muß aber immer daran denken, wenn nach einer Operation lokal oder allgemein Reaktionen auftreten, die sich sonst nicht erklären lassen. Es gibt z.B. (selten) Nickel- oder Chromallergien, die sich mitunter erst nach der Operation entwickeln. Durch Austestung läßt sich die Situation klären.
- Das ***Infektionsrisiko*** ist bei Implantation von Fremdmaterialien größer als bei anderen Operationen. Bei eingetretener Infektion kann man zunächst einen Rettungsversuch mit der Saug-Spül-Drainage und/oder Antibiotikaplomben mit Gentamycinketten machen, selbstverständlich mit Erregeraustestung und Antibiotikagabe. Meistens

läßt sich die Implantatentfernung nicht vermeiden. Auch nach infektfreier Implantation können noch nach mehreren Jahren im Bereich einer Endoprothese Infektionen auftreten. Die Erreger kommen über die Blutbahn (haematogen) dort hin und setzen sich bevorzugt in der Umgebung von Fremdmaterialien fest.

Fallbeispiel

Gustav Pannenbeck[1]*, 70, hat seit 8 Jahren eine künstliche Hüfte rechts, mit der er jahrelang zufrieden war. Seit einem halben Jahr hat er zunehmende belastungsabhängige Schmerzen in der rechten Leiste und im rechten Oberschenkel. Er leidet außerdem an einem Diabetes und an einer chronischen Bronchitis mit Fieberschüben.*

Befund ▸ *Bei Hüftrotation und Abduktion verstärken sich seine typischen Leisten- und Oberschenkelschmerzen. Radiologisch: Resorptionssaum im Schaftbereich der Endoprothese. Das Knochenszintigramm zeigt eine erhöhte Aktivität im distalen Schaftbereich.*

Zusatzuntersuchung ▸ *Hüftgelenkpunktion zum Ausschluß einer Infektion (auf hämatogenem Wege) im Implantatlager.*

Diagnose ▸ *Hüftendoprothesenlockerung.*

Therapie ▸ *Hüftendoprothesenwechsel bei infizierter Hüfte ggf. zweizeitig.*

3.3 Soziale Orthopädie, Rehabilitation

Einleitung

Die allgemeinen Ausführungen zur Kranken-, Unfall- und Rentenversicherung sind auf die Erkrankungen der Stütz- und Bewegungsorgane zu beziehen.

Die soziale Betreuung körperlich Behinderter (früher Krüppelfürsorge) spielt in der Orthopädie eine große Rolle, weil die meisten Betroffenen wegen ihrer orthopädischen Erkrankungen vorübergehend oder dauernd nicht mehr ihre berufliche Tätigkeit ausführen können. Da vorbeugende Gesundheitsmaßnahmen bei Verschleißerkrankungen der Stütz- und Bewegungsorgane von Bedeutung sind, muß jeder Arzt die Rehabilitationsmöglichkeiten kennen, wie z.B. die Verordnungsweise bei ambulanter und stationärer Rehabilitation und Rückenschule.

[1] Bei den in den Fallbeispielen genannten Personennamen handelt es sich um künstliche Wortschöpfungen, die den Bezug zum Krankheitsbild darstellen sollen. Eventuelle Ähnlichkeiten mit den Namen tatsächlich existierender Personen wären somit rein zufälliger Natur.

3.3.1 Prävention und Rehabilitation

Primäre Prävention▸ Durch bestimmte Vorsorgemaßnahmen, wie z.B. Impfungen, allgemeine Hygiene, sollen Krankheiten nicht erst auftreten. Typische Beispiele in der Orthopädie sind Vitamingabe zur Vermeidung der ***Rachitis,*** Rückenschule als Haltungs- und Verhaltenstraining zur Vermeidung von ***Rückenschäden.***

Sekundäre Prävention▸ Darunter versteht man die Frühdiagnose bereits bestehender Erkrankungen, wie z.B. der ***kongenitalen Hüftluxation, Skoliose, Osteochondrosis dissecans*** und des ***muskulären Schiefhalses*** im Rahmen der Vorsorgeuntersuchung. Früherkennung bedeutet Frühbehandlung und damit bessere Prognose. Mit der Vorsorgeuntersuchung sollen Erkrankungen bereits erkannt werden, wenn sie noch keine Beschwerden bereiten. Die Vorsorgeuntersuchung ist auch bei der ***Berufswahl*** und ***Sporttauglichkeitsuntersuchung*** wichtig. Wenn prädiskotische Deformitäten und Wachstumsstörungen an der WS vorliegen (juvenile Kyphose, Skoliose) oder präarthrotische Deformitäten an den Gelenken, ist Vorsicht geboten.

Tertiäre Prävention▸ Bei bereits bestehender bzw. im Abklingen begriffener Erkrankung soll eine Verschlimmerung oder ein Wiederaufflackern verhindert werden, z.B. soll man nach einer ***Lumbago*** oder ***Ischialgie*** nicht schwer heben und tragen.

Arbeitsbedingte Schäden

Pathogenetisch wirksame Situationen am Arbeitsplatz, die Erkrankungen am Bewegungssystem hervorrufen, sind in der Berufskrankheitenverordnung (BKVO) fixiert.

Bei Arbeiten mit Preßluftwerkzeugen kommt es nach langjähriger Tätigkeit und entsprechender Disposition zu charakteristischen Veränderungen am Ellenbogen mit Arthrosis deformans und Osteochondrosis dissecans, im Handbereich zu einer Lunatummalazie und am Schultereckgelenk zu einer Arthrose. Nach mindestens 3jähriger Tätigkeit mit Preßluftwerkzeugen und dem Vorliegen dieser Erkrankungen werden sie als Berufskrankheit anerkannt.

Haltungskonstanz in halbgebückter Stellung oder die ständig vornübergebeugte Haltung beim Sitzen ist mit einer starken Beanspruchung der WS, insbesondere der Bandscheiben, verbunden.

wichtig

Langjähriges Arbeiten mit Preßluftwerkzeugen führt zu:
- **Arthrosis deformans** } **am Ellenbogen**
- **Osteochondrosis dissecans** } **am Ellenbogen**
- **Lunatummalazie**
- **Schultereckgelenkarthrose.**

Meniskusschäden werden nach mindestens 3jähriger Tätigkeit im Bergbau unter Tage anerkannt, aber auch bei anderen Arbeiten, die in der Kniehocke durchgeführt werden, etwa bei Fliesen- und Teppichbodenlegern.

Pathogenetisch wirksame Situation ist hier die Kniebeugung unter Belastung und die starke mechanische Beanspruchung der Kniegelenke.

Rehabilitation

Die Rehabilitation schließt sich an die Behandlungszeit an. Sie umfaßt den Zeitraum zwischen Krankheit und Gesundheit. Der Genesende soll auf die Anforderungen des täglichen Lebens vorbereitet werden. Muskelkräftigungsübungen, Bewegungsübungen für die Gelenke und durchblutungsfördernde Maßnahmen gehören zur Rehabilitation bei vielen orthopädischen Krankheiten. Diese Maßnahmen sind z.B. wichtig beim Zustand nach Verletzungen oder Operationen an den Knochen und Gelenken, die mit einer längeren Immobilisation verbunden waren. Rehabilitationsmaßnahmen können ambulant oder stationär durchgeführt werden.

Wenn die Schäden am Bewegungssystem zu einer dauernden Körperbehinderung führen, sind neben der krankengymnastischen Rehabilitation auch orthopädische Hilfsmittel nötig. Bei Paraplegien muß der Betroffene für den Umgang mit dem Rollstuhl geschult werden. Bei Verlust der manuellen Wirksamkeit durch Form- und Funktionsstörungen im Bereich der oberen Extremitäten ist eine Gewöhnung an spezielle Prothesen erforderlich.

3.3.2 Begutachtungsprobleme

Wesentlich für die Begutachtung bei Schäden am Bewegungssystem ist die Abgrenzung anlagebedingter Leiden von Verletzungen. Ermüdungsbrüche, pathologische Frakturen und Sehnenrupturen nach degenerativen Vorschäden werden nicht als Unfallfolge anerkannt.

Die Minderung der Erwerbsfähigkeit (MdE) bzw. Grad der Behinderung (GdB) ist in Prozenten anzugeben. Sie richtet sich nach dem Ausmaß der Behinderung durch die betreffende Erkrankung. So wird z.B. die MdE nach Versteifung des Kniegelenks mit 30% bewertet. Bei Verlust eines Beins im Oberschenkel (Zustand nach Oberschenkelamputation) mit prothesenfähigem Stumpf liegt eine MdE von 70% vor. Eine MdE wird auch durch andere Form- und Funktionsstörungen an den Bewegungsorganen hervorgerufen, z.B. Bewegungseinschränkungen im betroffenen Gelenk, Achsenabweichungen nach in Fehlstellung verheilten Frakturen. Vorbestehende degenerative Schäden, z.B. Bandscheibenschaden oder Arthrosis deformans, müssen in Abzug gebracht werden. Solche Situationen können sich beispielsweise ergeben, wenn ein arthrotisch verändertes Kniegelenk von einer gelenknahen Fraktur (z.B. Tibiakopffraktur) betroffen wird. Hier ist die endgültige Behinderung teilweise unfallabhängig und teilweise unfallunabhängig. Die unfallbedingte MdE richtet sich nach dem Ausmaß der zusätzlichen Schädigung (Übersicht 3.4). ***Gliedertaxe*** (Vorsicht MC!) ist die Wertung (Taxierung) des Schadens an den Gliedmaßen in der privaten Unfallversicherung. Der Umfang der bleibenden teilweisen Gebrauchsunfähigkeit einer Gließmaße gegenüber der vollen Gebrauchsfähigkeit einer gesunden Gliedmaße

Übersicht 3.4. Beispiele für die MdE- bzw. GdB-Bewertung bei Schäden am Bewegungsapparat

	MdE (%)
Oberschenkelamputation	70
Unterschenkelamputation	50
Versteifung des Kniegelenks	30–40
Versteifung der Fußgelenke	30
Chronisch rezidivierendes Zervikal- oder Lumbalsyndrom	20–30
Verlust des Oberarmes	70
Verlust Unterarm/Hand	50
Versteifung Ellenbogengelenk	30
Verlust eines Daumens	20

wird in Zahlenwerten von 1/10, 1/4, 1/3 usw. angegeben. Z.B. wertet man die Versteifung des Kniegelenks in Streckstellung mit 1/2, oberes Sprunggelenk in Mittelstellung mit 1/3, Ellenbogen in Mittelstellung mit 1/3.

Berufsunfähig ist ein Versicherter, der aus medizinischen Gründen weniger als die Hälfte dessen verdienen kann, was vergleichbar Ausgebildete verdienen können. Es geht also um die jeweilige dauernde Behinderung am Bewegungssystem bezogen auf den jeweils vorher ausgeübten Beruf.

wichtig

Menschen mit Arthrosen an den unteren Extremitäten, z.B. einer Koxarthrose, können keine Tätigkeiten mehr verrichten, die mit längerem Gehen und Stehen verbunden sind (z.B. als Briefträger, Maurer oder Krankenpfleger, sie sind berufsunfähig).

Erwerbsunfähigkeit liegt vor, wenn der Patient aufgrund seiner Behinderung überhaupt keine Erwerbstätigkeit, also auch keine leichten Arbeiten mehr verrichten kann. Auf orthopädischem Fachgebiet zählen dazu:

- schwere Verlaufsformen beim Rheuma,
- hohe Querschnittslähmungen,
- einige generalisierte Skeletterkrankungen.

3.3.3 Rückenschule

wichtig

Unter Rückenschule versteht man ein Haltungs- und Verhaltenstraining zur Vorbeugung von Rückenschäden.

Prinzip▸ Im Rahmen der Rehabilitation und Prophylaxe von Wirbelsäulenschäden speziell der bandscheibenbedingten Erkrankungen erlernen die Patienten neben Muskelkräftigungsübungen eine rückenschonende Verhaltensweise. In der Rückenschule zeigt der Krankengymnast richtiges Heben, Tragen, Bücken, Sitzen, Stehen und Liegen.

Weiterhin werden die richtigen Bewegungsabläufe und Körperhaltungen bei den täglichen Verrichtungen wie An- und Auskleiden, Waschen, Verrichtungen im Haushalt, demonstriert und eingeübt.

Im wesentlichen bestehen die Lerninhalte der Rückenschule aus 3 Teilen:

- Informationen über Bau und Funktion der Wirbelsäule
- Systematisches Durchgehen der Rückenschulregeln (Übersicht 3.5, 👁 Abb. 3.9)
- Aktiver Wirbelsäulenschutz durch Krankengymnastik und Sport, wobei eine Erläuterung der wirbelsäulenstabilisierenden Sportarten wichtig ist.

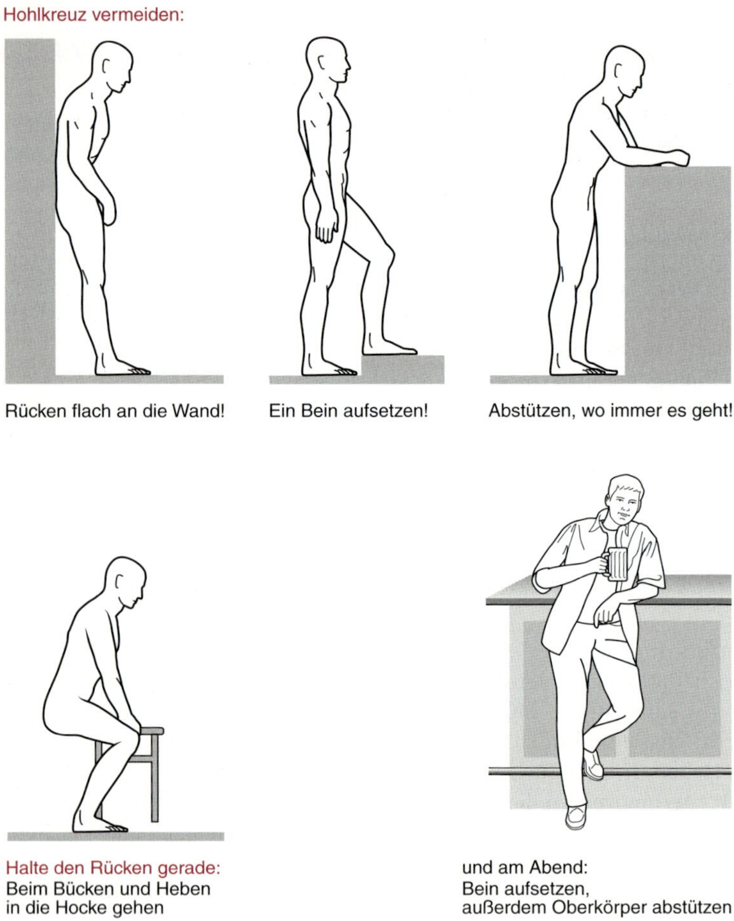

Abb. 3.9. Rückenschule

Übersicht 3.5. 10 Regeln der Rückenschule

1. Du sollst dich bewegen
2. Halte den Rücken gerade
3. Gehe beim Bücken in die Hocke
4. Hebe keine schweren Gegenstände
5. Verteile Lasten und halte sie dicht am Körper
6. Halte beim Sitzen den Rücken gerade, stütze den Oberkörper ab und wechsle öfter diese Haltung
7. Stehe nicht mit geraden Beinen
8. Ziehe beim Liegen die Beine an
9. Treibe Sport, am besten Schwimmen, Laufen oder Radfahren
10. Trainiere täglich deine Wirbelsäulenmuskeln

3.3.4 Knieschule

Die Knieschule vermittelt kniegerechte Verhaltensweisen, um Beschwerden vorzubeugen bzw. bei Kniegelenkserkrankungen im Alltag besser zurechtzukommen.

Analog zur Rückenschule werden in der Knieschule Verhaltensmaßnahmen im Alltag trainiert, um die Gelenke zu schonen und vermehrte Beanspruchung zu vermeiden. Dazu gehören richtiges Aufstehen aus dem Sitzen, richtiges Hinknien, sichere Belastung in Sport, Beruf und Freizeit. Außerdem werden gezielte Übungen zur Aufschulung der Kniegelenksmuskulatur trainiert. Das Training richtet sich nach den zugrundeliegenden Erkrankungen und Beschwerden und setzt sich aus Halteübungen (statisch) sowie Bewegungsübungen (dynamisch) zusammen.

Eine typische Übung aus der Knieschule findet sich auf S. 113 (s. Abb. 3.3).

Die Lerninhalte der Knieschule bestehen analog zur Rückenschule aus:

- Information über Bau und Funktion des Kniegelenkes
- Aktivem Schutz durch kniestabilisierende Übungen und Sportarten: z.B. Radfahren
- Verinnerlichen der Knieschulregeln (Übersicht 3.6).

Übersicht 3.6. Knieschulregeln

1. Du sollst dich bewegen
2. Verringere dein Körpergewicht
3. Entlaste dein Kniegelenk beim Aufstehen und Treppensteigen
4. Trage keine schweren Lasten
5. Vermeide längeres Stehen und Gehen
6. Trage Schuhe mit flachen Absätzen
7. Gehe auf weichen Sohlen
8. Vermeide starke Kniebeugung
9. Treibe kniefreundliche Sportarten: Schwimmen, Radfahren
10. Trainiere täglich deine Beinmuskeln

Generelle Erkrankungen 4

4 Generelle Erkrankungen

Einleitung

Aus der umfangreichen Systematik der Mißbildungen ist hier das wichtigste wiedergegeben. Weitere angeborene Form- und Funktionsstörungen finden sich in den einzelnen Kapiteln.

Bei den generellen Entwicklungsstörungen ergeben sich Überschneidungen mit der Pädiatrie. Mukopolysaccharidosen, Chondrodystrophie und Osteogenesis imperfecta sind durch die typischen Veränderungen an den Bewegungsorganen charakterisiert und werden in Fragen bei Aufzählungen und Differentialdiagnosen verwendet.

4.1 Kongenitale Deformierungen

4.1.1 Plus- und Minusbildungen

Es handelt sich um Entwicklungsstörungen vom befruchteten Ei bis zum Wachstumsabschluß, die bei vielen orthopädischen Erkrankungen eine Rolle spielen.

Mißbildungen, ***angeborene Defekte*** und Deformierungen können endogen oder exogen sein:

- endogene Faktoren: vererbbare Genschäden und Genmutationen. Dabei unterscheidet man verschiedene Erbgänge:
  - ***autosomal dominant*** (z.B. Syndaktylie, Polydaktylie, Achondroplasie);
  - ***autosomal rezessiv*** (z.B. Mukopolysaccharidosen);
  - ***polygen*** (z.B. Hüftdysplasie, Klumpfuß, Spina bifida);
- exogene Faktoren: schädigende Umwelteinflüsse wie Sauerstoffmangel, ionisierende Strahlen, Infektionen (Röteln), Intoxikationen, Ernährungsstörungen und Amnionstränge mit Abschnürdefekten.

Nach der Form der ontogenetischen Störungen unterscheidet man Plus- und Minusbildungen:

a) ***Plusbildungen:***

- Polydaktylie (überzähliges Glied),
- Hyperphalangie (z.B. dreiphalangischer Daumen),
- Partieller Riesenwuchs;

b) ***Minusbildungen:***

- Amelie (Extremität fehlt völlig),
- Peromelie (Extremität als amputationsartiger Stumpf vorhanden),

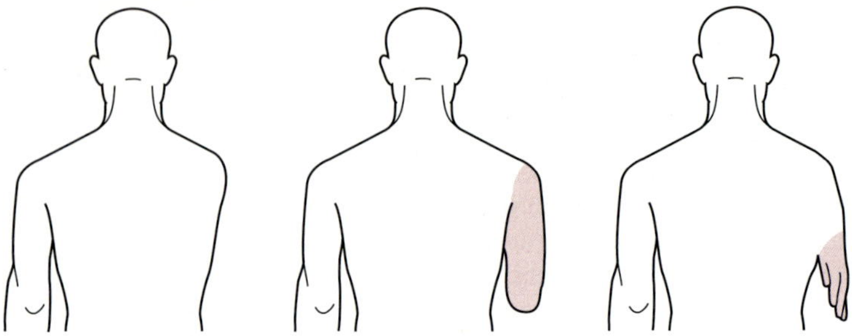

Abb. 4.1 a–c. Minusbildungen (transversal). **a** Amelie, **b** Peromelie, **c** Phokomelie

- Phokomelie („Robbengliedrigkeit", Extremität ist wie bei einem Seehund angelegt, d.h. die peripheren Abschnitte wie Hand und Fuß setzen unmittelbar am Rumpf an, da die langen Röhrenknochen fehlen) (👁Abb. 4.1).

Die größte Gruppe der Extremitätenmißbildungen bilden die Ektromelien.

wichtig **Bei der Ektromelie handelt es sich um das Fehlen oder den Minderwuchs von zentralen und peripheren Extremitätenteilen ohne amputationsartigen Aspekt.**

Die meisten Ektromelien finden sich an der oberen Extremität. Hypo- bzw. Aplasien einzelner oder mehrerer Knochen führen zu charakteristischen Erscheinungsformen.

Die vererbbare Wachstumsstörung der distalen Radiusepiphyse führt zur ***Madelung-Deformität*** (s. S. 332). Fehlt der Radius ganz, kommt es zur Klumphand. Bei Minusbildung des Zentralstrahls einer Extremität entsteht die Spalthand bzw. der Spaltfuß. Andere Ektromelien sind kongenitale isolierte Defekte von Fibula, Tibia oder Femur, Oligodaktylien mit Fehlen von Fingern oder Zehen (👁Abb. 4.2).

Störungen der Formdifferenzierung (Dysplasien) sind grundsätzlich von den Defekten zu trennen. Während bei den Defekten etwas fehlt, handelt es sich bei den Dysplasien um ein Fehlwachstum in Form einer mangelnden Entwicklung eines Skelettanteils. Wichtigstes Beispiel ist die

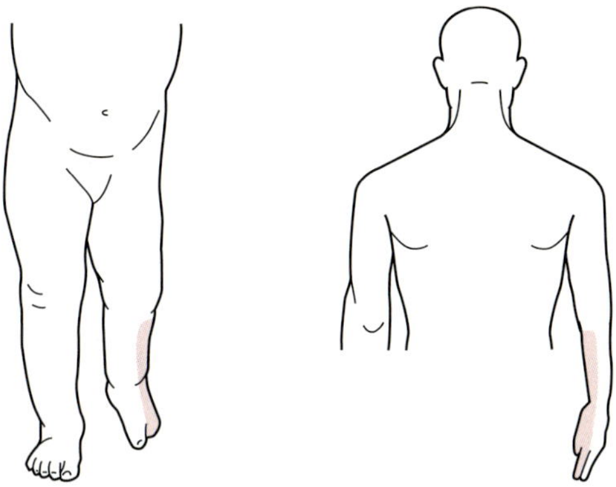

Abb. 4.2 a, b.
Ektromelien (longitudinal).
a Fibuladefekt mit Fehlen des lateralen Strahls am Fuß.
b Radiusdefekt mit Fehlen des 1. Strahls an der Hand

kongenitale Hüftdysplasie, bedingt durch mangelnde Entwicklung des Hüftpfannenerkers. Anlagebedingt ist hier ein gewisser Ossifikationsrückstand an einer biomechanisch wichtigen Stelle. Ist der Hüftkopf durch den schlecht entwickelten Pfannenerker nicht ausreichend überdacht, kommt es zur Hüftluxation. Ähnliche Mechanismen führen zur habituellen Patellaluxation bei einer Dysplasie des Patellagleitlagers oder zur habituellen Schulterluxation bei Dysplasie der Schulterpfanne (Übersicht 4.1).

Übersicht 4.1. Störungen der Formdifferenzierung führen zur Dysplasie mit Luxation

Hüftpfannendysplasie	– Hüftluxation
Patellagleitlagerdysplasie	– Patellaluxation
Schulterpfannendysplasie	– Schulterluxation

Partieller Riesenwuchs

Mitunter ist eine ganze Körperhälfte (Halbseitenriesenwuchs), Gliedmaße oder ein Extremitätenabschnitt betroffen.

wichtig

Der partielle Riesenwuchs geht einher mit harmonischer Vergrößerung aller Gewebeteile.

Beim ***Klippel*[1]*-Trenaunay-Syndrom*** finden sich neben dem partiellen Riesenwuchs auch Hämangiome, Venektasien oder arteriovenöse Fisteln. Die Hyperämie in der Nähe der Epiphysenfugen wird für das vermehrte Wachstum verantwortlich gemacht. Die unteren Extremitäten sind häufiger vom partiellen Riesenwuchs betroffen als die oberen. Normales Wachstum in der Kindheit, aber auch pathologisches Wachstum, z.B. beim partiellen Riesenwuchs, verlaufen ohne Schmerzen.

4.1.2 Mono- und multiätiologische Deformität

Eine Deformität am Bewegungssystem kann unterschiedlicher Ätiologie und Pathogenese sein. Eine Skoliose besteht z.B. schon bei der Geburt als Mißbildungsskoliose mit angeborenen Halbwirbeln oder entwickelt sich erst im Laufe des Lebens als Lähmungsskoliose, idiopathische Skoliose oder Skoliose durch Narbenzug. Die daraus entstehende Deformität Skoliose mit allen Begleitsymptomen (Rippenbuckel, Lendenwulst, Schultertiefstand usw.) ist die gleiche.

Ähnlich ist es bei der Deformität Klumpfuß: Er kann angeboren sein oder durch Lähmung (paralytisch) und Trauma entstehen. Ein Schiefhals entwickelt sich durch Narbenzug, Mißbildung der Halswirbel (ossärer Schiefhals) oder, was am häufigsten ist, durch angeborene Verkürzung des M. sternocleidomastoideus. Die endgültige Deformität Schiefhals mit Gesichtsasymmetrie und Skoliose ist in allen Fällen die gleiche (Übersicht 4.2). Daneben gibt es auch typische Formstörungen am Bewegungssystem, für die nur eine Ursache in Frage kommt. So sind z.B. die Deformitäten an der Hand des Rheumatikers so charakteristisch für die

Übersicht 4.2. Multiätiologische Deformitäten am Bewegungsapparat

Deformität:	Atiologie:
Skoliose	Ontogenetisch, paralytisch, traumatisch, entzündlich degenerativ
Klumpfuß	Ontogenetisch, paralytisch, traumatisch
Schiefhals	Ontogenetisch, traumatisch
Hüftluxation	Ontogenetisch, traumatisch, entzündlich, paralytisch
Epiphysenlösung	Hormonell, traumatisch

[1] Maurice Klippel, Neurologe, Paris (1858–1942)

Übersicht 4.3. Monoätiologische Deformitäten am Bewegungssystem

Deformität:	Ätiologie:
Ulnardeviation der Finger	Rheuma
Kontraktur der Palmaraponeurose (M. Dupuytren)	Ontogenetisch
Navikularpseudarthrose	Traumatisch
Trichterbrust	Ontogenetisch

Erkrankung (Gelenkschwellung, Ulnardeviation, Schwanenhalsdeformität usw.), daß eine andere Ätiologie nicht in Betracht kommt. Auch die meisten Mißbildungen – bis auf Klumpfuß, Skoliose und Hüftluxation – sind monoätiologisch (Übersicht 4.3).

4.1.3 Generelle Entwicklungsstörungen

Mukopolysaccharidosen

Unter den angeborenen generalisierten ***Gewebeaufbaustörungen*** sind für das Skelettsystem die Mukopolysaccharidosen von Bedeutung. Dabei handelt es sich um eine erbliche Stoffwechselstörung der Mukopolysaccharide, die intra- und extrazellulär abgelagert werden. Bei allen kommt es zu Skelettveränderungen, meistens mit Minderwuchs einhergehend. In letzter Zeit sind zahlreiche Typen von Mukopolysaccharidosen bekannt geworden. Wesentlich sind zwei:

Mukopolysaccharidose Typ I Pfaundler[1]-Hurler[2]▸ Die klinische Symptomatik ist gekennzeichnet durch Minderwuchs, kurzen Hals, fratzenhaftes Gesicht, gewölbte Stirn, platte Nase, wulstförmige Lippen, ähnlich dem Aussehen gotischer Wasserspeier. Deswegen wird dieses Krankheitsbild auch als ***Gargoylismus*** (zu engl. gargoyle = Wasserspeier) bezeichnet. Charakteristisch sind weiter vermehrte Kyphose der unteren Brustwirbelsäule, multiple Gelenkversteifungen, Hornhauttrübung und Schwachsinn. Die Prognose ist schlecht, weil auch innere Organe betroffen sind. Eine Behandlung gibt es bisher noch nicht.

[1] Meinhard v Pfaundler, Pädiater, München (1872–1947)

[2] Gertrud Hurler, Pädiaterin (Zeitgen.)

Mukopolysaccharidose Typ IV Morquio[1]▸ Hauptkennzeichen sind abgeplattete Wirbel (Platyspondylie), die zu einer Verkürzung der Wirbelsäule führen. Der Morquio-Zwerg ist deswegen ein Wirbelsäulenzwerg. Er hat zudem noch schlaffe Gelenke mit starken X-Beinen und eine Kielbrust (Pectus carinatum). Intelligenz und Gesicht sind im Gegensatz zum Pfaundler-Hurler-Zwerg normal.

Chondrodystrophie (Achondroplasie)

Definition *Minderwuchs mit kurzen Extremitäten bei normaler Rumpflänge (Abb. 4.3) durch anlagebedingte Störung der enchondralen Ossifikation der Röhrenknochen.*

Ätiopathogenese▸ Ursache des Leidens ist ein Defekt der Knorpelzellproliferation im Bereich der Wachstumsfugen. Die mangelhafte epiphysäre

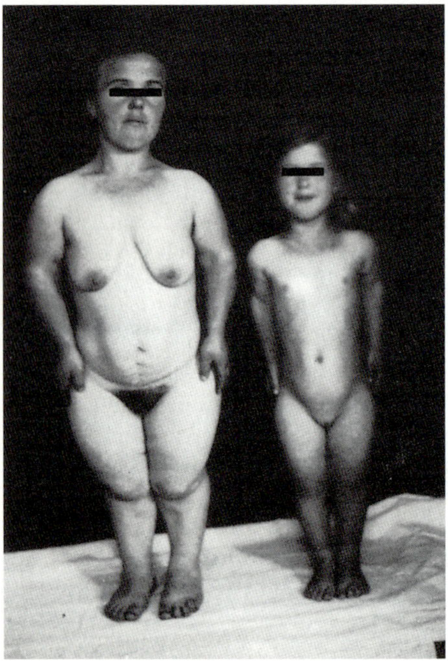

Abb. 4.3. Minderwuchs mit kurzen Extremitäten und relativ großem Kopf und Rumpf bei Chondrodystrophie

[1] Louis Morquio, Pädiater, Montevideo (1867–1935)

Knochenbildung beeinträchtigt das Längenwachstum. Es handelt sich um ein dominant vererbbares Leiden, das auch im Tierreich vorkommt (z.B. Dackel).

Klinik▸ Das Krankheitsbild ist schon beim Neugeborenen erkennbar. Der Hirnschädel ist vergrößert, die Stirn stark gewölbt. Ein größerer Zwischenraum zwischen Mittel- und Ringfinger ergibt das Bild der Dreizackhand. Weitere Merkmale: Hyperlordose der LWS mit Beckenkippung nach vorn, Coxa vara, O-Beine, Watschelgang und faltige Haut (Übersicht 4.4).

Übersicht 4.4. Minderwuchsformen

Proportioniert:	Unproportioniert:
Ererbter Kleinwuchs	Chondrodystroph
Hypophysär	Rachitisch
Mongoloid	Schilddrüse
Glasknochen	Morquio

wichtig

***Chondrodystrophie:* Dysproportionierter Minderwuchs mit normalem Rumpf und kurzen Extremitäten.**

Röntgen▸ Breite aufgetriebene Röhrenknochen (Abb. 4.4), breite quadratische Beckenschaufeln, kurze, hohe, dorsal konvexe Wirbelkörper, die zur Wirbelkanalstenose führen können.

Therapie▸ Bei Achsenfehlstellungen der Beine Umstellungsosteotomie.

Osteogenesis imperfecta (Osteopsathyrose, Glasknochenkrankheit, abnorme Knochenbrüchigkeit, Fragilitas osseum hereditaria)

Definition

Abnorme Knochenbrüchigkeit infolge anlagebedingter mangelnder Osteoidbildung und Osteoblastenschwäche als Kollagenose.

Ätiopathogenese▸ Es handelt sich um ein Erbleiden, das durch vermehrte Knochenbrüchigkeit gekennzeichnet ist. Ursache ist eine unzulängliche Bildung der Grundsubstanz aller Mesenchymabkömmlinge. Der

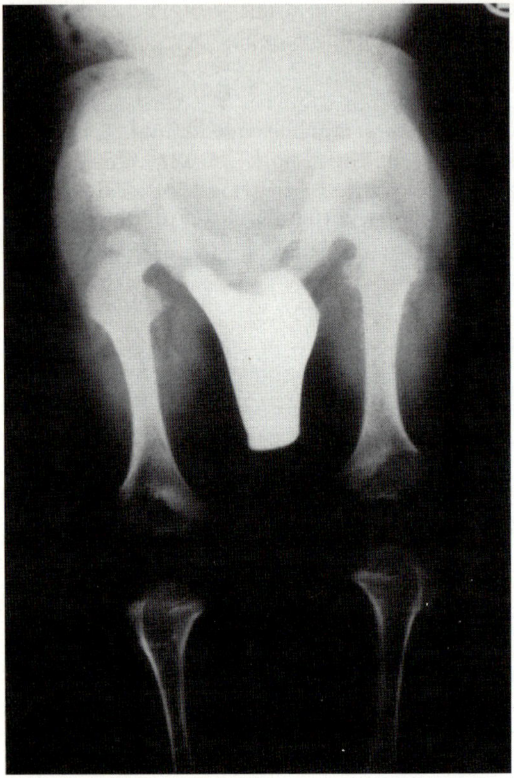

Abb. 4.4. Chondrodystrophie: Beckenübersicht und untere Extremitäten eines Kleinkinds (Epiphysenfugen offen). Die langen Röhrenknochen sind plump verkürzt und verbreitert

Defekt liegt in der Typ-I-Kollagen-Synthese. Die abnorme Knochenbrüchigkeit beruht auf einer Dysfunktion der die Knochengrundsubstanz liefernden Osteoblasten. Die Störung betrifft sowohl die endostale als auch die periostale Osteogenese, die enchondrale Knochenbildung ist normal. Man unterscheidet 2 Formen:

- Bei der ***Osteogenesis imperfecta congenita*** (Typ Vrolik[1]) handelt es sich um eine schwerwiegende Erkrankung, die schon im Säuglingsalter meistens letal endet. Es kommt schon im Uterus oder bei der Geburt zu schweren Schädelfrakturen. Das Kind hat kaum Überlebenschancen.

[1] Wilhelm Vrolik, Anatom, Groningen (1801–1863)

- Die ***Osteogenesis imperfecta tarda*** (Typ Lobstein[1]) hat eine bessere Prognose. Sie ist häufig kombiniert mit blauen Skleren und einer Otosklerose.

Klinik▸ Klinisch gehört zur Knochenbrüchigkeit auch oft eine Bänderschlaffheit mit überstreckbaren Gelenken und schweren Knick-Platt-Füßen. Das Gebiß ist kariesgefährdet. Die ersten Knochenbrüche treten bei Gehbeginn auf. Am stärksten sind Femur, Tibia und Fibula gefährdet. Nach der Pubertät werden die Knochenbrüche seltener.

wichtig

Osteogenesis imperfecta: **Proportionierter Minderwuchs mit Verbiegungen der Extremitäten.**

Röntgen▸ Im Röntgenbild sieht man eine vermehrte Strahlendurchlässigkeit mit Verdünnung der Kortikalis. Während des Wachstums bilden sich auch Verbiegungen der Knochen aus (Abb. 4.5): Kartenherzform des Beckens, Coxa vara, O-Beine als Belastungsdeformitäten, Keilwirbel, Fischwirbel (Übersicht 4.5).

Übersicht 4.5. Osteogenesis imperfecta – Memo

– Glasknochenkrankheit	– Proportionierter Minderwuchs
– Angeborene Osteoblastenschwäche	– Verbogene Extremitäten
– Typ Vrolik – letal	– Kartenherzbecken
– Typ Lobstein – bessere Prognose	– Fisch- und Keilwirbel

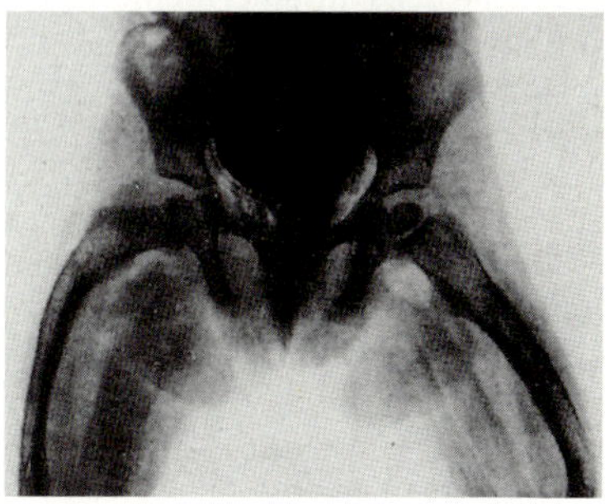

Abb. 4.5. Abnorme Knochenbrüchigkeit. Die Femora sind teilweise ungewöhnlich grazil und im O-Sinn verbogen. Stark verdünnte Kortikalis

[1] Johann Lobstein, Chirurg, Straßburg (1777–1835)

Therapie▸ Sie ist symptomatisch und besteht in der Schienung frakturgefährdeter dünner Knochen. Bei starken Achsenabweichungen kommen Umstellungsosteotomien in Frage.

Endochondrale Dysostosen

Definition *Ungenügende Wachstumspotenz des Knorpels.*

Ätiopathogenese▸ Diese Skelettveränderungen gehören zu den erblichen Bildungs- und Wachstumsstörungen des Knochens und beruhen auf einer Störung der enchondralen Ossifikation. Es gibt:

- lokalisierte Formen: einseitige Tibia vara, Madelung-Deformität, Wachstumsstörungen des Hüftkopfs, z.B. als Coxa vara;
- generalisierte Formen: Chondrodystrophie, multiple epiphysäre Dysplasie.

Multiple epiphysäre Dysplasie (Ribbing[1]-Müller)

Definition *Generalisierte Störung der enchondralen Ossifikation im epiphysären Bereich.*

Ätiopathogenese▸ Die Säulenordnung des Wachstumsknorpels ist mangelhaft. Betroffen sind die Epiphysen der langen Knochen, aber auch platte Knochen (Wirbel).

Klinik▸ Manifestiert sich im Vorschulalter und führt zum generalisierten Minderwuchs mit Verformung der Knochen. Später kommt es zu Arthrosen.

Differentialdiagnose▸ M. Perthes, Rachitis.

Therapie▸ Symptomatisch.

[1] Seved Ribbing, Röntgenologe, Uppsala (Zeitgen.)

4.2 Metabolische Knochenerkrankungen und Knochenumbaustörungen

Einleitung

Die meisten Erkrankungen finden sich auch in der Pädiatrie und der Inneren Medizin. Für die Orthopädie sind ihre typischen Knochenveränderungen von Bedeutung und kommen häufig als Distraktoren in Betracht. Einzuprägen sind v.a. die Definitionen, mit denen oft schon das meiste gesagt ist.

Wichtigstes Krankheitsbild dieser Gruppe ist die Osteoporose, die man sich in allen Einzelheiten einprägen sollte, weil man ihr mit Sicherheit später begegnet und weil gleich in mehreren Fächern danach gefragt wird: Pädiatrie, Gynäkologie, Pathologie und Orthopädie.

4.2.1 Osteoporose

Definition

Osteoporose ist pathologischer Knochenschwund. Es findet ein Verlust an Knochenmasse gegenüber der alters- und geschlechtsentsprechenden Norm statt, wobei das verbliebene Knochengewebe in der Zusammensetzung normal ist.

Es ist zu wenig normaler Knochen da. Den physiologisch allmählich entstehenden Knochenschwund im Alter ohne klinische Symptomatik nennt man Altersosteopenie (Abb. 4.6, 4.7).

Ätiopathogenese▸ Es gibt primäre, eigentlich idiopathische, Osteoporosen unbekannter Genese und sekundäre Osteoporosen, die endokrine, metabolische oder sonstige bekannte Ursachen haben.

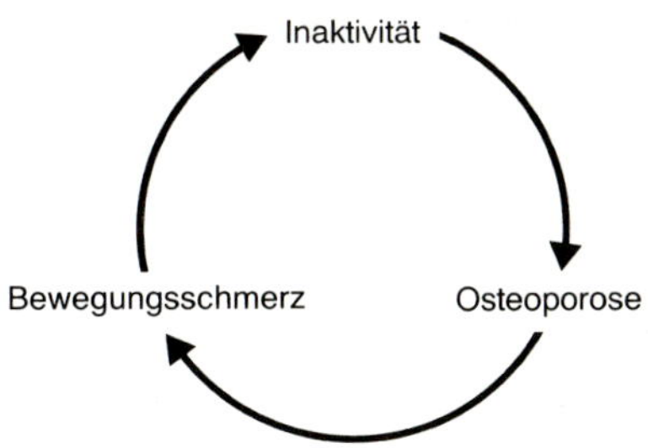

Abb. 4.6. Circulus vitiosus bei Osteoporoseschmerzen

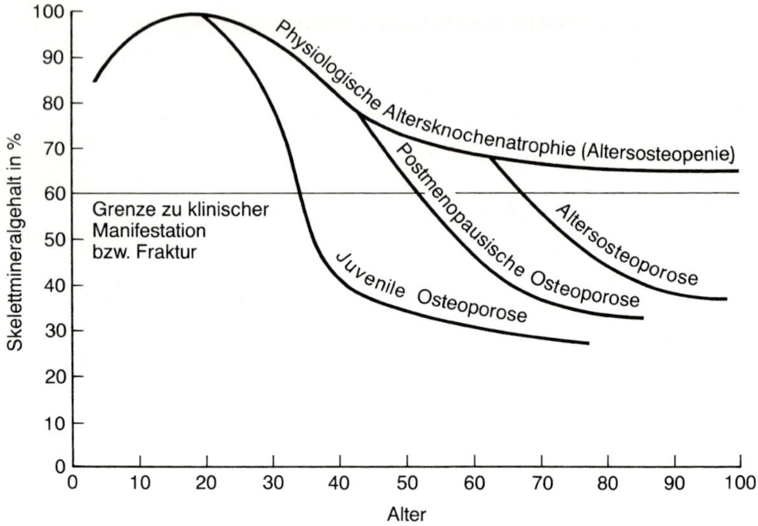

Abb. 4.7. Mineralgehalt des Skeletts und primäre (idiopathische) Osteoporosen

Primäre (idiopathische) Osteoporosen

Je nach dem Lebensabschnitt, in dem die Osteoporose auftritt, unterscheidet man die seltene juvenile und früherwachsene Form (bis 50 Jahre) von der postklimakterischen Osteoporose (50–70 Jahre, Typ I) und der Altersosteoporose (ab 70 Jahre, Typ II). Am häufigsten und bedeutungsvollsten ist die Altersosteoporose (Typ II), weil sie praktisch jeden älteren Menschen betrifft oder zumindest bedroht. Sie wird auch Involutionsosteoporose genannt. Mit zunehmendem Alter steigt auch die Osteoporoserate. Die Tatsache, daß nach dem 60. Lebensjahr ca. 25% aller Frauen an einer Osteoporose leiden, legt die Vermutung nahe, daß ein Nachlassen der endokrinen Ovarialfunktion mit der Menopause bei der Entstehung der postklimakterischen (Typ I) Osteoporose eine entscheidende Rolle spielt (Übersicht 4.6).

Übersicht 4.6. Primäre (idiopathische) Osteoporosen

Juvenile u. früherwachsene O.	–	bis 50 Jahre
Postklimakterische O. (Typ I)	–	50–70 Jahre
Alters O. (Typ II)	–	ab 70 Jahre

Fast 50% aller Menschen über 70 Jahre haben eine Osteoporose, der Rest steht kurz davor. wichtig

Bei der Osteoporose wird mehr Knochen ab- als aufgebaut. Die Zahl der Knochenbälkchen wird verringert, wodurch sich ihr Abstand erweitert. Auch die Kortikalis wird dünner. Die klinische Manifestation bzw. Frakturgrenze ist ab einem Knochenverlust von ca. 40% erreicht. Hier liegt dann auch die Grenze zwischen physiologischer Altersosteopenie und krankhafter Altersosteoporose. An mechanisch besonders stark beanspruchten Abschnitten des Skelettsystems kommt es zu Verformungen und Frakturen.

Besonders betroffen ist die Wirbelsäule, gefolgt von Oberschenkelhals, distalem Radiusende und Rippen. wichtig

Da der Knochen das Prinzip der Leichtbauweise verfolgt, können betroffene Skelettabschnitte über lange Zeit biomechanisch kompetent bleiben.

Aktivierte Osteoporosen – ruhende Osteoporosen▸ Osteoporosen – d.h. Knochenschwund mit klinischer Symptomatik – verlaufen in Schüben. Phasen stärkster Schmerzen wechseln sich mit oft jahrelangen beschwerdefreien Intervallen ab. Das Frakturgeschehen nach Bagatelltraumen spielt für das Auftreten akuter Symptome eine wesentliche Rolle. Vielfach kommt es aber ohne jegliche äußere Einwirkung zur Aktivierung der Osteoporose durch scheinbar spontan eintretenden raschen Knochenumsatz (***High-turn-over-Osteoporose***). Die Gründe für diese Aktivierung sind noch unbekannt. Der Krankheitsverlauf ist dramatisch. Multiple Wirbelfrakturen und Verformungen mit rasch einsetzenden statischen Veränderungen bestimmen das klinische Bild. Solche Verlaufsformen finden sich v.a. bei der Typ I- bzw. postklimakterischen Osteoporose durch Abfall des Östrogenspiegels.

Die Aktivierung der Osteoporose wird durch raschen Knochenverlust eingeleitet (fast loser). wichtig

Der Verlust an Knochen ist zunächst klinisch stumm, bis erste Frakturen auftreten.

Die meisten Osteoporosen haben einen langsamen Knochenumsatz (***Low-turn-over-Osteoporosen***) und sind durch chronische Beschwerden mit allmählich einsetzenden statischen Veränderungen gekennzeichnet. Hierzu zählen die vielen Typ II bzw. Altersosteoporosen.

Aber auch bei der Altersosteoporose kann aus der ruhenden Form mit nur geringen Beschwerden eine Aktivierung entstehen, wenn Medikamente (Kortison), fehlerhafte Ernährung oder Nahrungsverwertung, Bewegungsmangel oder krankheitsbedingte Immobilisation (Fraktur) das Skelett zusätzlich demineralisieren.

Sekundäre Osteoporose

Kortisoninduzierte Osteoporosen entstehen endogen beim M. Cushing und exogen bei einer Dauermedikation von Kortisonpräparaten, etwa bei Asthma oder Rheuma.

Alimentäre Osteoporosen entstehen durch fehlerhafte Nahrung oder unzureichende Nahrungsverwertung. Kalziummangel und mangelhafte Kalziumresorption spielen eine Rolle.

Zu den *metabolischen Osteoporosen* zählen alle Störungen, die irgendwie in den Knochenstoffwechsel eingreifen. Dazu gehören auch skelettäre Noxen wie die Dauertherapie mit Heparin oder Hyperthyreose.

Klinik▸ Die Patienten klagen über Rückenschmerzen. Auf besonderes Befragen hin geben sie an, daß sie kleiner geworden sind. Auffallendes Merkmal des Osteoporotikers ist die vermehrte Brustkyphose, die auch als Altersrundrücken bezeichnet wird. Kompensatorisch entsteht eine Hyperlordose der Hals- und Lendenwirbelsäule, von wo die meisten Beschwerden ausgehen. Die Wirbelsäulenverkürzung durch Wirbelkörpersinterungen und Frakturen läßt den Bauch stärker hervortreten (Abb. 4.8) und Hautfalten in der Taille entstehen mit dem sog. Tannenbaumrücken (s. Abb.1.1b, S. 8). Der Rippenbogen kann den Beckenkamm berühren und dort Schmerzen verursachen. Bei der Untersuchung finden sich druckempfindliche Dornfortsätze, besonders im thorakolumbalen Übergang, und schmerzhafte, mit Myogelosen durchsetzte Rückenmuskeln. Das Labor zeigt keinen pathologischen Befund (Übersicht 4.7).

Übersicht 4.7. Klinik der Osteoporose

Kleiner geworden	Tannenbaumphänomen	
Rücken schmerzt	Dornfortsätze	druckempfindlich
Rücken rund	Rippenbogenrand	druckempfindlich
Bauch steht vor	Muskelansätze	druckempfindlich

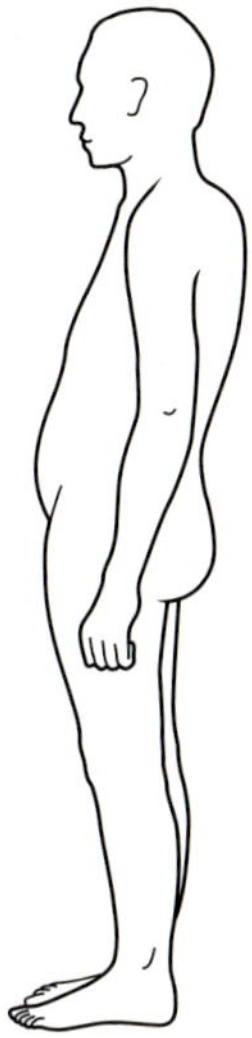

Abb. 4.8. Strukturelle Veränderungen mit Rundrücken bei Osteoporose. Kompensatorische Hyperlordosen der Hals- und Lendenwirbelsäule. Durch die Verkürzung des Rumpfs und Muskelerschlaffung wölbt sich der Bauch vor. Die Arme wirken zu lang

Röntgen► Durch die Verminderung des Kalksalzgehaltes kommt es zu einer vermehrten Transparenz des Knochens mit Verbreiterung des Abstands zwischen den Kortikaliswänden und den einzelnen Knochentrabekeln (Sog. Rarefizierung der Trabekelstrukturen). Die Wirbel sacken an den Punkten größter Belastung in sich zusammen, sie sintern. Am häufigsten findet dieser Vorgang im Übergangsbereich von der Brust- zur Lendenwirbelsäule statt, zwischen Th11 und L2. Durch den Ausdehnungsdruck des Bandscheibengewebes entstehen an der LWS konkave Eindellungen der Wirbelkörperdeck- und -bodenplatten, die sie wie Fischwirbel aussehen lassen (Fische haben solche Wirbel). An der BWS kommt es durch die Vorderkantenbelastung zu Keil- und Plattwirbeln (Abb. 4.9, Übersicht 4.8).

Übersicht 4.8. Radiologische Befunde bei Osteoporose

Vermehrte Knochentransparenz
Rarefizierte Trabekel
Keil- und Plattwirbel-BWS
Fischwirbel-LWS
Verminderter Knochenmineralgehalt

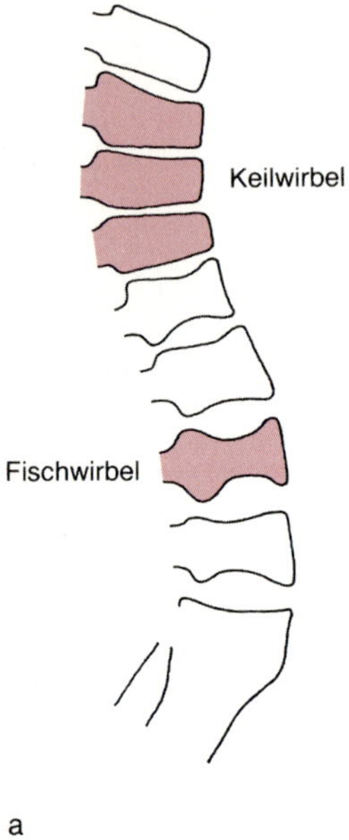

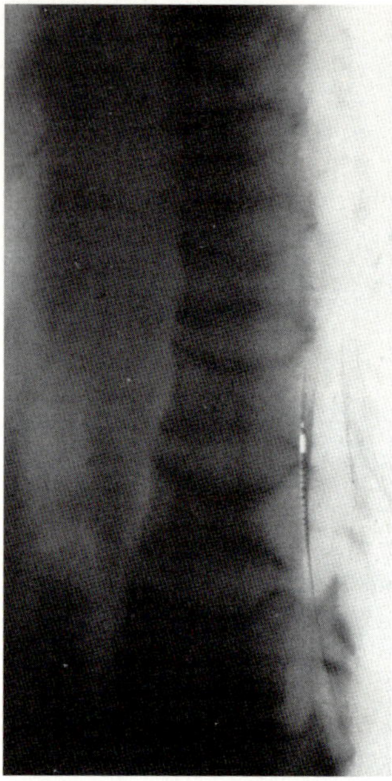

Abb. 4.9 a, b. Wirbelverformungen bei Osteoporose. **a** Fisch- und Keilwirbel. **b** Röntgenpositivaufnahme von Fischwirbeln: bogenförmige Eindellung der Deck- und Bodenplatten. Die Wirbel erscheinen transparent

Knochendichtemessung (Osteodensitometrie)▸ Mit der Quantitativen Computertomographie (QCT) oder der dualen Photonenabsorptiometrie kann man den Knochenmineralgehalt in der Peripherie, aber auch an der Wirbelsäule, messen. Die Osteodensitometrie dient zur Früherkennung der fast looser, sowie zur Verlaufskontrolle primärer und sekundärer Osteoporosen.

Differentialdiagnose▸ Diffuse Schmerzen, typisches Röntgenbild mit Verformung mehrerer Wirbel und v.a. die normalen Laborwerte sind wesentliche Kriterien zur Abgrenzung von Tumoren (Metastasen, Plasmozytom) und Entzündungen (Spondylitis).

Therapie▸ Neben der medikamentösen Therapie mit Fluoriden, welche die Osteoblastentätigkeit anregen, und Kalzium für die Remineralisierung ist v.a. Bewegungstherapie zur Skeletterhaltung und Neubildung angezeigt. Man gibt Kalzitonin, Östrogene und Anabolika. Bei akuten Schmerzen gibt man Analgetika und evtl. vorübergehend ein Korsett. Bettruhe darf, wenn überhaupt, nur für kurze Zeit eingehalten werden. Der Erhalt der Mobilität ist bei den meist alten Leuten das Ziel.

Krankengymnastik▸ Der Krankengymnastik kommt bei der Osteoporose eine besondere Bedeutung zu (Übersicht 4.9).

Übersicht 4.9. Krankengymnastik bei Osteoporose

Kräftigen:	Dehnen:
Thorakale Rückenstrecker	Zervikale Rückenstrecker
Bauchmuskeln	Lumbale
Ischiokruralmuskeln	M. pectoralis
Mm. rhomboidei	Hüftbeuger

wichtig

Gemäß der Krankengymnastik-Definition „Heilen durch Bewegen" werden durch Bewegung erschlaffte Muskeln gekräftigt und Osteoblasten zur Knochenbildung angeregt.

Muskelkräftigung▸ Die statischen Veränderungen bei Osteoporose fordern einigen Muskelgruppen erhebliche Leistungen ab. Dazu gehören v.a. die überdehnten thorakalen Rückenstrecker, Bauchmuskeln, Ischiokruralmuskeln und Schulterblattrückzieher (👁Abb. 4.10). Diese müssen nach entsprechender Vorbereitung durch Wärme und Massage gekräftigt werden.

Verkürzte und kontrakte Muskelgruppen sind vorher zu dehnen, v.a.:

- zervikale und lumbale Rückenstrecker,
- M. pectoralis und
- Hüftbeuger.

Prophylaxe▸ Die Vorbeugung der Osteoporose fängt schon früh an.

wichtig

Man sollte in der Jugend und im mittleren Lebensabschnitt das Skelett mit soviel Kalzium und Knochensubstanz ausstatten, daß genügend Reserven für das Alter vorhanden sind.

Durch tägliche Gymnastik, Sport, körperbelastende Arbeit, sowie mit einer kalzium-, eiweiß- und vitaminhaltigen Kost kann man ein soli-

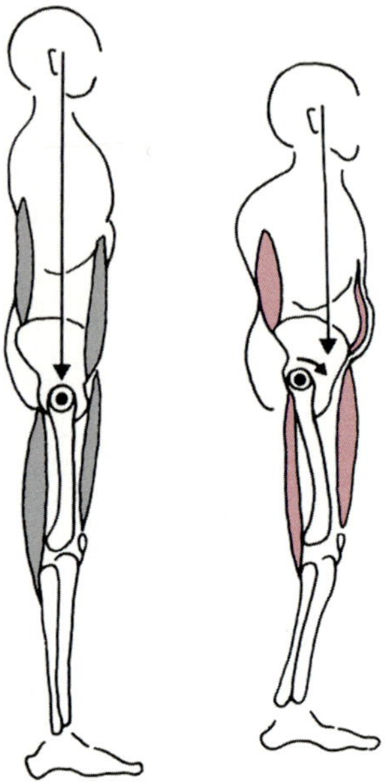

Abb. 4.10. Statische Veränderungen bei Osteoporose. Durch die vermehrte Brustkyphose wandert der Körperschwerpunkt nach vorn. Die Bauchmuskeln erschlaffen, es kommt zur Bekkenvorkippung. Hüftbeuger und normale Rükkenstrecker erlangen ein relatives Übergewicht, die Ischiokruralmuskeln werden überdehnt

des Skelettsystem aufbauen und erhalten. Sportler haben vergleichbar höhere Mineralwerte – speziell im belasteten Knochen – als Nichtsportler.

Bei Frauen ist ein ausreichender Östrogenspiegel von der Menarche bis zur Menopause von Bedeutung.

Im Alter und bei bereits eingetretener Osteoporose führt körperliche Aktivität zur Anregung der Osteoblastentätigkeit. Die Rückenschule gibt hier wichtige Hinweise und Übungen.

Fallbeispiel

***Josefine Fischer**, 72, sucht wegen ihrer Rückenschmerzen den Arzt auf. Eine Ausstrahlung in die Beine besteht nicht. Sie ist in den letzten Jahren deutlich kleiner geworden und hat einen Rundrücken bekommen.*

***Befund**▸ Vermehrte Brustkyphose, Hyperlordose der Hals- und Lendenwirbelsäule. Labor: o.B. In den Übersichtsaufnahmen der BWS und LWS sieht man die typischen Wirbeldeformierungen (s: Abb. 4.9a,b S. 132).*

***Diagnose**▸ Altersosteoporose.*

***Therapie**▸ Kalzium, Vitamin D, Natriumfluorid, evtl. vorübergehend Calcitonin. Sie erhält die Aufforderung viel spazieren zu gehen, allerdings nicht bei Glatteis.*

4.2.2 Rachitis (englische Krankheit)

Definition

Stoffwechselerkrankung mit unzureichender Mineralisation des wachsenden Knochens infolge einer durch Lichtmangel (UV-Licht) verursachten Minderproduktion von Vitamin D bei Kindern zwischen 3 Monaten und 3 Jahren.

Ätiopathogenese► Der exogene oder endogene Mangel an Vitamin D führt zu einer ungenügenden Kalzium- und Phosphataufnahme aus dem Darm. Es kommt zu einer unzureichenden Mineralisation des Knochens. Vitamin D ist außerdem für die Reabsorption der Phosphate in den distalen Abschnitten der Tubuli renales contorti verantwortlich. In den Wachstumszonen finden sich größere Mengen hyalinen Knorpels und unverkalkten Osteoids. Die Knorpelzellen haben sich zwar zu Säulen geordnet, aber die Mineralisation des hyalinen Knorpels bleibt weitgehend aus.

Klinik► Die Manifestation der Erkrankung erfolgt in der Zeit der größten Wachstumsgeschwindigkeit zwischen dem 3. Monat und dem 3. Lebensjahr. Die wichtigsten äußeren Merkmale sind:

- Caput quadratum,
- Kraniotabes (Nachgeben des Schädelknochens bei Fingerdruck),
- ventral erniedrigte Wirbel mit rachitischem Sitzbuckel (Sitzkyphose),
- Beckenverformung durch Einsinken des Kreuzbeins mit Einengung des inneren Beckenrings als Geburtshindernis,
- rachitischer Rosenkranz am Thorax durch Auftreibung der Knorpel-Knochen-Grenze der Rippen,
- nach unten verbreiterter glockenförmiger Thorax mit beidseitigen Einsenkungen in Zwerchfellhöhe als Harrison-Furche,
- Prominenz des Sternums als Hühnerbrust. Die langen Röhrenknochen zeigen Verbiegungen (O-, X-Beine) sowie Auftreibungen in der Gegend der Metaphyse (Abb. 4.11). Die Verminderung des Muskeltonus im Abdominalbereich führt zum sog. Froschbauch.

Der erhöhte Knochenumbau bedingt eine Erhöhung der alkalischen Phosphatase als einzigem pathologischen Laborwert (Übersicht 4.10).

Röntgen► Typisch sind die pathologisch veränderten Wachstumszonen mit becherförmiger Auftreibung der Metaphysen (Abb. 4.12a, Übersicht 4.11).

Übersicht 4.10. Klinik der Rachitis

- Caput quadratum
- Kraniotabes
- Platt-, Keilwirbel
- Sitzbuckel
- Kreuzbein eingesunken
- Rosenkranz
- Glockenthorax
- Harrison-Furche
- Hühnerbrust
- O-, X-Beine
- Froschbauch
- Metaphysenverdickung

Übersicht 4.11. Röntgen der Rachitis

- Metaphysenbecher
- Knochenverbiegung
- Grünholzfraktur
- Looser-Umbauzone
- Remissionslinien

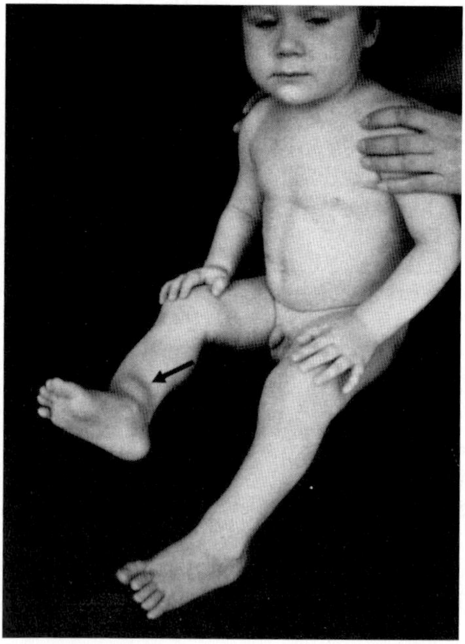

Abb. 4.11. 21/2jähriges Kind mit Auftreibung des Unterschenkels dicht über dem Innenknöchel (Pfeil). Rechts im Profil, auch links angedeutet zu erkennen (doppelter Innenknöchel): Rachitis mit Auftreibung der Metaphyse

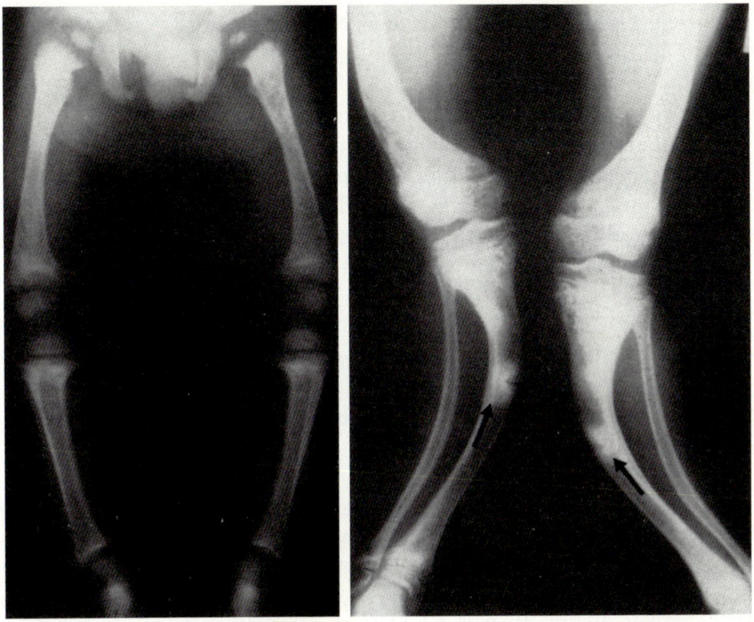

a b

Abb. 4.12 a, b. Kindliches Skelett. **a** O-Beine: Pathologische Veränderungen der Metaphysen besonders im Kniebereich mit Verbreiterung und becherförmiger Konfiguration. **b** X-Beine: An den Hauptbiegungsstellen des Schienbeins finden sich Umbauzonen mit querverlaufendem Spalt und Verdichtung des umgebenden Knochens (Looser-Umbauzonen, Pfeile)

Neben den Verbiegungen finden sich u.U. Grünholzfrakturen, schleichende Frakturen an den Belastungsspitzen als sog. Looser[1]-Umbauzonen und quer zur Längsachse der langen Röhrenknochen verlaufende Verdichtungsbänder (Remissionslinien).

Differentialdiagnose▸ Die rachitischen Deformitäten finden sich immer bilateral symmetrisch etwa im Vergleich zum Crus varum congenitum.

Therapie▸ Im floriden Stadium erfolgt die Behandlung durch erhöhte Vitamin-D-Gabe und zusätzliche Ultraviolettbestrahlung, *Cave:* D-Hypervitaminose mit Hyperkalzämie, verstärkter Verkalkung der Wachs-

[1] Emil Looser, Chirurg, Zürich (1877–1936)

tumszonen, genereller Osteosklerose, Nephrokalzinose, Nephrolithiasis, Niereninsuffizienz.

Prophylaxe▸ Tägliche Gabe von Vitamin D.

Auch bei stärkeren Achsenabweichungen sollte man im Säuglingsalter zunächst eine abwartende Haltung einnehmen, da es häufig zu Spontankorrekturen kommt. Erst nach dem 6. Lebensjahr sind verbliebene stärkere Achsenabweichungen zu korrigieren, z.B. O-Bein-Korrektur durch Tibiakopfosteotomie oder supramalleoläre Osteotomie.

4.2.3 Osteomalazie

Definition *Knochenerweichung durch verminderte Mineralisation der normalen Knochenmatrix.*

Ätiopathogenese▸ Durch Störungen der intestinalen Kalziumaufnahme sowie durch mangelnde Eiweiß- und Kalziumzufuhr wird kein regelrechter Knochen gebildet, da nicht genügend Kalziumapatit als tragfähige Substanz in das Osteoid eingelagert werden kann. Ursächlich ist auch hier wie bei der kindlichen Rachitis ein Vitamin-D-Mangel, allerdings durch eine hepatische oder renale Hydroxylierungsstörung des Vitamin D. Die alkalische Phosphatase ist erhöht.

Klinik▸ Durch die Knochenerweichung kommt es zu Verkrümmungen der langen Röhrenknochen (O-, X-Beine), zu Verformungen des Beckens sowie zu Looser-Umbauzonen. Generalisierte Schmerzen.

Therapie▸ Vitamin D, Behandlung der verursachenden Grundkrankheit.

4.2.4 Osteodystrophia fibrosa generalisata (Morbus Recklinghausen[1], Brauner Tumor)

Definition *Durch Nebenschilddrüsenadenom vermehrt produziertes Parathormon (Parathyrin) löst Kalzium und Phosphate aus den Knochen und führt zur zystischen Osteoporose.*

[1] Friedrich v. Recklinghausen, Pathologe, Königsberg (1833–1910)

Ätiopathogenese▸ Das vermehrte Parathormon (Parathyrin) steigert die Osteoklastentätigkeit und setzt dadurch Kalzium und Phosphat aus dem Skelett frei. Es regt außerdem die Phosphatausscheidung durch die Niere an. Es kommt zu einer schweren generalisierten Osteoporose mit Spontanfrakturen und großen Zysten, in denen sich Blut ansammelt. Es entsteht ein Granulationsgewebe mit Fremdkörperriesenzellen und Blutresten als sog. Brauner Tumor (Abb. 4.13).

Klinik▸ Allgemeine Osteoporose mit Spontanfrakturen. Diagnostisch wichtig ist die vermehrte Kalziumausscheidung im Urin mit positivem Sulkowitch-Test. Es entstehen Nierensteine sowie Niereninsuffizienzerscheinungen. Ferner finden sich Auswirkungen des hohen Serumkalziumspiegels auf die Nervenzellen, die Nervenleitung, den Muskel und den Muskeltonus.

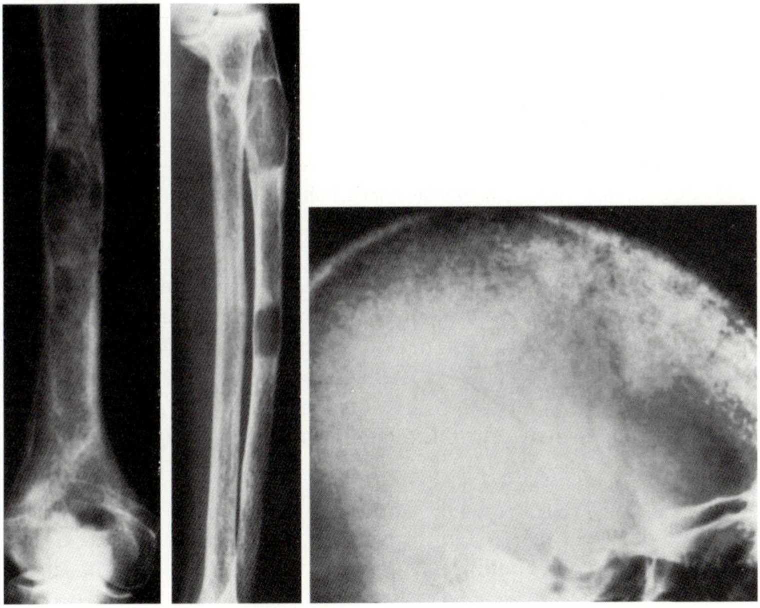

Abb. 4.13. Osteodystrophia fibrosa generalisata mit typischen Veränderungen in den Röhrenknochen. Diffuse Osteoporose mit deutlicher Verdünnung der Kortikalis und vereinzelten zystischen Veränderungen. Der Schädel erscheint verschwommen und zart gefleckt. (Aus: Adams)

Labor► Hyperkalziurie, Hyperphosphaturie, Hypophosphatämie, Hyperkalzämie. Erhöhter Parathormonspiegel im Serum.

Röntgen► Erweiterung des Markraums der Röhrenknochen, Verdickung und Auflockerung des Schädeldachs, Resorption der Wirbelkörperdeckplatten. Die Ausdünnung der Kompakta und Spongiosierung mit subperiostalen Resorbtionen eventuell Knochenzysten ist vor allem an den Händen nachweisbar, deswegen bei Verdacht auf Ofg: Röntgenkontrolle beider Hände.

Therapie► Exstirpation des Nebenschilddrüsenadenoms (Übersicht 4.12).

Übersicht 4.12. Osteodystrophia fibrosa generalisata – Memo

► Vermehrtes Parathormon	► Hyperkalziurie- und -ämie
► Zystische Osteoporose	► Schädelröntgen
► Braune Tumoren	► Operation des Adenoms

4.2.5 Osteodystrophia deformans (Morbus Paget[1], Ostitis deformans)

Definition *Schubweise fortschreitender Knochenumbau.*

Ätiopathogenese► Genaue Ursachen sind nicht bekannt, eine Slow-virus-Infektion wird diskutiert. Im Alter zwischen 50 und 60 Jahren kommt es spontan, bevorzugt bei Männern, zum Knochenumbau. Dem subkortikalen Knochenabbau folgt ein periostaler Knochenanbau. Der neugebildete Knochen ist statisch minderwertig. Der Umbau betrifft sowohl die langen Röhrenknochen wie auch die platten Knochen. Vorzugslokalisation:
- Kreuzbein,
- Oberschenkel,
- LWS,
- Becken,
- Schädel.

[1] Sir James Paget, Chirurg, London (1814–1899)

Neben der monostotischen regionalen Form gibt es auch polyostotische Formen. Maligne Entartung zum Osteosarkom in ca. 5% der Fälle.

Klinik► Spontanverformungen der äußerlich sichtbaren Knochen mit ziehenden Schmerzen. Das Schienbein biegt sich nach vorn mit dem Aspekt einer Säbelscheide als Crus antecurvatum. Der Knochenumbau im Felsenbein führt zu Hörstörungen und Schwindelattacken. Der Schädel vergrößert sich (Hutnummer). Es kommt zu Verbiegungen der langen Röhrenknochen. Kreuz- und Ischiasschmerzen treten beim Befall der LWS auf. Als Ausdruck des vermehrten Knochenumbaus ist die alkalische Phosphatase erhöht. Es kommt zur vermehrten Ausscheidung von Hydroxyprolin.

Röntgen► Strähnige Verdichtungen des Knochens mit unscharfer Konturierung, Kortikalisverbreiterung und Markraumeinengungen finden sich neben osteolytischen Herden. Die Wirbel zeigen charakteristische Verdichtungen und Vergrößerungen mit unscharfem Rand (Paget-Wirbel).

Differentialdiagnose► Chronische Osteomyelitis, osteoblastische Metastasen, Osteodystrophia fibrosa generalisata.

Therapie► Mit Thyreokalzitonin läßt sich die Osteoklastenüberaktivität bremsen. Ein weiteres Mittel ist Biphosphonat. Die Normalisierung des Hydroxyprolins und der alkalischen Phosphatase ist ein Parameter für den Therapieerfolg. Bei starken Verbiegungen und Frakturgefahr gibt man orthopädische Apparate oder führt eine Korrekturosteotomie durch.

Prognose► Langsam schleichender Verlauf, Krankheitsstillstand möglich (Übersicht 4.13).

Übersicht 4.13. Paget – Memo

- Knochenumbau
- 60-jährige Männer
- Becken und Nachbarschaft
- Schädel
- Felsenbein
- Paget-Wirbel
- Alkalische Phosphatase
- DD-Osteomyelitis
- Thyreokalzitonin

Fallbeispiel

Moritz Pageldorf, *62 bemerkt eine zunehmende Verformung seines rechten Schienbeins, das sich immer mehr nach vorne wölbt. Seit einigen Jahren hat er schon Kreuz- und Ischiassmerzen. Außerdem kann er schlecht hören. Die Frage nach der Hutnummer beantwortet er damit, dass er keine Hüte trägt.*

Weitere Untersuchungen▸ *Röntgenaufnahmen des Schädels und der Lendenwirbelsäule zeigen die typischen Vergrößerungen mit unscharfen Rändern.*

Labor▸ *Erhöhung der alkalischen Phosphatase.*

Diagnose▸ *Morbus Paget.*

Therapie▸ *Thyreokalzitonin, ggf. Biphosphonat.*

4.3 Entzündliche Knochenerkrankungen

Einleitung Eine der gefürchtetsten Komplikationen in der orthopädischen Chirurgie ist die Wund- und Knocheninfektion mit nachfolgender Osteomyelitis.

Die möglichen Folgen müssen dem Patienten im präoperativen Aufklärungsgespräch erklärt werden. In der Regel führt dieses Gespräch der Stationsarzt. Dieser sieht auch als erster die Frühzeichen der Entzündung und muß sofort handeln: Abstrich, Antibiotika, Isolierung des Patienten usw. Je früher man das richtige veranlaßt, um so besser ist die Prognose. Es ist ratsam, die wichtigsten Erreger und ihre Verhaltensweisen aus der Mikrobiologie zu rekapitulieren.

Die Knochentuberkulose wird unter den regionalen Erkrankungen, z.B. Spondylitis tuberculosa, Koxitis etc. abgehandelt.

Klinik▸ Entzündungen des Knochens zeigen wie andere Entzündungen Schwellung, Rötung, Schmerzen, typische Laborveränderungen, Temperaturerhöhung.

Die klinischen Erscheinungen sind davon abhängig, ob es sich um eine akute oder chronische Entzündung handelt.

Röntgen▸ Osteolytische Zonen (Knochenabbau) und osteosklerotische Abschnitte (Knochenanbau).

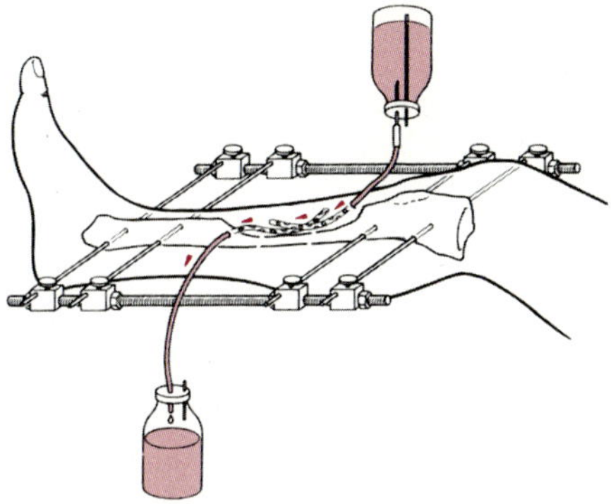

Abb. 4.14. Saug-Spül-Drainage bei infizierter Tibiafraktur bzw. Pseudarthrose. Fragmente sind mit einem Fixateur externe stabilisiert

Therapie▸ In erster Linie Ruhigstellung (Gipsverband mit Einschluß der benachbarten Gelenke) und gezielte Antibiotikaapplikation. Umschriebene Herde werden operativ ausgeräumt und mit einer Saug-Spül-Drainage bzw. mit einer antibiotikahaltigen Knochenzementeinlage versehen (Abb. 4.14).

4.3.1 Akute hämatogene Osteomyelitis

Durch Absiedlung von Eitererregern hervorgerufene Knochenmarkentzündung. **Definition**

Ätiopathogenese▸ Sie wird meistens durch den Staphylococcus aureus haemolyticus hervorgerufen, der von einem Eiterherd (Tonsillen, Furunkel, Appendizitis u.ä.) auf dem Blutweg zum Knochen gelangt.

In der Anamnese findet sich oft ein Hinweis auf den primären Eiterherd (Tonsillen usw.). Betroffen sind meist Kinder und Jugendliche (Übersicht 4.14).

wichtig

Bevorzugter Absiedlungsort sind die gut durchbluteten Anteile der Metaphysen der langen Röhrenknochen (Femur, Tibia, Humerus).

Übersicht 4.14. Hämatogene Osteomyelitis – Memo

▶ Staphylokokken	▶ Knochensequester
▶ Metaphysäre Absiedlung	▶ Wachstumsstörungen
▶ Sympathische Gelenkergüsse	▶ Marktraumphlegmone

Die Gelenkbeteiligung bei der Knocheninfektion ist vom Alter abhänig: Bis zum zweiten Lebensjahr überbrücken Gefäße die sich ausbildende Epiphysenfuge, eine Keimausbreitung von metaphysär nach intraartikulär ist möglich, siehe Säuglingsosteomyelitis.

Ab dem zweiten Lebensjahr bis Wachstumsende: Die Epiphysenfuge ist offen, eine Gefäßüberbrückung findet nicht statt. Eine Keimübertragung zum Gelenk ist wenig wahrscheinlich.

Im Erwachsenenalter können wegen der geschlossenen Epiphysenfuge Keime von der Metaphyse zur Epiphyse und von dort zum Gelenk übertragen werden.

Klinik▸ Der betroffene Knochen ist druckempfindlich, die Umgebung gerötet und geschwollen, Belastungsschmerz, Temperaturerhöhung. Typische Laborveränderungen mit Erhöhung der Blutkörperchensenkungsreaktion (BKS) und Leukozytose. Die benachbarten Gelenke sind häufig in den entzündlichen Prozeß miteinbezogen (sympathischer Reizerguß).

Röntgen▸ Osteolytischer Defekt mit sklerotischem Randsaum, zentral evtl. ein Knochensequester.

Therapie▸ Ruhigstellung, Antibiotika, operative Ausräumung, Saug-Spül-Drainage.

Die akute Osteomyelitis kann in ein chronisches Stadium mit Fisteleiterung übergehen. Die Osteomyelitis wandert diaphysenwärts und unterhält oft jahrelange Fisteleiterungen.

Spätfolgen▸ Wachstumsstörungen, Knochendeformierungen, Versteifung der benachbarten Gelenke.

Akute Säuglingsosteomyelitis

Definition *Sonderform der hämatogenen Osteomyelitis mit Absiedlungsort in der Nähe des Hüftgelenks, s. Säuglingskoxitis, S. 383.*

4.3.2 Exogene Knocheninfektion

Posttraumatische bzw. postoperative Osteomyelitis.

Definition

Ätiopathogenese▸ Der Erreger dringt direkt von außen ein und erzeugt eine lokale Entzündung, die zu entzündlichen Allgemeinreaktionen, wie Fieber, Schüttelfrost und Laborwertveränderungen, führt. Gelingt keine sofortige Beseitigung der akuten Infektion durch Antibiotika und Ausräumung des Herdes, kommt es zur chronischen posttraumatischen Osteomyelitis. Hier finden sich ausgedehnte Bezirke mit Nekrosen und Granulationsgewebe, die von sklerotischem, neugebildetem Knochen umgeben sind. Zentral liegen isolierte nekrotische Knochenteile, die man als Sequester bezeichnet. Oft führt ein Fistelgang vom Eiterherd nach außen.

Klinik▸ Lokale Schwellung, Rötung, evtl. Fisteleiterung, Laborwertveränderungen.

wichtig

Eine chronische Osteomyelitis kann nach Jahren scheinbarer Ruhe wieder aufflackern.

Begleiterscheinungen: Sekundäre Gelenkbeteiligung, Immobilisationsschäden, Amyloidose.

Differentialdiagnose▸ Tumor, enchondrale Dysostosen.

Röntgen▸ Im entzündeten Knochen wechseln osteosklerotische mit osteolytischen Zonen ab. Mitunter finden sich zentrale sklerotische Inseln als Sequester (Abb. 4.15).

Therapie:

- Antibiotika,
- Ausräumung,
- Saug-Spül-Drainage,
- Resektion der Sequester,
- Einlegen von Spongiosa,
- Einlegen von antibiotikahaltigen (Gentamycin) Methylmetakrylatkugeln,
- Ruhigstellung mit Fixateur externe.

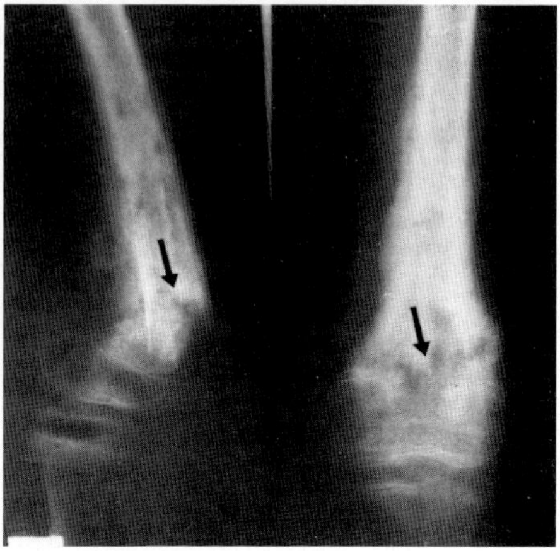

Abb. 4.15. Ausgeprägte Osteomyelitis des distalen Femurendes mit pathologischer Fraktur (Pfeile). Dia- und Metaphyse zeigen eine fleckige Sklerose mit osteolytischen Herden (*links:* seitliche, *rechts:* a.-.p.-Aufnahme)

4.3.3 Brodie[1]-Abszeß

Definition▸ Primär chronische Osteomyelitis mit gutartigem Verlauf durch gute Abwehrlage des Organismus und geringer Virulenz der Erreger.

Ätiopathogenese▸ Im metaphysären Bereich langer Röhrenknochen siedeln sich die Erreger ab. Als Ausdruck einer guten Abwehrlage bildet sich sofort ein starker ***Sklerosesaum.***

Klinik▸ Ziehende, meist nachts auftretende Schmerzen in der erkrankten Knochenpartie, die druckschmerzhaft ist. Sympathische Gelenkergüsse. Zeichen einer chronischen Entzündung bei den Laborwerten: Blutsenkungserhöhung, Veränderungen in der Elektrophorese.

Therapie▸ Ausräumung, Ausmuldung des Herdes, Auffüllung mit Spongiosa.

[1] Sir Benjamin Brodie, Chirurg, London (1783–1862)

4.3.4 Osteomyelitis sclerosans (Garr[1])

Definition

Primär chronische Osteomyelitis im Schaft langer Röhrenknochen.

Klinik▸ Dumpfe, ziehende Schmerzen im betroffenen Extremitätenabschnitt, auch vorwiegend nachts auftretend.

Röntgen▸ Verbreiterung der Kortikalis mit unregelmäßiger Oberfläche und fast vollständiger Verlegung des Markraums. Spindelförmige Auftreibung des Schafts.

Therapie▸ Aufbohren des Markraums, Ausmuldung des Herdes.

Differentialdiagnose▸ Osteoidosteom (Nidus) und osteogenes Sarkom müssen ausgeschlossen werden.

4.4 Tumoren und tumorähnliche Erkrankungen im Knochen

Einleitung

Primäre Knochentumoren und tumorähnliche Gebilde im Knochen (tumor like lesions) sind in diesem Kapitel zusammengefaßt, weil sie trotz unterschiedlicher Ätiologie klinisch und radiologisch Ähnlichkeiten aufweisen. Da einerseits bei einigen Knochentumoren die Prognose ganz entscheidend von der frühzeitigen Diagnose und Therapie abhängt, andererseits ganze Familien verschreckt werden, wenn ein Patient mit einer harmlosen Knochenzyste gleich in ein Tumorzentrum geschickt wird, sind grundlegende Kenntnisse von wichtigen Symptomen und Erscheinungsformen der Knochengeschwülste gefragt (10% der Fragen), obwohl sie nur selten vorkommen. Nach bösartigen Knochentumoren wird oft gefragt. Dabei sind gutartige Knochentumoren häufiger als bösartige. Beide setzen die Stabilität des Knochens herab und können zu Spontanfrakturen führen. Zwei Drittel aller Primärknochentumoren betreffen Kinder und Jugendliche. Die kniegelenksnahen Metaphysen sind am häufigsten

[1] Karl Garr, Chirurg, Rostock (1857–1928)

befallen, eine histologische Differenzierung einiger Tumorformen ist für den Pathologen schwierig. Die Dignität hängt u.a. von der Fähigkeit ab, Metastasen zu setzen. Potentiell maligne (semimaligne) Tumoren wachsen lokal destruierend und setzen mitunter Metastasen.

Wissenswert sind Prädilektionsalter, Symptome, röntgenologische Malignitätszeichen und Prognose. Bei Differentialdiagnosen anderer Erkrankungen sollte man immer auch an Tumoren denken. Das betrifft alle Läsionen, die eine örtliche Knochenzerstörung verursachen.

Die Probeexzision ist die wichtigste diagnostische Maßnahme bei Tumoren.

Während die Behandlung gutartiger Knochengeschwülste symptomatisch erfolgt und meistens von der Stabilitätsfrage bestimmt wird, ist heute die Therapie primärer bösartiger Knochentumoren nur durch interdisziplinäre Zusammenarbeit zwischen Pathologen, Onkologen und orthopädischen Chirurgen möglich und erfolgt nach speziellen Richtlinien in onkologischen Arbeitskreisen.

Die Prognose der Osteosarkome hat sich durch die Chemotherapie verbessert.

4.4.1 Einteilung

Die Einteilung der Tumoren erfolgt nach der histogenetischen Geschwulstsymptomatik. Bei histologisch schwieriger Zuordnung werden histochemische und immunhistochemische Kriterien hinzugezogen. In Übersicht 4.15 sind neben den definitionsgemäß echten Tumoren (autonome Gewebeneubildung) auch tumorähnliche Gebilde und geschwulstmäßige Affektionen aufgeführt. Die bösartigen Knochengeschwülste heißen Sarkome. Neben dem Ausgangsgewebe und der Dignität lassen sich für einige Knochentumoren und Zysten noch andere gemeinsame Nenner herausarbeiten, die für die Differentialdiagnose wichtig sind. Dazu zählen auch Lokalisation und Prädilektionsalter (Abb. 4.16).

Übersicht 4.15. Einteilung der Tumoren und tumorähnlichen Erkrankungen im Knochen (nach der WHO-Klassifikation)

Geht aus vom:	Benigne:	Semimaligne:	Maligne:
Knorpel (chondrogen)	Osteochondrom (kartilaginäre Exostosen) Stammfernes Enchondrom Chondroblastom	Stammnahes Enchondrom Chondromyxoidfibrom	Chondrosarkom
Knochen (osteogen) Bindegewebe (kollagen)	Osteom Osteoidosteom Nichtossifizierendes Fibrom Juvenile Knochenzyste Fibröse Knochendysplasie Ganglion		Osteogenes Sarkom
Knochenmark (myelogen)	Eosinophiles Granulom	Riesenzelltumor Osteoklastom	Ewing-Sarkom Retothelsarkom Plasmozytom
Gefäße (angiogen)	Hämangiom Aneurysmatische Knochenzyste		Hämangiosarkom
Tumorabsiedlungen im Knochen			Metastasen Synovialom

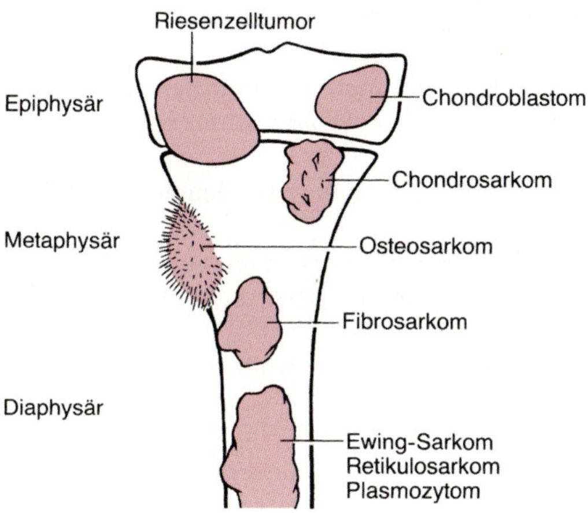

Abb. 4.16. Typische Lokalisation wichtiger primärer Knochentumoren

4.4.2 Gutartig (Übersicht 4,16)

Übersicht 4.16. Kriterien der Gutartigkeit von Knochenneubildungen

- Langsam wachsend
- Scharf begrenzter Rand
- Glatte reaktive Sklerosierung
- Solide Periostreaktion
- Fehlende Weichteilkomponente
- Geographische Knochendestruktion

Kommentar:
Langsam wachsende, gutartige Veränderungen im Knochen lassen dem Gewebe Zeit, auf die Neubildung zu reagieren. Solide Randbereiche und geordnete (geographische) Knochenreaktionen sind die Folge.

Osteochondrom (Synonyme: Kartilaginäre Exostose, Exostosenkrankheit)

Definition *Von einer Knorpelkappe überzogene Ausstülpung des Knochens. Häufigste gutartige Knorpelgeschwulst, die sich auf dem Knochen entwickelt. Die als Osteochondrom bezeichneten Exostosen entstehen aus versprengten Knorpelzellnestern. Es gibt eine autosomal dominant erbliche Form mit systemischer Verbreitung auf das ganze Skelettsystem verbunden mit Wachstumsstörungen als Exostosenkrankheit.*

Lokalisation▸ Im metaphysären Bereich der langen Röhrenknochen. Sie wandern während des Wachstums zur Diaphyse.

Alter▸ Werden meistens zwischen dem 10. und 20. Lebensjahr entdeckt.

Klinik▸ Beschwerden entstehen nur, wenn Nerven oder Gefäße verdrängt werden. Meistens sind sie symptomlos.

Röntgen▸ Pilzartige Vorwölbungen, breitbasig oder gestielt, die dem Knochen aufsitzen.

Therapie▸ Eine Abmeißelung der Exostosen ist nur erforderlich, wenn sie Beschwerden verursachen oder wenn sie sich plötzlich rasch stark vergrößern (Sarkomverdacht).

Prognose▸ Gutartig. Maligne Entartung wird beschrieben, ist aber extrem selten.

wichtig

Kurzcharakteristik. ***Osteochondrom – Jugendliche – multilokuläre Exostosen – harmlos.***

Stammfernes Enchondrom (Synonym: Chondrom)

Definition

Gutartige Knorpelgeschwulst peripherer Knochen.

Lokalisation▸ Entwicklung im Innern kleiner Röhrenknochen; Hauptlokalisation: Finger, Mittelhandknochen. Systemisches Auftreten als Enchondromatose.

Alter▸ Alle Lebensalter.

Klinik▸ Schmerzhafte Schwellung eines oder mehrerer Finger und Spontanfrakturen weisen auf Enchondrome hin.

Röntgen▸ Die Diagnose wird meistens anhand des Röntgenbildes gestellt, wo man scharf begrenzte zystische Auftreibungen der kleinen Knochen sieht. Der Knochen erscheint aufgebläht, die Kortikalis verdünnt, aber nicht unterbrochen. Keine periostale Reaktion.

Therapie▸ Wegen der Beschwerden und der Möglichkeit von Spontanfrakturen sollten alle Enchondrome ausgeräumt werden. Der Hohlraum wird mit Spongiosa aufgefüllt.

Prognose▸ Enchondrome der kleinen Röhrenknochen sind immer gutartig. Enchondrome anderer Lokalisation, etwa im Becken, gelten als semimaligne Tumoren.

wichtig

Kurzcharakteristik: **Chondrom – kleine Röhrenknochen – multipel – ausräumen.**

Chondroblastom (Codman-Tumor)

Definition *Seltener gutartiger epiphysärer Knorpeltumor.*

Lokalisation▸ Entwicklung aus chondroblastenähnlichen Zellen in der Epiphyse langer Röhrenknochen.

Alter▸ Zwischen dem 10. und 20. Lebensjahr.

Klinik▸ Durch die Gelenknähe kommt es zu Bewegungsschmerzen und Reizergüssen.

Röntgen▸ Rundliche, gut abgegrenzte Aufhellungen in der Epiphyse, teils auch metaphysär mit Kalkeinlagerungen.

Therapie▸ Ausräumung und Spongiosaauffüllung.

Prognose▸ Immer gutartig.

wichtig *Kurzcharakteristik:* **Chondroblastom – Jugendliche – epiphysär – ausräumen.**

Chondromatose (Gelenkchondromatose)

Definition *Multiple freie Gelenkkörper aus Knorpel durch metaplastische Umwandlung von Synovialmembran in Knorpel.*

Lokalisation▸ Am häufigsten sind Knie und Ellenbogen betroffen.

Alter▸ Nur Erwachsene.

Klinik▸ Einklemmungen, Gelenkblockierungen.

Röntgen▸ Wenn die Gelenkkörper verkalkt sind, sieht man rundliche Schatten (Abb. 4.17).

Therapie▸ Exstirpation, am besten Synovektomie zur Rezidivprophylaxe.

Prognose▸ Immer gutartig.

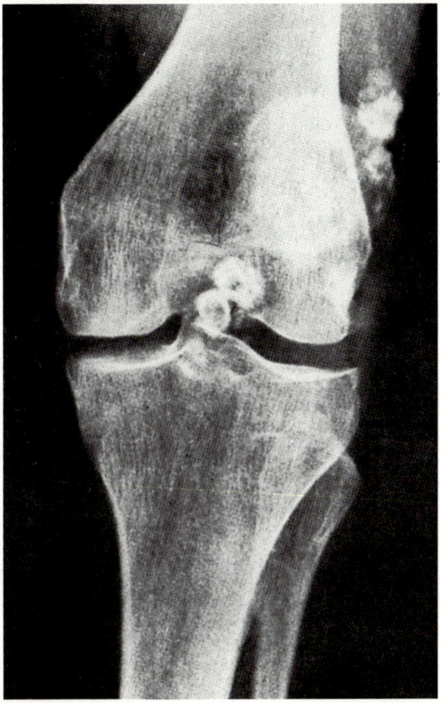

Abb. 4.17. Viele rundliche kalkdichte Schatten in der Umgebung eines Gelenks sprechen für eine Gelenkchondromatose (meist Knie und Ellenbogen)

wichtig

Kurzcharakteristik: **Gelenkchondromatose – freie Gelenkkörper – Knie – Ellenbogen – ausräumen.**

Osteom

Definition

Gutartiger knochenbildender rundlicher Tumor.

Lokalisation▸ Im Schädel und in den langen Röhrenknochen.

Alter▸ In jedem Lebensalter, bevorzugt das weibliche Geschlecht.

Klinik▸ Keine Beschwerden, werden zufällig entdeckt.

Röntgen▸ Scharf begrenzte knochendichte Rundschatten.

Therapie▸ Nicht erforderlich.

Prognose▸ Immer gutartig.

wichtig *Kurzcharakteristik:* **Osteom – runde Verdichtungen – harmlos.**

Osteoidosteom

Definition *Gutartiger knochenbildender Tumor von 1 cm Durchmesser, mit starken Schmerzen einhergehend.*

Lokalisation▸ In der Kortikalis langer Röhrenknochen und in Wirbelbögen.

Alter▸ Vorwiegend zwischen dem 5. und 30. Lebensjahr.

Klinik▸ Starke lokale Schmerzen, die vorwiegend nachts auftreten und charakteristischerweise auf Aspirin gut ansprechen.

Röntgen▸ Typisch ist eine kleine (ca. 1 cm) zystische Aufhellung mit ausgedehnter Randsklerose, die man als Nidus (Fleck) bezeichnet (Abb. 4.18).

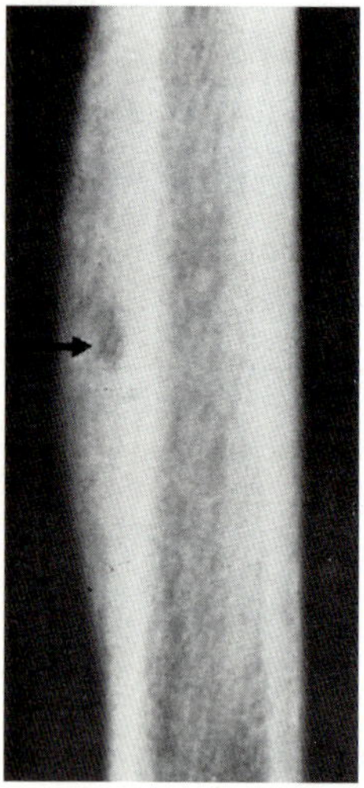

Abb. 4.18. Osteoidosteom des Femurs. Zu beachten ist die lokale Kortikalisverdickung mit einem kleinen zentralen Nidus (Pfeil). (Aus Adams 1982)

Therapie▸ Operative Entfernung ist allein wegen der Schmerzen erforderlich.

Prognose▸ Immer gutartig.

wichtig

Kurzcharakteristik: **Osteoidosteom – Jugendliche – schmerzhaft – Nidus.**

Osteoblastom

Definition

Gutartiger Knochen bildender Tumor, wesentlich größer als das Osteoidosteom.

Lokalisation▸ In der Diaphyse langer Röhrenknochen und in den Wirbelbögen.

Klinik▸ Starke lokale Schmerzen, kein Nachtschmerz. Bei der Lokalisation am Wirbel hartnäckige Wurzelkompressionssyndrome.

Therapie▸ Operative Entfernung.

Kurzcharakteristik▸ Osteoblastom, starke Schmerzen, Wirbelbogenlokalisation, operative Entfernung.

Nichtossifizierendes Fibrom, fibröser Kortikalisdefekt

Definition

Umschriebener Herd von Bindegewebe im Knochen, temporäre Störung der enchondralen Ossifikation im Randbereich der Wachstumsfuge ohne Knochendeformierung.

Lokalisation▸ In den Metaphysen von Femur, Tibia und Fibula.

Alter▸ 5.–15. Lebensjahr.

Klinik▸ Symptomlos.

Röntgen▸ Rundlicher, traubenförmiger Knochendefekt mit Sklerosesaum, führt im allgemeinen nicht zu Knochendeformierungen (Abb. 4.19).

Therapie▸ Nicht erforderlich. Operation nur bei größerer Ausdehnung, wenn Frakturgefahr besteht.

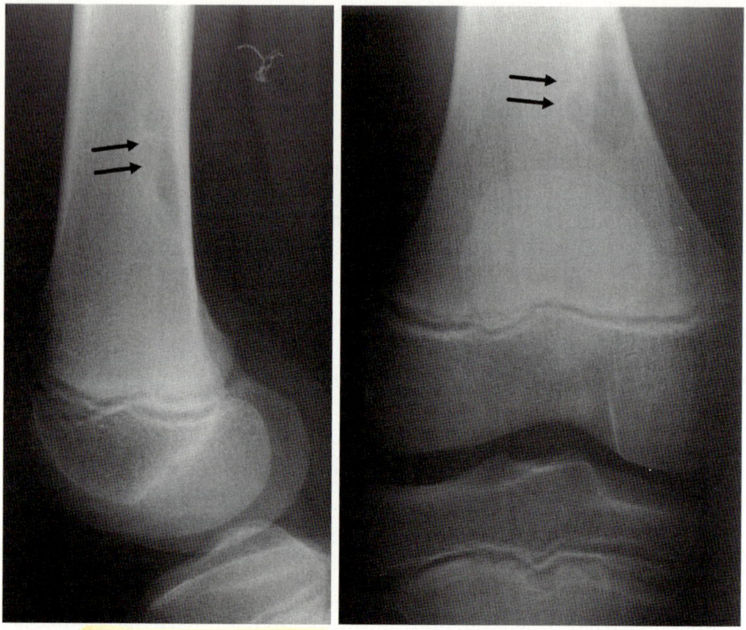

Abb. 4.19. Nicht ossifizierendes Fibrom bei einem 8-jährigen Jungen als Zufallsentdeckung. Die Röntgenaufnahme wurde wegen einer Knieverletzung durchgeführt. Der traubenförmige Knochendefekt ist von einem Sklerosesaum umgeben. Therapie: Keine.

Prognose▸ Bildet sich spontan nach Abschluß des Wachstums zurück, lagert sich der Kortikalis an.

wichtig *Kurzcharakteristik;* Nichtossifizierendes Fibrom – Jugendliche – gut abgegrenzt – klein – harmlos.

Juvenile Knochenzyste (Synonym: solitäre Knochenzyste)

Definition *Gutartiger zystischer einkammeriger Knochendefekt mit gelblicher Flüssigkeit.*

Lokalisation▸ In den Metaphysen langer Röhrenknochen und in spongiösen Knochen, z.B. Kalkaneus. Sie können im Laufe des Wachstums auch diaphysenwärts wandern.

Alter▸ 5.–20. Lebensjahr.

Klinik▸ Bis zur Spontanfraktur symptomlos. Spontanfrakturen finden besonders in der proximalen Humerusmetaphyse statt, weil hier die Knochenzysten besonders groß sind.

Röntgen▸ Großer, rundlicher Knochendefekt mit Kortikalisverdünnung und evtl. Fraktur (Abb. 4.20). Man unterscheidet eine aktive Läsion mit solitärer Höhle im Alter von 10–12 Jahren von einer latenten Läsion mit verkalkter mehrkammeriger Höhle nach dem 12. Lebensjahr.

Therapie▸ Ausräumung und Auffüllung mit Spongiosa ist erforderlich, um einer Spontanfraktur vorzubeugen, Alternativmethode: Kortisoninjektion in die Zyste.

Prognose▸ Immer gutartig, spontane Heilung. Bei Spontanfraktur der dünnen Zystenwand kann es in die Zyste hineinbluten. Dadurch wird der knöcherne Durchbau beschleunigt, allerdings unter Deformierung des Knochens.

wichtig

***Kurzcharakteristik:* Juvenile Knochenzyste – Jugendliche – gut abgegrenzt – groß – ausräumen.**

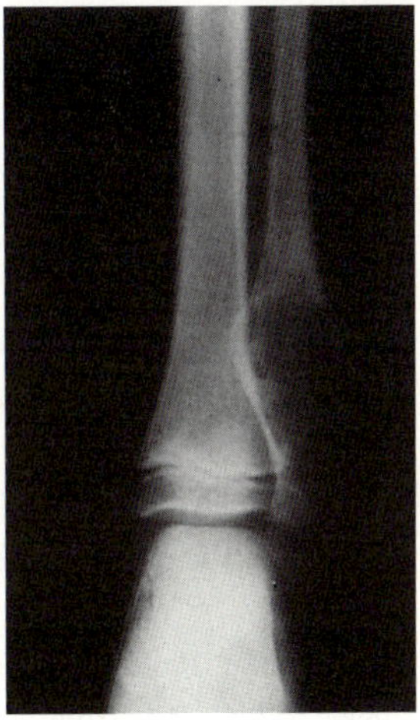

Abb. 4.20. Knöchelgabel a.-p. beim Kind (Wachstumsfugen offen). Die Fibula zeigt eine Auftreibung im distalen Ende mit Verdünnung der Kortikalis, metaphysäre Lokalisation: juvenile Knochenzyste

Fibröse Knochendysplasie (Synonym: M. Jaffé[1]-Lichtenstein[2], Osteofibrosis deformans juvenilis)

Definition *Ersatz des Knochens durch zystenförmiges Bindegewebe, fibröse Herde mit unreifem Faserknochen.*

Lokalisation▸ Ein oder mehrere Knochen sind diametaphysär in größeren Abschnitten betroffen. Femur und Tibia sind zystisch aufgetrieben und verbogen (Übersicht 4.17).

Übersicht 4.17. Zysten – Memo

	Alter	Vorzugslokalisation	Merkmal
Juvenile Knochenzyste	Jugendliche	Metaphysen	Spontanfraktur
Fibröse Knochendysplasie	Kinder	Metadiaphyse	ganze Knochen
Intraossäres Ganglion	Erwachsene	Gelenknähe	nichts machen
Aneurysmatische Knochenzyste	junge Erwachsene	Metaphyse	Bienenwabe

Alter▸ Beginnt während des Wachstums, Stillstand nach der Pubertät.

Klinik▸ Schon äußerlich erkennt man die Deformierung der Extremität, meist mit Verkürzung einhergehend. Die polyostotische Form geht oft mit endokrinen Krankheiten (Diabetes, Cushing, Hyperthyreose) einher.

Röntgen▸ Wabige Auftreibung und Deformierung des Knochens mit Fehlwachstum.

Therapie▸ Konservativ orthopädisch mit Schienen und entlastenden Apparaten.

Prognose▸ Eine Heilung ist nicht möglich, nach Abschluß des Wachstums hört der Umbau auf, keine maligne Entartung.

wichtig *Kurzcharakteristik:* **Fibröse Knochendysplasie – wabige Auftreibung – ganzer Knochen – Apparateversorgung.**

[1] Henry Jaff, Pathologe, New York (1896–1970)

[2] Louis Lichtenstein, Pathologe, Los Angeles (1906–1977)

Intraossäres Ganglion (Synonym: subchondrales Ganglion)

Definition

Gutartige, kleine gelenknahe Zyste, gefüllt mit Gallerte, in einem nicht-arthrotischen Gelenk. Bei einem arthrotischen Gelenk würde man sonst von einer Geröllzyste sprechen.

Lokalisation▸ Hüft-, Knie-, Sprunggelenk.

Alter▸ Erwachsene.

Klinik▸ Mitunter Bewegungsschmerz durch Gelenkreizung.

Röntgen▸ Bis zu kirschgroßer subchondraler Defekt mit kräftigem Sklerosesaum.

Therapie▸ Nur bei Beschwerden Ausräumung und Spongiosaauffüllung.

Prognose▸ Intraossäre Ganglien sind wie die Weichteilganglien immer gutartig.

wichtig

Kurzcharakteristik: Ganglion – gelenknah – klein – rund.

Eosinophiles Granulom (Synonym: Histiozytosis x)

Definition

Umschriebener 1–3 cm großer Knochendefekt durch eosinophile Leukozyten und Histiozyten. Benigne Verlaufsform der Histiozytose.

Lokalisation▸ Im Markraum von Schädel, Becken, langen Röhrenknochen, Wirbeln (Vertebra plana).

Differentialdiagnose▸ des Plattwirbels (vertebra plana): Lymphome im Kindesalter (s. Blutbid), osteoporotischer Plattwirbel (nur bei Erwachsenen).

Alter▸ Jungen zwischen 5. und 18. Lebensjahr.

Klinik▸ Lokale Schmerzen, Spontanfrakturen, Eosinophilie.

Röntgen► Rundliche, scharf begrenzte Defekte, sehen aus wie ausgestanzt.

Therapie► Operative Ausräumung. Beim Plattwirbel (Vertebra plana) konservativ durch Korsettbehandlung. Durch Kortisoninstillation kann die Heilung beschleunigt werden.

Prognose► Immer gutartig, Neigung zur Selbstheilung.

wichtig *Kurzcharakteristik:* **Eosinophiles Granulom – Jungen – ausgestanzter Defekt – Eosinophilie.**

Knochenhämangiom

Definition *Von den Blutgefäßen ausgehender gutartiger Knochentumor.*

Lokalisation► Vorzugsweise in den Wirbeln und im Schädel (Übersicht 4.18).

Alter► Erwachsene, Frauen.

Klinik► Meistens symptomlos, bei expansivem Wachstum Nervenwurzelkompression.

Übersicht 4.18. Benignes und semimalignes – om – Memo

	Alter	Vorzugslokalisation	Merkmal
Osteochondrom	Jugendliche	Metaphysen	multipel
Stammfernes Enchondrom	alle	Finger	multipel
Chondroblastom	Jugendliche	Epiphyse	solitär
Osteom	alle	Schädel	nichts machen
Osteoidosteom	Jugendliche	Diaphyse	Nidus
Nicht ossif. Fibrom	Jugendliche	Metaphyse	nichts machen
Eosinophiles Granulom	Jugendliche	Diaphysen	solitär
Knochenhämangiom	Erwachsene	Wirbel	solitär
Stammnahes Enchondrom	jugendl. Erwachsene	Becken	semimaligne
Osteoklastom	jugendl. Erwachsene	Epiphysen	semimaligne

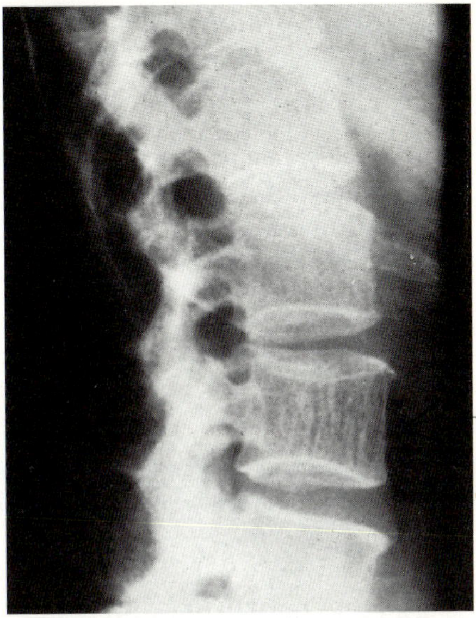

Abb. 4.21. LWS seitlich.
Der 2. Wirbel von unten zeigt eine wabenartige Struktur mit größeren Hohlräumen. Die äußere Kortikalis ist unverändert: Wirbelhämangiom

Röntgen▸ Bienenwabenartige Spongiosastruktur mit größeren Hohlräumen und verstärkten Trabekeln (👁Abb. 4.21).

Therapie▸ Meistens nicht erforderlich, bei expansivem Wachstum: Bestrahlung, Dekompression (Laminektomie).

Prognose▸ Immer gutartig.

wichtig

Kurzcharakteristik: **Knochenhämangiom – Frauen – Wirbel – bienenwabenartig.**

Aneurysmatische Knochenzyste

Definition

Gutartiger, zystischer, mehrkammeriger Knochendefekt mit blutigem Inhalt.

Lokalisation▸ In den Metaphysen langer Röhrenknochen, aber auch in Wirbel und Becken.

Alter▸ 15.–30. Lebensjahr.

Klinik▸ Lokale Schmerzen und Schwellung durch expansives Wachstum.

Röntgen▸ Mehrkammeriger Defekt mit Aufblähung des Knochens und Veränderung der äußeren Knochenkontur.

Therapie▸ Wegen der Rezidivfreudigkeit möglichst En-bloc-Resektion, Defektausgleich mit Spongiosa.

Prognose▸ Immer gutartig. Bei unzureichender Exstirpation sind Rezidive häufig.

wichtig *Kurzcharakteristik:* **Aneurysmatische Knochenzyste – mehrkammerig – aufgebläht – rezidivfreudig.**

4.4.3 Potentiell bösartig

Stammnahes Enchondrom (Synonym: Chondrom)

Definition *Semimaligne Knorpelgeschwulst.*

Lokalisation▸ Entwicklung in langen Röhrenknochen, Rippen, Wirbeln und im Becken.

Alter▸ Bevorzugt ist das Alter zwischen 5 und 25 Jahren sowie das weibliche Geschlecht.

Klinik▸ Das verdrängende Wachstum verursacht örtliche Schmerzen und Schwellung.

Röntgen▸ Zunächst gut abgegrenzter, rundlicher Knochendefekt. Oft finden sich Kalkeinlagerungen mit gesprenkeltem Aussehen (sog. Kalkspritzer).

Therapie▸ Wo es möglich ist: En-bloc-Resektion und Defektüberbrükkung mit autologem Knochen.

Prognose▸ Die Rezidivneigung und Tendenz zur malignen Entartung ist besonders nach wiederholter (vergeblicher) Resektionsbehandlung groß, deshalb semimaligner Tumor.

wichtig

Kurzcharakteristik: Stammnahes Enchondrom – junge Frauen – Kalkeinlagerungen – maligne Entartung.

Riesenzelltumor (Synonym: Osteoklastom, Blutungen ins Tumorgewebe mit Hämatomresten haben zur Bezeichnung „Brauner Tumor" geführt)

Definition

Semimaligner, vom Knochenmark ausgehender Tumor. Charakteristisch sind 2 verschiedene Zelltypen: Spindelförmige Zellen und Riesenzellen.

Lokalisation▸ In den Epiphysen langer Röhrenknochen.

Alter▸ Junge Erwachsene zwischen 15 und 40 Jahren, meistens Frauen.

Klinik▸ Schwellung, Schmerz, Bewegungseinschränkung.

Röntgen▸ Exzentrisch epiphysärer, großer Defekt ohne knöcherne Reaktion auf die Metaphyse übergreifend, expansives Wachstum führt zur Aufblähung des Knochens, dehnt sich bis zur Gelenkfläche aus (Abb. 4.22).

Therapie▸ En-bloc-Resektion.

Prognose▸ 15% der Riesenzelltumoren sind primär maligne; zunächst gutartige Tumoren können nach wiederholten Operationen wegen lokaler Rezidive maligne entarten und Lungenmetastasen setzen.

wichtig

Kurzcharakteristik: Riesenzelltumor – junge Erwachsene – semimaligne – epiphysär – Operation – Rezidive.

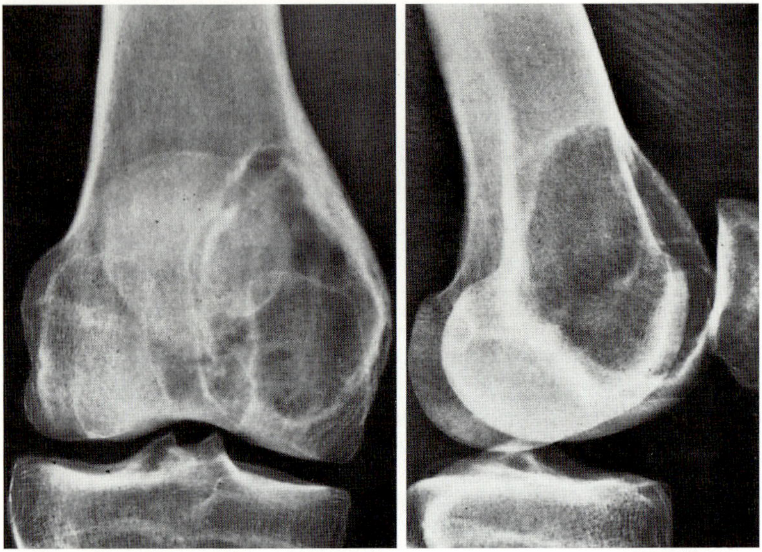

Abb. 4.22. Riesenzelltumor des Knochens in üblicher Lokalisation. Der schwachgekammerte Tumor zerstört in den meisten Fällen einen der Femurkondylen. Er dehnt sich bis nahe zur Gelenkfläche aus. (Aus Adams)

4.4.4 Bösartig (Übersicht 4.19, Abb. 4.23)

Chondrosarkom

Definition *Vom Knorpel ausgehender, langsam wachsender maligner Tumor.*

Lokalisation▸ Metaphyse von Femur, Humerus, Tibia und im Becken, Schulter, WS. Peripher als maligne Entartung von Osteochondromen und Enchondromen (selten).

Alter▸ Vorwiegend Erwachsene.

Klinik▸ Wegen des langsamen Wachstums kaum Symptome, späte Metastasen.

Übersicht 4.19. Malignitätskriterien von Knochenneubildungen

- ► Codman[1]-Dreieck – spornartige periostale Abhebung als Periostsporn
- ► Spiculae – senkrecht zum Schaft wachsende Knochenbälkchen
- ► Mottenfraß – Defekte im Knochen ohne Reaktion
- ► Lamellen – durchgehende periostale Abhebungen übereinander
- ► Weichteilausdehnung

Kommentar:

Schnell wachsende, bösartige Veränderungen im Knochen lassen dem Gewebe keine Zeit, geordnet auf die Neubildung zu reagieren. Unscharfe Randbereiche und chaotische Knochenreaktionen sind die Folge.

Zum Staging gehören Szintigramm, Abdomensono, Lungen CT und MRT.

Die Tumoragressivität ist durch rasche Tumorvolumenzunahme, geringen Differenzierungsgrad, Zellatypien, Mitosen, und hohen Infiltrationsgrad gekennzeichnet. Das Szintigramm zeigt eine hohe Technetium-99-Aufnahme.

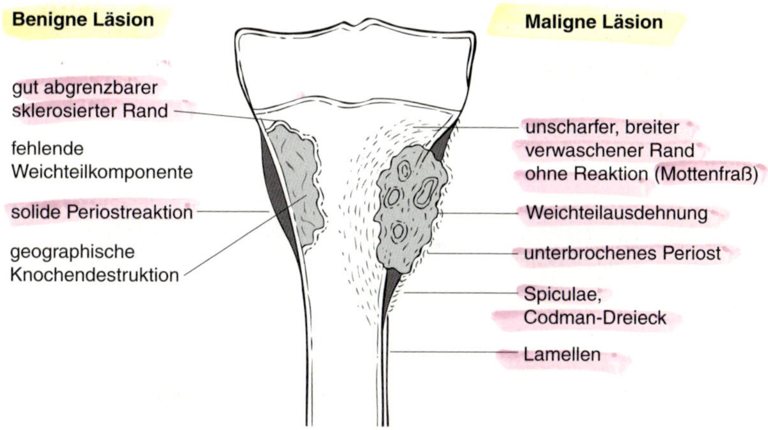

Abb. 4.23. Typische radiologische Veränderungen bei benignen und malignen Läsionen. (Aus Idelberger 5. Auflage)

Röntgen► Knochendefekt ohne knöcherne Reaktionen, Kalkeinlagerungen.

[1] Ernest Codman Chirurg, Boston (1869–1940)

Therapie▸ Amputation, wo es möglich ist, Exartikulation, Hemipelvektomie u.ä., Resektion solitärer Metastasen. Geringe Strahlenempfindlichkeit.

Prognose▸ Relativ geringer Malignitätsgrad und langsames Wachstum führen bei konsequenter Behandlung zu einer Fünfjahresüberlebensrate von über 50%.

wichtig *Kurzcharakteristik:* **Chondrosarkom – Erwachsene – langsam wachsend – Verkalkungen – Radikaloperation.**

Osteosarkom

Definition *Vom Knochen ausgehender, schnell wachsender, maligner Tumor, der Knochen bilden kann. Neben dem Plasmozytom der häufigste maligne primäre Knochentumor.*

Lokalisation▸ Metaphysen langer Röhrenknochen, meist Knienähe.

Alter▸ Kinder und Jugendliche. Kann als Paget-Sarkom bei alten Menschen vorkommen.

wichtig *Sarkom und Alter:* **Ewing- und Osteosarkome entstehen vorwiegend zwischen dem 5. und 25. Lebensjahr. Fibro-, Chondro- und Retikulumzellsarkome sind eher bei Erwachsenen anzutreffen.**

Klinik▸ Tastbare Verdickung, ziehende Schmerzen. Labor: alkalische Phosphatase erhöht, Allgemeinzustand reduziert, Lungenmetastasen.

Röntgen▸ Knochendefekt, Knochenneubildung in Form von Knochenbälkchen im Tumorgewebe als sog. Spiculae. Periostale Reaktionen (Codman-Dreieck) (Abb. 4.24) und Periostlamellierung.

Therapie▸ Radikaloperation (En-bloc-Resektion, Amputation) und Chemotherapie.

Prognose▸ Trotz verbesserter Chemotherapie ist die Prognose insgesamt immer noch schlecht.

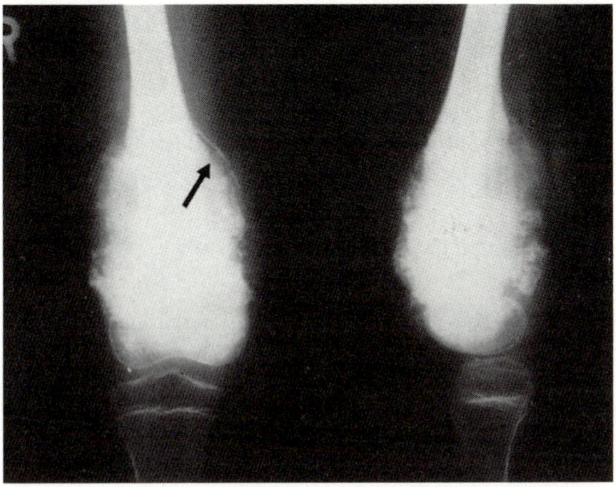

Abb. 4.24. Kniegelenk und distales Femurende eines Kindes (Wachstumsfuge am Tibiakopf offen). Starke Destruktionen mit Knochenneubildung: Osteosarkom. An der Übergangszone vom gesunden Knochen zum Tumor findet sich eine verknöcherte periostale Abhebung, die mit dem darunterliegenden (kranken) Knochen zusammen ein langgezogenes dreieckiges Gebilde (sog. Codman-Dreieck, Pfeil) ergibt

wichtig

Kurzcharakteristik: **Osteosarkom – Kinder – schnellwachsend – Knochenneubildung – Operation und Zytostatika.**

Fibrosarkom

Definition

Vom Bindegewebe ausgehender, langsam wachsender Knochentumor.

Lokalisation► Metaphysen langer Röhrenknochen.

Alter► Vorwiegend Erwachsene.

Klinik► Tastbare Verdickung, ziehende Schmerzen, Labor.

Röntgen► Zentrale Destruktionsherde ohne knöcherne Reaktion.

Therapie► Radikaloperation (En-bloc-Resektion, Amputation) und Zytostatika. Geringe Strahlenempfindlichkeit.

Prognose► Langsames Wachstum und Radikaloperation bewirken eine relativ gute Prognose.

wichtig *Kurzcharakteristik:* **Fibrosarkom – Erwachsene – langsam wachsend – Radikaloperation und Zytostatika.**

Ewing[1]-Sarkom

Definition *Vom Knochenmark ausgehender, schnell wachsender maligner Tumor, bestehend aus kleinen undifferenzierten Mesenchymzellen mit chromatindichten Kernen. Frühe Metastasenbildung in anderen Knochen und in der Lunge.*

Lokalisation► Metadiaphysärer Bereich der langen Röhrenknochen.

Alter► Kinder und Jugendliche (5.–20. Lebensjahr).

Klinik► Schmerzen, Temperaturerhöhung, Labor, reduzierter AZ.

Röntgen► Knochendestruktion mottenfraßähnlich im Schaft langer Röhrenknochen mit Periostreaktionen als Lamellenformation (zwiebelschalenartig) und als Periostsporn (Codman-Dreieck).

wichtig **Wichtigste Differentialdiagnose bei Knochentumoren ist die Osteomyelitis.**

Differentialdiagnose► Osteomyelitis.

Therapie► Sehr strahlenempfindlich, Zytostatikatherapie, in bestimmten Fällen kombiniert mit Tumorresektion oder Radikaloperation.

Prognose► Durch die neue Zytostatika-Strahlen-Kombinationstherapie etwas besser geworden.

wichtig *Kurzcharakteristik:* **Ewing-Sarkom – Kinder – schnell wachsend – Osteomyelitisähnlichkeit – Strahlen und Zytostatika.**

---

[1] James Ewing, Pathologe, New York (1866–1943)

Retikulumzellsarkom (Synonyme: Retothelsarkom,immunoblastisches Sarkom. Non-Hodgkin-Lymphom des Knochens)

Vom Knochenmark ausgehender, langsam wachsender maligner Tumor. **Definition**

Lokalisation▸ Diaphysen der langen Röhrenknochen, Schulter, Schädel, WS.

Alter▸ Erwachsene.

Klinik▸ Wegen des langsamen zentralen Wachstums zunächst wenige Symptome.

Röntgen▸ Knochendefekte, Knochenverdichtungen.

Therapie▸ Strahlentherapie, Zytostatika, Resektion.

Prognose▸ Wegen des guten Ansprechens auf Strahlen relativ gut.

Kurzcharakteristik: Retikulumzellsarkom – Erwachsene – langsam wachsend – strahlensensibel. **wichtig**

Plasmozytom (Synonyme: multiples Myelom, M. Kahler[1])

Neoplastische Wucherung von Plasmazellen im Knochen, multilokulär. **Definition**

Lokalisation▸ WS, Rippen, Schädel.

Alter▸ Ältere Erwachsene, kommt häufiger vor.

Klinik▸ Diffuse Schmerzen, Paraproteinämie, starke Erhöhung der Blutsenkungsgeschwindigkeit, Bence-Jones-Protein im Urin.

Röntgen▸ Multiple, rundliche, ausgestanzte Defekte ohne knöcherne Reaktion, Osteoporose, pathologische Frakturen.

[1] Otto Kahler, Internist, Prag (1849–1893)

Therapie► Zytostatika, Strahlentherapie, lokale Tumorresektion.

Prognose► Langsames Wachstum und Remissionen durch Zytostatika führen zu einem chronischen Verlauf (Übersicht 4.20).

wichtig *Kurzcharakteristik:* **Plasmozytom – alte Menschen – multilokulär – Paraproteinämie – Zytostatika.**

Übersicht 4.20. Sarkom – Memo

	Alter	Ort	Wachstum
Chondrosarkom	Erwachsene	Metaphysen	langsam
Osteosarkom	Kinder	Metaphysen	schnell
Fibrosarkom	Erwachsene	Metaphysen	langsam
Ewing-Sarkom	Kinder	Diaphysen	schnell
Retikulumzellsarkom	Erwachsene	Diaphysen	langsam
Plasmozytom	Alte	WS	langsam

Knochenmetastasen

Definition *Absiedlungen malignen Tumorgewebes im Knochen. Knochenmetastasen setzen vorwiegend Mamma-, Schilddrüsen-, Bronchial-, Nieren- und Prostatakarzinome.*

wichtig **Die häufigsten bösartigen Knochengeschwülste sind Metastasen.**

Lokalisation► Wirbelkörper, Becken, proximales Femurende, Rippen.

Alter► Meistens ältere Erwachsene.

Klinik► Starke lokale Schmerzen durch verdrängendes Wachstum, Tumorkrankheit, Labor.

Röntgen► Knochendefekte ohne Reaktion, Spontanfraktur (Abb. 4.25). Man unterscheidet Metastasen mit Knochenverdichtung (osteoblastische Metastasen; Prostata-, Mamma-, Blasenkarzinom) und knochenauflösende Metastasen (osteolytisch, osteoklastisch; Bronchial-, Schilddrüsen-, Mamma-, Nierenkarzinom).

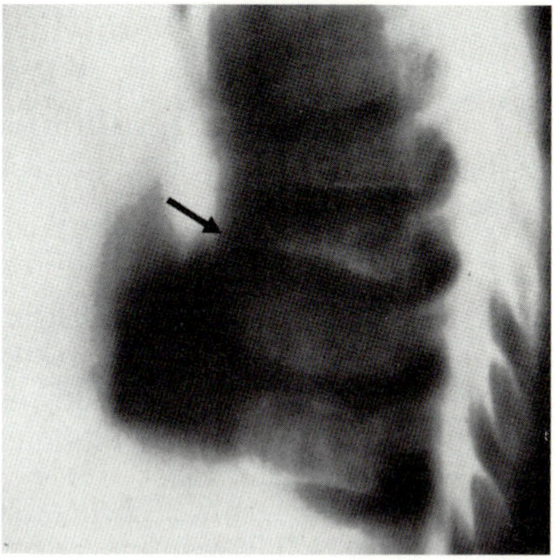

Abb. 4.25. Seitliche Schichtaufnahme der BWS. Ein Wirbel (Pfeil) ist zusammengesintert. Die Deck- und Bodenplatte ist unregelmäßig konturiert. Die Knochenstruktur ist verdichtet. Die angrenzenden Bandscheibenräume sind erhalten bzw. erweitert. In Frage kommt ein Tumor, am ehesten eine Wirbelkörpermetastase. Bei osteoporotischer Sinterung wären mehrere Wirbel beteiligt

Therapie▸ Richtet sich nach dem Primärtumor, Solitärmetastasen können en bloc reseziert werden. Alloarthroplastik.

Solitätmetastasen kommen z.B. vor bei Schilddrüsenkarnzinomen, Nierenzellkarzinomen.

wichtig

Kurzcharakteristik: Metastasen – alte Menschen – starke Schmerzen – Tumorkrankheit.

4.5 Erkrankungen der Muskeln, Sehnen und Schleimbeutel

Einleitung

Obwohl Muskeln die Hauptmasse des Körpers ausmachen, zeigen sie die wenigsten eigenständigen Erkrankungen. Sie sind meist sekundär in das Krankheitsgeschehen einbezogen, wie z.B. bei Lähmungen, Kontrakturen und metabolischen Erkrankungen. Zum besseren Verständnis der Krankengymnastik und physikalischen Therapie sind die Grundlagen aus der Muskelphysiologie mit den verschiedenen Kontraktionsmustern zu wiederholen.

Myogelosen

wichtig **Unter Myogelosen versteht man längliche, in Faserrichtung der Muskulatur gelegene erbsen- bis bohnengroße Verhärtungen der Muskulatur.**

Diese sind histologisch durch wachsartige Degeneration der Muskelfibrillen und Fetteinlagerungen charakterisiert. Sie finden sich bei Überanstrengung der Muskulatur häufig in den Rückenstreckern, Waden und in der Nacken-Schultergürtel-Muskulatur.

Myotendinosen

wichtig **Bei Myotendinosen handelt es sich um schmerzhafte Reizzustände am Übergang Muskel – Sehne oder Sehne – Knochen.**

Als Ursachen kommen Überlastungen und Fehlbeanspruchungen in Frage, wie z.B. der ruckartige Zug bei verschiedenen Sportarten. Prädilektionsstellen s. S. 178.

Angeborene Muskelkontrakturen

Diese finden sich z.B. beim muskulären Schiefhals. Hier zeigt der M. sternocleidomastoideus eine Verkürzung. Auch der angeborene Klumpfuß zählt dazu. Kontrakt sind hier die Plantarflektoren und Supinatoren.

Arthrogryposis multiplex congenita (angeborene Gliederstarre)

Definition *Partielle Versteifung der Gelenke in Fehlstellung durch erhebliche Schrumpfung der Gelenkkapseln, Bänder und Skelettmuskeln mit Hypotonie der Muskeln.*

Ätiopathogenese▸ Wachsartige Atrophie und Degeneration der Muskelfasern sowie Schrumpfung des Kapselbandapparats der Gelenke führen zu einer symmetrischen Fehlstellung aller Gelenke mit Kontrakturen und partieller oder vollständiger Versteifung.

Klinik▸ Es kommt zu Hüftverrenkungen, Klumpfüßen, Klumphänden, mitunter ist der ganze Patient völlig starr. Die Veränderungen sind meist symmetrisch. In Abortivfällen beschränken sie sich auf einzelne Gliedmaßenabschnitte.

Diagnostisch ist die Muskelbiopsie wertvoll.

Röntgen▸ Knochenwachstum normal, Inaktivitätsosteoporose, Skoliose, Subluxation und Luxation der Gelenke, z.B. Hüfte und Knie.

Therapie▸ Die Behandlung ist symptomatisch und besteht in der korrekten Lagerung sowie Redressionsbehandlung für die deformierten Gelenke. Mitunter müssen die Fehlstellungen (Klumpfüße) operativ beseitigt werden.

Myositis ossificans, heterotope Ossifikation (Übersicht 4.21)

Übersicht 4.21. Myositis ossificans – Memo

- Heterotope Ossifikation
- Metaplastische Knochenneubildung
- Generalisierte ererbte infauste Form
- Zirkumskripte reaktive Form
- Adduktoren, Deltoideus, Pektoralis und postoperativ nach TEP

Definition

Verknöcherungen im Muskel als heterotope Ossifikation.

Ätiopathogenese▸ Metaplastische Knochenbildung bedeutet Knochenentwicklung im Weichteilgewebe, bevorzugt in Muskeln, Kapseln und Bändern in der Umgebung von Gelenken.

Die generalisierte Form der Myositis ossificans (progressiva) ist ein Erbleiden mit langsam fortschreitender Verknöcherung der quergestreiften Muskulatur, beginnend in der Rückenmuskulatur mit Ausbreitung über den ganzen Körper. Die Prognose ist infaust.

Am häufigsten ist die Myositis ossificans circumscripta. Die örtlich begrenzten Verknöcherungen im Muskel entstehen nach ausgedehnten Quetschungen und Zerreißungen von Muskelgewebe nach Gelenkoperationen. Auch nach Querschnittslähmungen, apoplektischen Insulten und Rückenmarkserkrankungen kann es bei entsprechender Disposition zu Weichteilverkalkungen und -verknöcherungen kommen.

Lokalisierte Verknöcherungen finden sich auch in den Adduktoren bei Reitern durch vermehrte Beanspruchung (Reiterknochen) und bei Soldaten (früher) im M. deltoideus und M. pectoralis (sog. Exerzierknochen). Auch nach der Implantation von Totalendoprothesen an der Hüfte werden periartikuläre Ossifikationen beobachtet, besonders wenn intraoperativ die Weichteilgewebe stark traumatisiert werden. Der Kalziumstoffwechsel ist bei allen Formen der Myositis ossificans normal. Eine überdosierte Kalziumtherapie führt auch nicht zu heterotopen Ossifikationen.

Klinik▶ Bewegungseinschränkung und Schmerzen im betroffenen Abschnitt. Die Verknöcherungen können auch völlig asymptomatisch sein.

Röntgen▶ Wolkige oder streifenförmige Verschattungen im Muskelverlauf (Abb. 4.26).

Therapie▶ Während der Entstehung ist der Muskel weitgehend zu schonen. Übungen, Massagen und Mobilisationen fördern die Ossifikation.

Wenn Beweglichkeit wesentlich beeinträchtigt ist: operative Entfernung der Verknöcherungen.

Prophylaxe▶ Periartikuläre Ossifikationen bei Totalendoprothesen vermeidet man durch:

- Atraumatisches Operieren
- Postoperative Antiphlogistika, z.B. Diclofenac, Indometazin
- Postoperative Röntgenbestrahlung.

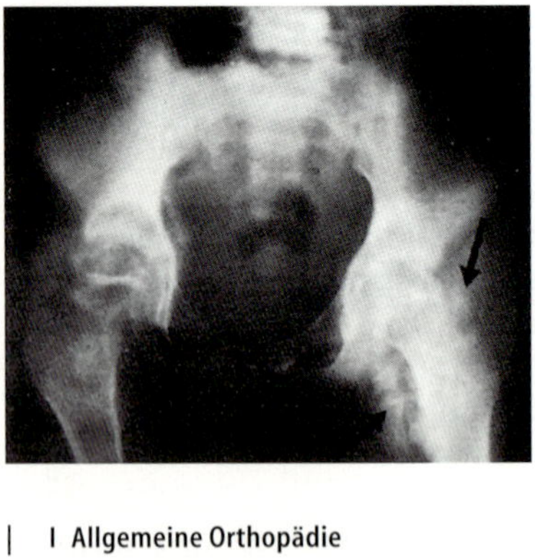

Abb. 4.26. Myositis ossificans. Beckenübersicht, beidseits starke Verkalkungen der Weichteile in der Umgebung des Hüftgelenks (Pfeile) mit wolkiger Umschattung bei einem 8jährigen nach Schädelhirntrauma

Ischämische Muskelkontraktur (Volkmann[1]-Kontraktur)

Narbige Schrumpfung der Unterarmmuskeln infolge mangelnder Blut- und Nervenversorgung der Muskulatur nach suprakondylärer Oberarmfraktur.

Definition

Ätiopathogenese▸ Nach suprakondylärem Überstreckungsbruch des Humerus im Kindesalter werden Gefäße und Nerven über dem distalen Ende des oberen Fragments komprimiert. Betroffen sind vorwiegend die Fingerbeuger, Pronatoren und kleinen Handmuskeln. Es kommt zur Klauenhand. Die Pathogenese ist durch Gefäßspasmen, venöse Stase und Sympathikusreaktionen gekennzeichnet.

Klinik▸ Schwellung und blaurote Verfärbung des Unterarms. Die Finger sind gefühllos und unbeweglich. Der Radialispuls fehlt. Die anfänglich starken Schmerzen lassen infolge Absterbens der Nerven nach. Im weiteren Verlauf bildet sich eine narbige Schrumpfung aus mit einer typischen Zwangshaltung der Hand und trophischen Hautveränderungen am Unterarm.

Therapie und Prophylaxe▸ Schonende Reposition von Frakturen in diesem Bereich, keine zirkulär einschnürenden Verbände. Sobald klinische Zeichen einer ischämischen Muskelkontraktur auftreten, sofort Spalten der Verbände evtl. Muskelfaszienspaltung.

Falls die Kontraktur schon eingetreten ist, Krankengymnastik, evtl. Sehnenverlängerungen und Arthrolyse.

Progressive Muskeldystrophie (Dystrophia musculorum progressiva)

Zerfall der quergestreiften Skelettmuskulatur aufgrund einer erblichen Stoffwechselstörung.

Definition

Ätiopathogenese▸ Die Kreatinphosphokinase (CPK) im Serum ist erhöht. Es kommt zum partiellen Schwund der Muskelfasern mit Einlagerungen von Fett in das Interstitium. Das vermehrte Fett- und Bindegewebe anstelle der Muskeln führt zur sog. Pseudohypertrophie.

[1] Richard v. Volkmann, Chirurg, Halle (1830–1889)

Klinik▸ Nach den klinischen Erscheinungsformen unterscheidet man 2 Typen:

- Die ***Schultergürtelform*** beginnt nach der Pubertät und zeigt eine zunehmende Schwäche der Schultergürtelmuskulatur. Es sind zunächst die Schulterblattrückzieher betroffen. Die Schulterblätter stehen flügelartig ab. Unterarm und Hände werden nicht befallen. Die Krankheit schreitet meistens nur langsam vorwärts. Der Verlauf ist i. allg. gutartig.
- Die ***Beckengürtelform*** beginnt im 2. Lebensjahr und führt zunächst zu einer zunehmenden Schwäche der Glutäalmuskeln, Kniebeuger und -strecker sowie Wadenmuskeln, schreitet schließlich nach kranial fort und ergreift auch den Schultergürtel und v.a. die Atemmuskulatur, deshalb ist die Prognose infaust. Klinisch imponiert eine Hyperlordosierung mit Beckenkippung nach vorn. Typisch ist die Pseudohypertrophie der Waden durch Einlagerung von Fett in das geschwundene Muskelgewebe. Im weiteren Verlauf entwickeln sich Kontrakturen (Hüft- und Kniebeuger, Spitzfüße).

Therapie▸ Die Behandlung ist symptomatisch und besteht in der Kontrakturbehandlung bzw. Prophylaxe sowie der Apparate- und Korsettversorgung beim Beckengürteltyp, um die Geh- und Stehfähigkeit wenigstens vorübergehend zu erhalten.

Rhabdomyom, Rhabdomyosarkom

Das Rhabdomyom ist ein gutartiger, das Rhabdomyosarkom ein bösartiger von der quergestreiften Muskulatur ausgehender Weichteiltumor. Das Rhabdomyosarkom tritt im Kindes- und Erwachsenenalter auf. Bevorzugte Metastasierung in Lunge und Lymphknoten. Die Behandlung ist chirurgisch mit adjuvanter Chemotherapie.

Polymyalgia rheumatica

Entzündlich-rheumatische Muskelerkrankung des älteren Menschen mit symmetrischem Befall der Schultergürtel- und Beckenmuskeln. Blutsenkung stark erhöht. Begleitend findet sich eine Arteriitis temporalis. Therapie mit Kortison.

4.5.1 Sehnen- und Sehnenscheidenerkrankungen

wichtig

Bestimmte Sehnen des Organismus, wie z.B. Achilles- und Bizepssehne, zeigen degenerative Veränderungen infolge Alterung und reißen bei starker mechanischer Beanspruchung spontan.

Die Änderung der Reißfestigkeit ist allein Folge der Degeneration. Als Zusatzimpuls genügen dann normale Bewegungsabläufe des täglichen Lebens, wie z.B. Treppensteigen, um einen Spontanriß der Achillessehne, oder Anheben eines schweren Gegenstands, um einen Spontanriß der Bizepssehne entstehen zu lassen.

Achillessehnenruptur

(s. Seite 434)

Sehnenknoten und Sehnenscheidenstenosen (Tendovaginitis stenosans, schnellender Finger)

Diese treten bevorzugt an der Hand und hier wiederum an den Fingerbeugern in Höhe der Grundgelenke auf. Die Ätiologie ist noch nicht geklärt. Das Endgelenk läßt sich nicht aktiv strecken, Schmerzen fehlen. In Höhe des Gelenks tastet man in der Sehne der Flexoren einen kleinen derben Knoten, der sich proximal des stenotischen Sehnenscheidensegments befindet. Beim „Schnellen" passiert die Sehne das stenotisch verdickte Sehnenscheidensegment mit einem Ruck. Bei größerer Enge läßt sich das Hindernis nur noch passiv und dann unter Schmerzen überwinden. Die Therapie besteht in der operativen Erweiterung der verengten Sehnenscheide mit ovalärer Exzision.

Sehnenscheidenentzündungen (Tenosynovitis, Tendovaginitis)

Bei der chronischen Polyarthritis kommt es häufig auch zu Sehnenscheidenentzündungen. Das aggressive rheumatische Granulationsgewebe zerstört die Sehnen, so daß spontane Sehnenrupturen vorkommen. Die sackartige Ausweitung der Sehnenscheide führt zu erheblichen lokalen Schwellungen. Bevorzugte Lokalisation: Die Strecksehnen der Finger. Breitet sich das aggressive rheumatische Granulationsgewebe am Handgelenk aus, so können Einengungen der Nerven entstehen, wie z.B. die Einengung des N. medianus im Karpaltunnel: Es entsteht das Karpaltunnelsyndrom.

Insertionstendopathien (Myotendinosen)

Definition *Schmerzhafte Reizzustände am Übergang Muskel – Sehne – Knochen, wo Sehnenfasern direkt in den Knochen einstrahlen.*

Ätiopathogenese▸ Exogene Faktoren durch lokale Spitzenbelastungen bei Fehlstatik oder -beanspruchung sowie Disposition solcher Insertionstendopathien spielen ursächlich eine Rolle. Histologisch findet sich ein interstitielles Ödem mit degenerativer Verfettung, Auffaserung und Zerreißung der sehnigen Partien mit knöchernen Reaktionen als spornartige Ausziehungen.

Klinik▸ Druck- und Belastungsschmerz im betroffenen Sehnengebiet. Verstärkung der Schmerzen bei Beanspruchung der Muskeln, die an der Sehne ziehen. Die Muskulatur ist oftmals verhärtet und druckempfindlich wegen der ständigen schmerzhaften Anspannung. Weiterhin kann der Muskel verkürzt bzw. abgeschwächt sein.

Im einzelnen unterscheiden wir:

- ***Obere Extremität:***
  - ***Epicondylitis lateralis humeri*** (s. S. 336): Tennisellenbogen mit Reizerscheinungen am Epicondylus lateralis humeri durch pathologische Zugwirkung der Unterarmstrecker, besonders des M. extensor carpi radialis.
  - ***Styloiditis radii:*** Umschriebener Druckschmerz über dem Processus styloideus radii, dort wo der M. brachioradialis ansetzt.
  - ***Styloiditis ulnae:*** Druckschmerz über dem Griffelfortsatz der Elle, wird häufig mit der Sehnenscheidenentzündung verwechselt.
  - ***Supraspinatussehnensyndrom:*** Druck- und Bewegungsschmerz am Ansatz der Supraspinatussehne in der Rotatorenmanschette in der Gegend des Tuberculum majus humeri dicht unterhalb des Akromions. Das Krankheitsbild gehört zur Periarthropathia humeroscapularis (s. S. 312).
- ***Untere Extremität:***
  - ***Gracilissyndrom:*** Umschriebener Druckschmerz der Adduktorenansätze, besonders des M. gracilis am Sitz- und Schambein (Pecten

ossis pubis). Verstärkung der Schmerzen bei passiver Hüftabduktion.

- ***Patellaspitzensyndrom:*** Ansatz des Lig. patellae an der Kniescheibe. Verstärkung der Schmerzen bei anhaltender Kniebeugung.
- Achillodynie: Ansatzzone der Achillessehne am Fersenbein, oft auch flächenhaft über der ganzen Achillessehne als Reizzustand des Achillessehnengleitgewebes.
- ***Trochanter major femoris,*** Glutäusansätze.

Therapie der Insertionstendopathien▸ Ursächliche Behandlung durch Ausschaltung des pathologischen Bewegungsablaufs, z.B. Verbesserung der Technik beim Tennisellenbogen, Absatzerhöhung bei Achillessehnenbeschwerden usw., lokale Wärme und Elektrotherapie (z.B. Ultraschall mit α-Chymocutan), lokale Injektionen. Extrakorporale Stoßwellenbehandlung (s. S. 99).

Krankengymnastisch zunächst Schmerzlinderung durch Eispackungen, Entspannungstechniken, Querdehnung der Muskeln, tiefe Querfriktionen. Kausale Therapie mit selektivem Training der betroffenen Muskeln.

Falls keine Besserung eintritt: Desinsertion der Sehnen als Entlastungsoperation.

4.5.2 Schleimbeutelerkrankungen

Schleimbeutel dienen als Verschiebeschicht zwischen Knochen und Weichgewebe. Oft findet sich ein Hohlraum, der mit einer Synovialflüssigkeit gefüllt ist. Im Rahmen mechanischer oder entzündlicher Reizungen (Rheuma, Gicht, Tbc) kommt es zur Bursitis. Typische Bursitiden:

- Bursitis olecrani
- Bursitis subacromialis
- Bursitis subdeltoidea
- Bursitis trochanterica
- Bursitis praepatellaris.

4.6 Erkrankungen der Gelenke

Einleitung Vor dem Einstieg in die Gelenkkrankheiten empfiehlt es sich, noch einmal kurz im Anatomiebuch den typischen Gelenkaufbau und die Knorpelhistologie (für das Verständnis der Arthrose) zu wiederholen. Die Gelenkpunktion stellt eine zentrale diagnostische Maßnahme bei Gelenkerkrankungen dar: blutiges, trübes oder eitriges Punktat bringt schon die halbe Diagnose, insbesondere im Zusammenhang mit der Mikrobiologie. Normalerweise ist die Synovia (= Gelenkflüssigkeit, Synovialis = Gelenkinnenhaut) klar, serös und leicht fadenziehend.

Grundsätzliches zu Rheuma, Tuberkulose und Arthrose sollte man aus der Pathologie immer parat haben, weil jedes Gelenk mehr oder weniger davon betroffen ist. Mehr zur Arthrose in den einzelnen Kapiteln.

4.6.1 Bakterielle Arthritis

Unspezifische bakterielle Arthritis (Arthritis purulenta, eitrige Arthritis)

Ätiopathogenese▸ Die Bakterien können entweder auf dem Blutweg (hämatogen) oder direkt in ein Gelenk gelangen. Die direkte Gelenkinfektion erfolgt entweder durch Verletzungen, Operationen oder, was am häufigsten vorkommt, durch intraartikuläre Injektion bzw. diagnostische Gelenkpunktion. Am häufigsten sind Hüft- und Kniegelenk betroffen.

wichtig Die Entzündung betrifft zuerst die Synovialmembran und greift dann auf Knorpel und Knochen über.

Es kommt zum eitrigen Erguß (***Gelenkempyem***) mit Synovialitis (Gelenkinnenhautentzündung). Die periartikulären Weichteile schwellen entzündlich an (***Kapselphlegmone***). Granulationsgewebe als sog. ***Pannus*** zerstört die Gelenkflächen. Schließlich versteift das Gelenk als fibröse bzw. ossäre ***Ankylose.***

Klinik▸ Das betroffene Gelenk schwillt einige Tage nach dem Eingriff an (Erguß), ist überwärmt und bereitet starke Schmerzen. Es entstehen Entzündungserscheinungen mit Fieber, Leukozytose und Blutsenkungsbeschleunigung. Die Diagnose wird durch Gelenkpunktion und Erregerbestimmung gestellt.

Röntgen▸ Der Gelenkspalt ist durch partielle Auflösung des Knorpels verschmälert, die gelenknahen Abschnitte der Knochen zeigen eine vermehrte Strahlendurchlässigkeit (Osteolyse). Die Weichteile in der Umgebung des Gelenks (Gelenkkapsel) zeigen durch entzündliche Schwellung eine Verdichtung und einen verbreiterten Schatten (Übersicht 4.22).

Übersicht 4.22. Röntgenbefund bei Arthritis bzw. Arthrose

Arthritis:	Arthrose:
Gelenkspalt verschmälert	Gelenkspalt verschmälert
Gelenkkapsel verdickt	Gelenkkapsel verdickt
gelenknaher Knochen verdünnt	gelenknaher Knochen verdichtet

Therapie▸ Nach der Resistenzbestimmung gibt man hochdosiert Antibiotika. Während man früher das betroffene Gelenk im Gipsverband ruhigstellte, versucht man heute möglichst schon im Frühstadium der Infektion, mit arthroskopischer Spülung und Synovektomie die bakterielle Arthritis aktiv anzugehen. Anschließend wird das Gelenk nicht mehr ruhiggestellt, sondern auf einer Motorbewegungsschiene unter kontinuierlicher passiver Bewegung gelagert. Die Prognose ist meistens ungünstig. Durch die entzündliche Knorpelzerstörung entsteht später eine Arthrosis deformans. Vielfach versteift das Gelenk durch bindegewebige Verklebungen (fibröse Ankylose) oder durch knöcherne Verbindung der Gelenkenden (knöcherne Ankylose). Deswegen muß man bei fortgeschrittenen Arthritiden auf die richtige Funktionsmittelstellung der Gelenke im Gips achten.

Arthritis bei Lyme-Borreliose▸ Zecken übertragen den Erreger Borrelia burgdorferi während der warmen Jahreszeit vor allem in waldreichen Gebieten.

4 Wochen nach Erregerübertragung treten Müdigkeit, Fieber und Hautrötungen auf. Begleitend sind Gelenkschmerzen. Im Spätstadium kommt es zur erosiven Arthritis einer oder mehrerer Gelenke. Diagnostik durch den Elisa-Test mit Nachweis spezifischer IgG bzw. IgM-Anti-

körper in den Körperflüssigkeiten. Therapie durch Antibiotika. Im Spätstadium eventuell Synovektomie.

Spezifische Arthritis (Tuberkulose)

Ätiopathogenese▸ Gelenktuberkulosen entwickeln sich entweder primär (durch Angehen einer Infektion in der Synovialmembran) oder sekundär durch Einbruch eines Knochenherds in das Gelenk.

Vom primären Absiedlungsort greift die Tuberkulose allmählich auf das gesamte Gelenk über. Es kommt zur spezifischen Synovitis, Kapsulitis und Osteomyelitis. Dementsprechend entwickeln sich Ergüsse, Kapselverdickungen und Knorpelzerstörungen.

wichtig **Die Gelenktuberkulose geht in der Regel mit einer totalen Gelenkzerstörung einher und führt schließlich zur fibrösen oder ossären Ankylose (Gelenkversteifung).**

Bei primärer Absiedlung in der Synovialmembran und rechtzeitiger Therapie kann das Gelenk noch weitgehend erhalten bleiben.

Klinik▸ Starke Kapselverdickung, Bewegungseinschränkung bei relativ geringgradigen Beschwerden charakterisieren das Krankheitsbild. Am Kniegelenk kommt es zur starken Auftreibung mit Atrophie der Oberschenkelmuskulatur, so daß das Kniegelenk selbst einen tumorartigen Aspekt erhält (Tumor albus). Alle Laborwerte deuten auf eine chronische Entzündung. Die Diagnostik erfolgt schließlich durch Gelenkpunktion und Probeexzision mit Identifikation des spezifischen Granulationsgewebes.

wichtig **Neben einer Gelenkspaltverschmälerung durch Einschmelzung des Knorpels findet sich bei der Gelenktuberkulose im Röntgenbild eine deutliche Atrophie des Knochens in der Gelenkumgebung (👁Abb. 4.27).**

Differentialdiagnose▸ Die unspezifische Arthritis geht mit akuten Erkrankungserscheinungen einher, wie hohem Fieber, starker Schmerzhaftigkeit und den akut entzündlichen Lokalsymptomen. Bei rheumatischen Gelenkentzündungen sind noch andere Gelenke betroffen.

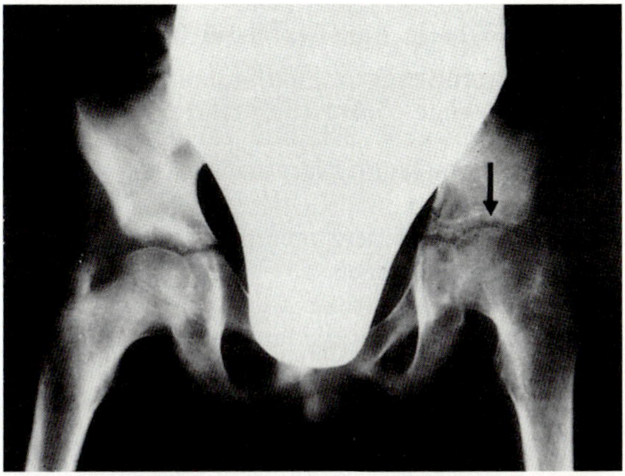

Abb. 4.27. Koxitis (Pfeil). Gelenkspaltverschmälerung gegenüber der gesunden Seite. Atrophie der Knochen mit vermehrter Strahlendurchlässigkeit

Therapie▸ Operative Ausräumung (z.B. Synovektomie), Tuberkulostatika.

Neben der WS (Spondylitis tuberculosa) gelten als Hauptmanifestationsorte der Skelettuberkulose das Hüftgelenk (Coxitis tuberculosa), Kniegelenk, Kreuz-Darmbein-Fugen und die Fingerknochen als Spina ventosa (sog. Winddorn). Die speziellen Erscheinungsformen werden in den entsprechenden Extremitätenkapiteln beschrieben.

4.6.2 Rheumatische Gelenkentzündungen

Akuter Gelenkrheumatismus (rheumatisches Fieber, akute Polyarthritis)

Definition

Allgemeinerkrankung mit Gelenkbeteiligung als hyperergische Reaktion auf Toxine β-hämolysierender Streptokokken.

Ätiopathogenese▸ Nach Streptokokkeninfektion kommt es zu Antigen-Antikörper-Reaktionen in der Synovialmembran der Gelenke, aber auch in Myokard, Endokard, Skelettmuskel, Blutgefäßen, Lunge und Haut. Betroffen sind Kinder und Jugendliche.

Klinik▸ Fieber, Schwellung großer Gelenke, Gelenkschmerzen, Karditis, Chorea minor, Erythema anulare, subkutane Rheumaknoten.

Labor▸ BKS hoch, Antistreptolysin-O-Titer erhöht, Rheumafaktor negativ.

Therapie▸ Penicillin auch nur zur Prophylaxe über mehrere Jahre, Antirheumatika. Kontrakturprophylaxe durch richtige Lagerung.

Prognose▸ Was das Herz anbetrifft: schlecht; was die Gelenke anbetrifft: gut, keine Destruktionen.

Chronischer Gelenkrheumatismus des Jugendlichen (juvenile chronische Arthritis)

Definition *Mono-, Oligo- oder Polyarthritis beim Jugendlichen ohne oder mit systemischer Beteiligung (Milz, Leber, Myokard) als M. Still[1].*

Klinik▸ Meist ist ein großes Gelenk betroffen, gelegentlich HWS- und Kiefergelenke. Es gibt Verlaufsformen mit alleinigem Gelenkbefall ohne Beteiligung innerer Organe. Hier ist die Prognose quoad vitam günstiger. Allerdings gibt es Amyloidosen. Allgemeinreaktionen mit Fieber und Hautveränderungen können vorkommen. Myokard und Augenbeteiligung (Iridocyclitis) sind möglich.

Labor▸ BKS hoch, Rheumafaktor negativ, Antistreptolysin-O-Titer negativ, C-reaktives Protein positiv.

Therapie▸ Antirheumatika (Aspirin unter Serumspiegelkontrolle, Krankengymnastik, Kontrakturprophylaxe).

Chronischer Gelenkrheumatismus (des Erwachsenen) (rheumatische Arthritis, progressiv chronische Polyarthritis: pcP, chronische Polyarthritis, rheumatoide Arthritis: RA)

Definition *Chronisch destruierende Entzündung ausgehend von den Gelenkinnenhäuten und Sehnenscheiden durch immunologische autoaggressive Reaktionen.*

Ätiopathogenese▸ Der Entstehung der Erkrankung liegt ein multifaktorielles Geschehen zugrunde. Disposition und immunologische Reaktionen mit Autoaggression spielen eine Rolle.

[1] Sir George Still, Pädiater, London (1868–1941)

Am Anfang und im Mittelpunkt der chronischen Polyarthritis steht eine Entzündung der Gelenkinnenhäute (Synovitis). Diese greift im weiteren Verlauf mit pannösem Granulationsgewebe auch auf die Gelenkflächen über, so daß schließlich eine Panarthritis entsteht. Es kommt zu einer allmählichen Zerstörung des Gelenkknorpels, der Gelenkkapsel und des subchondralen Knochens.

Eine Proliferation des Synovialgewebes im Zusammenhang mit einer osteolytischen Destruktion mehrerer Gelenke spricht für eine rheumatische Arthritis.

Es gibt ein uncharakteristisches Prodromalstadium mit entzündlichen Schwellungen der kleinen Gelenke von Hand und Fuß, insbesondere der Grund- und Mittelgelenke der Finger. Charakteristisch ist der symmetrische Befall. Im weiteren Verlauf ergreift die Erkrankung auch die großen Gelenke und deren mittelbare Umgebung. Die Gelenkkapseln schrumpfen, die Muskeln atrophieren, an der Hand kommt es zur charakteristischen Ulnarabweichung im Handgelenk und in den Fingergelenken. Weiter kommt es zur streckseitigen Prominenz des distalen Endes der Ulna als sog. Caput-ulnae-Syndrom. Mitunter entwickelt sich eine Handgelenkbeugekontraktur (Übersicht 4.23).

Übersicht 4.23. Rheumazeichen an der Hand

- Schmerzhafter Händedruck und Morgensteife
- Ulnardeviation der Hand und der Fingergelenke
- Symmetrischer Grund- und Mittelgelenkbefall
- Knopfloch- und Schwanenhalsdeformität
- Handgelenkbeugekontraktur und Caput-ulnae-Vorwölbung
- Schnellender Finger und Karpaltunnelsyndrom
- Rechtwinkeldeformität des Daumens im Grund- und Endgelenk

Die Finger zeigen durch Überstreckung der Mittelgelenke und Beugung der Endgelenke die typische Schwanenhalsdeformität oder eine sog. Knopflochdeformität durch knopflochartigen Defekt der Fingerstrecksehne über dem beugekontrakten Mittelgelenk (👁Abb. 4.28, 4.29). Eine Knopflochdeformität kann auch traumatischen Ursprungs sein. Im weiteren Verlauf kommt es zur vollständigen Destruktion der Gelenke mit Auflösung des Gelenkknorpels bis zum Knochen, der dann freiliegt. Das aggressive Granulationsgewebe zerstört und überdehnt den Kapsel-Band-Apparat, so daß Subluxationen und Luxationen mit Ausbildung eines Schlottergelenks entstehen. Die Gelenke können auch fibrös ein-

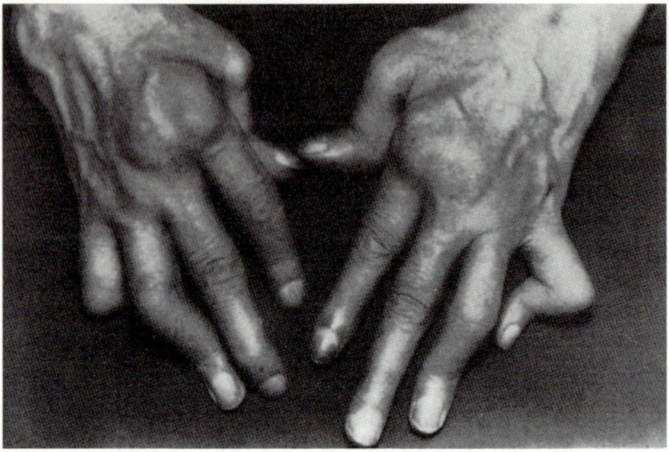

Abb. 4.28. 4. Finger rechts und 5. Finger links sind im Grundgelenk überstreckt und im Mittelgelenk gebeugt (Knopflochdeformität). Der Mittelfinger rechts ist im Mittelgelenk überstreckt und im Endgelenk gebeugt (Schwanenhalsdeformität). Die Grundgelenke 2 und 3 sind geschwollen. Knopflochdeformität im Daumengrundgelenk mit sekundärer Überstreckung im Daumenendgelenk (90°/90° Deformität)

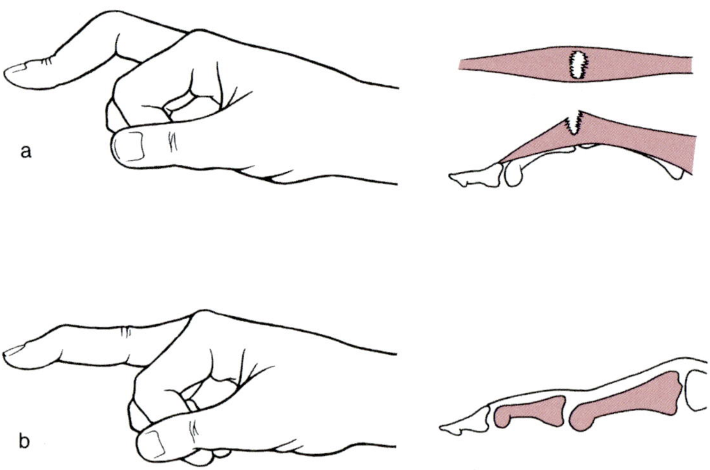

Abb. 4.29. a Knopflochdeformität, **b** Schwanenhalsdeformität

steifen (ankylosieren). An den Sehnenscheiden kommt es zu entsprechenden Veränderungen (sog. Tenosynovitis) mit Schwellung, Ausbreitung eines destruierenden Granulationsgewebes, das auch die Sehnen angreift, diese rupturieren schließlich. Die Fingerstrecksehnen sind häufig betroffen, man sieht dann eine sackartige Vorwölbung unter der Haut an der Streckseite des Handgelenks. Die Tenosynovitis führt auch zum schnellenden Finger (s. S. 346).

Der chronische Gelenkrheumatismus des Erwachsenen befällt häufig die Halswirbelsäule mit Entzündungen der Wirbelgelenke, auch der Kopfgelenke mit Subluxation im Atlanto-Axialgelenk, Zerstörung des Ligamentum transversum sowie des Dens axis.

Die Halswirbelsäule ist die fünfte Extremität des Rheumatikers. **wichtig**

Klinik▸ Die Erkrankung kann sich in jedem Lebensalter entwickeln. Frauen sind häufiger betroffen (Übersicht 4.24).

Übersicht 4.24. Diagnose des chronischen Gelenkrheumatismus

Wenigstens drei der folgenden Symptome müssen vorhanden sein:

- Morgensteifigkeit mindestens eine Stunde mehr als 6 Wochen
- Gelenkschwellung mindestens drei Gelenke mehr als 6 Wochen
- Symmetrische Fingergrund- und -mittelgelenkschwellung mehr als 6 Wochen
- Rheumaknoten
- Rheumafaktoren
- Gelenknahe Osteoporose und Erosionen

Am Anfang steht Morgensteifigkeit der kleinen Gelenke, besonders der Fingergrundgelenke mit Schwellungsgefühlen, im weiteren Verlauf dann auch mit tatsächlichen Schwellungen. Der Händedruck wird schmerzhaft durch die Synovialitis der Metacarpophalangealgelenke. Charakteristisch ist der symmetrische Befall. Die typischen, äußerlich sichtbaren pathologisch-anatomischen Veränderungen treten erst mehrere Monate bis Jahre nach den ersten Erscheinungen auf: Die Gelenkschwellungen nehmen zu. Es kommt zur Überwärmung mit heftigen Gelenkschmerzen, Gelenksteifen und schließlich Verformungen der Gelenke durch Subluxation und Luxationsstellung. Die durch Inaktivität eingetretene Muskelatrophie betont die Gelenkschwellungen. An den Sehnenscheiden kommt es zu ähnlichen Veränderungen mit Schwellungen, schmerzhafter Bewegungseinschränkung und schließlich Sehnenruptur. Bevorzugt sind die Streckseiten des Handgelenks. Gelenk- und Sehnenscheidenschwellungen können auch zu sekundären Nervenkompressionen führen, wie z.B. beim Karpaltunnelsyndrom (s. S. 346). Durch Zerstörung der distalen radioulnaren Bandverbindungen wird das Ellenköpfchen dorsalseitig prominent und schmerzt (Caput-ulnae-Syndrom).

Die ***Laborbefunde*** entsprechen meistens den klinischen Erscheinungen: Im Krankheitsschub ist die Blutsenkung stark beschleunigt, außerdem finden sich entzündliche Veränderungen in der Serumelektrophorese sowie eine Verminderung des Serumeisens, Leukozytose und Anämie. Bei der seropositiven Polyarthritis sind die Rheumafaktoren positiv (Latexfixationstest, Waaler-Rose-Test u.a.).

Die Rheumafaktoren sind Immunglobuline der IgM-Klasse, die gegen veränderte IgG-Immunglobuline gerichtet sind. Sie werden durch Latex bzw. Waaler-Rose-Test nachgewiesen und sind später bei 80% der Erkrankten positiv.

Bei der seronegativen Polyarthritis finden sich neben einer leicht beschleunigten Blutsenkung normale Laborbefunde.

Röntgen▸ Bei anfangs leichter Gelenkschwellung sieht man im Röntgenbild noch nichts, allenfalls eine Verdichtung und Verbreiterung des periartikulären Weichteilschattens. Im weiteren Verlauf kommt es durch Knorpelauflösung zur Verschmälerung des Gelenkspalts sowie zu einer Atrophie der am Gelenk beteiligten Knochen (gelenknahe Knochenentkalkungen). Im Stadium der Destruktion entstehen schließlich Knochendeformierungen mit Usuren, subchondralen Zysten und Dislokation der Gelenkpartner (Subluxation, Luxation) (👁Abb. 4.30).

Radiologische Stadieneinteilung beim Rheuma

1. Gelenknahe Weichteilschwellung und Osteoporose, leichte Gelenkspaltverschmälerung.
2. Eindeutige Frühveränderung und Erosionen und Gelenkspaltverschmälerung.
3. Mittelgradig destruierende Veränderung mit Erosionen und Gelenkspaltverschmälerung.
4. Schwere destruierende Veränderung mit Erosionen und Glenkspaltverschmälerung und Deformierung der Gewicht tragenden Gelenke.
5. Massive Deformierung der betroffenen Gelenke.

Therapie▸ Im akuten Schub gibt man Analgetika und Antiphlogistika als symptomatische Therapie (Salizylate, Indometazin u.a.).

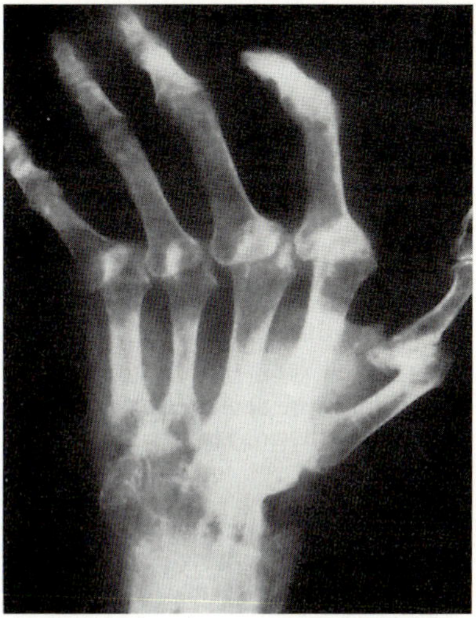

Abb. 4.30. Handübersichtsaufnahme eines Erwachsenen. Starke Destruktionen der Handwurzelknochen, Handgelenk nicht mehr sichtbar. Subluxation der Fingergrundgelenke und des Daumengrundgelenks. Ulnardeviation in den Fingergrundgelenken: chronische Polyarthritis. Radialabduktion im Handgelenk und Ulnarabduktion in den Fingergrundgelenken lassen das Bild einer Handskoliose entstehen.

Die ***Krankengymnastik/Physiotherapie*** richtet sich nach Beschwerden und Stadium. Zur Schmerzlinderung kann sowohl im akuten als auch im chronischen Stadium vorsichtig eine schmerzlindernde Traktion anhaltend oder intermitierend durchgeführt werden. Im Akutstadium: Lagerung in Gebrauchsstellung zur Kontrakturprophylaxe. Je nach Akzeptanz Eis- oder Wärmepackungen. Im chronischen Stadium: Aktive bzw. passive Bewegungsübungen *bis* zur Schmerzgrenze, Bewegungsbad. Dazu Erlernen und Erhalten komplexer Bewegungsabläufe, wie z.B. Treppensteigen, An- und Auskleiden, Ergotherapie usw. zur Erhaltung der Eigenständigkeit.

Zusätzlich ist eine regelrechte Lagerung des Patienten mit Gelenkposition in Funktionsmittelstellung erforderlich, um Hüft- und Kniebeugekontrakturen sowie Spitzfußkontrakturen zu vermeiden.

Die semikausale Basistherapie mit Goldsalzen, Penicillamin, Zytostatika, MTX u.ä. ist noch in der wissenschaftlichen Diskussion und wegen der zahlreichen gravierenden Nebenwirkungen (Niere, Leber, Blutbild) mit Vorsicht anzuwenden. Die konservative orthopädische Behandlung besteht neben der funktionsgerechten Lagerung in Krankengymnastik, Beschäftigungstherapie (für die funktionsgestörten Hände) sowie Verordnung von orthopädischen Apparaten und Schuhen bei Gelenkdeformierungen und Instabilitäten.

wichtig **Operativ kommt im Frühstadium eine Entfernung der entzündlich erkrankten Gelenkinnenhaut in Frage:**

Frühsynovektomie

- **an den Fingergrundgelenken,**
- **an Knie-,**
- **Ellenbogen- und**
- **Handgelenk.**

Mit diesem Eingriff wird der primäre Manifestationsort der rheumatischen Entzündungen, die Synovialmembran, entfernt. Dementsprechend gibt es auch Tenosynovektomien an den Sehnenscheiden.

Im Stadium der Gelenkdestruktionen kommen nur noch Gelenkversteifungen (Arthrodesen), Interpositionsplastiken mit Zwischenlagerung von Faszien und Fettgewebe sowie Gelenkersatzoperationen in Frage.

Fallbeispiel

Elisabeth Schwanauer, *73, leidet seit 10 Jahren an Rheuma. Es begann mit Schmerzen und Schwellungen an den Hand- und Fingergelenken, die anfänglich nur morgens auftraten. Händeschütteln tat weh. Jetzt sucht sie den Rheumachirurgen auf, weil sich ihre Finger zunehmend verkrümmen und sie nicht mehr richtig zugreifen kann.*

Befund ▸ *Der mangelnde Faustschluß wird durch eine Überstreckung in den Mittelgelenken und Beugung in den Endgelenken der Finger verursacht.*

Diagnose ▸ *Typische Fingerdeformität (s. Text) bei rheumatischer Arthritis .*

Therapie ▸ *Zunächst Kontrakturbehandlung durch Krankengymnastik und Ergotherapie. Wenn die Behinderung zunimmt, Mittelgelenkersatz durch Endoprothese evtl. Arthrodese der Endgelenke.*

Differentialdiagnose der monoartikulären Arthropathie

Gelenkdistorsion: Adäquates Trauma, Verletzungszeichen, normale Blutwerte, Röntgenbild unauffällig.

Rheumatische Arthritis: Entzündungszeichen mit Schwellung, Überwärmung, schmerzhafte Bewegungseinschränkung, beschleunigte BSG, evtl. weitere Laborwertveränderungen, familiäre Disposition (früher schon einmal das gleiche oder andere Gelenk in ähnlicher Weise betroffen; Punktat serös bis leicht trübe).

Bakterielle Entzündung: Starke Gelenkschwellung und Schmerzen, Fieber, Punktat trübe, starke BSG-Beschleunigung, Leukozytose.

Aktivierte Arthrose: Belastungsabhängige Schmerzen, arthrotische Gelenkdeformierungen im Röntgenbild, Labor negativ, Punktat serös.

Gicht: Starker Befall des periartikulären Weichteilgewebes, Harnsäure erhöht, Harnsäurekristalle im Punktat.

Pseudogicht: Röntgenologisch Verkalkungen im Knorpel und in den Menisken durch Pyrophosphatkristallablagerungen.

Begleitarthritis bei Hepatitis, Röteln, Mumps, Windpocken, Scharlach, Typhus, Tuberkulose, Grippe, M. Crohn, Colitis ulcerosa, Yersinien-Enteritis.

4.6.3 Sonstige Formen der abakteriellen Gelenkentzündung und Arthropathien

Gicht (Arthritis urica, Uratgicht)

Definition

Reizerscheinungen im Gelenk sowie im periartikulären Gewebe durch Urateinlagerungen.

Ätiopathogenese▸ Der primären Gicht liegt eine erbliche Stoffwechselstörung mit einer Erhöhung der Harnsäurekonzentration im Serum zugrunde. Sie kommt fast ausschließlich bei Männern vor.

Die sekundäre Gicht beruht auf einem Überangebot an Purinen oder auf einer Niereninsuffizienz mit mangelnder Ausscheidung. Auslöser ist häufig eine üppige Mahlzeit verbunden mit Alkohol. Es kommt zu Uratablagerungen im bradytrophen Gewebe des Knorpels, Knochens, der Gelenkkapseln, Bänder und Sehnen. Hauptmanifestationsort ist die Umgebung des Großzehengrundgelenks. Den Gichtanfall im Großzehengrundgelenk bezeichnet man nach Hippokrates als Podagra. Weitere Manifestationen: Daumengrundgelenk, Fingergelenke, Knie- und Handwurzelgelenke (Übersicht 4.25).

Klinik▸ Man unterscheidet 4 verschiedene Erscheinungsformen:

- ***Asymptomatische Hyperurikämie:*** Latentes Stadium ohne klinische Erscheinungen. Die Erkrankung wird zufällig entdeckt.

Übersicht 4.25. Bevorzugte Gichtorte

▸ Großzehengrundgelenk	▸ Handwurzel
▸ Kniegelenk	▸ Daumengrundgelenk
▸ Oberes Sprunggelenk	▸ Fingergelenke

- ***Akuter Gichtanfall:*** Antwort der Synovialmembran auf das Ausfällen von Uratkristallen im Gelenkinnenraum. Es kommt zu einer starken Gelenkreaktion mit erheblicher Schwellung, Ergußbildung mit Entzündungszeichen (Leukozytose) und v.a. Schmerzen. Der Gelenkerguß ist serös und enthält oft Harnsäurekristalle, die sich im Punktat histologisch nachweisen lassen. Der akute Gichtanfall gehört neben der eitrigen Arthritis zu den stärksten Schmerzzuständen am Gelenk. Beginn meistens nachts oder frühmorgens.
- ***Interkritische Phase:*** Symptomfreies Intervall zwischen 2 Gichtanfällen. Die pathologisch-anatomischen Veränderungen schreiten fort, ohne daß wesentliche klinische Erscheinungen bestehen.
- ***Chronische Gicht:*** Nach längerem Bestehen kommt es zu Gewebeumwandlungen in der Umgebung der Uratkristalle mit Entwicklung von Gichttophi als Verdickungen des Knorpels z. B. auch am Ohr.

Die Diagnose ist gesichert, wenn von folgenden 4 Kriterien mindestens 2 vorhanden sind:

- Typischer Gelenkschmerz
- Hyperurikämie
- Tophi
- Nachweis von Harnsäurekristallen im Gewebe oder in der Gelenkflüssigkeit.

Röntgen▸ Nach längerem Bestehen bilden sich rundliche, scharf begrenzte osteolytische Defekte in Gelenknähe des Knochens.

wichtig **Die Harnsäurekristalle sind röntgenologisch nicht sichtbar.**

Therapie▸ Dauerbehandlung mit purinarmer Diät, Allopurinol 200–400 mg täglich, im akuten Gichtanfall Antiphlogistika (Indometazin) und Kolchizin alle 1–2 h 1 mg.

Pyrophosphatgicht (Pseudogicht, Chondrokalzinose)

Definition *Gelenkreizung durch Einlagerung von Pyrophosphatkristallen.*

Ätiopathogenese▸ Die aus dem Intermediärstoffwechsel stammenden Pyrophosphate sammeln sich im Gelenk und im Knorpel. Betroffen sind große Gelenke, meist das Kniegelenk.

Klinik▸ Akuter Gelenkschmerz, der allerdings nicht so stark ist wie beim Gichtanfall. Häufig sind mehrere Gelenke gleichzeitig betroffen. Nachweis der Pyrophosphatkristalle im Gelenkpunktat sichert die Diagnose.

wichtig

Das abgelagerte Pyrophosphat ist im Röntgenbild sichtbar (Meniskusknorpeldarstellung).

Therapie▸ Symptomatisch mit Antiphlogistika.

Arthritis bei Morbus Reiter[1]

Definition

Mit Konjunktivitis und Urethritis einhergehende Mono- oder Oligoarthritis der großen Gelenke aus dem rheumatischen Formenkreis.

Ätiopathogenese▸ Es handelt sich um eine rheumatische Entzündung ähnlich wie bei der chronischen Polyarthritis, jedoch mit anderer klinischer Manifestation. Häufig steht am Anfang eine Urethritis als Initialinfektion.

Klinik▸ Die seltene Erkrankung trifft hauptsächlich Männer zwischen dem 20. und 40. Lebensjahr. Es erkranken vorwiegend die großen Gelenke der unteren Extremitäten und die Kreuzdarmbeingelenke. Dazu kommen Entzündungen der Achillessehne und der Plantarfaszie.

Häufig sind begleitende Konjunktivitis, Iridozyklitis und Urethritis. Die Rheumatests sind weitgehend negativ. Der Röntgenbefund entspricht den Anfangsstadien der chronischen Polyarthritis.

Therapie▸ Antiphlogistika, im akuten Anfall und bei Iridozyklitis vorübergehend Steroide.

Arthritis psoriatica

wichtig

Im Rahmen der Psoriasis (Schuppenflechte) kann es auch zum Gelenkbefall kommen, und zwar sowohl vor als auch nach Auftreten der Hauterscheinungen.

---

[1] Hans Reiter, Hygieniker, Berlin (1881–1969)

Bei Fingerbefall sind entweder die DIP-Gelenke (distale Interphalangealgelenke) als Transversaltyp oder alle Fingergelenke als Axialtyp betroffen – und zwar ***symmetrisch***. Letztere heißen auch wegen ihres Gesamtbefalls „Wurstfinger" (geeignet für MC-Fragen). Die Erscheinungen sind ähnlich wie bei der rheumatischen Arthritis, nur können hier primär auch große Gelenke befallen sein. Die Behandlung ist symptomatisch.

Arthritis bei Morbus Bechterew

Beim Morbus Bechterew (Spondylarthritis ancylopoetica) kann es neben den Veränderungen an der WS auch zu Entzündungen der großen Gelenke und Kreuzdarmbeinfugen kommen.

wichtig **Manchmal ist eine Monarthritis, im Knie-, Hüft- oder Sprunggelenk oder ein Fersenschmerz das erste Symptom eines Morbus Bechterew.**

Die Gelenkerscheinungen entsprechen pathologisch, anatomisch und klinisch denen der chronischen Polyarthritis. Diagnosesicherung erfolgt durch genaue klinische Untersuchung (WS-Beweglichkeit, Atembreite) sowie durch eine Röntgenaufnahme der Kreuzdarmbeinfugen.

Begleitarthritis (Rheumatoid, Arthritis fugax, transitorische Synovitis)

Definition *Definition. Flüchtige begleitende (sympathische) Arthritis bei und nach allgemeinen Infektionskrankheiten.*

Ätiopathogenese▸ Durch allergisch hyperergische Reaktionen der Synovialmembran, wahrscheinlich aufgrund einer im Rahmen der Infektionskrankheit vorkommenden pathologischen Zusammensetzung der Gelenkflüssigkeit, kommt es zu einer unspezifischen Reaktion, die spontan wieder abklingt. Wird beobachtet bei:

- Hepatitis
- Röteln
- Mumps
- Windpocken
- Scharlach
- Typhus

- Tuberkulose
- Grippe
- Morbus Crohn
- Colitis ulcerosa
- Enteritiden, z.B. Yersinien.

Klinik▸ Schwellungen, Schmerzen, Bewegungseinschränkungen betreffen vorwiegend die großen Gelenke (Hüft-, Knie-, Sprunggelenk). Sie klingen spontan wieder ab. Kinder sind häufig betroffen.

Die Begleitarthritis stellt die wichtigste DD beim Morbus Perthes dar. wichtig

Therapie▸ Vorübergehende Ruhigstellung und Entlastung, sonst wegen der Spontanheilung keine weitere Behandlung erforderlich.

Die Prognose der Begleitarthritis ist gut. wichtig

Enteropathische Spondylarthritis: Die Begleitarthritis bei Morbus Crohn und Colitis ulcerosa sowie Morbus Whippel betrifft vorwiegend das Knie-, Sprung- und Ellenbogengelenk. Außerdem kann es zum Befall der Kreuzdarmbeingelenke mit einer Sakroiliitis und der Wirbelgelenke wie beim Morbus Bechterew kommen.

Mit der Behandlung der Darmerkrankung bilden sich auch die Entzündungszeichen an den Gelenken zurück.

Blutergelenk

Durch die häufigen Blutergüsse kommt es zu einer fibrösen Verschwartung der Gelenkkapsel und der Gelenkinnenhaut. Die Hämatome werden teilweise organisiert und führen zu Verklebungen der Gelenkinnenhaut. So entstehen Fehlstellungen, Kontrakturen und erhebliche Bewegungseinschränkungen, die oft nur operativ unter entsprechendem Blutgerinnungsschutz beseitigt werden können.

Neuropathische Gelenkleiden (z.B. Tabes dorsalis)

Diese gehen mit starken Zerstörungen der großen Gelenke an den unteren Extremitäten einher. Mangelnde Kontrolle bei der Gelenkführung und Schmerzlosigkeit sowie trophische Störungen durch das Ursprungsleiden in der betroffenen Extremität lassen erhebliche Form- und Funktionsstörungen entstehen. Die Instabilität der Gelenke, besonders am Kniegelenk, erfordert orthopädische Apparate zur Schienung der Gelenke oder, bei älteren Patienten, Endoprothesen.

4.6.4 Arthrosen (Arthrosis deformans, Gelenkverschleiß, degenerative Gelenkerkrankungen)

Definition *Degeneratives Gelenkleiden durch ein Mißverhältnis zwischen Belastung und Belastbarkeit des Gelenkknorpels.*

Ätiopathogenese▸ Die Arthrose beruht ihrem Wesen nach auf einer Überbeanspruchung. Die Ursache kann auf der biologischen oder mechanischen Seite liegen. Man unterscheidet primäre (anlagebedingte) und sekundäre Arthrosen. Es kommt zu Veränderungen der Knorpelgrundsubstanz mit Demaskierung von kollagenen Fasern. Die aus Knorpelusuren herausgelösten Knorpelpartikel (Detritus) gelangen in die Gelenkflüssigkeit und führen zu einer Detritussynovialitis mit Gelenkkapselreizung und sekundärem Knochenumbau.

Die Ursache der primären Arthrosen ist noch nicht bekannt (deswegen auch idiopathisch).

Bei den sekundären Arthrosen kennt man die Ursache: In den meisten Fällen handelt es sich um anlagebedingte oder erworbene Gelenkdeformitäten, die über eine Fehlbelastung des Knorpels zur Arthrosis deformans führen.

wichtig **Form- und Funktionsstörungen eines Gelenks oder dessen Umgebung, die zur Arthrose führen, nennt man präarthrotische Deformitäten.**

Dazu zählen z.B. Frakturen unter Gelenkbeteiligung, Fehlbelastung bestimmter Knorpelteile bei Achsenabweichungen der gelenknahen Knochenabschnitte, Formveränderungen der Gelenkflächen oder der knöchernen Gelenkkörper nach Erkrankungen, z.B. Polyarthritis, aseptische Knochennekrose (Morbus Perthes).

Klinik▸ Die Symptome sind durch einen schleichenden Beginn und wechselnden Verlauf gekennzeichnet. Die Beschwerden sind positions- und belastungsabhängig.

wichtig

Wegen des mechanischen und lokalen Charakters der Erkrankung kommen Allgemeinreaktionen, wie z.B. pathologische Laborwerte, erhöhte Temperatur u.ä. nicht vor.

Die ***Prävention*** ist in erster Linie darauf ausgerichtet, präarthrotische Deformitäten zu beseitigen (X- und O-Bein-Korrekturen, Gelenkflächenbegradigungen, Stellung der Frakturfragmente), so daß keine Inkongruenz der Gelenkflächen verbleibt. Ferner gehört zur Prävention die Vermeidung von statisch-dynamischer Belastung, die zu weiterem Knorpelabrieb führen könnte.

Therapie▸ Eine kausale Therapie ist nicht bekannt. Man kann nur symptomatisch behandeln, konservativ mit Packungen, Einreibungen, Wärmeapplikation, intraartikulären Injektionen; Kortison beseitigt zwar den arthrotischen Reizzustand, hat aber auf das eigentliche Leiden keinen Einfluß.

Krankengymnastik/Physiotherapie▸ Ziel ist es, die Beweglichkeit des Gelenkes zu erhalten bzw. zu verbessern. Verkürzte Muskeln müssen intensiv unter Entlastung der betroffenen Gelenkfläche gedehnt werden. Das Gelenk selbst kann durch Traktion entlastet werden oder durch manualtherapeutische Techniken mobilisiert werden.

Schmerzhaft verspannte Muskelstrukturen werden durch Weichteiltechniken wie z.B. Friktionen bzw. Querdehnung behandelt. Wichtig ist, daß durch intensive aktive und passive Bewegungsübungen das Bewegungsausmaß erhalten bleibt. Ergänzend können Bewegungsübungen im Thermalbad, Schulung von Alltagsbewegungen (z.B. Gang), Selbsthilfetraining durchgeführt werden. Aufklärung und Verhaltenstraining zur Vermeidung schmerzauslösender Haltungen erfolgt in der Knie-, Schulter-, Rückenschule.

Operation▸ In letzter Zeit hat die operative Behandlung der Arthrose große Bedeutung erlangt. Es werden durchgeführt: Synovektomien bei chronisch rezidivierenden Synovitiden mit Gelenkergüssen, Umstellungsosteotomien zur Herstellung normaler Achsenverhältnisse am arthrotisch deformierten Gelenk, Gelenkresektionen mit Ersatz der zerstörten Gelenkflächen durch Endoprothesen aus Kunststoff und Metall.

4.6.5 Polyarthrose

Hier handelt es sich um eine generalisierte Arthrosis deformans vorwiegend der großen Gelenke, aber auch der kleinen Gelenke, aufgrund einer Minderwertigkeit des Gelenkknorpels. Es sind in erster Linie die statisch mehr beanspruchten Gelenke der unteren Extremitäten betroffen (Hüft-, Knie- und Fußgelenke).

Heberden[1]-Arthrose (Arthrose der DIP-Gelenke)

Form der Arthrose, die besonders bei Frauen in der Menopause auftritt und mit knotenförmigen Auftreibungen der Fingerendgelenke, verbunden mit einer Arthrosis deformans der angrenzenden Gelenke einhergeht. Das harmlose Leiden bedarf keiner Behandlung (Abb. 4.31).

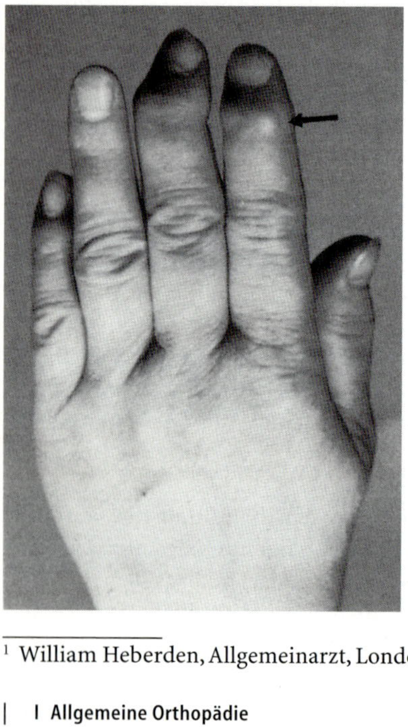

Abb. 4.31. Deformierung der Endgelenke mit knötchenförmigen Vorwölbungen im Bereich der Finger 2 und 3: Heberden-Arthrose

[1] William Heberden, Allgemeinarzt, London (1710–1801)

Differentialdiagnose▸ Beteiligung der DIP-Gelenke im Rahmen der Psoriasisarthritis.

4.6.6 Gelenkschädigung durch Immobilisation und Inaktivität

Gelenkknorpel, Gleitgewebe und Verschiebeschichten leben von der Bewegung, d.h. nur durch regelmäßige Bewegung ist eine Durchsaftung dieser Gewebe mit Gelenkflüssigkeit bzw. Lymphe gewährleistet. Immobilisation und Inaktivität mindern den Gewebefluß und reduzieren die Diffusionsvorgänge. Durch aktive Betätigung der Muskeln wird außerdem die Blutzirkulation angeregt (sog. Muskelpumpe).

Die therapeutische Konsequenz besteht darin, daß längere Immobilisationszeiten, wie etwa im Gipsverband, möglichst zu vermeiden sind. Auch wenn die Immobilisation, z.B. bei Frakturen im Gipsverband, erforderlich ist, kann der Patient durch die Krankengymnastik angehalten werden, die Muskeln isometrisch, d.h. ohne die Extremität zu bewegen, anzuspannen.

wichtig

Ein Immobilisationsschaden betrifft sowohl den Knochen (Demineralisation, Änderung der Bruchfestigkeit) als auch den Muskel (Atrophie), die Sehnen (Degeneration, Verminderung der Rißfestigkeit) und den Knorpel (verminderte Widerstandsfähigkeit, Arthrose).

4.7 Neurogene Erkrankungen mit Auswirkungen auf die Bewegungsorgane

Einleitung

Die Erkrankungen sind aus der Neurologie und Pädiatrie bekannt. Wichtig sind die verschiedenen Kontrakturen und ihre Behandlungsmöglichkeiten: Jedesmal Krankengymnastik! Operationen, vorwiegend mit Verpflanzungen, Verlängerungen oder Durchschneidungen von Sehnen, stehen erst an zweiter Stelle. Auch heute ist die Polio noch gefragt, weil immer wieder Erkrankungsfälle auftreten und Patienten, die vor 1960 erkrankt sind, als es noch keine Impfung gab, sich mit Folgeerscheinungen in dauernder orthopädischer Behandlung befinden.

4.7.1 Infantile Zerebralparese (ICP; spastische Kinderlähmung, frühkindlicher Hirnschaden)

Definition *Störung des Muskeltonus und der Muskelkoordination durch Schädigung des zentralen Nervensystems im Kindesalter.*

Ätiopathogenese▸ Sauerstoffmangel des kindlichen Gehirns in der perinatalen Phase oder später im Rahmen entzündlicher oder traumatischer Hirnschädigungen (Enzephalitis, Meningitis, Schädel-Hirn-Trauma). Es entstehen spastische Lähmungen der willkürlichen Bewegungen. Der Muskeltonus ist entweder gesteigert oder abgeschwächt. Durch Eigeninnervation kommt es zu heftigen überschießenden Muskelkontraktionen mit bestimmten Bewegungsmustern (Abb. 4.32).

Klinik▸ Bei Tonuserhöhung spürt man beim passiven Durchbewegen der betroffenen Extremität einen stufenweise sich lösenden und wieder auf-

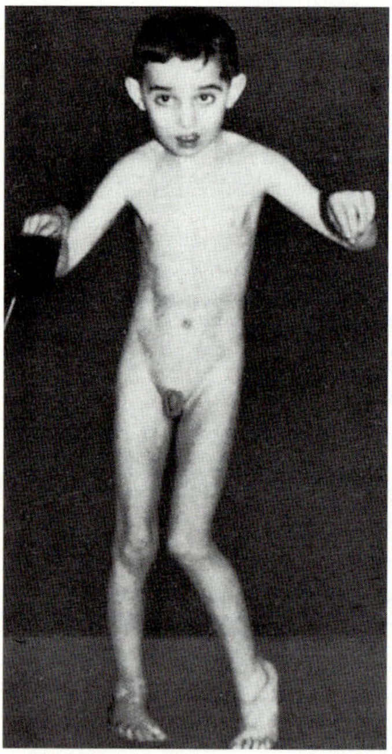

Abb. 4.32. Infantile Zerebralparese mit Beuge-Adduktions-Innenrotations-Kontraktur der linken Hüfte, Kniebeugekontraktur und Spitzfuß

tretenden Widerstand (Zahnradphänomen). Meistens handelt es sich um einen Befall aller 4 Extremitäten (Tetraplegie; Hemiplegie: halbseitiger Befall: Diplegie und Paraplegie; Befall beider Arme oder beider Beine).

Durch die gestörte Koordination der Willkürbewegung und des Muskeltonus entstehen Hyperkinesien, Zwangsbewegungen. Das Überwiegen bestimmter Muskelgruppen (meist Beuger) führt zu Kontrakturen der betroffenen Gelenke (Hüftbeugeadduktions-, Kniebeuge-, Spitzfuß-, Ellenbogenbeuge- und Pronationskontraktur) (Übersicht 4.26). Bei längerem Bestehen kommt es zum Schiefwachsen der Knochen (Coxa valga) sowie Kapsel- und Sehnenschrumpfungen (Achillessehnenverkürzung, Hüftluxation, Skoliose, Klumpfuß) (Übersicht 4.27).

Übersicht 4.26. ICP-Kontrakturen

▶ Hüftbeuge-adduktions-, innenrotations- ▶ Kniebeuge ▶ Fußspitz- ▶ Ellenbogenbeuge- ▶ Unterarmpronations- ▶ Handgelenkbeuge-	-Kontraktur

Übersicht 4.27. Orthopädische Folgekrankheiten bei ICP

- ▶ Skoliose
- ▶ Coxa valga
- ▶ Hüftluxation
- ▶ Spitzfuß
- ▶ Klumpfuß

Folgende Reflexe sind nach dem 6. Monat nicht mehr normal:

- Moro-Reflex. Kind in Rückenlage, kurzer Schlag auf die Unterlage (Erschütterung): Kind streckt Arme, bewegt Kopf.
- Asymmetrisch tonischer Nackenreflex (ATNR). Kind in Rückenlage, Kopfdrehung: Armstreckung auf der Gesichtsseite, Armbeugung auf der anderen.
- Sprungbereitschaft fehlt. Wird das Kind mit dem Gesicht nach unten einer Unterlage genähert, streckt es die Arme zur Landung. Diese Reaktion stellt sich bei geschädigten Kindern nicht ein.

Je nachdem, welche Zentren im Nervensystem geschädigt sind, entstehen:

- spastische Zustände mit vermehrtem Muskeltonus und Reflexsteigerung,
- hypotone Zustände mit abnormer Schlaffheit,
- Athetosen mit unkontrollierten bizarren Zwangsbewegungen der Mimik und Extremitätenmotorik,
- Ataxien mit Koordinationsstörungen, v.a. beim Gehen, Mischformen sind häufig.

Diagnose▸ Verdachtsmomente für eine Zerebralparese beim Säugling sind: Atem-, Saug- und Trinkschwäche, Bewegungsarmut oder wurmförmige Bewegungen (Athetosen).

Die Diagnose wird erhärtet durch abnormes Reflexverhalten, mangelhafte Kopfkontrolle, fest geschlossene Fäuste mit eingeschlagenem Daumen, allgemeine motorische Retardierung mit verspätetem Sitzen, Stehen und Gehen.

Therapie▸ In erster Linie konservativ. Sie besteht in spezieller Krankengymnastik auf neurophysiologischer Basis, z.B.:

- Krankengymnastik nach *Vojta:* Übungen aus vorgegebenen Ausgangsstellungen erleichtern das Einüben bis dahin nicht gekonnter Bewegungsabläufe durch Bahnung physiologischer Bewegungsmuster.
- Krankengymnastik nach *Bobath:* Pathologischer Tonus und abnorme Bewegungen werden durch äußere Stimulation und Bahnung koordinierter Bewegungsabläufe abgebaut. Pathologische Reflexe werden gehemmt, Voraussetzungen für normale und koordinierte Bewegungsabläufe werden damit geschaffen.

Ergänzung der Krankengymnastik durch gezieltes Spiel und durch Bastelaufgaben bei der Beschäftigungstherapie. Kontrakturen werden durch Lagerungen, aktive oder passive Bewegungsübungen und Schienen behandelt (s. oben). Weitere Möglichkeiten sind: Quengel- und Umstellgipsverbände und operative Maßnahmen, z.B. Sehnenverlängerungen, Muskelverpflanzungen. Bei dem sehr häufigen Spasmus der Adduktoren durchtrennt man deren Sehnen in der Leiste oder deren Nerv (N. obturatorius).

4.7.2 Querschnittslähmungen

Durch Ausfall der Innervation der Skelettmuskulatur kommt es zu schwerwiegenden Folgen: Funktionsausfall, Kontrakturen, trophische Störungen.

Im akuten Schockstadium (Trauma, Blutung, Tumor, Entzündung als Ursache) kommt es zunächst zu einer schlaffen Lähmung. Bei kompletter Querschnittslähmung liegen neben der Lähmung zunächst folgende Symptome vor: Areflexie, Anästhesie, Verlust der Vasomotorik, Blasen- und Mastdarmlähmung. Später setzt dann eine Tonuserhöhung mit Spastik und Kontrakturen ein.

Therapie▸ Die Rehabilitation bei Querschnittsgelähmten betrifft in erster Linie die ***Krankengymnastik*** mit Durchbewegen der gelähmten Gliedmaßen. Kontrakturprophylaxe durch korrekte Lagerung, Hautpflege zur Verhütung von Druckstellen. Wichtig ist das Auftrainieren der funktionsfähigen Muskeln und Einüben kompensatorischer Bewegungsabläufe, z.B. für die oberen Extremitäten.

Sind noch Muskeln funktionsfähig, z.B. bei tiefen thorakalen und lumbalen Querschnittslähmungen, können die Betroffenen durch Apparate und Schienen zum Stehen und Gehen gebracht werden. Die Beine werden durch orthopädische Apparate und Schienen soweit stabilisiert, daß sich die Patienten fortbewegen können.

wichtig

Paraplegiker, die mit Schienenapparaten versorgt sind, lernen den Stützengang unter krankengymnastischer Anleitung. Bei ihnen kann der Aktionsradius durch einen Rollstuhl erweitert werden.

Die operativen Eingriffe an den gelähmten Extremitäten beschränken sich auf die Beseitigung etwaiger Kontrakturen.

4.7.3 Spina bifida (Meningomyelozelen: MMC, dorsale Dysraphie, Rhachischisis posterior)

Definition

Angeborene Entwicklungsstörung als Spalt im Wirbel und Rückenmark mit partieller oder totaler Querschnittslähmung.

Ätiopathogenese▸ Die Ursache liegt in einer Schädigung des Rumpforganisators während der Neurulation. Von der klinisch asymptomatischen Störung des Bogenschlusses bei S1 (Spina bifida occulta) bis zur kompletten Rückenmarkfehlbildung mit vollständiger Querschnittslähmung gibt es alle Übergänge. Am häufigsten ist ein inkompletter Spalt mit lumbaler Lokalisation als MMC. Dabei sind Meningen und Rückenmark betroffen. Sie quellen hernienartig aus der Bogenspalte hervor und müssen sofort nach der Geburt operiert werden, weil sonst eine Meningitis eintritt.

Klinik▸ MMC im Lumbalbereich sind mit schlaffen Lähmungen der Beine, des Beckenbodens, der Sphinkteren der Blase und des Mastdarms sowie schweren Störungen der Sensibilität und Trophik verbunden. Je nachdem, welche Muskeln gelähmt oder erhalten sind, entstehen Hacken-, Klump-, Spitz-, Schaukelfüße, Beugekontrakturen der Hüft- und Kniegelenke.

Bei vielen Kindern besteht gleichzeitig ein Hydrozephalus, der bei mangelnder Versorgung ebenfalls zentrale Lähmungen entstehen lassen kann.

Therapie▸ Krankengymnastik zur Aufschulung der verbliebenen Muskeln steht im Vordergrund, aktive und passive Bewegungsübungen, Lagerung und Kontrakturprophylaxe. Schienen und Apparate dienen zur Stabilisierung der gelähmten Beine. Mit Operationen kann man bereits entstandene Kontrakturen beseitigen, z.B.

- Achillessehnenverlängerung zur Beseitigung einer Spitzfußkontraktur,
- Kniebeugesehnenverlängerung bei Kniebeugekontraktur.

4.7.4 Poliomyelitis (spinale Kinderlähmung, Poliomyelitis anterior acuta)

Definition *Virusinfektion des Rückenmarks mit verbleibender schlaffer Lähmung verschiedener Muskelgruppen.*

Ätiopathogenese▸ Die infektiöse Erkrankung der Vorderhörner des Rückenmarks führt zur schlaffen Lähmung. Muskeln und Nerven werden wieder funktionsfähig, wenn ihre vorübergehende Ausschaltung nur auf ein entzündliches Ödem zurückzuführen ist. Die gelähmten Muskeln atrophieren und verlieren ihre Kontraktionsfähigkeit. Die Antagonisten überwiegen, es entstehen Kontrakturen.

Klinik▸ Die akute Erkrankung zeichnet sich durch 4 Stadien aus:

- ▸ ***Prodromalstadium*** (präparalytisches Stadium): Fieber, uncharakteristische Allgemeinerscheinungen.
- ▸ ***Paralytisches Stadium:*** Meningeale Reizzustände, Lähmungen, Muskelschmerzen, Temperaturabfall.
- ▸ ***Reparationsstadium:*** Ödembedingte Lähmungen bilden sich zurück (2 Jahre).
- ▸ ***Endstadium:*** Kontrakturen, Wachstumsstörungen mit Extremitätenverkürzung, strukturelle Skoliosen, Wackelgelenke (bes. Knie), Druckgeschwüre exponierter Extremitätenabschnitte.

Differentialdiagnose▸ MMC, progressive Muskeldystrophie.

Therapie▸ Nach Beendigung der Infektiosität der Erkrankung (6–8 Wochen) beginnt der orthopädische Teil der Behandlung. Lokalisation der bleibenden Lähmungen: Tibialis anterior (Spitzfuß), Quadrizeps (Kniebeugekontraktur), Glutäen (Hohlkreuz, Beckenkippung nach vorn, Trizeps und Deltoideus (Adduktionskontraktur im Schultergelenk), Rumpfmuskellähmung mit Lähmungsskoliose, Genu recurvatum mit zunehmendem Wackelknie. Kontrakturprophylaxe durch die richtige Lagerung. Für die Beurteilung der Lähmung ist die elektrische Untersuchung mit Bestimmung der Entartungsreaktion entscheidend.

wichtig

Bei Restlähmungen sind häufig Operationen erforderlich, z.B. Sehnenverlängerungen beim Spitzfuß, Sehnenverpflanzungen durch Vereinigung gelähmter und noch funktionstüchtiger Muskeln, Arthrodesen (Gelenkversteifungen, z.B. am Knie- oder Fußgelenk durch Ausfall der das Gelenk stabilisierenden Muskeln als Alternative zum orthopädischen Apparat).

Bei den Apparaten sollte eine Immobilisation des Gelenks vermieden werden. Man kann z.B. einen Bein-Schienen-Schellen-Apparat bei Quadrizepsparese so konstruieren, daß das Scharniergelenk am Knie zum Stehen und Gehen festgestellt und beim Sitzen beweglich gemacht werden kann.

Da die Erkrankung meistens Kinder betrifft, kommt es auch zum Zurückbleiben des Wachstums der betroffenen Extremität. Ein Beinlängenausgleich oder evtl. eine beinverlängernde Operation ist erforderlich.

4.8 Verletzungen der Bewegungsorgane und Folgen

Einleitung Die orthopädische Traumatologie beschäftigt sich in erster Linie mit den Folgen nach Knochenbrüchen und Kapsel-Band-Verletzungen. Wichtige Verletzungen und Verletzungsfolgen sind in den speziellen Kapiteln aufgeführt.

Die Akut-Traumatologie mit der Systematik von Thorax-, Wirbelsäulen-, Abdomen- und Extremitätenverletzungen sollte aus einem Chirurgielehrbuch gelernt werden.

4.8.1 Komplikationsmöglichkeiten und Spätfolgen bei Knochenbrüchen

Posttraumatisches Ödem sowie Hämatom können zu Abschnürungen ganzer Extremitätenabschnitte mit Nekrobiose bzw. Nekrose führen. Lähmungen können auftreten. Typisch ist z.B. die Lähmung des N. peronaeus durch Gipsdruck am Wadenbeinköpfchen. Prophylaxe durch Hochlagerung, Aufschneidung des Gipsverbandes bis zum Abklingen des Ödems bzw. Hämatoms.

Nach Frakturen kann es zur ***Verkürzung des Knochens*** durch Fehlstellung kommen. Bei unzureichender Reposition und fehlender Extension schieben sich die Knochenfragmente durch Muskelzug aneinander vorbei. Häufig ist eine Rotationsfehlstellung durch Überwiegen der Außenrotatoren bei Frakturen der unteren Extremitäten.

Zur ***Verlängerung*** kommt es bei vermehrter Extension und durch Reizung (Hyperämie) der Epiphysenfuge mit vermehrtem Wachstum. Bei älteren Kindern kann es verletzungsbedingt zu vorzeitigem Verschluß der Epiphysenfuge kommen mit resultierender Verkürzung oder (und) Abweichung.

Häufigste Ursache der verzögerten Knochenbruchheilung ist die mangelnde Ruhigstellung der Frakturfragmente. Weitere Ursachen sind Interposition von Weichteilen, mangelnde Durchblutung, Infektion.

Eine ***Pseudarthrose*** ist gekennzeichnet durch:

- abnorme Beweglichkeit,
- Schmerzen,
- verminderte Belastbarkeit,

- im Röntgenbild Pseudarthrosespalt mit reaktiver Sklerosierung in der Umgebung.

Hauptsächliche ***Fehlstellungen*** nach Ausheilung eines Knochenbruchs sind:
- Achsenabweichungen (X-, O-Bein),
- Rekurvation,
- Antekurvation,
- Rotationsfehler.

Solange die Fraktur noch nicht fest ist, erfolgt erneute Reposition. Fixierte Fehlstellungen können nur durch Korrekturosteotomien beseitigt werden.

Epiphysenverletzungen führen zu Wachstumsstillstand im betroffenen Abschnitt mit Achsenabweichung (X-, O-Bein) oder zum vermehrten Wachstum durch Hyperämie (Knochenverlängerung).

Im Kleinkindesalter bestehen Epi- und Apophysen noch vielfach aus mechanisch weniger belastbarem Knochen und führen bei Traumen zu Dislokationen, so z.B. an der Hüfte und am Ellenbogen. Man unterscheidet: Epiphysenfugenverletzungen mit und ohne Fraktur der angrenzenden Epiphyse bzw. Metaphyse. Die Einteilung erfolgt nach Aitken (👁Abb. 4.33):
- *Aitken 1:* Epiphysenlösung allein oder mit metaphysärem Fragment. Wachstumsstörungen sind nicht zu erwarten. Therapie: konservativ.
- *Aitken 2:* Epiphysenlösung mit epiphysärem Fragment. Wachstumsstörungen sind zu erwarten. Therapie: operative Reposition und Fixation.
- *Aitken 3:* Die Fraktur geht durch Epi- und Metaphyse. Wachstumsstörungen sind zu erwarten. Therapie: operative Reposition und Fixation.

Apophysenausrisse, meist nach Sportverletzungen kommen vor an der Spina iliaca anterior, superior und inferior, z.B. durch plötzliche Maximalanspannung des M. rectus femoris, am Tuber ossis ischii und am Trochanter minor und brauchen nicht operiert zu werden. Lediglich beim Ausriß der Tuberositas tibiae muß wegen des Lig. patellae eine Refixation erfolgen.

Die ***posttraumatische eitrige Knocheninfektion*** muß konsequent mit operativer Ausräumung, Ruhigstellung und Antibiotika behandelt werden, sonst kommt es zu einer chronisch rezidivierenden Osteomyelitis

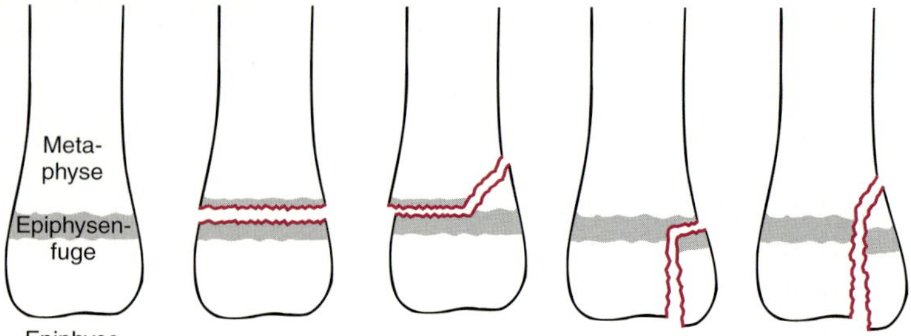

Abb. 4.33. Die Epiphysenfuge hat eine metaphysäre und eine epiphysäre Hälfte. Die für das Wachstum wichtige Proliferationszone liegt in der epiphysären Hälfte. In der gegen Scherkräfte anfälligen metaphysären Hälfte spielen sich die Epiphysenlösungen ab. Alle Verletzungen der Epiphyse und epiphysären Hälfte der Wachstumsfuge führen zu Wachstumsstörungen. Die Einteilung der Epiphysenfugenverletzungen erfolgt nach Aitken. Es gibt noch eine Einteilung nach Salter, bei der 1a und 1b je eine Gruppe bilden und die reine Epiphysenfugenstauchung als 5. Gruppe aufgenommen ist

(Knochenmarkeiterung) mit Fistelbildung, *Pseudarthrose* und Allgemeinerkrankung (Amyloidose).

Bei Gelenkverletzungen können verschiedene Schädigungen entstehen:

- Gelenkfrakturen,
- Kapselrisse,
- Knorpelläsionen.

Bei Verletzungen der Gelenkinnenhaut und der Gelenkkapsel kommt es zu einem blutigen Erguß (sanguinolent) mit Hämarthrose.

Gelenknahe Erkrankungen (Frakturen, Entzündungen, Tumoren) führen zu einem sympathischen serösen Erguß.

Unebenheiten der Gelenkflächen nach Frakturen (Stufen) führen zwangsläufig zu Verschleißerscheinungen im Sinne der ***Arthrosis deformans.*** Traumatische Gelenkkapselüberdehnungen und -risse können zu

gewohnheitsmäßigen Luxationen der betroffenen Gelenke führen (habituelle Luxation). Typisches Beispiel: habituelle Schulterluxation.

Ermüdungsbrüche und pathologische Frakturen sowie Sehnenrupturen nach degenerativen Vorschäden entstehen auch durch inadäquates Trauma. Im Röntgenbild bzw. im histologischen Befund bei Sehnenrupturen erkennt man dann die Vorerkrankung.

Ermüdungsbrüche (Streßfrakturen) gibt es im Metatarsale II und III als sog. Marschfraktur, in der proximalen Tibiametaphyse, im Schenkelhals bei Coxa vara, seltener auch im Waden- und Fersenbein. Das Knochenszintigramm ist zur Frühdiagnose geeignet, wenn man im Röntgenbild noch nichts sieht. Die Therapie besteht in Ruhigstellung.

Der Ermüdungsbruch des Schenkelhalses muß sofort operativ versorgt werden weil der Hüft-Kopf sonst abrutscht.

Posttraumatische habituelle Luxationen gibt es am Knie-, Schulter-, Hüft- und Sprunggelenk.

4.8.2 Spätfolgen von Verletzungen der Gelenkkapseln, Bänder und Sehnen

Nicht konsequent behandelte Verletzungen der Gelenkkapseln, Bänder und Sehnen können zu Dauerschäden führen. Wenn der rupturierte Kapselbandapparat eines Gelenks nicht sofort operativ versorgt bzw. konservativ im Gips ausreichend lange ruhiggestellt wird, entsteht eine Minderung der Stabilität im betroffenen Gelenk. Beispiele:

- Wackelknie nach Kapselbandverletzungen,
- Instabilität im oberen Sprunggelenk nach Distorsionstrauma.

Die posttraumatische Instabilität kann so weit führen, daß die Gelenke habituell luxieren. Beispiele:

- habituelle Schulterluxation nach traumatischer Ruptur der vorderen Kapsel,
- habituelle Patellaluxation nach primär traumatischer Patellaluxation.

Die konservative Therapie posttraumatischer Gelenkinstabilitäten besteht in der Aufschulung der das Gelenk stabilisierenden Muskeln (am Kniegelenk z.B. der M. quadriceps) und ischiocrurale Muskelgruppe. Wenn dies nicht gelingt, muß in Form von aufwendigen Kapselbandplastiken operiert werden.

4.8.3 Morbus Sudeck (Sudeck[1]-Dystrophie, Algodystrophie)

Definition *Nach äußerer Einwirkung auftretende reaktive dystrophische Erkrankung eines Extremitätenabschnitts, charakterisiert durch lokale Durchblutungsstörungen, Schmerzen und Funktionseinschränkung.*

Ätiopathogenese▸ Ursache des Leidens ist eine Reflexdystrophie auf neurovegetativer Basis. Das Wesen der Erkrankung besteht in einer Zirkulationsstörung mit anschließender Bildung von schrumpfendem Bindegewebe und nachfolgenden bleibenden Funktionsstörungen.

Klinik▸ Voraussetzung für die Entwicklung eines Sudeck-Syndroms ist eine individuelle Krankheitsdisposition mit besonderer vegetativer und psychischer Labilität.

wichtig **Betroffen sind nur Erwachsene, vorwiegend Frauen zwischen dem 50. und 60. Lebensjahr.**

Man unterscheidet (Übersicht 4.28):

Übersicht 4.28. Sudeck – Memo

Akut:	Dystrophie:	Atrophie:
Hyperämie Ödem	fleckige Atrophie	Schrumpfung Kontraktur
viel Schmerz	Schmerz	wenig Schmerz
Haut livide warm	Haut livide bis blaß, kalt	Haut blaß, kalt
Haare unauffällig	wenig Haare	keine Haare

Stadium der akuten entzündlichen Schwellung

Pathogenese▸ Hyperämie mit Stauung und kollateralem Ödem.

Klinik▸ Im Vordergrund stehen Ruheschmerz, Schwellung, Funktionseinschränkung. Die Haut ist rötlich, livide, teigig und überwärmt. Schon die geringsten Bewegungen verursachen starke Schmerzen.

[1] Paul Sudeck, Chirurg, Hamburg (1866–1945)

Röntgen▸ Atrophie mit fleckig verwaschener Strukturaufhellung in unmittelbarer Gelenkumgebung.

Stadium der Dystrophie

Pathogenese▸ Die Schwellung geht zurück. Auffallend ist jetzt eine starke Atrophie des Gewebes, insbesondere im Bereich der Umgebung der Knochen.

Klinik▸ Nicht mehr so starke Schmerzen, Steifigkeit der Gelenke, deutliche Muskelatrophie, trophische Störung an den Nägeln, Behaarung geht zurück. Die Haut ist livide bis blaß, die Temperatur herabgesetzt.

Röntgen▸ Typische fleckige Atrophie größerer Knochenabschnitte.

Stadium der Atrophie

Pathogenese▸ Ein Endstadium der Umbauvorgänge ist erreicht. Knochen und Weichteile sind atrophiert. Narbige Schrumpfung des Kapselbandapparates, Kontrakturen.

Klinik▸ Deutliche Bewegungseinschränkung aller betroffenen Gelenke, Atrophie der Muskeln. Die Haut ist verdünnt, blaß, Behaarung fehlt. Es besteht kein Ödem mehr.

Röntgen▸ Erhebliche Knochenatrophie, die Kortikalis ist wie mit dem Bleistift gezeichnet.

Differentialdiagnose▸ Tuberkulose mit BSG-Erhöhung, Gelenkspalt im Röntgenbild verschmälert, Probeexzision.

Inaktivitätsatrophie: keine fleckige Atrophie, keine schmerzhafte Einsteifung der Gelenke.

Therapie▸ Stellatumblockaden, gefäßerweiternde Mittel, Kalzitonin, Beschäftigungstherapie.

wichtig

Erst im 3. Stadium sind eingreifende Maßnahmen zur Beseitigung der Kontrakturen angebracht: Gelenktechniken (Manuelle Therapie), aktive und passive Bewegungsübungen.

Prophylaxe▸ Schonendes Vorgehen bei der Behandlung von Verletzungen, insbesondere bei der Radiusfraktur, keine wiederholten Repositionsversuche. Im Zweifelsfall operativ stabile Osteosynthese anstreben. Frühzeitige Mobilisation mit aktiven Bewegungsübungen.

wichtig **Die von Sudeck vorgeschlagenen Stadien sind auch heute noch gültig.**

Spezielle Orthopädie

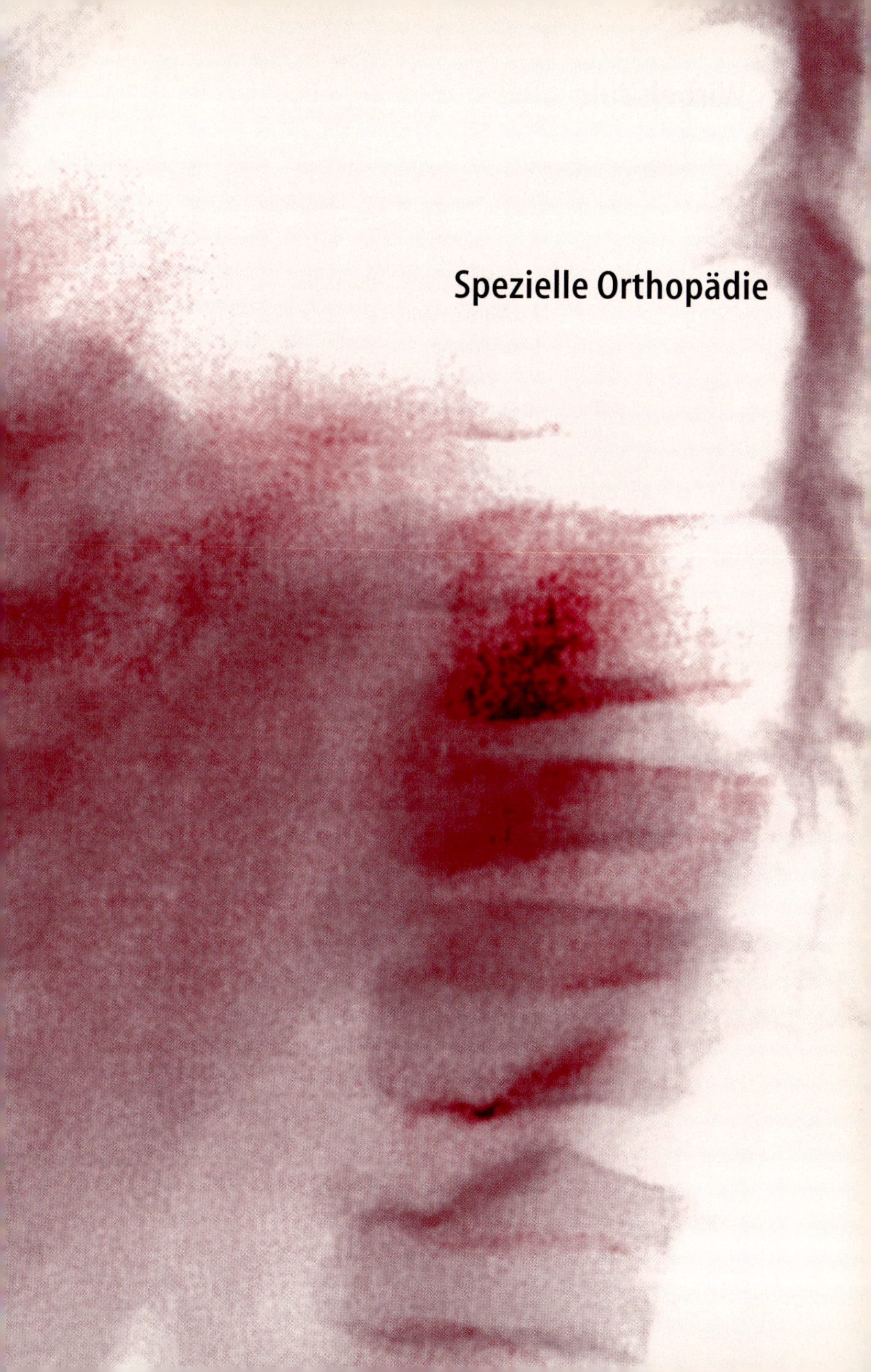

5 Wirbelsäule

Wirbelsäule 5

Einleitung Die Wirbelsäule hat mit 20% den höchsten Fragenanteil.

Die Häufigkeit ihrer Erkrankungen und die unmittelbare Nachbarschaft zum zentralen Nervensystem machen die Wirbelsäule zum bedeutendsten Organ der Orthopädie. Jeder zweite Patient beim Orthopäden hat ein Wirbelsäulenproblem. Um die Ätiologie und Pathogenese der Wirbelsäulenverkrümmungen und die degenerativen Erkrankungen besser verstehen zu können, ist eine Wiederholung der Entwicklungsgeschichte und Anatomie des Bewegungssegmentes zu empfehlen.

Bei den Wirbelsäulensyndromen gibt es Überschneidungen mit der Neurologie. Dieser Abschnitt sollte auch dort noch einmal nachgelesen werden, allein schon wegen der möglichen Differentialdiagnosen und Distraktoren.

5.1 Grundlagen zur Orthopädie der Wirbelsäule

5.1.1 Entwicklung

In der Entwicklung der Zwischenwirbelabschnitte finden sich bereits erste Ansätze für die beim Menschen relativ früh einsetzenden degenerativen Veränderungen. Als Vorläufer der WS entsteht bei den Vertebraten ein zelliger Achsenstrang, der Chorda dorsalis genannt wird. Dieser wird im Laufe der Keimentwicklung schon frühzeitig durch knorpelige bzw. knöcherne WS-Bestandteile ersetzt. Während das Zentrum des Wirbelkörpers allmählich verknöchert, entwickelt sich an der Wirbelkörper-Bandscheiben-Grenze die Knorpelplatte mit ihrer knorpeligen Randleiste, aus der später die knöcherne Randleiste hervorgeht.

Das Wachstum des Wirbelkörpers erfolgt von der Proliferationszone der Knorpelplatten her. An der markhöhlenwärts gerichteten Fläche der Knorpelplatten ist eine typische Knorpelwachstums- und Abbauzone ausgebildet, die erst um das 20. Lebensjahr verschwindet. In dem knorpeligen Randleistenring entstehen Knochenkerne, die sich um das 12. Lebensjahr zum knöchernen Randleistenring verbinden. Von da ab beginnt die Verschmelzung der knöchernen Randleiste mit dem Wirbelkörper. Die Randleiste ist für verschiedene Erkrankungen im Wachstumsalter bedeutungsvoll:

Juvenile Kyphosen und Skoliosen entstehen durch asymmetrische Kompression des Randleistenanulus. wichtig

Der Wirbelkörper bleibt auf der komprimierten Seite im Wachstum zurück, und es entstehen Keilwirbel. Beispiel: Ventralerniedrigung der Brustwirbel bei der Scheuermann-Erkrankung, Seitkantenerniedrigung der Wirbel bei der juvenilen idiopathischen Skoliose.

Von hoher Bedeutung für die frühzeitige degenerative WS-Erkrankung beim Menschen ist die besondere Stoffwechselsituation des Bandscheibengewebes. Die Besonderheiten der Stoffaustauschvorgänge im Zwischenwirbelabschnitt des erwachsenen Menschen bestehen darin, daß:

- keine Blutgefäße vorhanden sind,
- die Ernährung allein durch Diffusion über lange Wegstrecken und semipermeable Grenzschichten erfolgen muß,
- die Bandscheiben anhaltenden Druckbelastungen ausgesetzt sind.

Unter diesen ungünstigen Bedingungen leiden in erster Linie die Bandscheibenzellen, das sind Fibroblasten, Knorpel- und Chordazellen. Sie produzieren Grundsubstanz und Fasern von minderer Qualität und Quantität, es kommt frühzeitig zu Rißbildungen, Zermürbungserscheinungen und Gefügelockerungen. Klinisch entstehen die WS-Syndrome.

Röntgenanatomie des Wirbels

Der Wirbelkörper ist ein zylindrischer Knochen, der von einer dünnen Kompaktalamelle umgeben wird. Bei gerader Projektion stellt sich dieser Zylinder als ein Viereck dar. Bei nur geringer Schrägprojektion bilden sich aus den strichförmigen Deck- und Bodenplatten Ovale. Bei korrekter Aufnahmetechnik weist die ovaläre Darstellung der Deck- und Bodenplatten auf eine Achsenabweichung der WS (z.B. Skoliose) hin (👁Abb. 5.1).

In der Röntgenübersichtsaufnahme erkennt man Tumoren oder Entzündungsherde in der Spongiosa des Wirbelkörpers erst dann, wenn sie eine Größe von 10–15 mm überschreiten. Kleinere Herde sind nur auf Schichtaufnahmen oder im Szintigramm zu diagnostizieren. Im anterior-posterioren (a.-p.) Strahlengang (dorsoventral) erkennt man neben

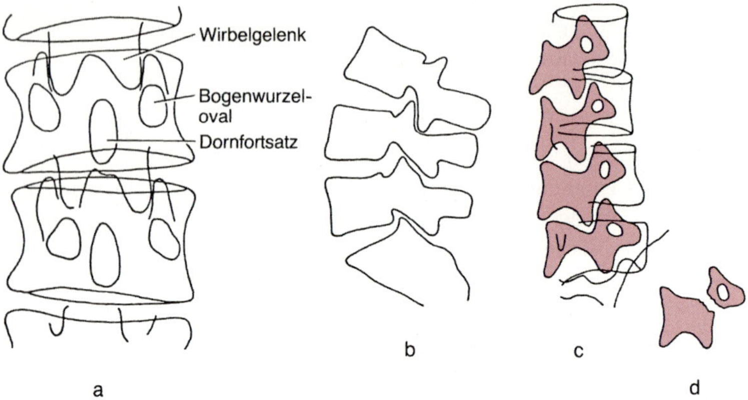

Abb. 5.1 a–d. Röntgenanatomie des Wirbels am Beispiel der LWS: **a** anterior-posterior, **b** seitlich, **c** schräg. Die Gelenkfortsätze sehen wie Hunde aus. **b** Bei Spondylolyse entspricht das Hundehalsband dem Spalt im Gelenkfortsatz

dem Wirbelkörper auch Teile des Bogens in ihrer Projektion. Die Dornfortsätze projizieren sich in der Mittellinie und die Bogenabgänge als sog. Bogenwurzelovale jeweils seitlich davon ab als längsovale Gebilde auf den Wirbeln. Projizieren sich die Dornfortsätze und Bogenwurzelovale nach einer Seite verschoben, so liegt eine Drehung des Wirbels (Torsion) vor, was z.B. bei den meisten Skoliosen der Fall ist, Im Seitbild projizieren sich Wirbelkörper und Bogen getrennt. Hier lassen sich Einzelheiten der Wirbelstruktur besser erkennen. Wirbelgelenke, Gelenkfortsätze und Foramina intervertebralia projizieren sich am besten im schrägen Strahlengang. An der LWS sehen die Gelenkfortsätze auf den Schrägbildern wie kleine Hunde aus. Ein wichtiges Krankheitsbild ist z.B. die Spondylolyse und -listhesis bei der anlagebedingt ein Spalt im Gelenkfortsatz vorhanden ist. Der Osteolysespalt projiziert sich dann so auf den Halsteil der Hundefigur, als trüge der Hund ein Halsband.

5.1.2 Untersuchung

Die Untersuchung des Achsenorgans beginnt, wie auch bei den anderen Abschnitten des Bewegungsapparates, mit der Inspektion und setzt sich fort in der Palpation und Funktionsprüfung. Die Inspektion erfolgt zunächst durch die Betrachtung von hinten. Man beurteilt Kopfhaltung, Schulterstellung, Abstehen der Schulterblätter, Form der Taillendreiecke, Höhe der Darmbeinkämme. Bei Seitverbiegungen der WS findet sich ein Schulterblatthochstand, eine Asymmetrie der Taillendreiecke sowie eine asymmetrische Ausbildung der Schulter-Nacken- und Rückenstreckmuskeln.

Bei der Betrachtung von der Seite erkennt man die physiologischen Krümmungen. Diese sind normal, abgeflacht oder verstärkt. Die Palpation richtet sich in erster Linie auf die Dornfortsätze und die oberflächlichen Muskelschichten. Umschriebener Druck- und Klopfschmerz eines Dornfortsatzes weist auf Fraktur, Tumor oder Entzündung hin, die diffuse Klopfschmerzhaftigkeit sämtlicher Dornfortsätze zeigt generalisierte Knochenerkrankungen, wie z.B. die Osteoporose, an.

Die Funktionsprüfung der HWS, BWS und LWS richtet sich nach der Neutral-Null-Methode. Entscheidend sind nicht die absoluten Werte, sondern Seitendifferenzen und deutliche Bewegungseinschränkungen, die dem Alter nicht entsprechen (Abb. 5.2., 5.3., 5.4.). Bei Prüfung der Seitneigung an der Hals- und Lendenwirbelsäule kann es zu einem Entfaltungsknacken als Ausdruck des natürlichen passiven Gelenkspiels kommen.

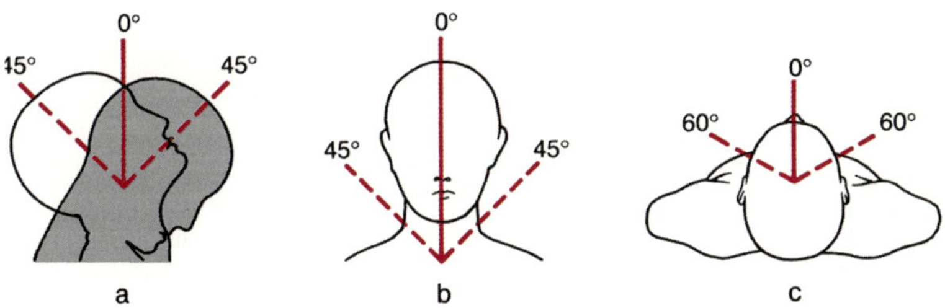

Abb. 5.2 a–c. Funktionsprüfung der HWS: **a** Vor- und Rückneigung, **b** Seitneigung, **c** Drehung (Rotation)

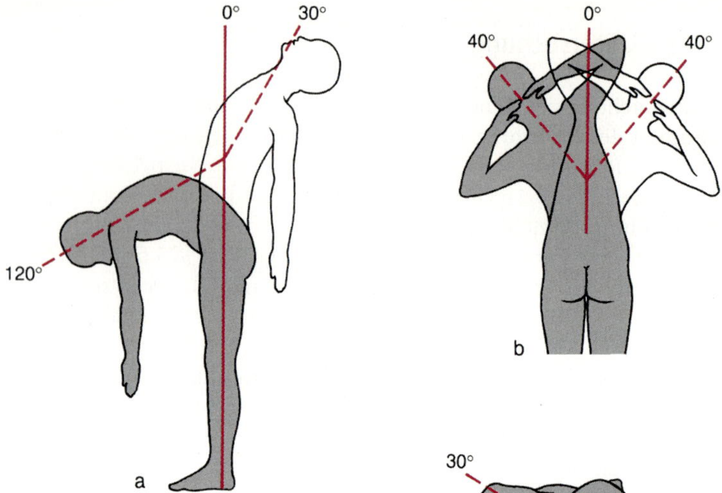

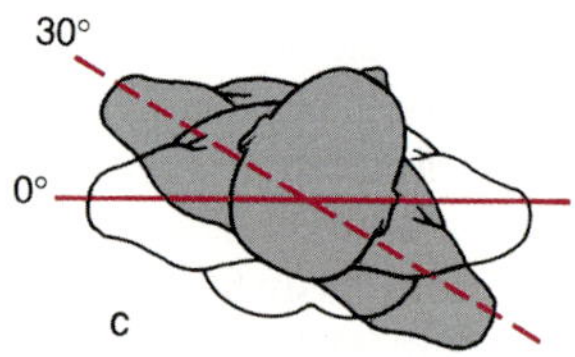

Abb. 5.3 a–c. Funktionsprüfung der BWS und LWS: **a** Vor- und Rückneigung, **b** Seitneigung, **c** Drehen (Rotation Schultergürtel zum Becken)

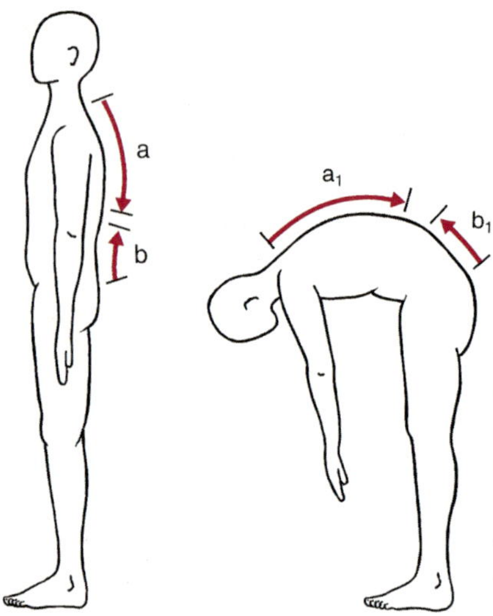

Abb. 5.4. Schober- und Ott-Zeichen. Eine 30 cm lange Meßstrecke über der BWS (*a*) entfaltet sich bei der Rumpfbeugung nach vorn (Ott-Zeichen). Ebenso verhält es sich an der LWS (*b und* b1) Schober-Zeichen). Die Entfaltung ist wegen der auszugleichenden Lordose etwas größer (4–6 cm)

5.2 Anlagebedingte Störungen

5.2.1 Haltung

Man versteht darunter das Gesamtbild des frei und aufrecht stehenden Menschen. Es werden 4 Haltungsformen unterschieden (👁Abb. 5.5).

wichtig

Die vier Haltungsformen sind Variationen der Norm und keineswegs pathologisch. Diese Normabweichungen disponieren jedoch eher zu Bandscheibenschäden und Rückenmuskelinsuffizienzerscheinungen.

Haltungsstörungen der WS sind gekennzeichnet durch:
- eine stärkere Rundung des Rückens,
- Nachvornstehen der Schultern,

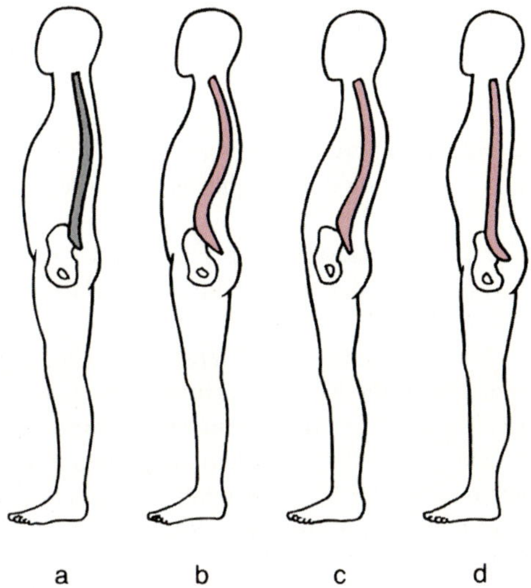

Abb. 5.5 a–d. Haltungsformen: **a** Normalrücken, **b** hohlrunder Rücken (verstärkte Brustkyphose, verstärkte Lendenlordose), **c** totaler Rundrücken (langgezogene verstärkte Brustkyphose), **d** Flachrücken (abgeflachte physiologische Krümmungen)

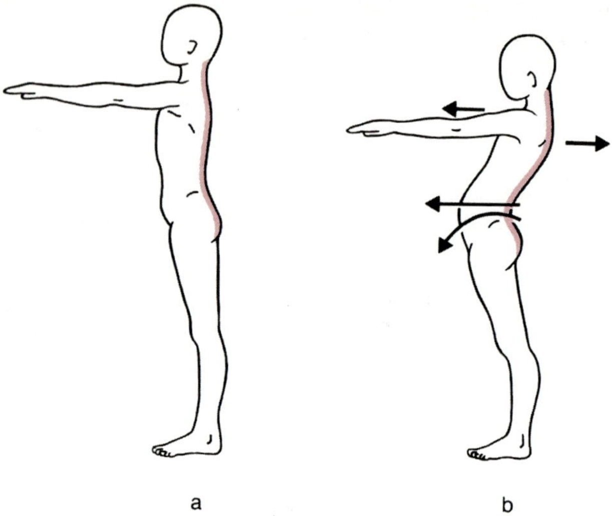

Abb. 5.6 a, b. Schema des Haltungstests nach Matthiaß[1]: **a** Ausgangsposition, die für 30 s beibehalten werden muß, wenn man von leistungsfähiger Muskulatur sprechen kann. **b** Abkippen im Verlauf der 30 s mit Abgleiten des Schultergürtels nach vorn, Abkippen des Oberkörpers nach hinten und Verdrehung des Beckens nach vorn als Ausdruck der muskulären Leistungsinsuffizienz

- Beckenkippung nach vorn,
- Vorwölbung des Bauches bei schlaffen Bauchdecken.

Die Differenzierung der Haltungsschwäche vom Haltungsfehler bzw. Haltungsschaden erfolgt durch den Haltungstest nach Matthiaß[1] (Abb. 5.6).

Die Grundzüge der Therapie bei Haltungsschäden bestehen in erster Linie in einer aktiven krankengymnastischen Übungsbehandlung zur Kräftigung der Rumpfmuskulatur und der proximalen Extremitätenmuskeln. Verkürzte Muskeln, wie z.B. der M. pectoralis major beim Nachvornstehen der Schultern, müssen gedehnt werden. Günstig sind sportliche Betätigung und v.a. Rückenschwimmen. Man kann mit diesen Behandlungen zwar keine grundsätzliche Änderung der Rückenform erreichen, jedoch die Muskeln so weit kräftigen, daß eventuelle Formabweichungen muskulär kompensiert werden.

[1] Hans Matthiaß, Orthopäde, Münster (Zeitgen.)

5.2.2 Arkuäre (langbogige) Kyphosen

Eine Kyphose stellt die nach hinten (dorsal) konvexe Ausbiegung der WS dar. Sie ist im Bereich der BWS physiologisch. Die WS ist beim Säugling normalerweise noch gerade.

wichtig

Erst mit dem aufrechten Gang bilden sich die physiologischen Krümmungen der WS in der Sagittalebene aus:
- **Halslordose**
- **Brustkyphose**
- **Lendenlordose**

Das Ausmaß der Kyphose ist vom Lebensalter abhängig. Das volle Ausmaß der Brustkyphose ist mit dem 6. Lebensjahr erreicht.

Das Kleinkind nimmt beim Sitzen eine ausgleichbare großbogige C-förmige Sitzkyphose ein; bei der Rachitis ist diese Sitzkyphose verstärkt. Scheitelpunkt ist der thorakolumbale Übergang (Sitzbuckel). Als weitere Ursachen einer Sitzkyphose beim Säugling kommen in Frage: Bindegewebsschwäche und Bewegungsarmut, die durch falsche Lagerung auf zu weicher Unterlage noch verstärkt werden. Als Endzustand resultiert später häufig ein Flachrücken.

Morbus Scheuermann[1] (Adoleszentenkyphose, juvenile Kyphose, Lehrlingsrücken)

Definition

Wachstumsbedingte vermehrte Kyphose der mittleren und unteren BWS.

Ätiopathogenese▸ An der unteren BWS zwischen Th 6 und Th 10 kommt es zu Wachstumsstörungen der Wirbel. Die Wirbel wachsen vorn langsamer als hinten. Es entstehen die typischen Keilwirbel. Dazu kommen unregelmäßige Konturierungen der Deck- und Bodenplatten mit umschriebenen Vorwölbungen des Zwischenwirbelabschnitts (Einbruch von Bandscheibengewebe in die Wirbelkörperspongiosa) als sog. Schmorl-Knorpelknötchen. Die Erkrankung tritt während des Hauptwachstums zwischen dem 8. und 13. Lebensjahr auf. Knaben sind häufi-

[1] Holger Scheuermann, Radiologe, Kopenhagen (1877–1960)

ger betroffen. Endogene Faktoren sind für das Auftreten maßgebend. Äußere Belastung führt in der Wachstumsphase zu einer Verschlimmerung. Da die keilförmige Deformierung der Wirbel nicht immer ganz symmetrisch erfolgt, kommt es häufig zu einer Skoliose, deswegen ist für dieses Krankheitsbild die Bezeichnung Kyphoskoliose in einigen Fällen angebracht. Im betroffenen WS-Abschnitt sind die Bandscheibenräume verschmälert (Übersicht 5.1).

Übersicht 5.1. Scheuermann-Trias

- ► Keilwirbel
- ► Schmorl-Knötchen
- ► Fixierte Kyphose

Die Veränderungen können auch an der oberen LWS zwischen L 1 und L 3 auftreten. Auch hier entstehen bogenförmige Eindellungen der Deck- und Bodenplatten mit Schmorl-Impressionen sowie einer Abflachung der LWS mit evtl. kyphotischer Ausbiegung. Lumbale und thorakolumbale Formen gehen häufiger mit Schmerzen einher als die thorakale. Die pathologisch-anatomischen Veränderungen sind mit Abschluß des Wachstums, d.h. mit dem 16. oder 17. Lebensjahr abgeschlossen. Eine Verschlimmerung tritt danach nicht ein (Abb. 5.7, 5.8).

Klinik► Nur etwa 20% der Jugendlichen haben im floriden Stadium Rückenschmerzen, deswegen wird die Erkrankung oft nicht erkannt. Schmerzen durch Rückenmuskelinsuffizienzerscheinungen treten erst beim Erwachsenen auf. Es kommt zur Überdehnung der Rückenmuskeln. Bei Menschen mit einem Zustand nach Scheuermann-Erkrankung treten gehäuft auch bandscheibenbedingte Beschwerden auf.

wichtig **Bei der Untersuchung des Scheuermann-Erkrankten findet sich eine fixierte, d.h. nicht ausgleichbare Kyphose, die man durch ventralen Durchhang im Vierfüßlerstand prüfen kann.**

Die Beschwerden gehen v.a. von der Lendenwirbelsäule aus. Bei vermehrter Brustkyphose entwickelt sich eine kompensatorische Hyperlordose der LWS.

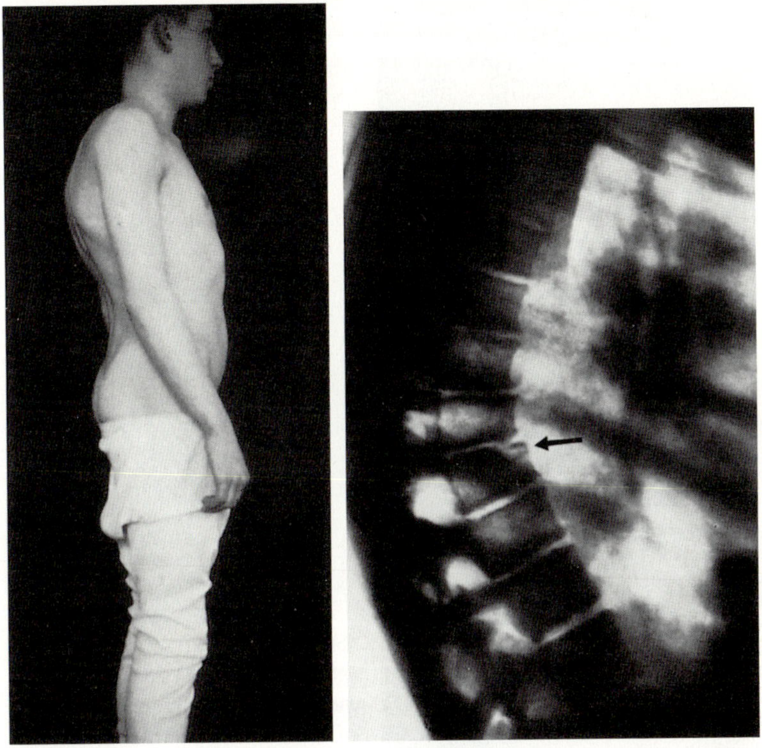

a b

Abb. 5.7 a, b. M. Scheuermann (Adoleszentenkyphose). **a** Heranwachsender Junge mit verstärkter Brustkyphose, tief eingesattelter Lendenlordose (Hohlrundrücken). Punktum maximum der Kyphose im unteren BWS-Abschnitt. **b** Röntgenbild: Keilwirbel und Deckplattenunregelmäßigkeiten

Röntgen▸ Beweisend für die Scheuermann-Erkrankung sind die Röntgenveränderungen: Keilwirbel, unregelmäßige Konturierung der Deck- und Bodenplatten, Schmorl[1]-Knorpelknötchen, Verlängerung der betroffenen Wirbel im dorsoventralen Durchmesser, verschmälerte Bandscheibenräume. Die Veränderungen an der LWS beschränken sich i. allg. auf etwas größere Schmorl-Knorpelknötchen sowie auf eine Achsenabweichung mit Abflachung der LWS und evtl. leichter Kyphose.

---

[1] Christian Schmorl, Pathologe, Dresden (1861–1932)

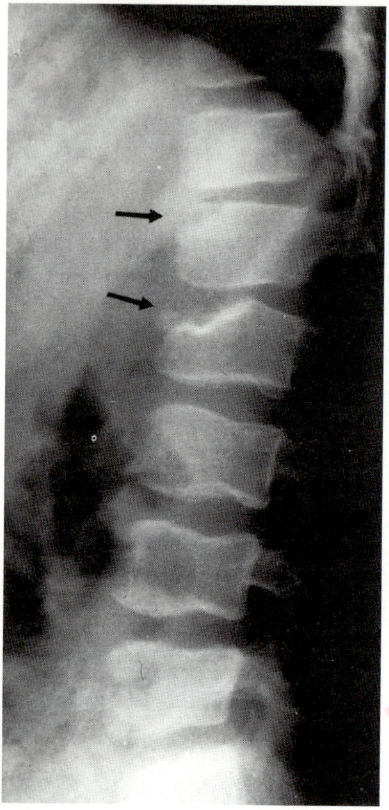

Abb. 5.8. Sog. lumbaler Scheuermann mit Deformierung der Vorderoberkante von L1 und L2 durch juvenile Wachstumsstörungen im Randleistenbereich. Statt Lordose findet sich in diesem Abschnitt eine Kyphose, die zu Beschwerden führen kann

Therapie▸ Eine kausale Therapie mit Abflachung der Kyphose ist nur während des Wachstums möglich. Zur Druckentlastung der ventralen Wachstumsfugen am Wirbelkörper tragen bei: kyphoseabflachende Übungen, Kräftigung der Rückenmuskulatur durch Krankengymnastik und, bei stärkerer Kyphose, evtl. ein entlastendes Korsett (vorübergehend). Bei schweren Verkrümmungen kommt eine aufrichtende Operation mit Fusion in Frage.

Prognose und Begutachtung▸ Die residuelle fixierte Kyphose der BWS stellt im Verlauf keine wesentliche Behinderung dar. Durch regelmäßige Gymnastik und Kräftigungsübungen sowie häufiges Schwimmen sollte die Muskulatur in einem guten Trainingszustand gehalten werden. Dann treten auch keine Schmerzen auf. Viele Hochleistungssportler hatten in ihrer Jugend eine Scheuermann-Erkrankung.

Weitere arkuäre Kyphosen

Gleichmäßige, vermehrte kyphotische Ausbiegungen der BWS gibt es noch bei der Bechterew-Erkrankung (s. Kap. 5.3.1), der Osteoporose sowie bei der Haltungsinsuffizienz bzw. beim Haltungsfehler. Letztere unterscheiden sich vom M. Scheuermann durch das Röntgenbild.

5.2.3 Anguläre (kurzbogige) Kyphosen

Im Gegensatz zu den obengenannten großbogigen Kyphose handelt es sich hier um kurzbogige Abwinkelungen der WS, die durch starke Ventralerniedrigung eines oder zweier Wirbel hervorgerufen wird. Als Ursache kommen in Betracht: Wirbelkörperentzündungen (Spondylitis), Kompressionsfraktur eines Wirbels mit starker Vorderkantenerniedrigung, Tumor und wachstumsbedingte Störungen, die auf einen Wirbel beschränkt sind (Keilwirbel bei Mißbildungen). Das klinische Bild ist durch einen spitzwinkligen Buckel (Gibbus) gekennzeichnet (Übersicht 5.2).

Übersicht 5.2. Ursachen von arkuären und angulären Kyphosen

Arkuäre Kyphosen bei:	Anguläre Kyphosen bei:
M. Scheuermann	Spondylitis
M. Bechterew	Kompressionsfraktur
Altersosteoporose	Tumor (pathologische Fraktur)
Haltungsinsuffizienz	Keilwirbel als Mißbildung

5.2.4 Skoliosen

Definition

Unter Skoliose versteht man eine fixierte Seitverbiegung der WS. Nichtfixierte Seitverbiegungen heißen skoliotische Fehlhaltung (ischiatische Fehlhaltung, Schmerzfehlhaltung).

Ätiopathogenese▸ Je nach Ursache der Skoliose unterscheidet man verschiedene Formen:

- ***Myopathische Skoliosen.*** werden verursacht durch eine primäre Muskelerkrankung, wie z.B. die progressiven Muskeldystrophie.
- ***Neuropathische Skoliosen.*** Durch einseitige Lähmung der Rumpfmuskulatur kommt es zur Seitverbiegung, wie z.B. bei der Poliomyelitis, Neurofibromatose, Zerebralparese, traumatischen inkompletten Lähmungen.
- ***Osteopathische Skoliosen.*** werden verursacht durch primäre Störung der Wirbelkörpersymmetrie, wie z.B. bei angeborenen Fehlbildungen, Wirbelkompressionsfrakturen, Wirbelkörperentzündungen mit asymmetrischer Blockbildung. Die angeborenen Skoliosen sind durch die Mißbildung einzelner oder mehrerer Wirbel gekennzeichnet.
- ***Idiopathische Skoliosen.*** Die Ursache ist noch unbekannt. Vermutet wird eine zentralgesteuerte, asymmetrische Innervation der Rumpfmuskulatur, d.h. die Schädigung liegt primär im Nerven-Muskel-Bereich. Sekundär treten dann die Formstörungen der Wirbel durch asymmetrisches Wachstum ein. Entsprechend gestaltet sich der Verlauf. Am Anfang stehen mehr oder weniger fixierte Seitverbiegungen, in der weiteren Entwicklung setzt dann auch asymmetrisches Wachstum der Wirbelkörper durch einseitige Druckbelastung ein. Aus der zunächst funktionellen Störung wird eine strukturelle.

wichtig Etwa 90 % aller Skoliosen sind idiopathisch.

Sie entstehen während des Wachstums. Die Fixierung im Bereich des Hauptbogens ist bei der idiopathischen Skoliose durch eine Verkürzung der Weichteile in der Konkavität bedingt. Durch die Schädigung der Wachstumsfuge auf der Konkavseite bleiben die Wirbelkörper hier niedriger, während auf der Konvexseite das Wachstum ungestört weitergeht. Die Bandscheibenräume verschmälern sich konkavseitig und fibrosieren frühzeitig. Je nach Lokalisation unterscheidet man thorakale, thorakolumbale und lumbale Skoliosen. Die Primärkrümmung – meist thorakal rechtskonvex – ist immer mit einer sekundären kompensatorischen Krümmung der darüber bzw. darunter liegenden Wirbelabschnitte verbunden. Auf diese Weise entstehen S-förmige, mitunter auch doppel-S-förmige Skoliosen mit mehreren Krümmungsabschnitten. Daneben gibt es auch C-förmige Totalskoliosen mit nur einem Bogen. Tripelskoliose ist eine Hauptkrümmung mit je einer Nebenkrümmung darüber und darunter.

Neben der Seitverbiegung findet sich immer auch eine mehr oder weniger ausgeprägte Verdrehung der Wirbel.

Die Dornfortsätze drehen sich zur Konkavseite, die Wirbelkörper zur Konvexseite. wichtig

Die Rippen treten dadurch auf der Konvexseite stärker hervor. Es entsteht der Rippenbuckel (Abb. 5.9, 5.10). Das Pendant an der LWS ist der Lendenwulst durch stärkeres Hervortreten der langen Rückenstreckmuskeln.

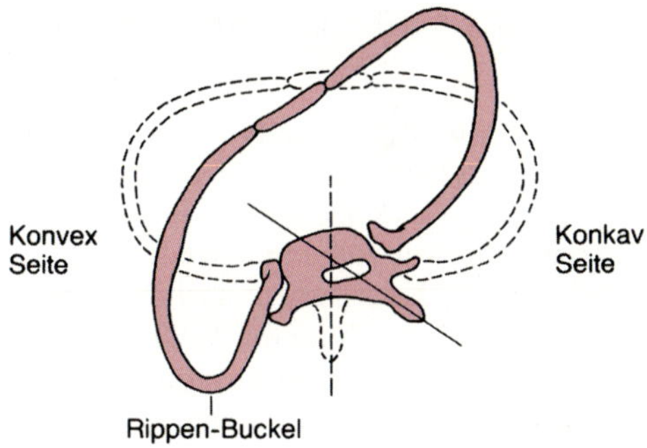

Abb. 5.9. Verformung des Thorax durch die Torsion der Brustwirbel in der Hauptkrümmung. Die Dornfortsätze sind zur Konkavseite gedreht. Der Rippenbuckel findet sich auf der Konvexseite

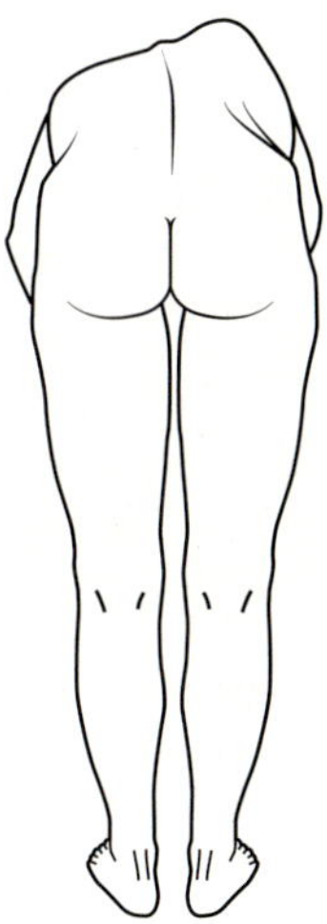

Abb. 5.10. Die Vorwölbung der hinteren Thoraxhälfte auf der Konvexseite mit dem Rippenbuckel wird noch deutlicher, wenn sich der Patient nach vorn beugt

Die ventrale Thoraxwand verhält sich umgekehrt wie die dorsale. Sie ist konkavseitig prominent und konvexseitig abgeflacht. Die Rippen liegen bei einer ausgeprägten thorakalen Torsionsskoliose konkavseitig eng nebeneinander und sind konvexseitig gespreizt. Die Thoraxdeformierung führt zu einer Verkleinerung der Vitalkapazität mit einer Belastung des kleinen Kreislaufs. Atelektasen entstehen auf der Konkavseite, emphysemartige Aufblähungen auf der Konvexseite. Im weiteren Verlauf kann sich ein Cor pulmonale einstellen.

wichtig **Im Röntgenbild einer Skoliose (Abb. 5.11, 5.12) erscheinen die Verkrümmungen stärker ausgeprägt als bei der klinischen Untersuchung, weil die Dornfortsätze torsionsbedingt zur Konkavseite wandern.**

Klinik▸ Die meisten Skoliosen bemerkt man während des präpubertären Wachstumsschubs. Auffallend ist zunächst eine Asymmetrie des Schulterstands, des Beckens und schließlich die Seitverbiegung der Dornfortsatzreihe. Die Vorwölbung einer hinteren Thoraxhälfte wird noch deutlicher, wenn sich der Patient nach vorn beugt (s. Abb. 5.10). Schmerzen sind selten. Die Kyphose der BWS ist meist abgeflacht, deswegen ist der Begriff Kyphoskoliose im Zusammenhang mit der Skoliose falsch. Man spricht von einer kompensierten Skoliose mit statischem Gleichgewicht, wenn ein vom Okziput gefälltes Lot (Bandmaß) auf die Kreuzbeinmitte fällt. Verläuft es deutlich daneben, so liegt eine nicht kompensierte Skoliose mit Überhang vor.

wichtig **Als Screening zur Frühdiagnose einer Skoliose im Kindesalter ist die klinisch funktionelle Wirbelsäulenuntersuchung am besten geeignet.**

Im Erwachsenenalter können Skoliosen durch Insuffizienzerscheinungen der überbeanspruchten Muskeln Rückenschmerzen verursachen. Betroffen sind besonders Patienten mit Lumbalskoliosen.

Röntgen▸ Das Ausmaß der Krümmung bestimmt man mit der Winkelmessung durch Cobb. Am oberen und unteren Ende einer Krümmung findet sich der sog. Neutralwirbel, der keine keilförmige Deformierung mehr aufweist. Neutralwirbel haben parallelstehende Deck- und Bodenplatten. Man fällt das Lot auf die Parallelen dieser Deckplatten und mißt

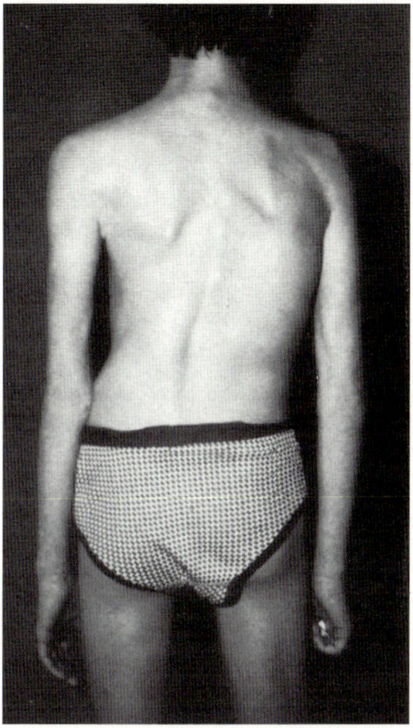

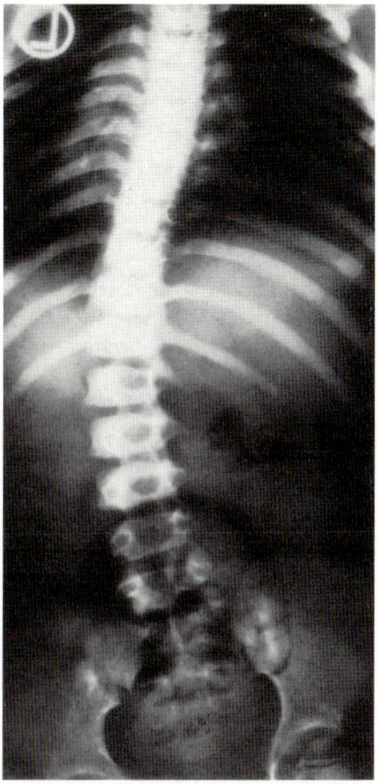

Abb. 5.11 *(links)*. Thorakal rechts-, lumbal linkskonvexe Skoliose. Das linke Schulterblatt steht tiefer als das rechte. Die BWS ist nach rechts ausgebogen, die LWS nach links. Links springt die Rückenstreckmuskulatur stärker hervor (Lendenwulst). Die Taillendreiecke sind asymmetrisch. Leichtes Überhängen des Rumpfs nach rechts

Abb. 5.12 *(rechts)*. Idiopathische Skoliose. Linkskonvexe Seitverbiegung der WS mit dem Scheitel am Brustwirbel-Lendenwirbel-Übergang. Leichte rechtskonvexe Gegenschwingung oberhalb, Beckenschiefstand. Asymmetrische Konfiguration der beiden oberen Lendenwirbel

im Schnittpunkt den Komplementärwinkel. Leichte Skoliosen haben einen Skoliosewinkel unter 40°, mittelschwere 40–60° und schwere 60–80°. Die Winkelmessungen sind wichtig zur Bestimmung der Progredienz und des therapeutischen Vorgehens (Abb. 5.13). Nach Wachstumsabschluß nimmt der Skoliosewinkel nur noch wenig zu.

Beim Röntgen ist weiterhin darauf zu achten, inwieweit die Ringapophysen der Wirbelkörper und die Darmbeinkammapophysen noch vorhanden sind und ob mit einem weiteren Wachstum noch zu rechnen ist

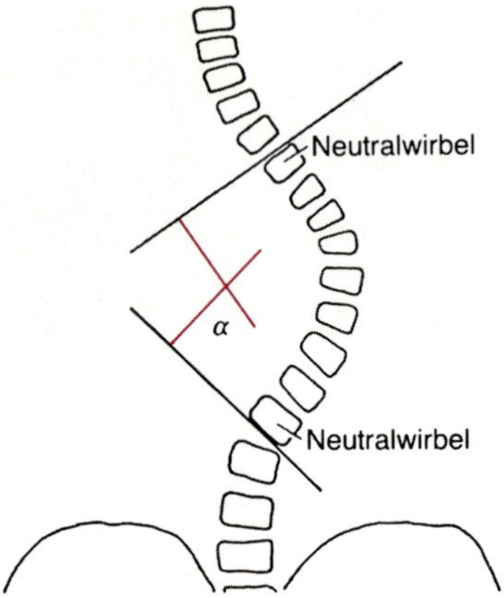

Abb. 5.13. Messung des Skoliosewinkels nach Cobb

(Risser-Zeichen, Abb. 5.14). Bendingaufnahmen (Biegeaufnahmen) sind a.-p.-Röntgenaufnahmen der Wirbelsäule bei Seitneigung nach rechts und links, um bei Skoliosen das Ausmaß der Fixierung festzustellen.

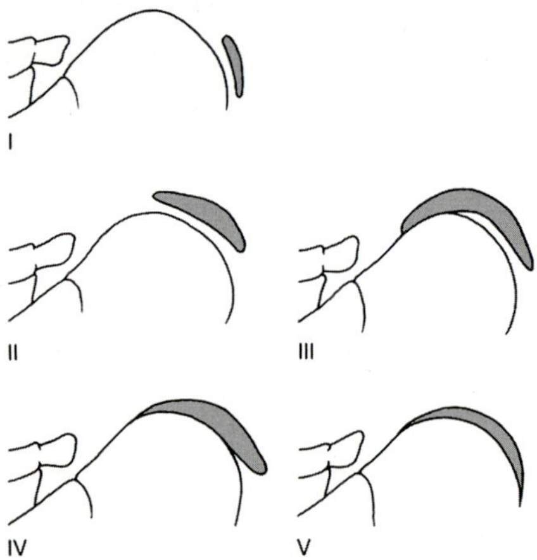

Abb. 5.14. 5 Stadien der Apophysenverschmelzung am Darmbeinkamm (Risser[1]-Zeichen) als Hinweis für das noch zu erwartende Wirbelsäulenwachstum. Bei *I* ist noch viel, bei *V* kein Wachstum mehr zu erwarten

[1] Joseph Risser, Chirurg, New York (1892–1981)

Therapie▸ Die Behandlung richtet sich nach dem Alter des Patienten, nach dem Krümmungsgrad und dessen Progredienz. Wichtig ist eine Behandlung noch während des Wachstums. Bei leichten Verkrümmungen bis zu 20° reichen krankengymnastische Übungen zur Kräftigung der Rumpfmuskulatur.

Krankengymnastisch erfolgen Übungen im Vierfüßlergang und -stand (sog. Klapp-Kriechen), gezielte Übungen für die (überdehnte, geschwächte) konvexseitige Muskulatur, kombiniert mit Atemgymnastik nach Lehnert-Schroth oder mit vorgegebenen Bewegungswiderständen (PNF) durch den Krankengymnasten.

wichtig

Bei skoliotischen Krümmungen über 20° müssen die konkavseitigen Wachstumszonen der Wirbelkörper entlastet werden, um weitere strukturelle Veränderungen zu vermeiden. Dazu dienen unterschiedliche Korsetts (Milwaukee, Boston, Chneau)

Bei der Korsettversorgung muß auch unbedingt krankengymnastisch behandelt werden. Zusätzlich erfolgt eine Elektrostimulationsbehandlung der geschwächten (konvexseitigen) Muskelgruppen (Übersicht 5.3).

Übersicht 5.3. Skolioseorthesen

Boston:	Rundumkorsett mit Dreipunkt-Korrektursystem für Seitabweichung und Rotation
Chêneau:	Rundumkorsett mit individuell eingearbeiteten Druckpolstern (Pelotten) zur Korrektur
Operationsverfahren bei Skoliose	
Harrington (H):	Distraktion mit einem Stab, der an den Wirbelbögen verankert wird
Cotrel-Dubousset (CD):	(H) mit zusätzlicher Dauerstabilisierung
Ventrale Derotations Spondylodese (VDS) nach Zielke: über ventral in die lumbalen Wirbelkörper eingebrachte Schrauben und Kabelverbindung wird ein derotierender, begradigender Zug auf die Skoliose ausgeübt.	

Bei Winkeln über 40° und bei starker Progredienz während des Wachstums muß an eine operative Behandlung gedacht werden, weil mit einer jährlichen Zunahme des Skoliosewinkels von 1–2° zu rechnen ist. Diese besteht zunächst in einer passiven Korrektur durch Distraktion entweder mit einem Umkrümmungsgips oder mit einer Dauerextension, anschließend in einer Versteifungsoperation, unter Verwendung des

Harrington[1]-Distraktionsstabs oder anderer Metallimplantate. Diese sollen die erreichte Abflachung der Krümmung und die Versteifung so lange aufrecht erhalten, bis die eingesetzten Knochenspäne fest werden. Die übrigen nichtversteiften WS-Abschnitte kompensieren den Bewegungsverlust. Die Rumpfbeugung nach vorn erfolgt hauptsächlich aus dem Hüftgelenk (s. Abb. 1.18, S. 36). Hauptziel der Operation in der Adoleszenz besteht darin, eine weitere Verkrümmung mit der Entwicklung eines deformierten Thorax aufzuhalten.

Prognose▸ Nach Wachstumsabschluß verstärkt sich eine leichte bis mittelgroße Skoliose nicht wesentlich. Bei 30° ist auch im Erwachsenenalter noch mit einer Progredienz zu rechnen.

Fallbeispiel

*Der Mutter von **Saskia Kobwinkel,** 12, fällt beim Anprobieren des neuen Kleides auf, daß die rechte Schulter höher steht als die linke. Beschwerden bestehen keine.*
Befund▸ *Thorakal rechtskonvexe Skoliose mit Vorwölbung der hinteren Thoraxhälfte rechts, die sich bei der Rumpfvorneigung noch deutlicher zeigt. (s. Abb. 5.10). Der Krümmungswinkel im Röntgenbild beträgt 25°.*
Therapie▸ *Das Mädchen muß 2–3 Jahre ein Korsett tragen und täglich üben. Zum Sport kann sie das Korsett abnehmen. Regelmäßige Verlaufskontrollen durch Oberflächenmessung und im MRT sind erforderlich. Wenn die Krümmung zunimmt, ist eine größere Operation erforderlich, die zu einer Abflachung der Krümmung führen soll und auf jeden Fall aber die Progredienz der Skoliose aufhält.*

Säuglingsskoliose

Definition *Es handelt sich um eine Sonderform der idiopathischen Skoliose im Säuglingsalter.*

Ätiopathogenese▸ Noch nicht geklärt. Möglicherweise handelt es sich um eine asymmetrische Innervation der Rumpfmuskulatur beim Säugling im Rahmen einer infantilen Zerebralparese (ICP).

Klinik▸ Die Kinder liegen schief im Bett und drehen sich immer auf eine Seite. Bei der Untersuchung findet sich eine großbogige C-förmige Totalkrümmung, die nicht ausgleichbar ist.

[1] Paul Harrington, Chirurg, Houston (1911–1980)

Röntgen▸ Großbogige C-förmige Seitverbiegung, auf der gehaltenen Umkrümmungsaufnahme nicht ausgleichbar.

Differentialdiagnose▸ Lageschaden bei Säuglingen, die vom 1. bis zum 5. Monat auf dem Rücken liegend aufgezogen wurden. Gleicht sich spontan durch Bauchlage aus.

Therapie▸ Durch Bauchlage und Krankengymnastik kann man die ohnehin vorhandene Spontanheilungstendenz fördern. Ein Umkrümmungsgipsbett, wie es früher verwandt wurde, ist selten erforderlich.

5.2.5 Fehlbildungen, Variationen und Verletzungen

Kopf-Hals-Übergang: Okziputatlas, Atlantookzipitalgelenk

Einige Gelenkverbindungen und Bänder sind für die Form- und Funktionsstörungen am Kopf-Hals-Übergang von besonderer Bedeutung.

Das obere Kopfgelenk, bestehend aus dem rechten und linken ***Atlantookzipitalgelenk,*** hat schlaffe Gelenkkapseln und erlaubt Bewegungen in alle Richtungen. Kapselrupturen und Subluxationen treten hier eher selten auf. Bei Extrembewegungen klappen die Gelenke auf, ohne daß es zu Verletzungen kommt.

Das untere Kopfgelenk, bestehend aus dem rechten und linken ***Atlantoaxialgelenk*** sowie dem vorderen (vorderer Atlasbogen – Dens) und hinteren Zahngelenk (Dens – Lig. transversum), ist wie das obere Kopfgelenk ebenfalls durch Kapseln und Bänder gesichert, allerdings mit limitierten Bewegungsausschlägen, so daß hier Verletzungsmöglichkeiten gegeben sind (👁Abb. 5.15).

Das ***Lig. transversum*** verbindet die beiden Massae laterales, verläuft hinter dem Zahn und schützt das Myelon. Rupturen sind bei Beschleunigungsverletzungen in dorsoventraler Richtung möglich, meist mit tödlichem Ausgang. Die ligamentäre Stabilität des Dens ist weiter gesichert durch das Lig. apicis dentis, welches zum Vorderrand des Foramen magnum zieht und durch die ***Ligg. alaria,*** die als paarige Bänder vom Dens zum seitlichen Rand des Foramen magnum schräg nach oben ziehen. Sie limitieren die Rotation zwischen Atlas und Axis, die fast 40% der gesamten HWS-Drehbewegung ausmacht.

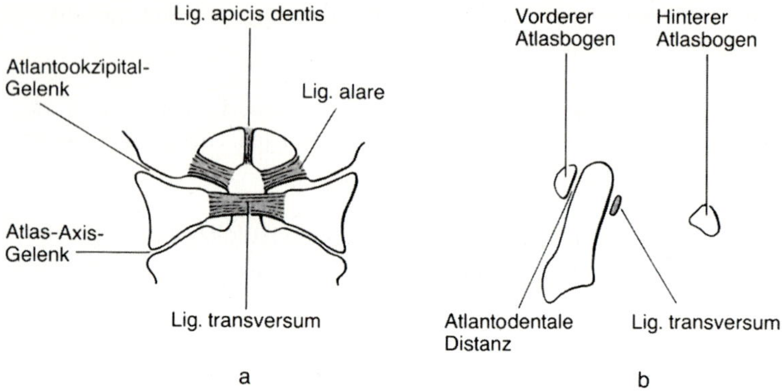

Abb. 5.15 a, b. Bänder und Gelenke am Kopf-Hals-Übergang

Rotationsinstabilität

Bei übermäßiger Rotation kann es zur Ruptur dieser Bänder mit ***Rotationsinstabilität*** kommen, die sich im funktionellen Computertomogramm nachweisen läßt und bei einiger Übung auch mit der segmentalen manuellen Untersuchungstechnik feststellbar ist.

wichtig **Die Querfortsätze des Atlas lassen sich im Mandibulo-Mastoid-Winkel tasten und in ihrer relativen Verschieblichkeit gegen ihre Umgebung bei der Funktionsprüfung beurteilen.**

Klinisch äußert sich eine Rotationsinstabilität der oberen Halswirbelsäule in Nackenschmerzen, Kopfschmerzen und Schwindelerscheinungen, hervorgerufen durch Irritationen und Durchflußstörungen in der A. vertebralis, die schleifenförmig am oberen und unteren Kopfgelenk vorbeiläuft. Die ***Therapie*** ist zunächst konservativ und besteht in Ruhigstellung der Region mit einer Halskrawatte in leichter Flexion. Krankengymnastik mit rein isometrischen Übungen zur Stabilisation der Schulter-Nacken-Gegend nach vorbereitender Wärme und leichter Massage ergänzt das konservative Programm. Bei Therapieresistenz und starken Beschwerden ist eine Spondylodese zwischen Okziput-Atlas und -Axis zu diskutieren.

Atlantoaxiale Dislokation

Als Kriterium für eine anlagebedingte oder erworbene atlantoaxiale Dislokation in dorsoventraler Richtung ***(anteriore atlantale Dislokation)*** gilt der Abstand zwischen vorderem Atlasbogen und Dens (atlantodentale Distanz), der im seitlichen Röntgenbild zu erkennen ist. Der Normalwert beträgt 1–2 mm, bei Kindern 2–3 mm. Bei entzündlicher Lockerung (z.B. Rheuma) und nach Verletzungen kann der Abstand vergrößert sein: Bis zu einem Abstand von 5 mm kann das Lig. transversum noch als intakt angesehen werden. Bei höheren Werten ist das Myelon in Gefahr und eine posteriore Spondylodese zwischen Atlas und Axis ist erforderlich.

Mit einer Instabilität im Atlas-Axis-Gelenk ist besonders bei der chronischen Polyarthritis zu rechnen.

wichtig

Basiläre Impression

Zur Beurteilung von Fehlbildungen und Variationen am Kopf-Hals-Übergang sind Orientierungslinien von Bedeutung. Die wichtigsten sind in Abb. 5.16 dargestellt. Die McRae-Linie kennzeichnet die Öffnung des Foramen magnum und die McGregor-Linie die Schädelbasis, vom harten Gaumen tangential zum Okziput ziehend. Normalerweise liegt die Densspitze unterhalb dieser Verbindungslinien Liegt sie deutlich darüber (s. Abb. 5.16 b), handelt es sich um eine ***basiläre Impression.*** Sie entsteht entweder ***traumatisch*** als axiale Vertikaldislokation oder ist als ***angeborene*** Fehlbildung anlagebedingt (ontogenetisch). Weiter beobachtet man basiläre Impressionen bei der ***Osteomalazie*** und beim *Morbus Paget* als Folge schwerkraftabhängiger Knochenumbauvorgänge. Ist die basiläre Impression mit einem Tiefstand der Kleinhirntonsillen und einer Verschiebung der Medulla oblongata nach kaudal unter das Niveau des Foramen occipitale magnum verbunden, so handelt es sich um ein sog. Arnold-Chiari-Syndrom. Beim Vorliegen derartiger Deformierungen ist besondere Vorsicht geboten (Übersicht 5.4).

Übersicht 5.4. Memo: Basiläre Impression

- Dens über McRae- und Gregorlinie
- Ontogenetisch, traumatisch, Paget, Osteomalazie, Rheuma
- *Cave:* Manualtherapie

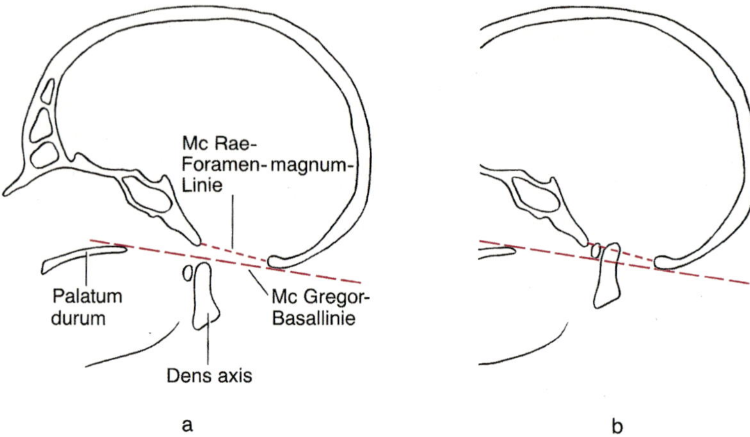

Abb. 5.16. a Orientierungslinien an der Schädelbasis zur Bestimmung der Densposition. *McRae-Linie:* Vorder- und Hinterrand des Foramen magnum. *McGregor-Linie:* Vom harten Gaumen (Palatum durum) zur Okziputtangente. **b** Basiläre Impression. Die Densspitze überragt beide Linien und befindet sich im Foramen magnum

wichtig **Mobilisierende Übungen und v.a. manualtherapeutische Maßnahmen sind bei der basilären Impression kontraindiziert.**

Übergangswirbel

Bevorzugte WS-Region der Variationen sind die Übergangszonen. An der HWS gilt dies für den Atlashinterkopfbereich oder für Halsrippen am untersten HWS-Segment. Variationen an der WS betreffen Schwankungen der Zahl (numerische Variation) oder der Gestalt (morphologische Variation).

Kranialverschiebungen ***im Atlasbereich*** finden sich als seltene Verwachsungen des Atlas mit dem Hinterhauptsbein (Atlasassimilation s. oben). ***Am zervikothorakalen Übergang*** tritt eine symmetrische bzw. unsymmetrische Formanpassung des 7. Halswirbels an die Gestalt des Brustwirbels auf. Klinisch am bedeutungsvollsten sind in diesem Gebiet die Halsrippen. Je nach Ausbildung eines Gelenks zwischen Querfortsatz und Rippe wird dies als echte, beim Fehlen des Gelenks als unechte Halsrippe bezeichnet. Form und Länge der Rippen sowie überzählige Rippen führen zur Beeinträchtigung von Nachbargebilden, wie Nerven und Gefäßen der Skalenuslücke.

Variationen ***am Brust-Lenden-Übergang*** treten fast ausschließlich in Form der klinisch bedeutungslosen Lendenrippen auf. ***Am lumbosakralen Übergang*** gibt es Kranial- und Kaudalvariationen (Lumbalisation oder Sakralisation). Bedeutungsvoll sind asymmetrische Übergangswirbel, wenn eine Seite knöchern fest eingebaut ist und die andere einen freien Querfortsatz zeigt. Hier kommt es zu einer asymmetrischen Beanspruchung der darübergelegenen lumbalen Bewegungssegmente.

Lumbalisation bedeutet Ausbildung des kranialen Kreuzbeinabschnitts zum 6. Lendenwirbel. Sakralisation ist die Verschmelzung des 5. Lendenwirbels mit dem Kreuzbein, es resultieren dann 4 freie Lendenwirbel.

Typische Wirbelfehlbildungen▸ Darunter versteht man Halbwirbel, Blockwirbel, Schmetterlingswirbel (diese sehen im Röntgenbild aus wie ein entfalteter Schmetterling), Keilwirbel, Übergangswirbel an der HWS und an der LWS. Die Wirbelfehlbildungen führen wegen ihrer asymmetrischen Form meistens zu Verkrümmungen der WS und zu Mißbildungsskoliosen (Abb. 5.17, 5.18, 5.19).

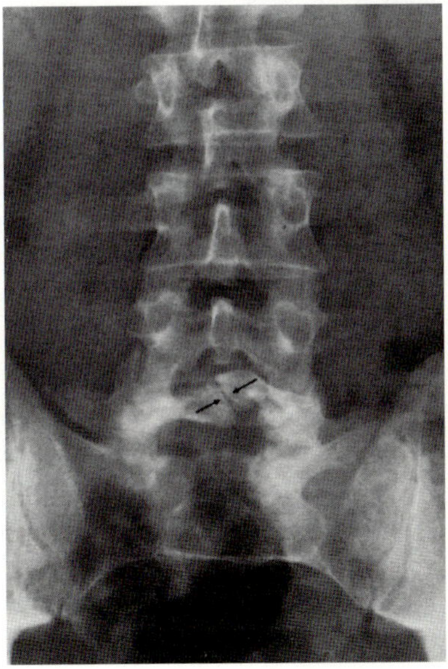

Abb. 5.17. Der Spalt im Wirbelbogen L5 stellt eine asymptomatische Verknöcherungsstörung dar

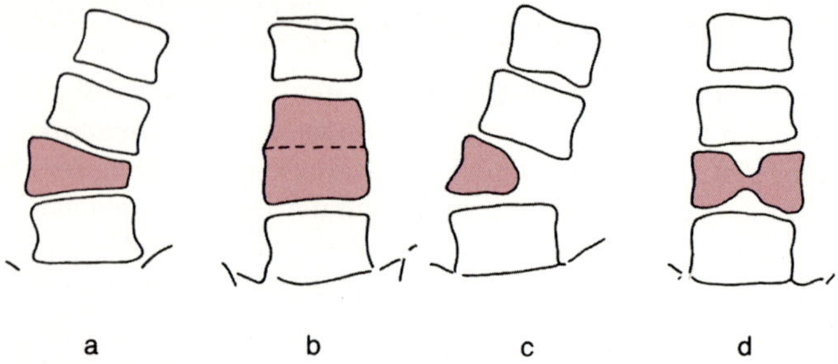

Abb. 5.18 a–d. Wirbelfehlbildungen. **a** Keilwirbel mit Skoliose, **b** Blockwirbel, **c** Halbwirbel mit Skoliose, **d** Schmetterlingswirbel

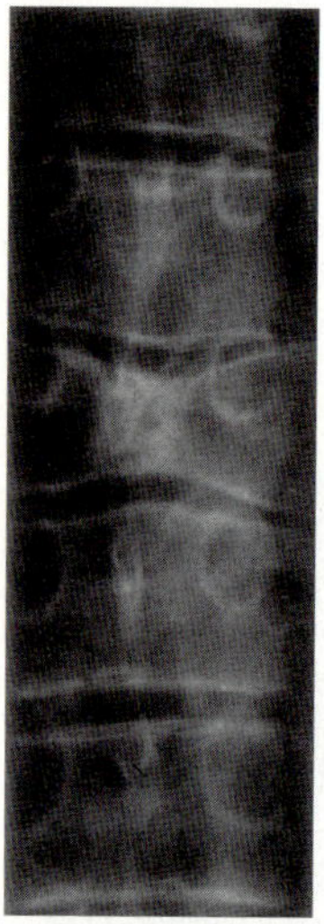

Abb. 5.19. Schmetterlingswirbel. Daß es sich um eine Fehlbildung im Wachstumsalter handelt, erkennt man daran, daß die angrenzenden Deckplatten der benachbarten Wirbelkörper in den Defekt vorgewachsen sind. Therapie: keine

Spina bifida

Fehlt der Wirbelbogen teilweise, wird dies als Spina bifida bezeichnet. Mit der Mißbildung bzw. dem Fehlen des Wirbelbogens sind häufig Rückenmarkmißbildungen verbunden (MMC, Spina bifida aperta, Spina bifida occulta, s. Abschn. 4.7.3).

wichtig **Die Spina bifida occulta ist eine asymptomatische Verknöcherungsstörung im Wirbelbogen.**

Spondylolyse, Spondylolisthesis, Spondyloptose (Wirbelgleiten)

Definition

Durch einen Spalt im Gelenkfortsatz (Interartikularabschnitt, Zwischengelenkstück) des Wirbelbogens verliert der Wirbelkörper seinen Halt und gleitet mit der darüberliegenden WS nach vorn (Übersicht 5.5).

Übersicht 5.5. Spondylo – Memo

Spondylolyse	– Spalt im Gelenkfortsatz
Spondylolisthese	– Wirbelgleiten bei Spondylolyse
Pseudospondylolisthese	– Wirbelgleiten ohne Spondylolyse
Spondyloptose	– Vollständiger Abrutsch des Gleitwirbels
Spondylose	– Degenerative Wirbelkantenausziehung

Ätiopathogenese▸ Disposition und mechanische Überbeanspruchung z.B. durch Hohlkreuzbelastung beim Kunstturnen im Wachstumsalter führen zu einer Umbauzone im Zwischengelenkstück. Dieser Umbau findet am häufigsten in den Wirbelbögen der durch die lordotische Einstellung stark beanspruchten unteren LWS statt (Abb. 5.20). Bei der Geburt ist die Spondylolyse noch nicht vorhanden.

Der Gleitvorgang beginnt in der Mehrzahl der Fälle zwischen dem 12. und 17. Lebensjahr. Bis auf Ausnahmefälle bleibt das Ausmaß der Dislokation nach Abschluß des Wachstums konstant. Je nach der Gleitstrecke des betroffenen Wirbels unterscheidet man verschiedene Schweregrade (1–4) der Spondylolisthesis. Das totale Abrutschen eines Wirbelkörpers über die Vorderkante des kaudal folgenden wird als Spondyloptose bezeichnet.

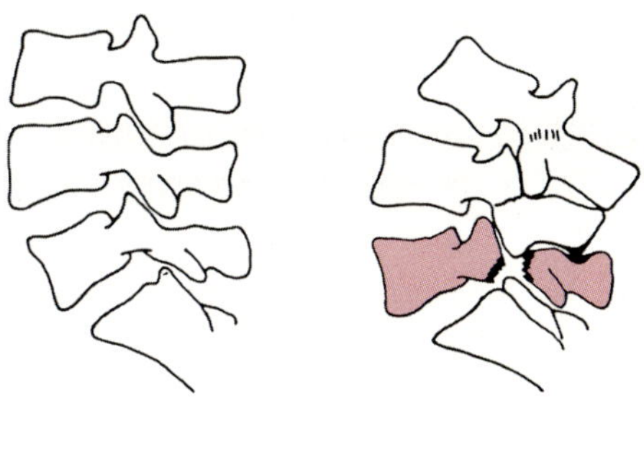

Abb. 5.20. Hyperlordosierung der LWS führt zu Umbauzonen im Zwischengelenkstück des Wirbelbogens (Spondylolyse) und zur Berührung der Dornfortsätze (Baastrup-Syndrom, Kissing spine)

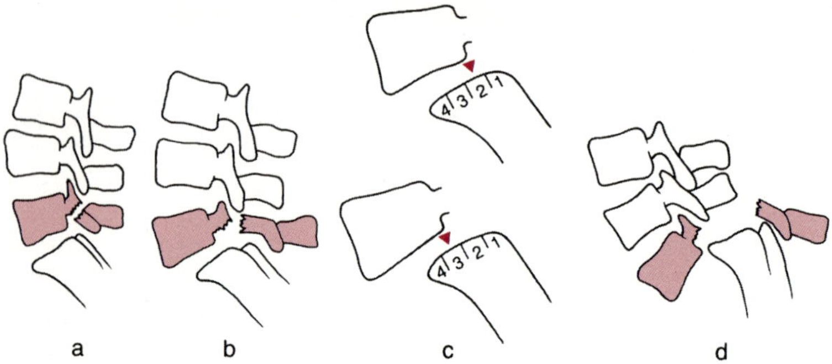

Abb. 5.21. a Spondylolyse: Unterbrechung im Gelenkfortsatz des Bogens L5 ohne Verschiebung, **b** Spondylolyse: Wie in a, mit Ventralverschiebung des Wirbelkörpers L5 (Spondylolisthesis), **c** Graduierung des Gleitvorganges von I–IV: Je nachdem, in welchem Viertel sich die Verlängerung der Hinterkante des Gleitwirbels auf der Gleitfläche des darunterliegenden Wirbels findet, **d** Spondyloptose: Mit vollständigem Abrutschen des Gleitwirbels über die Vorderkante des darunterliegenden Wirbels

Beim Gleitvorgang rückt der Wirbelkörper mit dem ventralen Teil des Wirbelbogens und den Querfortsätzen nach ventral, während der hintere Bogenanteil mit den unteren Gelenkfortsätzen und dem Dornfortsatz zusammen mit den darunterliegenden Wirbeln stehen bleibt (👁Abb. 5.21).

Klinik▸ Die meisten Patienten mit Spondylolysen und Spondylolisthesen haben keine Beschwerden, da die Dislokation langsam vonstatten geht und die angrenzenden Nerven ausreichend Zeit zur Adaptation haben. Einseitige Spondylolysen gehen häufiger mit Kreuzschmerzen einher als doppelseitige. Beschwerden treten meistens bei degenerativer Lockerung der betroffenen Bandscheibe ein. Sie äußern sich durch hartnäckige Rückenschmerzen, die sich bei Reklination verstärken.

wichtig **Durch Kompression der Nervenwurzeln beim Gleitvorgang kann es zu einer doppelseitigen Ischialgie kommen.**

Bei der Untersuchung findet sich oft der knopfförmig vorspringende, gelegentlich etwas lockere druckempfindliche Dornfortsatz, der vom Gleitwirbel hinten stehengeblieben ist. Beim stehenden Patienten tastet man an der unteren LWS eine Stufe (👁Abb. 5.22). Der Gleitvorgang nach ventral ist mit

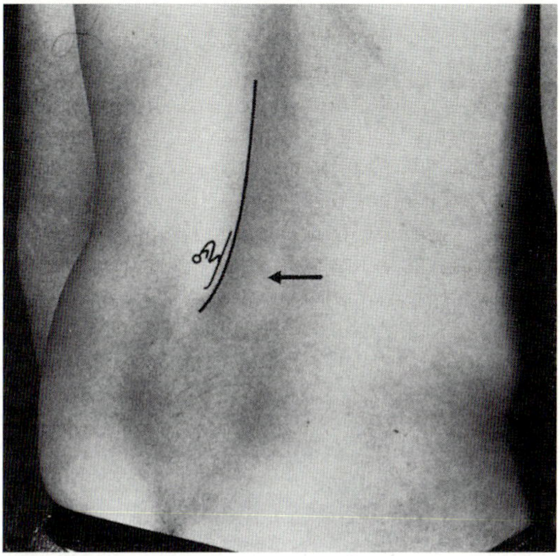

Abb. 5.22. Sprungschanzenphänomen bei Spondylolisthese

einer Hyperlordosierung der LWS verbunden. Bei fortgeschrittenem Gleitvorgang ist eine Kyphosierung der unteren LWS nicht mehr möglich.

Röntgen▶ In der a.-p.-Aufnahme finden sich feine Aufhellungslinien dicht unterhalb der Bogenwurzelovale. Durch Projektion des 5. Lendenwirbelkörpers auf das Sakrum entsteht das Bild des umgekehrten Gendarmen bzw. Napoleonhuts. Die Spalten im Zwischengelenkstück sind am besten auf den Schrägaufnahmen zu erkennen (s. Abb. 5.1c, S. 218).

Differentialdiagnose▶ Pseudospondylolisthesis, degeneratives Wirbelgleiten: Auch durch Bandscheibenlockerung können sich Wirbel gegeneinander verschieben, besonders bei der WS älterer Menschen. Meistens bestehen keine Beschwerden. Wichtigster Unterschied zur echten Spondylolisthesis: Das Zwischengelenkstück zeigt auf den Schrägaufnahmen keinen Spalt.

Therapie▶ Solange keine Beschwerden bestehen, erübrigt sich auch eine Therapie. Reklinierende Bewegungen und Sportarten, bei denen es zur Hyperlordose kommt, sollten vermieden werden: Geräteturnen, Gewichtheben, Trampolinspringen. Bei diesen Sportarten kommt es neben der vermehrten Lordose auch zu einer Stauchung der WS.

Fallbeispiel

*Bei **Stephan Schanzen**, 16, wurde bei der Einstellungsuntersuchung als Maurer eine stufenförmige Vorwölbung am Dornfortsatz der unteren Lendenwirbelsäule festgestellt (s. Abb. 5.22). Beschwerden bestehen keine. Eine Röntgenaufnahme einschließlich Schrägaufnahmen zeigen eine Spondylolisthese Grad II (Abb. 5.20b) mit Unterbrechung des Gelenkfortsatzes im Bogen L5 beidseits (s. Abb. 2.18).*

***Therapie*►** *Keine*

Vom Maurerberuf wird abgeraten. Stephan soll einen Beruf mit leichterer körperlicher Arbeit erlernen und bestimmte Sportarten meiden. Falls unbeeinflußbare Rücken- und Beinschmerzen auftreten: Fusionsoperation.

Bei Rücken- und Ischiasbeschwerden kommt die gleiche Therapie wie bei bandscheibenbedingten Beschwerden zum Tragen: Wärme, Analgetika, Stufenlagerung.

Bei fortgeschrittenem Wirbelgleiten (Meyerding III und IV, Spondyloptose) muß bei einer Schwangerschaft eine Sektio vorgenommen werden, weil bei einer Spontangeburt Probleme beim Durchtritt des Kopfes durch das kleine Becken entstehen könnten.

Krankengymnastisch/physiotherapeutisch stehen Bauchmuskeltraining und andere delordosierende Maßnahmen (Stufenlagerung, Flexionsorthesen) im Vordergrund.

Bei Erfolglosigkeit dieser konservativen Maßnahmen wird eine Fusionsoperation, d.h. Versteifungsoperation, des betroffenen WS-Abschnitts durchgeführt. Nervenwurzelkompressionssyndrome erfordern eine Dekompressionsoperation mit Laminektomie (Entfernung des Wirbelbogens) und Erweiterung des Wirbelkanals. Da bei Kindern im Gegensatz zu Erwachsenen noch ein Fortschreiten des Gleitvorgangs zu erwarten ist, muß bei nachgewiesener Progression in Röntgenkontrollaufnahmen oder im NMR trotz fehlender Beschwerden die Versteifungsoperation erwogen werden.

Degeneratives Wirbelgleiten

(Pseudospondylolisthesis)

Definition► Spontanes Wirbelgleiten durch Lockerung im Bewegungssegment.

Ätiopathogenese► Im Rahmen der degenerativen Bandscheibenlockerung gleitet ein Wirbel auf der darunter liegenden Bandscheibe nach vorn und zwar soweit wie es die Wirbelgelenke zulassen, meistens nur bis Grad II. Auf den Schrägaufnahmen sieht man keine Unterbrechung im Gelenkfortsatz.

Klinik▸ Das degenerative Wirbelgleiten tritt nach dem 50.–60. Lebensjahr ein. Häufig bestehen keinerlei Symptome (kompensiertes Wirbelgleiten). Bei Dekompensation bestehen Kreuzschmerzen und beidseitige Beinschmerzen insbesondere beim Gehen und Stehen. Betroffen sind die Nervenwurzeln L4/5 und S1 im lateralen Rezessus. Häufig ist die Kombination degeneratives Wirbelgleiten und Spinalkanalstenose (s. dort).

Therapie▸ Zunächst konservativ mit Wärme, Krankengymnastik und epiduralen Steroidinjektionen zur Wurzelabschwellung. Bei Therapieresistenz Dekompressionsoperation ggf. mit Fusion.

Übersicht 5.6.

Wirbelgleiten bei Spondylolyse	Degeneratives Wirbelgleiten
▸ Beginn während des Wachstums	Beginn nach dem 50.–60. Lebensjahr
▸ Spondylolyse	Wirbelbogen intakt
▸ Totaler Abrutsch möglich	Abrutsch nur bis Grad II
▸ Operative Therapie immer mit Fusion	Operative Therapie durch Dekompression ggf. Fusion

5.3 Entzündliche Wirbelsäulenerkrankungen

5.3.1 Spondylitis ancylosans (Morbus Bechterew)[1]

Definition

Eine zur Versteifung der WS führende Erkrankung des rheumatischen Formenkreises.

Ätiopathogenese▸ Primär chronisch-rheumatische Entzündungen der Kreuzdarmbeinfugen und der Wirbelgelenke führen dort allmählich zur Verknöcherung.

Bei der Ätiologie der Erkrankung spielt, ähnlich wie beim Rheuma, eine konstitutionelle erbliche Krankheitsbereitschaft eine Rolle. Männer sind häufiger befallen als Frauen. Bei Frauen ist der Verlauf meist günsti-

[1] Wladimir v. Bechterew, Neurologe, St. Petersburg (1857–1927)

ger. Das Leiden beginnt zwischen dem 20. und 40. Lebensjahr. Pathologisch-anatomisch handelt es sich um eine metaplastische Ossifikation des kollagenen Bindegewebes der Gelenkkapseln. Zunächst entsteht Faserknochen, der später in lamellären Knochen umgebaut wird. An der WS verknöchern neben den Wirbelgelenken auch die Längsbänder. Die überbrückenden Knochenspangen nennt man auch Syndesmophyten. Das Atlanto-Axial-Gelenk bleibt meistens verschont.

Dadurch, daß Bänder und Gelenke die Tragfunktion der Wirbel übernehmen, entsteht eine Osteoporose der Wirbelkörper. Infolgedessen kommt es zu einer zunehmenden arkuären Kyphosierung der BWS. Neben der WS können auch die großen Gelenke (vornehmlich Hüftgelenke) befallen sein.

Klinik▸ Das Leiden beginnt mit uncharakteristischen Kreuzschmerzen, die besonders nachts auftreten (Morgensteife). Initial können auch Fersen- und Achillessehnenbeschwerden oder monoartikuläre Gelenkbeschwerden (Hüfte, Knie, Sprunggelenk) sein.

Begleitende oder vorausgehende Erkrankungen bei Morbus Bechterew: Iritis, Urethritis.

Bei der klinischen Untersuchung fällt eine Bewegungseinschränkung der WS auf. Die Schober-Distanz (s. Abschn. 1.2.7) ist reduziert. Der Fingerspitzen-Boden-Abstand wird immer größer. Durch Mitbefall der Wirbel-Rippen-Gelenke kommt es zu einer Einschränkung der Atemexkursionen mit Verringerung der Atembreite. Die Thoraxstarre führt in Spätstadien zur vorwiegenden Bauchatmung. Die Entzündung (Sakroileitis) der Kreuzdarmbeingelenke erkennt man am lokalen Druck- und Stauungsschmerz sowie am

wichtig **Mennell[1]-Zeichen: Forcierte Überstreckung der Hüfte verursacht Schmerzen in der Kreuzdarmbeinfuge**

Labor▸ Die BSG ist beschleunigt, Serumeisen erhöht, Rheumafaktoren negativ. Bei über 80% der Fälle findet sich ein positiver HLA-B-27-Test.

Röntgen▸ Die Kreuzdarmbeinfugen zeigen die ersten Veränderungen mit Erweiterung des Gelenkspalts, unregelmäßiger Konturierung und beginnendem Durchbau. Rundliche Defekte sind perlschnurartig anein-

[1] James Mennell, Orthopäde, Cambridge (1880–1957)

andergereiht (👁Abb. 5.23). Am Becken sieht man Periostsporne, die im Extremfall zum sog. Stachelbecken führen. An der WS kommt es zu Überbrückungsvorgängen mit Syndesmophyten und schließlich zur Bambusstabform.

Die Wirbel selbst zeigen eine Osteoporose (👁Abb. 5.24). Entzündliche Veränderungen an der Wirbelsäule bezeichnet man als Spondylitis anterior, die schließlich zur Begradigung der Wirbeltaille durch appositionelles Wachstum führt: Es entsteht der sog. Kasten- oder Tonnenwirbel.

Differentialdiagnose▸ Alle anderen rheumatischen Erkrankungen haben nicht die charakteristische Verknöcherungsform der Kreuzdarmbeinfugen und der Wirbelsäule.

Therapie▸ Durch Analgetika und Antiphlogistika werden im Schub die Entzündungszeichen und Schmerzen behandelt.

Krankengymnastik▸ Aktive und passive Mobilisation zur Verbesserung bzw. Erhaltung der Extremitäten- und WS-Beweglichkeit unter Beachtung der aufrechten Haltung. Im Vordergrund stehen die gegen eine vermehrte Brustkyphose gerichteten Übungen und Lagerungen (Bauchlage). Atemübungen und Training der Bauchatmung am besten in der Gruppe. Schmerzlinderung durch physikalische Therapie: Fango, Eis und Übungen im Thermalbad. Besonders wichtig sind rehabilitative

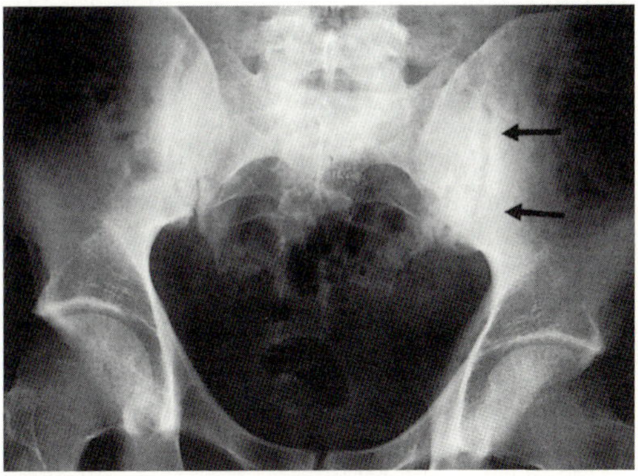

Abb. 5.23. Beginnender Morbus Bechterew bei einem 28jährigen Patienten, der zunächst über nächtliche Kreuzschmerzen klagte. Man sieht eine unregelmäßige Konturierung der Kreuzdarmbeinfuge mit rundlichen Defekten, welche perlschnurartig aneinandergereiht sind (Pfeil)

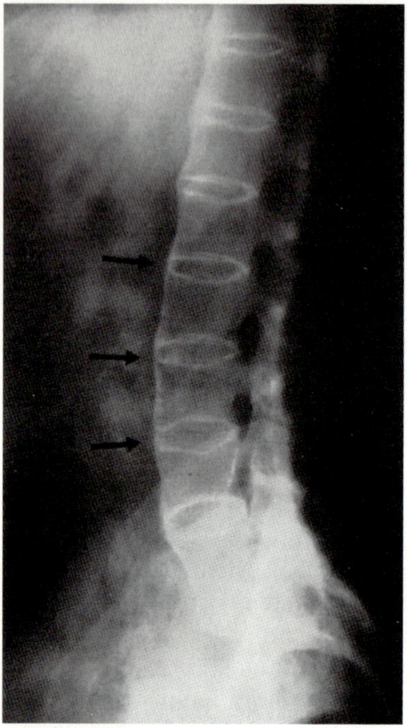

Abb. 5.24. Morbus Bechterew: LWS seitlich. Verknöcherung des vorderen Längsbands (Pfeile). Die Bandscheibenräume sind ventral geradlinig überbrückt. Vermehrte Strahlendurchlässigkeit des Knochens im Wirbelkörper durch Osteoporose

und berufsfördernde Maßnahmen. Geistige (Frührente) und körperliche Immobilisation (Korsett) sollten vermieden werden (Übersicht 5.7, 5.8).

Übersicht 5.7. Krankengymnastik bei Morbus Bechterew

- Atemübungen
- Gelenkmobilisation
- Kyphoseprophylaxe

Übersicht 5.8. Bechterew – Memo

▶ Rheumatisch	▶ Junge Männer
▶ Nächtliche Kreuzschmerzen	▶ Steife Wirbelsäule
▶ Atembreite	▶ Sakroileitis
▶ Bambusstab	▶ HLA-B-27

Prognose▸ Die Krankheit muß nicht immer zur völligen Einsteifung der WS führen. Durch rechtzeitige Therapie können die Fehlformen mit vermehrter Kyphosierung vermieden werden.

5.3.2 Spondylitis tuberculosa

Definition

Tuberkulose der WS.

Ätiopathogenese▸ Es erkrankt hauptsächlich der Wirbelkörper. Die Erreger gelangen auf hämatogenem Weg dorthin. Eine Absiedlung von Keimen in der Bandscheibe ist bei Erwachsenen nicht möglich, weil diese keine Blutgefäße enthält. Bei Kindern ist eine primäre Diszitis möglich. Meistens liegt der tuberkulöse Herd vorn in der Deckplatte. Die Bandscheibe ist sekundär mitbefallen (Abb. 5.25).

wichtig

Die tuberkulöse Entzündung an der WS ist die häufigste Form der Skelettuberkulose.

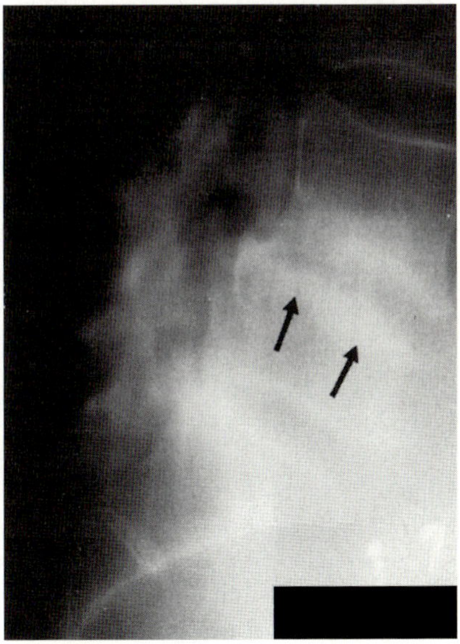

Abb. 5.25. Seitaufnahme der unteren Lendenwirbelsäule mit einer Spondylodiszitis L4/L5 durch Tuberkulose. Der Zwischenwirbelabschnitt ist erniedrigt, es findet sich eine Destruktion der Wirbelkörper im deckplattennahen Anteil (Pfeile)

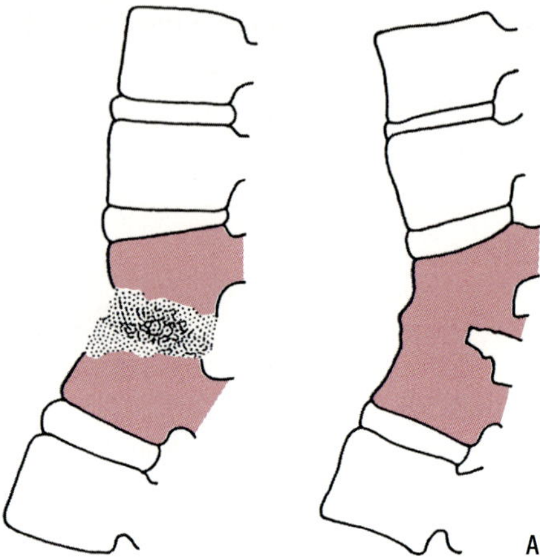

Abb. 5.26 a, b. Spondylitis-Tbc. **a** Akutes Stadium. **b** Ausheilung mit Blockwirbel und Gibbus

Wenn sich der Herd ausbreitet, kann er auch nach dorsal in den Wirbelkanal einbrechen und eine Querschnittslähmung verursachen (Abb. 5.26). Breitet der Herd sich ventral entlang des vorderen Längsbandes aus, spricht man von der Spondylitis anterior migrans mit Zerstörung der Wirbelvorderkanten.

wichtig **Um den tuberkulösen Herd herum sammelt sich Eiter an, der sich im Bereich der BWS im Röntgenbild als Spindelschatten darstellt. Im Bereich der LWS kommt es zum Senkungsabszess entlang der Faszie des M. iliopsoas.**

Dieser Abszeß wandert durch die Lacuna musculorum und erscheint in der Leiste. Die Spondylitis tuberculosa führt zur Deformierung der betroffenen Wirbel. Mehrere Segmente können betroffen sein.

Klinik▸ Rückenschmerzen (meistens lokalisiert), die besonders nachts auftreten, Rückenmarksymptome bei Ausbreitung des Herdes nach dorsal, umschriebener Druck- und Rüttelschmerz über dem betroffenen Dornfortsatz, Erhöhung der BSG, Veränderung in der Elektrophorese, subfebrile Temperaturen, bei Kindern nächtliches Aufschreien. Von einer

Spondylitis sind auch alte Leute betroffen, die Symptomatik kann hier sehr diskret sein. Rückenmarksymptome und Nervenwurzelerscheinungen treten primär durch die Entzündung oder sekundär durch Deformierung ein.

Bei akuten Symptomen und bei unspezifischer Spondylitis stützt sich der Patient beim Bücken und Wiederaufrichten charakteristischerweise mit den Armen an den Oberschenkeln ab.

Röntgen▸ Erniedrigung des Zwischenwirbelabschnitts, Destruktion der Wirbelkörper im deckplattennahen Anteil, Abszeßschatten (BWS: Spindelschatten, LWS: Verbreiterung des Psoasschattens). Sicherung der Diagnose durch Schichtaufnahmen, CT, Verlaufskontrollen, Probepunktion (Abb. 5.27). Die Durabedrängung sieht man im CT und NMR.

wichtig

Die Diagnose der tuberkulösen Spondylitis erfolgt durch Probepunktion mit Nachweis von Erregern oder (und) spezifischem Granulationsgewebe.

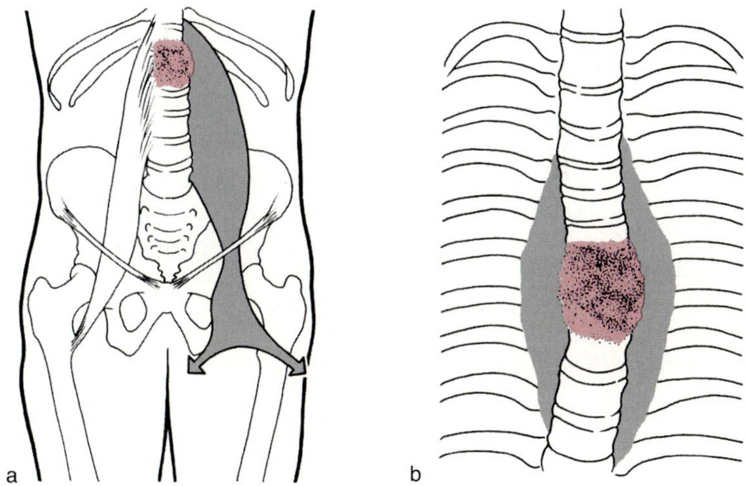

Abb. 5.27 a, b. Spondylitis-Tbc der **a** LWS mit Senkungsabszeß und **b** BWS mit spindelförmigem Abszeßschatten

Differentialdiagnose▸ Unspezifische Spondylitis (stürmischer Verlauf, höheres Fieber, höhere BSG, Erregernachweis), Tumor (meistens in Form von Metastasen, verursachen primär keine Bandscheibenzerstörung), Fraktur (Labor, Anamnese), Morbus Scheuermann (Labor, mehrere Wirbel betroffen). Eine deutliche Verschmälerung des Zwischenwirbelabschnitts wie bei der Diszitis findet sich noch beim Morbus Scheuermann und bei fortgeschrittener Degeneration (Osteochondrose).

Therapie▸ Konservativ: Ruhigstellung in der Gipsschale, Tuberkulostatika. Operativ: Ausräumung des tuberkulösen Herdes, Abszeßdrainage, anschließend Versteifungsoperation mit Spananlagerung.

Die Krankheit dauert 1–2 Jahre. Ausheilung durch knöcherne Verschmelzung (Blockwirbel) meist mit Ventralerniedrigung und kyphotischer Abknickung der WS (Gibbus) (Übersicht 5.9).

Übersicht 5.9. Differentialdiagnose der Spondylitis tuberculosa

1. Unspezifische Spondylitis:	Erregernachweis, akuter Verlauf, ein Segment
2. Tumor:	Bandscheibe erhalten
3. Fraktur:	Anamnese, Labor normal
4. M. Scheuermann:	Mehrere Wirbel betroffen, Labor normal

5.3.3 Andere Spondylitiden

Osteomyelitis der WS (unspezifische Spondylitis, infektiöse Spondylitis). Erreger meistens Staphylokokken, Streptokokken, neuerdings auch Kolibakterien und Proteus. Wichtigste differentialdiagnostische Kriterien gegenüber der Tuberkulose, abgesehen von den genannten Faktoren:

- kürzere Anamnese,
- bessere Heilungstendenz,
- häufigeres Fehlen eines Abszesses.

Therapie▸ Gipsschale, Antibiotika, ggf. operative Ausräumung.

5.4 Degenerative Wirbelsäulenerkrankungen

5.4.1 Definitionen, Epidemiologie

Degenerative Wirbelsäulenerkrankungen gehen direkt oder indirekt von den Zwischenwirbelabschnitten aus.

wichtig

Die durch Bandscheibendegeneration hervorgerufenen Krankheitsbilder werden als Wirbelsäulensyndrome bezeichnet.

Wirbelsäulensyndrome sind sehr häufig, führen zu 20% aller krankheitsbedingten Ausfälle (Krankschreibungen) und sind in fast 50% Gegenstand vorzeitig gestellter Rentenanträge.

Je nach Lokalisation unterscheidet man ***Zervikal, Thorakal- und Lumbalsyndrome.*** Zwei Drittel der Erkrankungen entfallen auf den unteren Abschnitt der Lendenwirbelsäule, etwa ein Drittel auf die Halswirbelsäule und nur ein geringer Anteil von etwa 2% betrifft die Brustwirbelsäule. Bleiben die Beschwerden auf die betroffene Wirbelsäulenregion beschränkt, spricht man von ***lokalem*** Zervikal-, Thorakal- oder Lumbalsyndrom. Strahlen die Schmerzen durch Wurzelkompression oder pseudoradikuläre Symptomatik in die Extremitäten aus, so bezeichnet man diese Syndrome als ***Zervikobrachialgie*** bzw. an der Lendenwirbelsäule als ***Ischialgie.*** An der Brustwirbelsäule ersetzt man die vorher übliche Bezeichnung „Interkostalneuralgie“ mit ***thorakalem Wurzelsyndrom.***

Alle mit der Bandscheibendegeneration zusammenhängenden biomechanischen und pathologisch-anatomischen Veränderungen am Zwischenwirbelabschnitt bezeichnet man als ***„Diskose“.*** Dazu gehören Quelldruckverlust, Rißbildungen und Zermürbungserscheinungen, die den Zustand der Bandscheibenlockerung ergeben. ***Spondylose*** und ***Osteochondrose*** sind knöcherne Reaktionen der angrenzenden Wirbelanteile und stellen keine Diagnose sondern nur ein röntgenologisches Symptom der durchgemachten Bandscheibenlockerung dar (Übersicht 5.10).

Übersicht 5.10. Terminologie und Definitionen bei degenerativen Wirbelsäulenerkrankungen

Diskose	(Bandscheibendegeneration, regressive Bandscheibenveränderungen, Verschleiß, Chondrosis intervertebralis)	Alle mit der Bandscheibendegeneration zusammenhängenden biomechanischen und pathologisch-anatomischen Veränderungen im Zwischenwirbelabschnitt
Osteochondrose		Bandscheibenverschmälerung und Sklerosierung der Wirbelkörperdeckplatten bei Bandscheibendegeneration
Spondylose		Kantenausziehungen am Wirbel, Randzacken, Randwülste bei der Bandscheibendegeneration
Bandscheibenprolaps	(Bandscheibenvorfall)	Vorfall von Bandscheibengewebe mit Perforation des Anulus fibrosus
Bandscheibenprotrusion	(Bandscheibenvorwölbung)	Vorwölbung der Bandscheiben ohne Perforation des Anulus fibrosus

Im Rahmen der Bandscheibendegeneration kommt es zu intradiskalen Massenverschiebungen mit Sequesterbildung. Für den therapeutischen Ansatz ist es entscheidend, ob das nach dorsal verschobene Bandscheibengewebe nur zu einer ***Protrusion,*** d.h. Vorwölbung des noch erhaltenen Anulus fibrosus, geführt hat oder ob der Sequester unter Perforation der äußeren Bandscheibenbegrenzung als ***Prolaps*** bzw. Vorfall nach außen getreten ist.

5.4.2 Das Bewegungssegment

Das Bewegungssegment stellt die Bau- und Funktionseinheit der Wirbelsäule dar. Wesentlicher Bestandteil ist der Zwischenwirbelabschnitt mit Gallertkern, Anulus fibrosus und Knorpelplatten. Weiterhin gehören zum Bewegungssegment die benachbarten Wirbel, vorderes und hinteres Längsband, gelbes Band (Lig. flavum), Wirbelgelenke und alle Weichteile, die sich dem Segment entsprechend im Wirbelkanal im Foramen intervertebrale sowie in den paravertebralen Weichteilen befinden. Die nicht knöchernen Bestandteile zwischen zwei Wirbelkörpern werden gewöhnlich als Bandscheibe bezeichnet (Abb. 5.28).

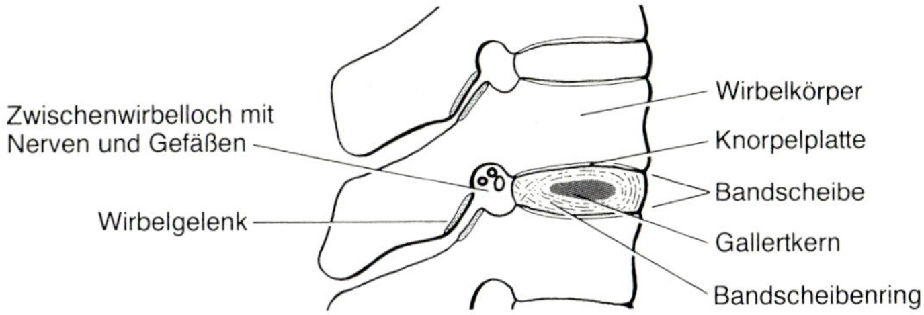

Abb. 5.28. Das Bewegungssegment nach Junghanns[1]

5.4.3 Bandscheibendegeneration – Diskose

Anhaltend starke axiale Druckbelastungen durch den aufrechten Gang und verlangsamter Stoffaustausch im Zwischenwirbelabschnitt durch mangelnde Bewegung sind wesentlich für das frühzeitige Auftreten degenerativer Veränderungen der Bandscheiben. Blutgefäßlose bradytrophe Gewebe neigen ohnehin zur raschen Alterung, insbesondere dann, wenn statisch-mechanische Belastungen hinzukommen (Abb. 5.29).

Lumbale Bandscheiben stellen das größte zusammenhängende, nichtvaskularisierte Gebilde im Organismus dar. Neben vertikaler Wirbelsäuleneinstellung und Haltungskonstanz wirken auch anlagebedingte Faktoren beim Auftreten degenerativer Bandscheibenveränderungen mit. Genetische Faktoren sind u.a. für die Qualität und Anordnung der Kollagenfasern im Anulus fibrosus verantwortlich. Jenseits des 30. Lebensjahres gibt es fast keine Wirbelsäule beim Menschen mehr, die nicht schon degenerative Veränderungen aufweist (Übersicht 5.11). Die Vorgänge sind zunächst nur auf das Bandscheibengewebe beschränkt und spielen sich daher im röntgenologisch transparenten Raum ab.

Übersicht 5.11. Ursachen der Diskose (Bandscheibendegeneration)

1. Anhaltende Druckbelastung des Bandscheibengewebes
2. Blutgefäßlosigkeit des Zwischenwirbelabschnitts
3. Bewegungsmangel
4. Gewebequalität

[1] Herbert Junghanns, Chirurg, Bad Homburg (1902–1984)

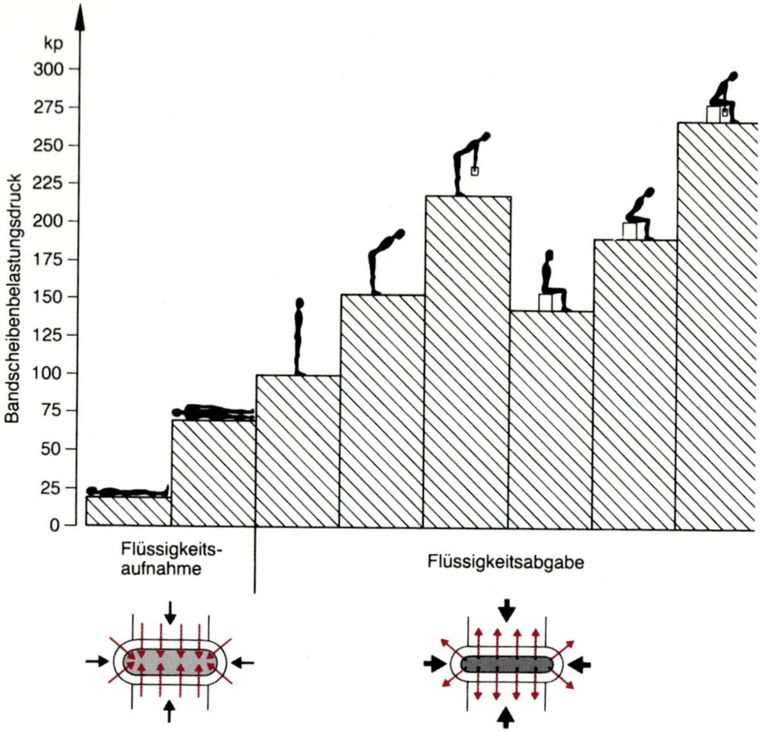

Abb. 5.29. Der Bandscheibenbelastungsdruck beträgt im Liegen bis zu 70 kp, im Stehen, Sitzen, Heben und Tragen steigt er an. Bei Entlastung im Liegen saugen sich die Bandscheiben mit Wasser und Stoffwechselsubstraten voll; unter Belastung im Stehen Sitzen, Heben, Tragen usw. werden die Bandscheiben wieder ausgepreßt. Der regelmäßige Wechsel zwischen Be- und Entlastung fördert den Stoffaustausch im Zwischenwirbelabschnitt: *Die Bandscheibe lebt von der Bewegung.*

Man sieht im Röntgenbild allenfalls eine Verschmälerung des Zwischenwirbelabschnittes. Wegen der fehlenden Vaskularisation finden im Bandscheibengewebe selbst keine reparativen Vorgänge statt. Diese gehen bei länger bestehender Bandscheibenzermürbung vom benachbarten Wirbel aus. Da es sich bei den degenerativen Vorgängen in diesem Stadium auch um Knochenveränderungen handelt, werden sie unter dem Begriff ***Osteochondrose*** zusammengefaßt. Die angrenzenden Wirbelkörperschlußplatten zeigen sklerotische Verdichtungen mit einer unregelmäßigen Konturierung. An den Wirbelkanten bilden sich knöcherne Ausziehungen als sog. ***spondylotische Randwülste*** mit ihrem typischen, erst horizontalen Abgang und dann vertikalem Verlauf (Abb. 5.30).

Starke Spangenbildung über mehrere Segmente nennt man Spondylosis hyperostotica. Sie kommt meistens zusammen mit Diabetes mellitus vor.

Die Diskose läßt in ihrem Ablauf gewisse Gesetzmäßigkeiten erkennen. Einige Stadien sind durch Krankheitsgefährdung gekennzeichnet. Andere, wie die Anfangs- und Schlußphase, verlaufen klinisch stumm.

Man unterscheidet drei Diskosestadien (Abb. 5.31).

- ***Erstes Stadium (4. bis 18. Lebensjahr).*** Mit dem Verschwinden der Blutgefäße beginnt beim Menschen nach dem 2. Lebensjahr die Bandscheibendegeneration. Der Anulus fibrosus besitzt in den ersten Lebensjahren jedoch noch soviel Widerstandskraft, daß eine Verlagerung des zentralen mobilen Bandscheibengewebes nach außen nicht vorkommt. Es entstehen allenfalls breitbasige Vorwölbungen.
- ***Zweites Stadium.*** Radiärrisse im Anulus fibrosus, intradiskale Sequesterbildungen und Massenverschiebungen führen zur Lockerung des Zwischenwirbelabschnittes und zur Vorwölbung bzw. zum Vorfall von Bandscheibengewebe über die Grenzen des Anulus fibrosus hinaus. Die Erscheinungen treten zwischen dem 20. und 60. Lebensjahr mit einem Maximum um das 40. Lebensjahr auf.

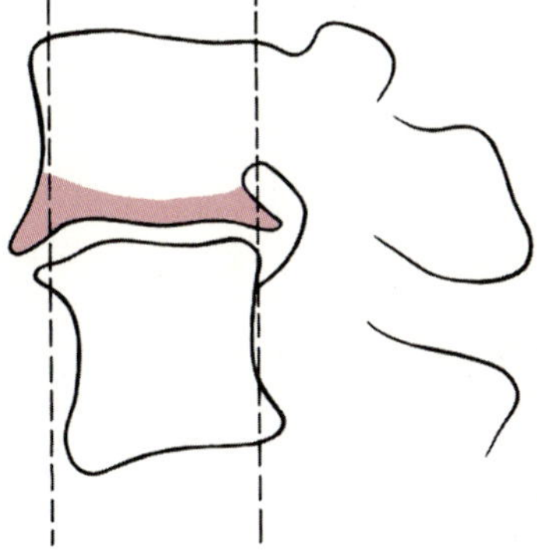

Abb. 5.30. Spondylose als Zeichen der Degeneration. Die Randwülste überragen die Wirbelvorderkante, mitunter auch die Hinterkante, mit Bedrängung des Spinalnerven im Foramen intervertebrale

wichtig **Im mittleren Lebensabschnitt besteht die biomechanische Konstellation zum Bandscheibenvorfall mit noch relativ gut erhaltenem Wassergehalt und Quelldruck des Gallertkernes bei einem bereits rissig und spröde gewordenen Anulus fibrosus. Es entstehen klinische Krankheitsbilder wie Lumbago, Ischialgie und Zervikalsyndrom.**

► ***Drittes Stadium.*** Nach dem 60. Lebensjahr trocknen die Bandscheiben soweit aus, daß sich das Gewebe verfestigt und keine Neigung zu Verlagerungen zeigt. Zum Teil ausgeprägte spondylotische und osteochondrotische Veränderungen in diesem Lebensabschnitt stellen Residuen durchgemachter Bandscheibenlockerungen dar und sind nicht Ausdruck aktueller Beschwerden.

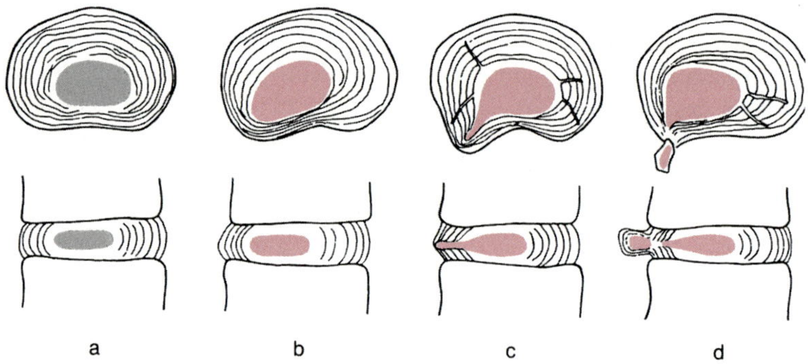

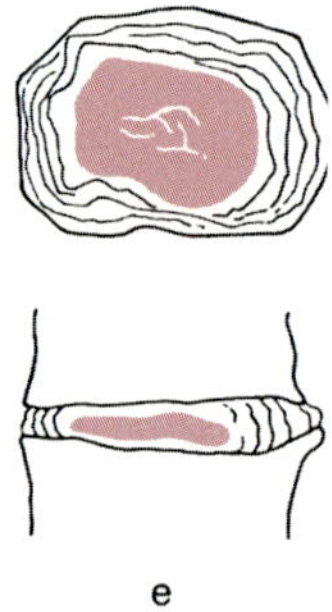

Abb. 5.31 a–e. Stadien der Bandscheibendegeneration (Diskose): **a** Normalzustand, **b** 1. Stadium der Diskose mit breitbasigen Vorwölbungen des Anulus fibrosus, **c, d** 2. Stadium der Diskose mit Radiärrissen im Anulus fibrosus und Bandscheibenvorfall, **e** 3. Stadium mit Verfestigung des Bandscheibengewebes und Teilversteifung der Wirbelsäule

wichtig

In dem verfestigten Bandscheibengewebe kommt es nicht mehr zu Verlagerungen von intradiskalen Sequestern. Ein Bandscheibenvorfall stellt bei älteren Menschen eher eine Ausnahme dar.
Man spricht auch von der *wohltätigen Teilversteifung der Wirbelsäule im Alter* (nach Idelberger[1]).

5.4.4 Zervikalsyndrome

Spezielle Anatomie und Pathogenese▸ Die zervikalen Bewegungssegmente zeichnen sich durch eine Reihe anatomischer und biomechanischer Besonderheiten aus, die zu frühzeitigen Verschleißerscheinungen Anlaß geben können.

Die Deckplatten der Halswirbelkörper C3 bis C7 haben an der hinteren und seitlichen Kante sattelartige Ausziehungen, die als Processus uncinati bezeichnet werden. Durch Höhenminderung des Zwischenwirbelabschnittes im Rahmen der Bandscheibendegeneration bekommen diese Processus uncinati knöchernen Kontakt zum Nachbarwirbel. Sie biegen sich zur Seite aus und bilden knöcherne Appositionen. Auch am Gegenpol des gegenüberliegenden Wirbels kommt es zu reaktiven Verdichtungen (Abb. 5.32).

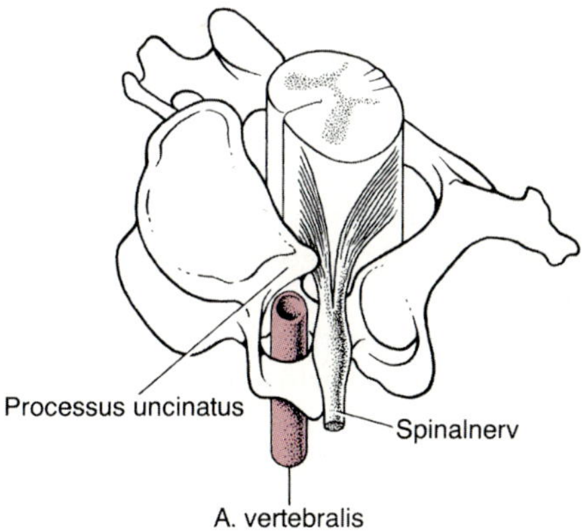

Abb. 5.32. Processus uncinatus, Arteria vertebralis und Spinalnerv liegen dicht nebeneinander. Degenerative Verbreiterung des Processus uncinatus führt zu einer Bedrängung des Spinalnerven (nach dorsal und der Arteria vertebralis nach lateral)

[1] Karl Heinz Idelberger, Orthopäde, Düsseldorf (Zeitgen.).

wichtig **Osteophytäre Reaktionen, welche von den Processus uncinati ausgehen, führen zusammen mit der Höhenminderung des Zwischenwirbelabschnittes zu einer Einengung des Foramen intervertebrale.**

Wenn der Reserveraum erschöpft ist, entstehen Nervenwurzelirritationen, die für das Zervikobrachialsyndrom ursächlich sind.

Lokales Zervikalsyndrom

Definition *Unter einem lokalen Zervikalsyndrom versteht man alle klinischen Erscheinungen, welche direkt oder indirekt von degenerativen Veränderungen zervikaler Bewegungssegmente ausgehen und auf die Halsregion beschränkt bleiben.*

Klinik▸ Es handelt sich um Beschwerdebilder, die allein durch positionsabhängige Schulternackenschmerzen, Muskelverspannungen und Bewegungseinschränkungen der HWS charakterisiert sind (Übersicht 5.12).

Übersicht 5.12. Klinik der Zervikalsyndrome

- Positionsabhängige Schulternackenschmerzen
- Bewegungseinschränkung der Halswirbelsäule
- Hartspann der Nackenmuskulatur

Die Symptome können akut einsetzen, etwa durch eine abrupte Drehbewegung des Kopfes, aber auch schleichend ohne besondere Ursachen. Häufig werden Unterkühlung und Zuglufteinwirkung in der Anamnese angegeben. Bei der Untersuchung kann der Patient seine Schmerzausgangspunkte ziemlich genau lokalisieren. Sie liegen im Versorgungsgebiet der Rami dorsales am ***oberen Trapeziusrand*** vom Okziput bis zum Akromioklavikulargelenk, wenn die kranialen Segmente der HWS betroffen sind.

Bei einer Irritation der unteren zervikalen Bewegungssegmente werden Schmerzen ***zwischen den Schulterblättern*** angegeben. Neben den typischen Schmerzpunkten findet sich ein mehr oder weniger ausgeprägter Hartspann der gesamten Schulternackenmuskulatur mit Bewegungseinschränkung der HWS.

Eine Sonderform des lokalen Zervikalsyndroms stellt die ***Okzipitalisneuralgie*** dar. Es handelt sich um ein lokales Geschehen in der Nacken-Hinterhaupt-Region mit Irritation des Nervus occipitalis major, der in der Höhe der Protuberantia occipitalis externa unter die Haut zieht und dort als schmerzempfindlicher Druckpunkt nachweisbar ist.

Akuter Schiefhals (Torticollis s. S. 300)

Definition

Der akute Schiefhals stellt eine Sonderform des lokalen Zervikalsyndroms dar, bei der Fehlhaltungen und Bewegungseinschränkung der HWS ganz im Vordergrund stehen. Er kommt in erster Linie bei Kindern und Jugendlichen vor und ist eine Frühform diskogener Erkrankungen der HWS.

Pathogenese▸ Pathogenetisch spielen die Horizontalspalten und eine Hypermobilität der zervikalen Bewegungssegmente eine Rolle. Intradiskale Massenverschiebungen führen, ähnlich wie bei einer akuten Lumbago, zur Irritation der sensiblen Fasern des Ramus meningeus im hinteren Längsband. Muskuläre Symptome sind sekundär. Durch die reflektorische, entlastende Schiefhaltung stellen sich die Wirbelgelenkfacetten in eine extreme Position; zur Aufrechterhaltung dieser Stellung ist eine Dauerkontraktur der Schulternackenmuskeln erforderlich.

Klinik▸ Anamnestisch finden sich uncharakteristische Angaben. Mitunter sind bei Kindern Drehbewegungen der HWS unter Belastung vorausgegangen, manchmal entwickelt sich ein akuter Schiefhals morgens beim Aufstehen, wenn der Patient verdreht im Bett gelegen hat; oft ist die Anamnese leer.

Bei der Inspektion imponiert eine groteske Schiefstellung des Kopfes. Palpatorisch findet sich eine einseitig betonte Anspannung der Schulternackenmuskulatur. Die HWS ist aus der Fehlhaltung heraus nur geringgradig und als kompakte Einheit bewegbar.

Therapie▸ Der Schiefhals ist v.a. bei Kindern und Jugendlichen durch seinen stets gutartigen Verlauf gekennzeichnet. Unter der Therapie mit Traktion, Antiphlogistika und Halskrawatte kommt es rasch zur Beseitigung der Fehlhaltung.

Zervikobrachiales Syndrom

Definition

Es handelt sich um ein Zervikalsyndrom mit Ausstrahlung in die obere Extremität.
Dabei kann es sich um Schmerzen, Parästhesien und neurologische Ausfälle mit Reflexdifferenzen und Muskelatrophien handeln. In der Regel ist es jedoch nur ein ins betroffene Segment ausstrahlender Schmerz, der das Krankheitsbild definiert.

Pathogenese▸ Ein zervikobrachiales Syndrom wird entweder durch einen (weichen) Diskusprolaps oder durch harte (knöcherne) Konstriktionen am Processus uncinatus hervorgerufen. Knöcherne Bedrängungen sind wesentlich häufiger. Klinische Bedeutung erlangt die Kombination Segmentlockerung und unkovertebraler Osteophyt.

Klinik▸ Die *Symptome* eines zervikobrachialen Syndroms durch knöcherne Bedrängung der Nervenwurzel setzen allmählich ein und werden durch eine positionsabhängige dermatombezogene Brachialgie bestimmt. Charakteristisch ist der nächtliche Schmerz, der mit „Ameisenkribbeln" und Taubheitsgefühl im Dermatom einhergeht. Typisch ist ein chronisch rezidivierender Verlauf. Durch äußere Einwirkungen (Beschleunigungsverletzung der Halswirbelsäule, Schleudertrauma), Haltungskonstanz in ungünstiger Stellung (Schreibtischarbeit, Fernsehen) kann das Syndrom aktualisiert werden. Beschwerdefreie Intervalle, die oft Monate oder Jahre lang anhalten, wechseln mit Phasen stärkster Schmerzen ab. Am häufigsten ist die untere Halswirbelsäule betroffen.

C6-Syndrom▸ Charakteristisch ist die Ausstrahlung zum Daumen. Bei massiver Kompression der C6-Wurzel ist der Bizepssehnenreflex abgeschwächt bzw. erloschen und die grobe Kraft beim Anwinkeln des Ellenbogens reduziert (Abb. 5.33, Übersicht 5.13).

Übersicht 5.13. Zervikale Wurzelreizsyndrome

Nervenwurzel:	Bandscheibe:	Peripheres Dermatom:	Kennmuskel:	Reflexabschwächung:
C5	(C4/C5)		Deltoideus	Bizeps
C6	(C5/C6)	Daumen Teil Zeigefinger	Bizeps Brachioradialis	Bizeps Radiusperiost
C7	(C6/C7)	Zeige- und Mittelfinger, Teil Ringfinger	Daumenballen Trizeps Pronator teres	Trizeps
C8	(C7/Th1)	Kleinfinger, Teil Ringfinger	Kleinfingerballen Fingerbeuger Interossei	(Trizeps)

C7-Syndrom▸ Charakteristisch ist die Ausstrahlung zum Mittelfinger. In schweren Fällen kommen hinzu Trizepsmuskelschwäche, Abschwächung des Trizepsreflexes und Daumenballenatrophie (Abb. 5.34).

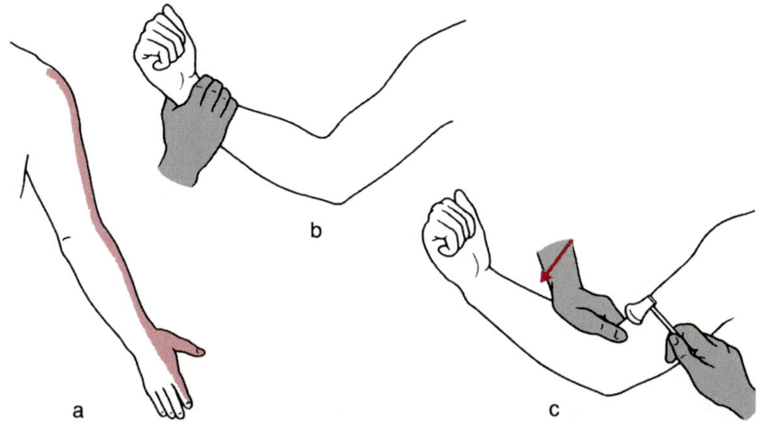

Abb. 5.33 a–c. C-6-Syndrom. **a** Schmerz- und Hypästhesiefeld im Daumen-Zeigefinger-Bereich. **b** Einschränkung der groben Kraft bei Ellenbogenbeugung. **c** Abschwächung des Bizepsreflexes

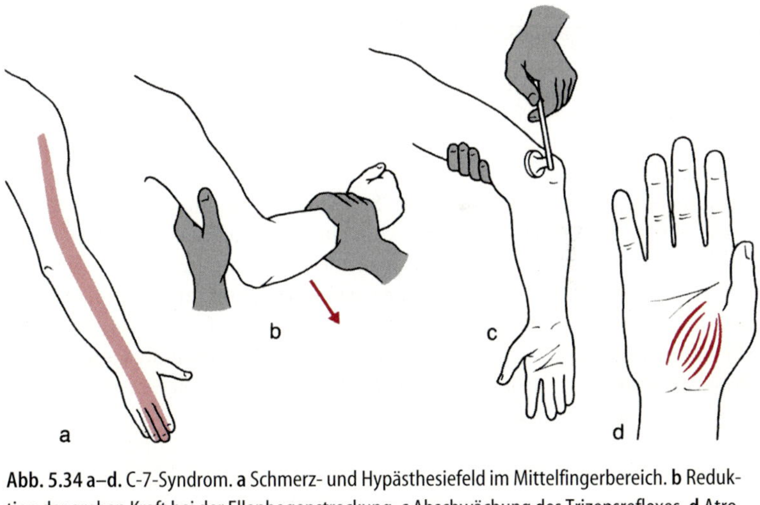

Abb. 5.34 a–d. C-7-Syndrom. **a** Schmerz- und Hypästhesiefeld im Mittelfingerbereich. **b** Reduktion der groben Kraft bei der Ellenbogenstreckung. **c** Abschwächung des Trizepsreflexes. **d** Atrophie der Daumenballenmuskulatur

C8-Syndrom▸ Charakteristisch ist eine Ausstrahlung zur Kleinfingerseite der Hand. Motorische Störungen betreffen die Fingerbeuger und die Muskeln des Kleinfingerballens (Abb. 5.35).

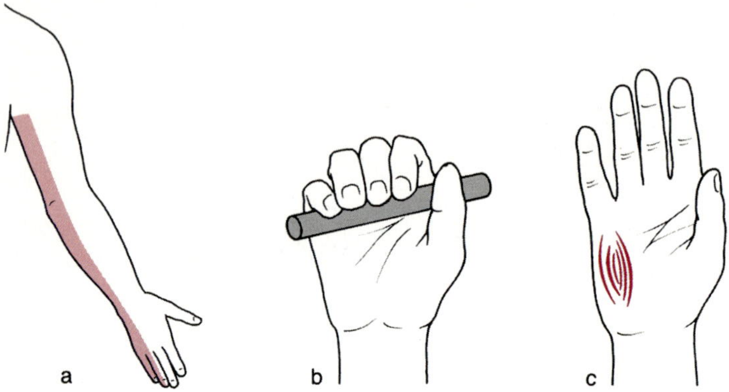

Abb. 5.35 a–c. C-8-Syndrom. **a** Schmerz- und Hypästhesiefeld im Kleinfingerbereich. **b** Einschränkung der groben Kraft bei der Fingerbeugung. **c** Atrophie der Kleinfingerballenmuskulatur

Zervikozephales Syndrom

Definition *Ein zervikozephales Syndrom ist ein Zervikalsyndrom, das mit Kopfschmerzen, Schwindelerscheinungen, manchmal auch mit Hör-, Seh- und Schluckstörungen einhergeht.*

Pathogenese▸ Das zervikozephale Syndrom wird durch eine Bedrängung der Arteria vertebralis und des Halssympathikus im Bereich der Halswirbelsäule verursacht. Als Störfaktoren kommen Fehlstellungen der Gelenke am Kopf-Hals-Übergang, Achsenabweichungen der Halswirbelsäule, Verschiebung der Wirbel gegeneinander und Einengung des Arteria vertebralis-Kanals durch laterale knöcherne Ausziehungen an den Processus uncinati C4 bis C7 in Frage. Meistens handelt es sich um eine Kombination von Ursachen.

Klinik▸ Neben den Symptomen des lokalen Zervikalsyndroms bestehen in erster Linie positionsabhängige Kopfschmerzen und Schwindelerscheinungen, die sich bei der Kopfrückneigung und Rotation bemerkbar machen (Übersicht 5.14). Die Positionsabhängigkeit der Beschwerden bestimmt auch den therapeutischen Ansatz.

Übersicht 5.14. Terminologie und Definition der Zervikalsyndrome

Zervikal-Syndrom (CS)	(HWS-Syndrom)	Beschwerden durch degenerative Veränderungen der HWS
Lokales Zervikal-Syndrom (LCS)		Auf die HWS-Region beschränkte Beschwerden beim CS
Zerviko-brachiales Syndrom (CBS)	(Schulterarm-Syndrom Zervikales Wurzelsyndrom Zervikalbrachialgie)	Zervikalsyndrom mit Ausstrahlung in den Arm
Zerviko-zephales Syndrom	(Migraine cervicale Zervikale Kopfschmerzen Zervikaler Schwindel)	CS mit Kopfschmerzen Schwindel Hör-Seh-Schluckstörungen
Zerviko-medulläres Syndrom (CMS)		CS mit Rückenmarksymptomen
Posttraumatisches Zervikal-Syndrom	(Zustand nach Schleudertrauma-Distorsion)	CS nach Verletzung der HWS
Akuter Schiefhals	(Torticollis akutes CS)	Akutes CS mit betonter Fehlhaltung

Wegen der starken Kopfschmerzen wird das Krankheitsbild auch „Migraine cervicale“ genannt.

Unter Traktion in Kyphose und Anlegen einer Halskrawatte in leichte Flexionsstellung kommt es zur Beschwerdebesserung.

Differentialdiagnose▸ Schmerzen und Schwindelerscheinungen, evtl. einhergehend mit Hör, Seh- und Schluckstörungen erfordern immer eine vollständige Diagnostik der betroffenen Fachgebiete. Der Morbus Ménière verursacht länger anhaltende Schwindelerscheinungen und geht mit Erbrechen einher.

Zervikomedulläres Syndrom

Definition

Unter einem zervikomedullären Syndrom versteht man die Rückenmarkkompression durch dorsomediale Bandscheibenvorwölbungen oder spondylotische Ausziehungen.

Pathogenese und Klinik▸ Medulläre Syndrome durch degenerative Veränderungen an der HWS sind selten. Die Hauptrichtung der Bandscheibenvorfälle und knöchernen Ausziehungen zielt nach lateral oder dorsolateral. Diagnosesicherung erfolgt bei vorliegender partieller Querschnittsymptomatik durch CT, NMR oder Myelographie.

Therapie der Zervikalsyndrome

Neben der primär mechanischen Komponente muß man auch sekundäre Krankheitserscheinungen wie Muskelverspannungen, Haltungsfehler und psychische Veränderungen behandeln. Wärmeanwendungen, Elektrotherapie, Massagen und Analgetika sollen diese sekundären Erscheinungen beseitigen und den Circulus vitiosus, Schmerz-Verspannung-Fehlhaltung-Schmerz, unterbrechen.

Wichtiger Bestandteil der Therapie von Zervikalsyndromen ist die vorübergehende Anwendung von ***Halskrawatten.*** Hiermit werden alle Bewegungen unterbunden, die zu wiederholten mechanischen Irritationen der gereizten Nervenwurzeln und der sensiblen Rezeptoren im hinteren Längsband und in den Wirbelgelenken führen. Schmerzauslösende Kopfhaltungen ergeben sich unwillkürlich bei unbedachten Bewegungen oder im Schlaf. Darüber hinaus wird die körpereigene Wärme durch den isolierenden Verband im Schulternackenbereich gestaut und entspannt dort die Muskeln.

Krankengymnastische Übungen sind v.a. während der Rehabilitationsphase angebracht. Parallel zum Tragen einer immobilisierenden Orthese – in diesem Falle Halskrawatte – muß man immer Kräftigungsübungen für die außer Funktion gesetzten Muskelgruppen durchführen lassen. Beim HWS-Syndrom sind es in erster Linie isometrische Muskelkräftigungsübungen für die Schulternackenmuskulatur. Auch die Übungen sollten, wie alle Begleitmaßnahmen, die Flexionshaltung der Halswirbelsäule als Ausgangsstellung haben. Eine axiale Traktion entweder manuell (und) oder im Glisson-Zug kann zur Entlastung der komprimierten Nervenwurzel beitragen.

Operationen

Indikationen zur operativen Behandlung ergeben sich sehr selten. Hauptindikation stellt der zervikale Diskusprolaps mit Nervenwurzelbedrängung oder Rückenmarkkompression dar. Es gibt ventrale Fusionsoperationen, bei denen die Bandscheibe ausgeräumt und verblockt wird, und dorsale Dekompressionen mit Erweiterung der Foramina intervertebralia.

5.4.5 Thorakalsyndrome

Definition

Das Thorakalsyndrom stellt den Sammelbegriff für alle klinischen Erscheinungen dar, die durch degenerative Veränderungen der BWS verursacht werden.
Die Thorakalsyndrome stellen nur etwa 2% aller degenerativen Wirbelsäulenerkrankungen.

Spezielle Anatomie und Pathogenese▸ Im wesentlichen sind es zwei Gründe, daß degenerative Erkrankungen an der Brustwirbelsäule nicht in gleicher Frequenz auftreten wie an der Hals- und Lendenwirbelsäule:

- Anders als an der HWS und LWS befinden sich die Foramina intervertebralia der Brustwirbelsäule nicht hinter den Bandscheiben, sondern auf der Höhe des Wirbelkörpers.
- Die Brustwirbelsäule ist durch den Brustkorb gut geschient, so daß Extrembewegungen mit intradiskalen Massenverschiebungen weniger leicht möglich sind.

Die vorwiegend an der Brustwirbelsäule entstehenden Wirbelsäulendeformierungen in der Sagittal- und Frontalebene (Morbus Scheuermann, Skoliose) entwickeln sich langsam und erlauben den Nervenwurzeln ausreichende Adaptationsmöglichkeiten. Trotzdem kommt es zu Bandscheibenvorwölbungen, Wirbel- und Wirbelrippengelenkverschiebungen, die lokale und ausstrahlende Schmerzen verursachen können.

Klinik▸ Die Symptomatologie der thorakalen Spinalnervenwurzeln erschöpft sich im allgemeinen in typisch lokalisierten, gürtelförmigen Schmerzen, evtl. diskreten Störungen der Algesie, deren Topik sich aus dem Dermatomschema ergibt. Ein wichtiges diagnostisches Kriterium für die vertebragene Interkostalneuralgie ist auch an der Brustwirbelsäule die Positionsabhängigkeit der Beschwerden. Unter Entlastung bzw. Extension lassen die Schmerzen nach. Bei Belastung und bestimmten Körperdrehbewegungen verstärken sie sich.

Differentialdiagnose▸ Differentialdiagnostisch kommen segmental ausstrahlende Schmerzen bei und nach einem Zoster in Frage.

Durch die typischen Hautveränderungen ist hier die Diagnose meistens sichergestellt.

Therapie▸ Die Therapie der Thorakalsyndrome ist konservativ und besteht in der Entlastung durch Horizontallagerung, Wärmeanwendung aller Art sowie in der lokalen Injektionsbehandlung im betroffenen Segment.

5.4.6 Lumbalsyndrome

Spezielle Anatomie und Pathogenese▸ Die Zwischenwirbellöcher mit ihren Spinalnerven finden sich an der Lendenwirbelsäule in Höhe der Bandscheiben, so daß eine enge Beziehung zwischen den degenerativen Veränderungen in der Bandscheibe und den Spinalnerven besteht. Die Zwischenwirbellöcher werden außerdem dorsal durch die Facetten der Wirbelgelenke begrenzt, so daß auch hier Irritationsmöglichkeiten bestehen.

wichtig **Pathogenetisch wirksam für das Entstehen degenerativer Veränderungen in den unteren lumbalen Bewegungssegmenten ist der hohe Belastungsdruck, dem die unteren lumbalen Bandscheiben ausgesetzt sind.**

Hier muß das Gewicht aller höher gelegenen Abschnitte des Organismus auf einer kleinen Fläche von wenigen Quadratzentimetern getragen werden. Andererseits vergrößert sich der Belastungsdruck bei Verlagerungen des Oberkörpers aus der Mittellinie um ein Vielfaches.

Intradiskale Massenverschiebungen und dorsale Protrusionen

Frühzeichen der lumbalen Bandscheibenlockerung sind Risse in den zentral gelegenen Anteilen des Anulus fibrosus, die ihren Ausgang von herdförmigen, regressiven Veränderungen nehmen. In diese Risse dringen Teile des Gallertkerns ein und setzen den äußeren Faserring sowie das hintere Längsband unter Zugspannung. Damit werden die sensiblen Fasern des Ramus meningeus des Spinalnerven gereizt. Dieses Derangement ist noch auf den Innenraum der Bandscheibe beschränkt. Wenn der Vorgang in einer lumbalen Bandscheibe stattfindet, entsteht eine Lumbago; beim Kind und Jugendlichen entwickelt sich das Bild einer Hüftlendenstrecksteife. Die Übergänge zur lumbalen Bandscheibenprotrusion

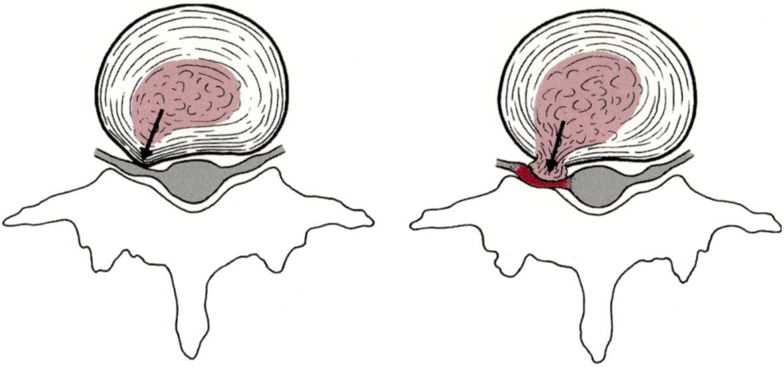

Abb. 5.36. a Bandscheibenprotrusion: Der Anulus fibrosus ist noch intakt. Eine Rückverlagerungsmöglichkeit des dislozierten Bandscheibenmaterials (Pfeil) ist gegeben. **b** Bandscheibenvorfall (Prolaps): Das verlagerte Bandscheibengewebe ist durch eine Perforation des Anulus fibrosus hindurchgetreten (Pfeil), eine Rückverlagerungsmöglichkeit ist nicht gegeben

und zum Prolaps sind fließend. Klinisch bedeutungsvoll sind die Verlagerungen von Bandscheibengewebe nach dorsal und dorsolateral. Neben Kreuzschmerzen entwickeln sich Nervenwurzelreizerscheinungen.

Für die klinische Symptomatik ist entscheidend, ob sich eine seitliche Protrusion mehr zur Mitte hin (paramedian), zur Seite (lateral) oder ganz nach außen (intraforaminal) entwickelt.

Die durch eine Vorwölbung (Protrusion) hervorgerufene Symptomatik zeigt einen wechselhaften Verlauf, denn das vorgewölbte Gewebe ist noch Bestandteil eines intakten osmotischen Systems und macht alle druckabhängigen Flüssigkeitsverschiebungen mit den entsprechenden Volumenschwankungen und Konsistenzänderungen der Bandscheibe mit. Sofern sich noch eine kräftige Lamelle des Anulus fibrosus über der Vorwölbung befindet, besteht noch die Möglichkeit zur Rückverlagerung ins Bandscheibenzentrum (Abb. 5.36).

Bandscheibenlockerung

Nicht alle Beschwerden, die von lumbalen Bewegungssegmenten ausgehen, sind auf Verlagerungen von Bandscheibengewebe zurückzuführen. Wesentlich häufiger sind klinische Erscheinungen auf Grund von Bandscheibenlockerungen.

wichtig **Man versteht unter Bandscheibenlockerung alle Erscheinungen, welche auf einer zunehmenden Wasserverarmung der Grundsubstanz und dem Elastizitätsverlust der Fasern beruhen.**

Im Zusammenhang damit treten Insuffizienzerscheinungen der Rumpfmuskeln, Fehlbeanspruchungen der Wirbelgelenke, Insertionstendopathien, u.U. Nervenwurzelreizerscheinungen durch Kompression des Spinalnerven in dem Foramen intervertebrale auf. Auch bei der Pathogenese der lumbalen Wirbelkanalstenose spielt die Bandscheibenlockerung eine Rolle.

Die Verschiebungen der Wirbelgelenke führen zur Überdehnung der Wirbelgelenkkapseln mit entsprechenden Beschwerden. Auch Verschiebungen der Wirbel gegeneinander entstehen durch Bandscheibenlockerung. Kommt es zur Dislokation eines Wirbels nach dorsal, so spricht man von ***Retrolisthesis***, bei der Verschiebung nach ventral von einer ***degenerativen Spondylolisthesis***. Gleichzeitige Seitenverschiebung und Rotation bezeichnet man als ***Drehgleiten***. Strukturelle Lumbalskoliosen neigen zum Drehgleiten der Wirbel im Krümmungsscheitel. Da die Dornfortsätze sich zur Konkavseite – d.h. zur Mitte – drehen, ist die Deformierung, von außen betrachtet, nicht sehr auffällig.

Lokales Lumbalsyndrom, Kreuzschmerzen

Definition *Unter einem lokalen Lumbalsyndrom versteht man alle klinischen Erscheinungen, welche auf degenerative und funktionelle Störungen lumbaler Bewegungssegmente zurückzuführen sind und in ihrer Symptomatik im wesentlichen auf die Lumbalregion beschränkt bleiben.*
Vom akuten Hexenschußanfall, der plötzlich einsetzt und ebenso rasch wieder verschwindet, bis zu chronisch rezidivierenden Kreuzschmerzen gibt es beim lokalen Lumbalsyndrom alle Übergänge.

Pathogenese▸ Ausgangspunkt der Beschwerden sind degenerative Veränderungen der unteren lumbalen Bewegungssegmente mit mechanischer Irritation des hinteren Längsbandes, der Wirbelgelenkkapseln und des Wirbelperiosts. Es sind vorwiegend sensible Fasern des Ramus meningeus und des Ramus dorsalis der Spinalnerven betroffen. Reflektorische Anspannung der Rückenstreckmuskeln wird als unangenehm und schmerzhaft empfunden.

Klinik▸ Die Patienten leiden unter positionsabhängigen Kreuzschmerzen, Verspannungen der lumbalen Rückenstreckmuskeln und Bewegungseinschränkungen der Lendenwirbelsäule.

> **wichtig**
> **Die *Lumbago (Hexenschuß)* stellt eine akute Form des lokalen Lumbalsyndroms dar.**

In der Anamnese dominieren unvorhergesehene Belastungen der Wirbelsäule wie Bücken und Heben; außerdem werden häufig Kälte- und Nässeeinwirkung angegeben. Der meistens blitzartig einschießende Kreuzschmerz führt sofort zur Bewegungssperre der LWS, die in einer charakteristischen Fehlhaltung erstarrt. Um die Bewegungssperre als Entlastungshaltung aufrecht zu erhalten, kommt es reflektorisch zur starken Anspannung der lumbalen Rückenstreckmuskeln. Aktive oder passive Bewegungsversuche aus dieser fixierten Fehlhaltung heraus sind mit heftigen Schmerzen verbunden. Der Patient vermeidet ängstlich jede Bewegung und berichtet auch über eine Schmerzverstärkung beim Niesen, Husten und Pressen. Die Hauptschmerzzone findet sich in der unteren Lumbalregion und über dem Kreuzbein, eine Rumpfbeugung ist nicht möglich und wird, wenn überhaupt, nur in den Hüftgelenken – bei völliger Steifhaltung der LWS – ausgeführt. Der Patient kann sich nur mit einer charakteristischen Seit-Roll-Bewegung vom Untersuchungstisch wieder in die aufrechte Haltung begeben. Die Dornfortsätze der unteren LWS erweisen sich bei der Palpation als druck- und klopfempfindlich. Unter entsprechender Therapie mit Wärmeanwendungen, entlastender Lagerung und kurzfristiger Applikation von Analgetika klingen die Beschwerden rasch wieder ab.

> **wichtig**
> **Das *Facettensyndrom* stellt die chronisch rezidivierende Form des lokalen Lumbalsyndroms dar. Die Beschwerden gehen von den lumbalen Wirbelgelenkkapseln aus.**

Eine beschwerdeauslösende Hyperlordose der LWS stellt sich bei vielen Menschen durch Haltungsschwäche im Stehen ein. Zur Verstärkung der Beschwerden kommt es auch beim Bergabgehen und bei Tätigkeiten, die mit einer Rückneigung des Rumpfes verbunden sind. Mitunter gehen die Kreuzschmerzen mit einer Ausstrahlung in Gesäß, Leisten, Unterbauch, Oberschenkel und Trochanterregion einher.

Deswegen wird das Facettensyndrom auch ***Pseudoradikuläres Lumbalsyndrom*** genannt. Die Schmerzen werden als diffus flächig bezeichnet und mit der flach aufgelegten Hand demonstriert, im Gegensatz zu Patienten mit radikulären Syndromen, die das betroffene Dermatom umschrieben mit einem Finger zeigen können (Abb. 5.37, Übersicht 5.15).

Übersicht 5.15. Kreuzschmerz – Memo

- Kreuzschmerz nach Aufstehen morgens, der allmählich verschwindet: degenerativ
- Kreuzschmerz beim Gehen und Stehen, der beim Sitzen und Vornüberneigen verschwindet: Spinalkanalstenose
- Kreuzschmerz in der 2. Hälfte der Nacht: Verdacht auf Bechterew
- Dauerkreuzschmerz mit nächtlicher Verstärkung: Psyche
- *Cave:* Immer Tu und -itis-Ausschluß

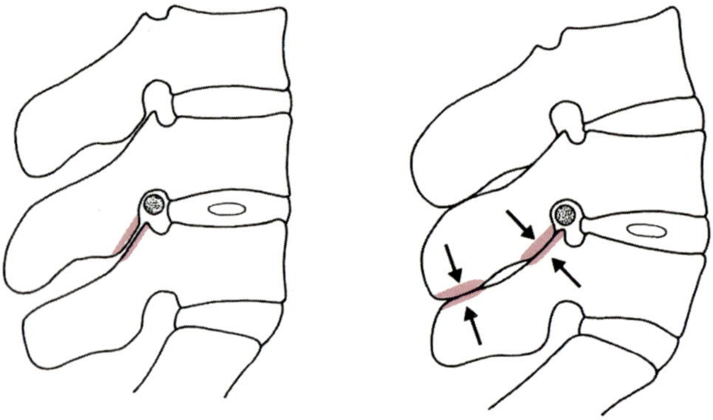

Abb. 5.37. Beschwerdeauslösende Momente bei Lockerung einer lumbalen Bandscheibe und ihre Verstärkung durch Lordosierung. Wirbelgelenke und Dornfortsätze werden unter Druck gesetzt (Pfeile). Die von den Wirbelgelenkfacetten ausgehenden Beschwerden nennt man Facettensyndrom. Das Aneinanderreiben der Dornfortsätze heißt Kissing-Spine-Syndrom (Baastrup[1]-Syndrom)

[1] Christian Baastrup, Radiologe, Kopenhagen (1885–1950)

Lumbale Wurzelsyndrome, Ischialgie

Definition

Unter Ischialgie (Ischias, Lumboischialgie) versteht man ein Lumbalsyndrom mit Beteiligung der Spinalnervenwurzeln L5/S1, zum Teil L4 und S2, aus denen sich der Ischiasnerv zusammensetzt.
Ein Lumbalsyndrom mit Beteiligung der Spinalnervenwurzeln L2/3 und zum Teil L4 betrifft die Wurzeln des N. femoralis und wird als hohes lumbales Wurzelsyndrom bezeichnet.

Pathogenese▸ Ursachen einer Ischialgie sind meistens Protrusionen oder Prolapse der unteren beiden lumbalen Bewegungssegmente. Die Bedrängung der Nervenwurzeln durch das verlagerte Bandscheibengewebe erfolgt in der Regel direkt in Höhe der erkrankten Bandscheibe (👁Abb. 5.38). Extradiskal gelegenes Prolapsgewebe kann die Nervenwurzeln, aber auch hinter dem Wirbelkörper oder im Zwischenwirbelloch (intraforaminal) komprimieren. Als weitere Ursachen einer Ischialgie auf degenerativer Basis kommen knöcherne Bedrängungen durch appositionelles Wachstum an den Wirbelhinterkanten oder an den Gelenkfacetten im Rahmen der Spinalkanalstenose in Frage. Während beim lokalen Lumbalsyndrom die Symptomatik vorwiegend durch die Rr. meningei und dorsales des Spinalnerven bestimmt werden, stehen beim lumbalen Wurzelsyndrom Erscheinungen aus dem Versorgungsgebiet der ventralen Spinalnervenäste im Vordergrund.

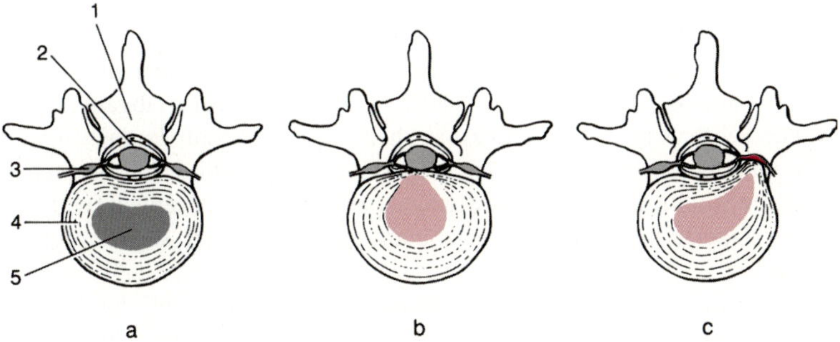

Abb. 5.38. a Normalansicht einer lumbalen Bandscheibe: *1* Wirbelbogen, *2* Duralsack, *3* Nervenwurzel, *4* Bandscheibenring, *5* Gallertkern. **b** Vorwölbung der Bandscheibe nach hinten mit Druck auf das hintere Längsband: Hexenschuß. **c** Vorwölbung der Bandscheibe nach hinten seitlich mit Druck auf die Nervenwurzeln: Ischias

Besonders für Therapie und Prognose ist es von Bedeutung, ob das lumbale Wurzelsyndrom von einer Protrusion oder von einem Prolaps verursacht wird. Die Heilungsaussichten bei einer Protrusion sind wesentlich günstiger als bei einem Prolaps.

Klinik▸ Bei einem lumbalen Wurzelsyndrom finden sich neben den Leitsymptomen des lokalen Lumbalsyndroms die typischen Ischiaszeichen mit positivem Lasègue[1]-Zeichen, segmental ausstrahlenden Schmerzen, dermatomabhängigen Sensibilitätsstörungen, Reflexdifferenzen und Störungen der Motorik.

wichtig **Führendes Symptom und namengebend für die Ischialgie ist der in das Versorgungsgebiet der betroffenen Wurzel ausstrahlende Schmerz.**

Das Schmerzband beginnt in den proximalen Anteilen des Dermatoms und kann sich im weiteren Krankheitsverlauf nach distal ausbreiten. Manchmal bleibt der Schmerz proximal und schießt nur bei bestimmten Bewegungen, z.B. beim Husten, Niesen und Pressen, in den peripheren Segmentanteil ein. Das Vorkommen der Ischiasleitsymptome hängt von Sitz und Größe der mechanischen Wurzelbedrängung ab. Die Beteiligung der Einzelsymptome am Gesamtkrankheitsbild kann wechseln. Bei kompletter Wurzelkompression kann der Schmerz vollständig verschwinden, dafür kommt es im betroffenen Segment zu Anästhesie und z.B. im Segment L5 zu Fuß- und Zehenheberparesen. In diesen Fällen muß sofort operiert werden.

Die ***ischiatische Fehlhaltung*** gibt gewisse Hinweise auf den Sitz des Prolaps oder der Protrusion in Relation zum Nervenwurzelabgang.

Die Fehlhaltung ist als reflektorisches Ausweichen zur Entlastung der Nervenwurzel zu verstehen. Der Patient nimmt unwillkürlich im Stehen die Rumpfhaltung ein, bei der die Kompression der Nervenwurzel durch das verlagerte Bandscheibengewebe am geringsten, evtl. sogar aufgehoben ist.

Meistens verstärkt sich die ischiatische Fehlhaltung bei der Rumpfvorneigung. Unter Umständen macht sie sich erst bei dieser Bewegung bemerkbar. Die einzelnen Wurzelsyndrome sind wie folgt gekennzeichnet:

---

[1] Ernest Lasègue, Internist, Paris (1816–1883)

- ***Hohes lumbales Wurzelsyndrom (L3 und L4).*** Das Schmerz- und Hypästhesieband findet sich an der Vorderinnenseite des Oberschenkels und an der Innenseite des Unterschenkels. Die grobe Kraft des M. quadriceps ist reduziert, der Patellasehnenreflex abgeschwächt. Das Lasègue-Zeichen ist negativ. Dafür kann man in einem großen Teil der Fälle in Bauchlage beim Anheben des gestreckten Beines einen Schmerz als sog. Femoralisdehnungsschmerz auslösen.

Bei einer Kompression der Nervenwurzel L4 findet sich eine Abschwächung des M. tibialis anterior.

- ***L5-Ischialgie.*** Der Schmerz strahlt von der Lendenkreuzgegend über die Hinteraußenseite des Oberschenkels zur Vorderaußenseite des Unterschenkels in Richtung auf den Außenknöchel. Hier wird der Schmerz meistens am intensivsten empfunden. Das Schmerz- und Hypästhesieareal findet sich auf dem Fußrücken und im Bereich der Großzehe. Bei intensiver Wurzelkompression kann es zur Fuß- und Zehenheberschwäche kommen. Konstant paretischer Kennmuskel L5 ist der M. extensor hallucis longus (Abb. 5.39).

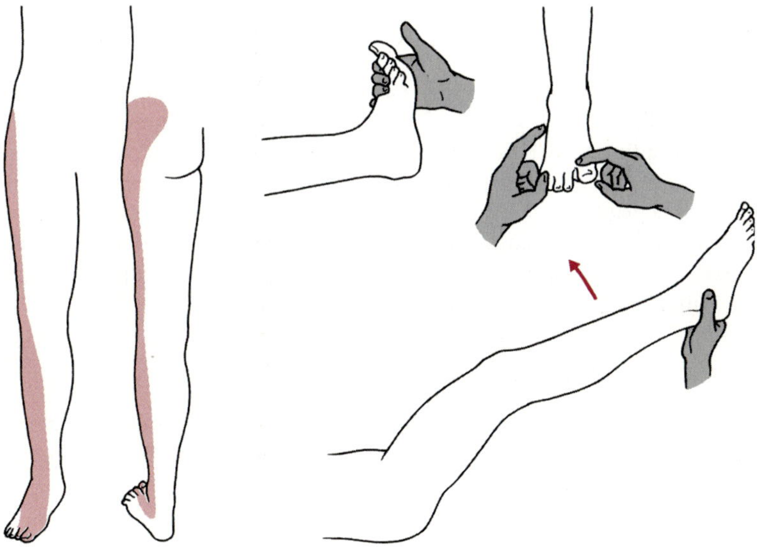

Abb. 5.39. L5-Syndrom. (Näheres s. Text)

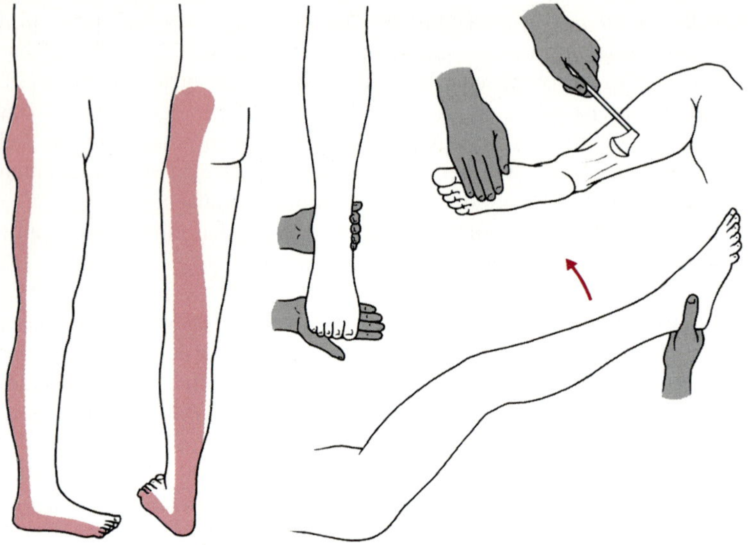

Abb. 5.40. S1-Syndrom

- ***S1-Ischialgie.*** Das Schmerz- und Hypästhesieband liegt dorsal von dem des L5-Syndroms, also an der Hinterseite des Ober- und Unterschenkels. Distal findet sich eine Ausstrahlung zur Ferse und zum Fußaußenrand einschl. der Zehen III–V. Motorische Innervationsstörungen finden sich beim S1-Syndrom im Bereich des M. triceps surae mit Einschränkung der groben Kraft bei der Plantarflexion, d.h. beim Zehenspitzenstand. Auch Paresen der Glutäalmuskulatur kommen vor. Charakteristisches Zeichen ist die Abschwächung oder das Fehlen des Achillessehnenreflexes, das schon bei geringer Bedrängung der Wurzel S1 zu verzeichnen ist. (Abb. 5.40).

Differentialdiagnose der Ischialgie

Eine Bedrängung der Spinalnervenwurzeln oder des peripheren Ischiasnerven ist auch durch andere mechanische oder entzündliche Prozesse und retroperitoneale Verdrängungen möglich.

wichtig **Eine Ischialgie bei Spondylolisthesis ist meistens doppelseitig.**

Zur Nervenirritation beim Wirbelgleiten kommt es durch fibröse Wucherungen im Bereich der Bogenspalte und durch Ausziehungen der Wurzel über die Hinteroberkante des unter dem Gleitwirbel befindlichen Wirbels.

Wenn sich eine ***Spondylitis*** nach dorsal ausbreitet, entstehen Wurzelreizerscheinungen, die sich durch Positionsänderungen und Extension nicht ändern. Charakteristisch ist der nächtliche Schmerz. ***Wirbeltumoren,*** meistens in Form von Metastasen, verursachen Ischiassymptome, wenn die Tumormassen den Spinalnerven im Wirbelkanal bedrängen (Übersicht 5.16).

Übersicht 5.16. Terminologie und Definition der Lumbalsyndrome

Lumbal-Syndrom (LS)	(LWS-Syndrom, Lumbales Bandscheiben-Syndrom)	Beschwerden durch degenerative Veränderungen der LWS
Lokales Lumbal-Syndrom (LLS)	(Lumbalgie, Kreuzschmerzen)	Auf die Lumbosakral-Region beschränkte Beschwerden beim LS
Lumbago	(Akutes LS, Hexenschuß)	Akute Form der LLS
Pseudoradikuläres Lumbal-Syndrom	(Facetten-Syndrom)	Von den lumbalen Wirbelgelenken und Rändern ins Bein ausstrahlende Schmerzen ohne segmentale Ausstrahlung
Radikuläres Lumbal-Syndrom		LS mit segmentaler Ausstrahlung ins Bein
Ischialgie	(Ischias, Lumboischialgie, unteres radikuläres Lumbal-Syndrom)	Lumbales Wurzel-Syndrom unter Beteiligung der Wurzeln L4–S2
Oberes radikuläres Lumbal-Syndrom	(Femoralisneuralgie)	Lumbales Wurzel-Syndrom unter Beteiligung der Wurzeln L1–L4
Kauda-Syndrom	(Lumbosakrales Querschnitt-Syndrom)	

Therapie der Lumbalsyndrome

Konservative Behandlung▸ Eine Reihe allgemeiner therapeutischer Maßnahmen wie Bettruhe, Wärmeapplikation, Massage und Elektrotherapie, Gabe von Analgetika greifen in irgendeiner Form in den Circulus vitiosus Schmerz-Verspannung-Schmerz ein und führen in leichteren Fällen allein zur Beschwerdefreiheit.

Da lumbale Bandscheiben in der Horizontallagerung mit Abflachung der Lendenlordose durch Anwinkelung der Hüft- und Kniegelenke am wenigsten belastet sind, empfiehlt sich als Erstmaßnahme die sog. Stufenlagerung (Abb. 5.41).

Wärme in Form von Fangopackungen, Heizkissen und Rotlicht wirkt schmerzlindernd und baut die Muskelverspannungen ab. Bei sehr starken Schmerzen gibt man zusätzlich Analgetika und Antiphlogistika, wie z.B. Diclofenac, Indometacin und andere. Mit Massage und Elektrotherapie wird beim akuten Lumbalsyndrom erst dann begonnen, wenn die akuten Erscheinungen durch Lagerung, Wärme und Analgetika weitgehend abgeklungen sind. Bei der Elektrotherapie kommen hochfrequente Ströme, niederfrequente Stromarten und Interferenzströme zur Anwendung.

Die Indikation für eine ***manuelle Therapie*** ist bei bandscheibenbedingten Erkrankungen begrenzt. Eine Kontraindikation besteht darin, das betroffene Segment zu mobilisieren. Hier besteht die Hauptgefahr, daß sich die Beschwerden durch Weiterverlagerung des Bandscheibengewebes verschlimmern und u.U. Lähmungserscheinungen auftreten. Eine Mobilisation von benachbarten Segmenten ist durchaus indiziert, sollte jedoch nur von erfahrenen Manualtherapeuten durchgeführt werden.

Traktion▶ Bei verlagertem Bandscheibengewebe mit noch geschlossenem Anulus fibrosus besteht noch eine gute therapeutische Chance zur Rückverlagerung des Gewebes ins Bandscheibenzentrum durch manuelle Therapie, v.a. aber durch Traktion. Es gibt verschiedene Möglichkeiten, die Wirbelsäule im LWS-Bereich zu strecken, so z.B. durch „Aushängen“,

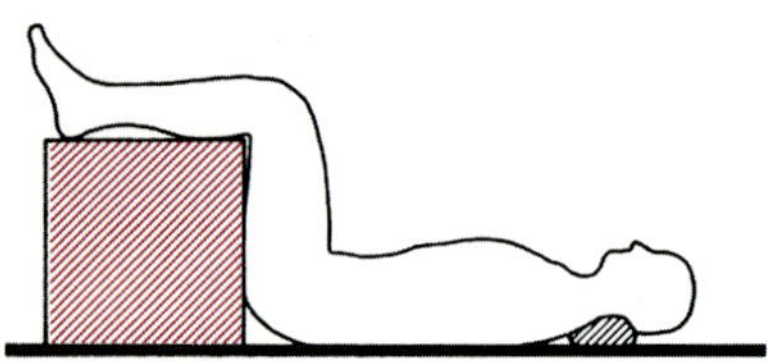

Abb. 5.41. Stufenlagerung: Hüft- und Kniegelenke befinden sich im rechten Winkel und bilden die Form einer Stufe. In dieser Lagerung ist der Ischiasnerv maximal entspannt, die Lendenlordose ist abgeflacht, dadurch erweitern sich die Foramina intervertebralia, der lumbale Wirbelkanal wird weiter

Anlegen von Dauerzügen am Beckenkamm oder durch eine Streckbandage.

Orthesen▸ Bei degenerativen Wirbelsäulenerkrankungen nutzt man die stützende und korrigierende Funktion von Rumpforthesen (Abb. 5.42). Indikationen ergeben sich bei postoperativer Segmentinstabilität, z.B. nach der Diskotomie, perkutanen Nukleotomie und Chemonukleolyse. Die Orthesen sollen durch intraabdominelle Druckerhöhung das Bewegungssegment entlasten und die Lordose der Lendenwirbelsäule abflachen. Mit der Abflachung der Lendenlordose kommt es zur Erweiterung der Zwischenwirbellöcher und des Wirbelkanals.

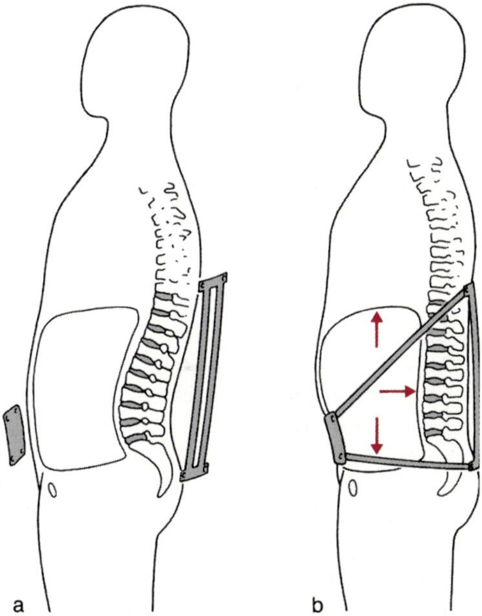

Abb. 5.42 a, b. Flexionsorthese zur Behandlung des Lumbalsyndroms, insbesondere wenn die Beschwerden von den Wirbelgelenken oder vom Foramen intervertebrale ausgehen. Im Unterschied zu **a** sind die Foramina intervertebralia in **b** durch Abflachung der Lendenlordose deutlich weiter. Diesen Effekt erreicht man durch eine Orthese mit suprapubischer Bauchpelotte, die den Bauch zusammendrückt und einem geraden Rückenteil, der ober- und unterhalb der Lendenlordose ansetzt. Durch die intraabdominelle Druckerhöhung wird außerdem der intradiskale Druck erniedrigt (um etwa 30%)

Krankengymnastik/Physiotherapie ▸ Schmerzlinderung durch axiale Traktion bzw. durch entspannende Lagerung für die Hals- und Lendenwirbelsäule.

Entlastungshaltung: Für die Halswirbelsäule in leichter Kopfvorneigung bei Kopfabstützung, für die Lendenwirbelsäule in Stufenlagerung. Zu Beginn sollten isometrische Spannungsübungen aus der Entspannungshaltung durchgeführt werden. Nach Abnahme der Beschwerden werden zunehmend andere Ausgangsstellungen eingenommen bis hin zu belastenden Ausgangspositionen.

In diesen Ausgangsstellungen versucht der Patient wieder normale Bewegungsabläufe durchzuführen und dabei die betroffenen Wirbelsäulenbereiche zu stabilisieren. Weiterhin gehört zur Krankengymnastik bei degenerativen Wirbelsäulenerkrankungen das Haltungs- und Verhaltenstraining im Rahmen der Rückenschule (s. dort).

Lokale Injektionsbehandlung ▸ Durch Applikation anästhesierender, entzündungshemmender und entquellender Mittel an den Ort des Geschehens versucht man einen direkten Einfluß auf die Form- und Funktionsstörungen im lumbalen Bewegungssegment zu gewinnen. Bei der paravertebralen Injektion wird das Lokalanästhetikum (z.B. 0,5% Lidocain) paravertebral in die unmittelbare Umgebung des Foramen intervertebrale appliziert. Dort erreicht man, neben aus dem Foramen intervertebrale austretenden Spinalnerven, auch den Ramus meningeus, der in den Wirbelkanal zurückzieht.

Mit der epiduralen Injektion kann man anästhesierende und entzündungshemmende Mittel direkt an den Ort bringen, an dem das verlagerte Bandscheibengewebe die Nervenwurzel komprimiert und ödematös aufquellen läßt. Steht die Symptomatik von seiten der Wirbelgelenkkapseln im Vordergrund, wie z.B. beim Facettensyndrom, ist die Injektion in die lumbalen Wirbelgelenke indiziert.

Intradiskale Therapie ▸ Die intradiskale Therapie erfolgt durch Chemonukleolyse oder perkutane Nukleotomie.

- *Chemonukleolyse.* Prinzip: Durch Injektion chondrolytischer oder quelldruckreduzierender Substanzen in den Zwischenwirbelabschnitt kann man einen direkten Einfluß auf das vorgewölbte Bandscheibengewebe gewinnen. Voraussetzung ist eine geschlossene Bandscheibe, damit das Injektionsmittel nicht in den Epiduralraum abfließt. Deswegen muß vor jeder intradiskalen Injektion eine Diskographie erfolgen.

Injiziert wird vorwiegend Chymopapain, ein proteolytisches Enzym aus der Papayapflanze. Das Einbringen des Mittels in den Bandscheibeninnenraum erfolgt unter sterilen Bedingungen im Operationssaal mit Bildwandlerkontrolle.

Als *Komplikationen* sind allergische Reaktionen bis zum anaphylaktischen Schock (deswegen keine wiederholte Anwendung), Infektionen (Spondylodiszitis) und – bei versehentlicher intrathekaler Applikation – neurologische Störungen möglich.

- ***Perkutane Nukleotomie.*** Prinzip: Punktion des Bandscheibeninnenraumes mit einem Kanülensystem mit Entfernung des zentralen mobilen Bandscheibengewebes mit Hilfe von Faßzangen und speziellen Saugfräsen.

Der Eingriff wird ähnlich wie die intradiskale Injektion im OP unter Bildwandlerkontrolle durchgeführt. Auch dieser Eingriff ist nur sinnvoll, wenn sich das verlagerte Bandscheibengewebe noch innerhalb des Intervertebralabschnittes befindet und vom Bandscheibenraum aus erreicht werden kann.

Hauptkomplikation: Infektion des Zwischenwirbelabschnittes mit Spondylodiszitis.

Operative Behandlung▸ Für eine Operation kommen nur schwerwiegende, konservativ nicht mehr zu beherrschende Schmerzzustände in Frage.

wichtig

Eine Entfernung des verlagerten Bandscheibengewebes ist absolut indiziert, wenn eine Cauda-equina-Kompressionssymptomatik besteht oder akute Ausfallerscheinungen funktionell wichtiger Muskeln auftreten.

Eine relative Indikation findet sich bei anhaltend starken therapieresistenten Wurzelsyndromen mit extradiskaler Sequesterlage.

Bei der Operation wird der Wirbelkanal nach Entfernung des Ligamentum flavum auf der betroffenen Seite eröffnet. Um an den Sequester zu gelangen, ist mitunter die teilweise Entfernung des Wirbelbogens bis zur Hemilaminektomie erforderlich.

Komplikationen: Nerven-, Gefäß- und Duraverletzungen, Spondylodiszitis und postoperative peridurale Vernarbungen.

Fallbeispiel

***Salvatore Prolli**, 42, hat schon länger Rückenschmerzen und seit 2 Tagen einen tauben Fuß. Er kann den rechten Vorfuß nicht mehr anheben. In der Anamnese finden sich u.a. Nikotinabusus und Nierensteine.*

***Befund▸** Fehlhaltung und Rumpfneigung zur linken Seite (heterolaterale ischiatische Fehlhaltung), positiver Lasègue, Fußheberparese rechts Kraftgrad III. Im CT:*

***Diagnose▸** Bandscheibenprolaps L4/5 (s. Abb. 2.5, Seite 66)*

***Differentialdiagnose▸** Durchblutungsstörungen und Nierensteinkoliken sind ausgeschlossen.*

***Therapie▸** Wegen des akuten Ausfalls der funktionell wichtigen Fußhebermuskeln sofortige Bandscheibenoperation.*

5.4.7 Postoperative Beschwerden: Postdiskotomiesyndrom (PDS)

Definition *Als Postdiskotomiesyndrom bezeichnet man alle anhaltenden, starken Beschwerden nach der Operation einer lumbalen Bandscheibe, die durch Segmentinstabilität und Verwachsungen im Wirbelkanal (peridurale Fibrose) hervorgerufen werden.*

Verklebungen mit den dorsalen Anteilen der Bandscheibe lassen die Nervenwurzeln an allen Konsistenz- und Volumenänderungen des intradiskalen Gewebes teilnehmen.

Prophylaxe▸ Zur Vermeidung des PDS ist ein atraumatisches Operieren bei der primären Bandscheibenoperation unter Verwendung mikrochirurgischer Technik erforderlich. Die Indikation zur Diskotomie (Bandscheibenoperation) ist nur bei eindeutigem Befund zu stellen. Liegt kein zwingender Grund vor, sollte man im Zweifelsfall konservativ vorgehen.

wichtig **Wer nicht diskotomiert wird, bekommt auch kein Postdiskotomiesyndrom.**

5.4.8 Lumbale Wirbelkanalstenosen

Definition

Unter Wirbelkanalstenose (Synonyma: Spinalkanalstenose, Lumbalstenose) versteht man jede Form einer Einengung des Wirbelkanals unter Ausschluß von Entzündungen (Spondylitis), Tumoren und kompletten Bandscheibenvorfällen.

Ätiologie und Pathogenese▸ An der Einengung können sowohl knöcherne (Wirbelbogen, Wirbelkörper) als auch Weichteilstrukturen (Bandscheibe, Bindegewebe) beteiligt sein. Eine Wirbelkanalstenose kann je nach Ursache segmental oder generalisiert vorkommen.

Unter den verschiedenen Ursachen der lumbalen Wirbelkanalstenose spielen die kombinierten Einengungen auf degenerativer Basis durch osteophytäre Reaktionen an den Gelenkfacetten-Vorwölbungen der hinteren Bandscheibengrenzen und Verschiebungen der Wirbel gegeneinander bei Bandscheibendegeneration im Zusammenhang mit einer anlagebedingten Einengung des Wirbelkanals (idiopathische Wirbelkanalstenose) die größte Rolle (👁Abb. 5.43, Übersicht 5.17).

Übersicht 5.17. Ursachen lumbaler Wirbelkanalstenosen

A. *Angeborene Ursachen*
   - Chondrodystrophie
   - Wirbelmißbildungen
   - Idiopathische Wirbelkanalstenose
   - Hyperlordose
   - Spondylolyse, Spondylolisthesis

B. *Erworbene Ursachen*
   - Posttraumatische Stenose
   - Degenerative Ursachen
     - a) Knöcherne Reaktionen an Wirbelkanten und -gelenken
     - b) Bandscheibenprotrusion
     - c) Pseudospondylolisthesis
   - Postoperative Wirbelkanalstenose
     - a) nach Fusionsoperation
     - b) Narbengewebe

C. *Mischformen*
   - Generalisierte Knochenerkrankungen
     - a) Fluorose
     - b) Morbus Paget
   - Idiopathische Wirbelkanalstenose mit degenerativen Veränderungen

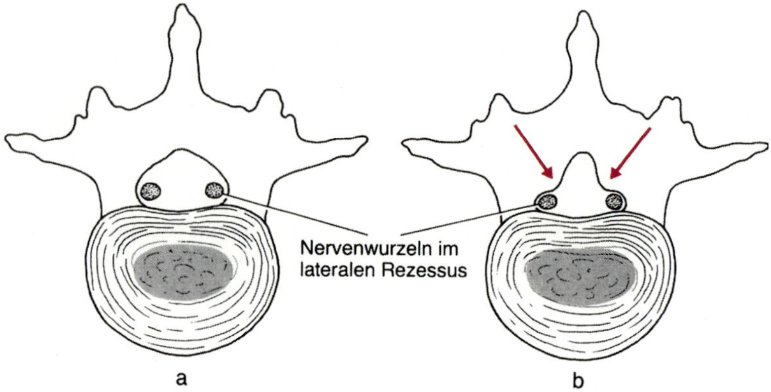

Abb. 5.43 a, b. Horizontalschnitt durch ein Bewegungssegment in Höhe der Bandscheibe (wie im CT). Bei einer Einengung des Wirbelkanals durch Hypertrophie der Wirbelgelenke kann die Nervenwurzel im lateralen Rezessus in Bedrängnis geraten (**a**), insbesondere dann, wenn eine Vorwölbung der Bandscheibe (Protrusion) hinzukommt (**b**)

Eine relativ geringe Protrusion des dorsalen Anulus fibrosus oder kleine Randzacken bei Spondylose können im relativ zu engen Wirbelkanal schon erhebliche Beschwerden verursachen. Die idiopathische Wirbelkanalstenose wird durch abgeflachte seitliche Rezessus oder Verkürzung des a.-p.-Durchmessers bzw. der Interpedikulardistanz verursacht.

Klinik▸ Charakteristisch für die Wirbelkanalstenose ist die Claudicatio intermittens der Cauda equina. Unter Belastung, d.h. beim Gehen und Stehen, entwickeln sich Beinbeschwerden, zum Teil mit segmentaler Ausstrahlung, die sich unter Kyphosierung der LWS, d.h. bei leichter Vorneigung und beim Sitzen wieder bessern. Die Claudicatio intermittens spinalis macht sich v.a. bei Belastung unter Lordosierung der Wirbelsäule bemerkbar. Charakteristisch hierfür ist z.B. die Angabe der Patienten, daß die Beinschmerzen beim Bergabgehen sich intensivieren und durch leichte Rumpfvorneigung wieder aufhören.

wichtig **Bevorzugte Sportart bei Spinalkanalstenose ist Radfahren.**

Ungünstig sind alle mit Lordosierung der LWS einhergehenden Aktivitäten, wie Brustschwimmen, (langsames) Spazierengehen, Gymnastik in der Bauchlage.

Die Einengung des Wirbelkanals im lateralen Rezessus oder im dorsoventralen Durchmesser läßt sich im lumbalen Computertomogramm objektivieren. Man sieht dort über mehrere Etagen die Einengungen, v.a. in Höhe der Zwischenwirbelabschnitte.

Durch die verbesserte Technik in der Kernspintomographie kann man die Einengung genau feststellen und lokalisieren, so daß man bei einer Dekompressionsoperation mit einem umschriebenen Eingriff auskommt.

Differentialdiagnose▶ Claudicatio bei arterieller Verschlußkrankheit. Diese Patienten haben auch Beinschmerzen nach einer bestimmten Wegstrecke. Die Schmerzen lassen sich jedoch nicht durch Rumpfvorneigung bessern. Außerdem: Fußpulse tasten, Gefäßdiagnostik.

Therapie▶ Konservativ wie beim Lumbalsyndrom. Bei Therapieresistenz ggfs. operative Erweiterung des Spinalkanals.

5.4.9 Kaudakompressionssyndrom

Wenn ein Bandscheibenvorfall oder ein Tumor die Cauda equina komprimiert, so kommt es zu Blasen-Mastdarm-Störungen mit Hypästhesie oder Anästhesie in der Perianalgegend an der Innenseite der Oberschenkel (Reithosenanästhesie) sowie Ausfall des Achillessehnenreflexes beiderseits. Diese Symptomatik erfordert eine sofortige Einweisung in die Klinik. Dort wird nach CT, MR oder Myelographie zur Lokalisation der Kompressionsstelle eine sofortige Operation durchgeführt (Laminektomie), da sonst dauernde Nervenschäden auftreten können.

5.4.10 Hüftlendenstrecksteife

Definition

Es handelt sich um einen klinischen Symptomenkomplex, bei dem das sog. „Brettsymptom" im Vordergrund steht.

wichtig

Brettsymptom bei Hüftlendenstrecksteife: Hebt man die gestreckten Beine des auf dem Rücken liegenden Patienten hoch, folgt der Rumpf sofort nach, weil sich die Hüftgelenke durch reflektorische Anspannung der ischiokruralen und Rückenstreckmuskeln nicht passiv beugen lassen. Beine und Rumpf bilden eine brettartige Einheit (Abb. 5.44).

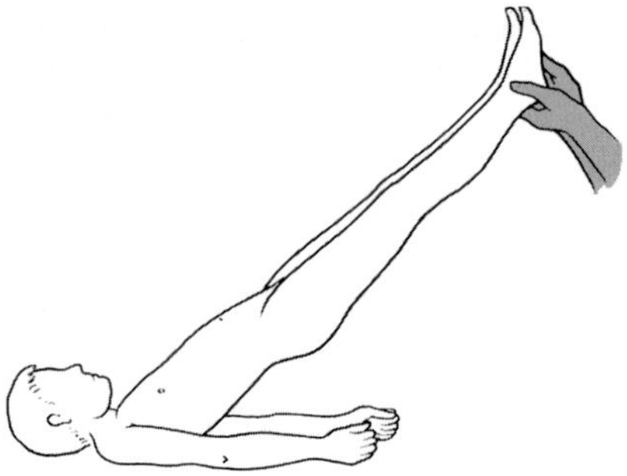

Abb. 5.44. Brettsyndrom bei Hüftlendenstrecksteife: Mit dem Anheben der Beine hebt sich automatisch der ganze Körper „brettartig" hoch. Die dorsale Muskulatur am Becken und Bein ist stark verspannt

Ätiologie und Pathogenese▸ Die meisten Hüftlendenstrecksteifen werden durch dorsale Bandscheibenvorwölbungen bei Kindern und Jugendlichen hervorgerufen. Aufgrund der besonderen topographischen Größenverhältnisse des im Wachstum befindlichen lumbalen Wirbelkanals stellt die Hüftlendenstrecksteife eine für den Jugendlichen spezifische Ausdrucksform des Lumbalsyndroms dar.

Klinik▸ Leitsymptom bei der Hüftlendenstrecksteife ist neben dem „Brettsymptom" die total fixierte LWS, die eine Vornüberneigung des Rumpfes mit gestreckten Knien nicht erlaubt sowie das charakteristische Gangbild, das man als „Schiebegang" bezeichnet.

Differentialdiagnostisch müssen Tumoren, Entzündungen und Mißbildungen im LWS-Bereich ausgeschlossen werden. Auch eine progrediente Spondylolisthese kann den Symptomenkomplex einer Hüftlendenstrecksteife hervorrufen.

Therapie▸ Die Therapie der Hüftlendenstrecksteife ist abwartend, konservativ. Sofern keine stärkeren Beschwerden bestehen, kann man den spontanen Heilungsverlauf abwarten. Bei therapieresistenten Beschwerden kommen intradiskaltherapeutische Maßnahmen (s. Seite 280) in Frage. Eine Operation zur Entfernung des vorgewölbten Bandscheibengewebes ist nur ausnahmsweise erforderlich.

5.5 Tumoren an der Wirbelsäule

Wie bei den allgemeinen Knochentumoren gibt es auch an der WS primäre und sekundäre Tumoren, gutartige und bösartige. Primäre Tumoren kommen selten vor. Häufigste Tumoren an der WS sind Metastasen.

Das Plasmozytom (Morbus Kahler, s. dort) manifestiert sich häufig an der WS.

Wichtigste Hinweise für WS-Tumoren sind:

- ungewöhnliche Frakturlokalisationen,
- lokaler Rüttel- und Druckschmerz,
- Hinweise auf einen Primärtumor (Mamma, Schilddrüse, Prostata).

Der Tumor breitet sich aus und führt zu Symptomen des Rückenmarks bzw. der austretenden Nervenwurzeln.

Diagnose▸ Durch Röntgenbild (Wirbelkörper zerstört, Bandscheibenraum erhalten). Sicherung durch Schichtaufnahmen, Szintigraphie, Laborveränderungen: BSG-Erhöhung, Elektrophorese.

Therapie▸ Symptomatisch. Beim Querschnittssyndrom evtl. Dekompressionsoperation und Fusion.

5.6 Wirbelsäulenverletzungen

5.6.1 Orthopädische Aspekte

Statik▸ Neben den primären Folgen der WS-Verletzung ergeben sich nach Abheilung der Verletzungen orthopädische Probleme hinsichtlich der Statik. Frakturen der Wirbelkörper können in Fehlstellung ausheilen. Bei ventraler Erniedrigung entsteht eine vermehrte Kyphose. Bei Seitenkantenerniedrigung entsteht eine posttraumatische Skoliose. Verletzung der Bandscheibe bedeutet Instabilität im Bewegungssegment oder Bandscheibenvorfall. Die Behandlung besteht in der Aufschulung der Rumpfmuskulatur nach Frakturheilung. Korsettversorgung nur in Ausnahmefällen.

Rehabilitation von Querschnittsgelähmten▸ Aktive Übungsbehandlung zum Training der noch erhaltenen Abschnitte des Bewegungsapparats, Kontrakturprophylaxe, Dekubitusprophylaxe durch geeignete Lagerung, Apparateversorgung.

5.6.2 Spätfolgen nach Wirbelverletzungen

Wegen der unmittelbaren Nachbarschaft sind alle Wirbelverletzten auch durch Läsionen des Rückenmarks und der Nervenwurzeln gefährdet.

Im schlimmsten Fall tritt eine Querschnittslähmung ein. Diese ist besonders dann zu erwarten, wenn der Wirbelbogen frakturiert ist, wenn gleichzeitig Wirbelluxationen eintreten oder wenn ein Wirbelkörperfragment sich nach dorsal in den Wirbelkanal disloziert. In diesen Fällen ist ein sofortiges operatives Eingreifen zur Dekompression des Rückenmarks erforderlich, meistens durch Entfernen des Wirbelbogens (Laminektomie). Beim Transport und bei der Lagerung dieser Patienten sind besondere Vorsichtsmaßnahmen angebracht.

Aber selbst wenn Rückenmark und Nervenwurzeln nicht tangiert werden, können Spätfolgen und dauernde Funktionsbeeinträchtigungen der WS durch Achsenabweichungen in der Frontal- und Sagittalebene entstehen:

Posttraumatische Kyphose

Wenn die Wirbel ventral einbrechen, kommt es zu einer Verstärkung der nach dorsal konvexen Ausbiegung der WS in der Sagittalebene. In der BWS vermehrt sich die Brustkyphose, an der LWS kommt es zur Aufhebung der Lendenlordose. Meistens ist die Abknickung kurzbogig, so daß eine spitzwinklige (anguläre Kyphose, s. Abschn. 5.2.3) entsteht. Klinisch machen sich solche Kyphosen durch chronische Rückenschmerzen infolge pathologischer Überbeanspruchung der Muskeln bemerkbar.

Posttraumatische Skoliose

Sie entsteht durch Seitkantenerniedrigung. Diese Skoliose ist kurzbogig. Die Statik wird durch Überhang des Rumpfs sowie durch vermehrte Beanspruchung der darüber- und darunterliegenden Bandscheiben beeinflußt.

Deforme Frakturheilung an der WS mit Keilwirbelbildung unter Beeinflussung der WS-Statik führt in den benachbarten fehlbeanspruchten Bewegungssegmenten durch asymmetrische Belastung zu vorzeitigen Verschleißerscheinungen (Diskose). Sie werden deshalb prädiskotische Deformitäten genannt. WS-Syndrome, die von den benachbarten WS-Abschnitten ausgehen, sind deswegen als sekundäre Spätfolgen von Wirbelverletzungen anzusehen.

Schipperkrankheit

Die Ablösung der Dornfortsatzspitze des 7. Hals-, oder 1. Brustwirbels kann nach schwerer körperlicher Arbeit (schippen) oder als Folge einer direkten Traumatisierung entstehen. Da keine wesentlichen Beschwerden damit verbunden sind, ist es auch keine Berufserkrankung.

Differentialdiagnose▸ Es gibt auch angeborene Abgliederungen von Dornfortsatzspitzen.

5.6.3 Beschleunigungsverletzung der HWS (Schleudertrauma)

Definition

Das nach einer Beschleunigungsverletzung der Halswirbelsäule, zu der auch das Schleudertrauma gehört, auftretende Beschwerdebild wird als posttraumatisches Zervikalsyndrom bezeichnet.
Das Schleudertrauma stellt nur eine der möglichen Entstehungsursachen dar.

Ätiologie und Pathogenese▸ Zu den Entstehungsmechanismen beim posttraumatischen Zervikalsyndrom gehören alle Arten von Gewalteinwirkungen, welche zu einer verhältnismäßig starken Verbiegung oder Stauchung der Halswirbelsäule führen. Die Halswirbelsäule stellt zwischen Kopf und Thorax ein relativ schwaches Bindeglied dar, welches praktisch nach allen Seiten hin frei beweglich ist. Gewaltsame Stauchungen und Verbiegungen der Halswirbelsäule kommen vor beim Sport, wie z.B. beim Handball, Boxen, aber auch bei anderen Gelegenheiten, wie z.B. auf Kirmes und Rummelplatz.

Am häufigsten führen all jene Bewegungsrichtungen zur Verletzung, die über das physiologische Ausmaß hinausführen, bzw. die ungebremst ablaufende Ante- und Retroflexion.

Bei ungebremster, maximaler Vorneigung des Kopfes entsteht eine Überbeugung der Halswirbelsäule als Anteflexion bzw. Hyperflexion mit Distraktion der dorsalen und Kompression der ventralen Anteile im

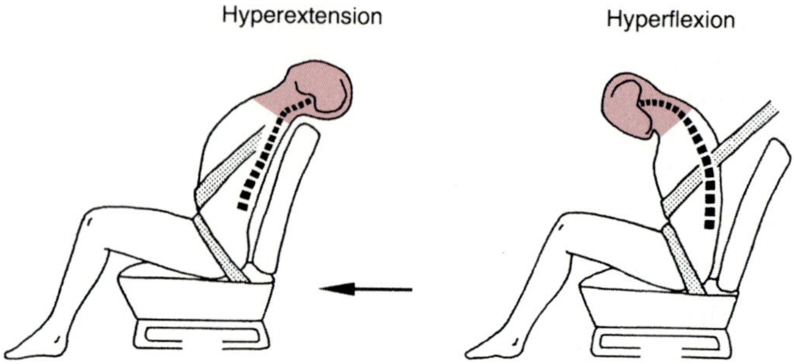

Abb. 5.45. Schleudertrauma (Beschleunigungsverletzung) der HWS bei Heckaufprall. Zuerst pendelt der Kopf nach hinten, dann nach vorn. Häufigste Lokalisation der Verletzung zwischen C4 und C6

Bewegungssegment. Unter diesen Umständen können Ventralkompressionsfrakturen und dorsale Einrisse im Anulus fibrosus im hinteren Längsband sowie im Ligamentum interspinosum bestehen. Wenn der Kopf bei feststehendem Rumpf eine starke Beschleunigung nach hinten erfährt, kommt es zur Überstreckung der Halswirbelsäule. Bei Unfallverletzten findet man regelmäßig retropharyngeale Hämatome, die als Substrat für die Schluckbeschwerden der Verletzten aufzufassen sind.

Beim Schleudertrauma handelt es sich um eine Retroflexion mit anschließender Anteflexion (Abb. 5.45, Übersicht 5.18).

Übersicht 5.18. HWS-Schleudertrauma – Memo

- Erst Kopf nach hinten, dann nach vorn
- Verursacht ein posttraumatisches Zervikalsyndrom
- Beschwerdefreies Intervall
- Nacken-, Arm-, Kopfschmerzen
- Halskrawatte

Klinische Symptome► Charakteristisch ist ein beschwerdefreies Intervall zwischen der Verletzung und dem Auftreten der ersten Symptome. Nur ein Drittel der Patienten mit posttraumatischem Zervikalsyndrom hat sofort nach dem Unfall Beschwerden im HWS-Bereich. Bei den Übrigen treten die Erscheinungen erst nach mehreren Stunden bzw. Tagen auf.

Die Symptome beim posttraumatischen Zervikalsyndrom bestehen in Nacken-Hinterkopf-Schmerzen mit schmerzhafter Bewegungseinschränkung der Halswirbelsäule. Je nach Schwere und Richtung der Gewalteinwirkung können auch andere Teile der Halswirbelsäule betroffen sein.

Eine Brachialgie als posttraumatisches zervikobrachiales Syndrom entsteht beim Schleudertrauma durch Wurzelirritation in der Unkovertebralgegend mit Veränderung der Lage zwischen degenerativ vergrößertem Processus uncinatus und Spinalnerv. Ein posttraumatisches zervikozephales Syndrom tritt z.B. als hartnäckiger Hinterkopfschmerz mit Okzipitalisneuralgien in Erscheinung.

Besonders wenn schon Obstruktionen der A. vertebralis durch degenerative HWS-Veränderungen vorliegen und bis dahin noch nicht klinisch in Erscheinung getreten waren, kann eine unfallbedingte Kompression durch Abknickung oder Abwinklung zu einer vorübergehenden Mangeldurchblutung führen. Das posttraumatische zervikozephale Syndrom wird auch durch eine Reizung der tiefen Anteile des Halssympathikus in der Umgebung der A. vertebralis ausgelöst. Vestibuläre Störungen, akustische Phänomene, okuläre und psychische Symptome können im Zusammenhang mit einem solchen posttraumatischen zervikozephalen Syndrom auftreten.

Therapie▸ Kältepackungen und Ruhigstellung der HWS in einer Halskrawatte tragen zur Beschwerdebesserung bei. Auch beim posttraumatischen Zervikalsyndrom ist eine leichte Flexionshaltung bei allen therapeutischen Maßnahmen anzustreben.

5.7 Begutachtung

WS-Syndrome sind oft Gegenstand ärztlicher Begutachtung. Man unterscheidet grundsätzlich 2 Fragestellungen:

- Beeinträchtigung der körperlichen Leistungsfähigkeit durch die WS-Erkrankung, z.B. im Hinblick auf die Arbeits- und Berufsfähigkeit oder die Wehrdiensttauglichkeit. Hier gilt es auch, die MdE zu bestimmen. Diese beträgt beim lokalen Zervikal- und Lumbalsyndrom, d.h. also ohne radikuläre Symptomatik, zwischen 10 und 20% und kann sich bei hartnäckigen Zervikobrachialgien oder Ischialgien bis zu 50% steigern.
- Einfluß äußerer Faktoren auf die Entstehung und Verschlimmerung von WS-Erkrankungen. Hier gilt es, die degenerativen von den posttraumatischen Veränderungen zu trennen, was nicht immer einfach ist. Entscheidend für die Beurteilung ist immer die Frage, ob das Trau-

ma zu einer vorübergehenden oder zu einer dauernden Störung geführt hat. Wenn eine degenerativ vorgeschädigte WS durch ein relativ geringes Trauma (z.B. Distorsion) lädiert wird und die Beschwerden noch jahrelang nach dem Unfall anhalten, so wird nur ein Teil dieser Beschwerden für einen bestimmten Zeitraum als unfallbedingt anerkannt.

Wirbelsäulenschäden als Berufskrankheit

Nach der neuen Berufskrankheitenverordnung werden bandscheibenbedingte Erkrankungen der Lendenwirbelsäule, wie z.B. Segmentlockerungen, chronische Nervenwurzelreizerscheinungen, Ischialgie nach mindestens 10jähriger Tätigkeit in einem Beruf mit schwerer körperlicher Belastung als Berufskrankheit anerkannt. In Frage kommen Berufsgruppen wie Bauarbeiter, Lastenträger, Untertagearbeiter und auch Krankenpflegeberufe. Das neue Gesetz sieht neben der Entschädigung bei bereits eingetretenen Wirbelsäulenschäden vor allem vorbeugende Maßnahmen zur Vermeidung von Überlastungen der Wirbelsäule am Arbeitsplatz vor. Die Anzeige bei drohenden oder bereits eingetretenen berufsbedingten Wirbelsäulenschäden stellt der behandelnde Arzt bei der zuständigen Berufsgenossenschaft.

Fallbeispiel

***Elisabeth Schleudhäuser Traumasberg**, 56, erleidet auf dem Weg zur Schule einen Auffahrunfall. Ein weiterer PKW fährt von hinten auf, als sie gerade an der Ampel steht. Zunächst hat sie keine Beschwerden. Erst in der darauffolgenden Nacht treten Schulter-Nackenschmerzen auf.*

***Befund▸** Schmerzhafte Bewegungseinschränkung der Halswirbelsäule. Sonst kein pathologischer Befund. Eine Röntgenaufnahme der Halswirbelsäule in 2 Ebenen zeigt gegenüber Röntgenaufnahmen, die wegen gleichartiger Beschwerden ohne Unfall bereits früher angefertigt wurden, keinen Unterschied.*

***Diagnose▸** Posttraumatisches Zervikalsyndrom nach Beschleunigungsverletzung der Halswirbelsäule. Wegen bleibender Beschwerden macht Frau E.S.T. Ansprüche bei der gegnerischen Haftpflichtversicherung und bei der zuständigen BG (Wegeunfall) geltend.*

***Gutachten▸** Vorübergehende Verschlimmerung eines degenerativen HWS-Syndroms. Kein unfallbedingter Dauerschaden.*

6 Brustkorb

Einleitung Während Hühner- und Trichterbrust sich schon wegen der Namen und Abbildungen sofort einprägen, sollte man sich den Thorax-/Halsübergang mit den Kompressionsmöglichkeiten für Plexus brachialis und Arteria subclavia genau anschauen. Die Engpaßsyndrome sind zwar selten, kommen aber als Differentialdiagnose nicht nur in der Orthopädie immer wieder vor.

6.1. Trichterbrust (Pectus excavatum)

Ätiopathogenese▸ Die trichterförmige Einziehung entsteht dadurch, daß das mittlere und kaudale Sternum im Wachstum zurückbleibt. Es gibt breite und spitze Trichter. Hochgradige Einsenkungen bedrängen das Mediastinum. Astheniker sind häufiger betroffen. Das Leiden zeigt sich erst richtig im Alter von 6–10 Jahren (Abb. 6.1). Eine Fehlstatik der Wirbelsäule entwickelt sich nicht.

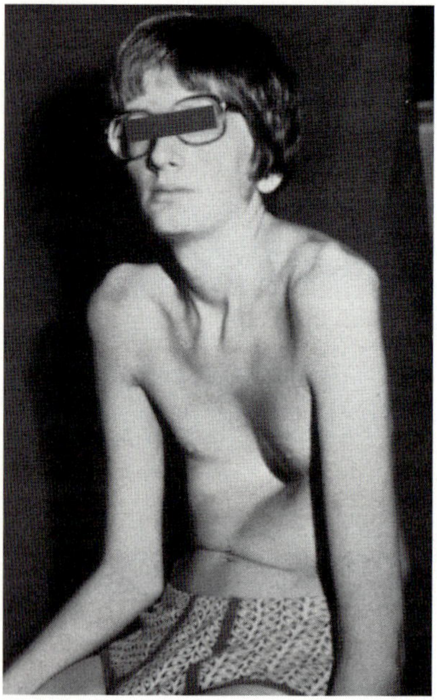

Abb. 6.1. Trichterbrust. Einziehung des vorderen Thorax im Brustbeinbereich

Bei der Trichterbrust handelt es sich um eine angeborene Hemmungsmißbildung der vorderen Thoraxwand wobei die Rippen stärker wachsen als das Brustbein.

wichtig

Differentialdiagnose► Rinnenbrust. Die Rippenknorpel beiderseits des Sternums wölben sich vor, dadurch zeigt sich in der Mitte eine rinnenartige Vertiefung.

Röntgen► In schweren Fällen Verdrängung des Herz- und Gefäßschattens.

Therapie► Konservativ.

Erst wenn Verdrängungserscheinungen des Herzens vorliegen, muß operiert werden.

wichtig

Das Sternum wird angehoben und mit Metallstäben im Niveau der übrigen Thoraxwand fixiert. Sonst erfolgt die Operation eher aus kosmetischen Gründen. Konservative Maßnahmen wie Atemübungen und Krankengymnastik können bei dieser Hemmungsmißbildung nicht viel ausrichten.

6.2 Hühnerbrust (Pectus carinatum, Kielbrust)

Ätiopathogenese► Brustbein und vordere Anteile der Rippen sind nach vorn gewölbt. Funktionelle Störungen oder Beschwerden kommen nicht vor (Abb. 6.2).

Als Hühnerbrust bezeichnet man ein kielartiges Vorspringen des Sternums, entweder als angeborene oder erworbene (Rachitis) Deformität.

wichtig

Therapie► Während des Wachstums empfehlen sich Haltungsturnen und Thoraxgymnastik (Atemübungen). Bei stärkeren Deformierungen kommt eine operative Korrektur in Frage.

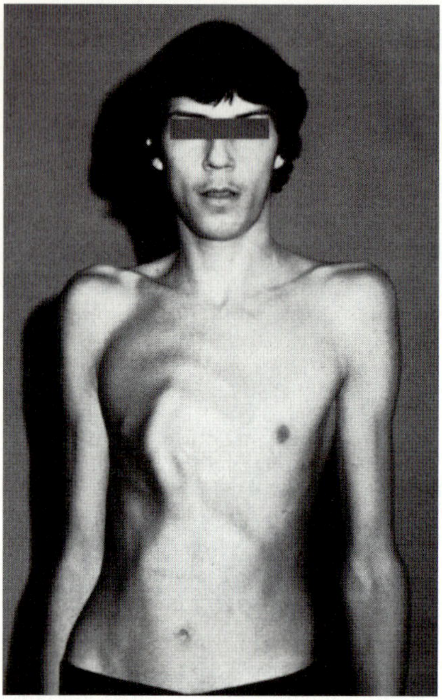

Abb. 6.2. Hühnerbrust

6.3 Neurovaskuläre Engpaßsyndrome am Hals/Thoraxübergang (Thoracic-outlet-Syndrom)

Skalenussyndrom

Das neurovaskuläre Bündel am Hals/Thoraxübergang, bestehend aus Plexus brachialis und A. subclavia, muß durch einige Engpässe hindurch, bevor es am Oberarm landet. Von kranial nach kaudal findet sich die erste Einengung zwischen dem M. scalenus anterior und dem M. scalenus medius in der sog. hinteren Skalenuslücke. Beide Muskeln entspringen an den Querfortsätzen der Halswirbel und ziehen versetzt zur ersten Rippe. Ansatzanomalien oder Spannungsänderungen dieser Muskeln können bei bestimmten Armhaltungen gleichzeitig zu Kompressionserscheinungen an der A. subclavia und am Plexus brachialis führen.

Kosto-Klavikular-Syndrom

Etwas weiter kaudal von der Skalenuslücke findet sich der nächste Engpaß, bedingt durch die Klavikula ventral und die erste Rippe dorsal. Bei einer eventuellen Halsrippe kommt es schon etwas weiter kranial zur knöchernen Bedrängung des Gefäßnervenstranges. Neben anlagebedingten Faktoren (Halsrippe) können hier posttraumatische Veränderungen an der Klavikula (Frakturkallus) oder Tumoren für das Engpaßsyndrom verantwortlich sein. Die Beschwerden verstärken sich besonders beim Tragen von Lasten und bei Überkopfarbeiten. Auch Prozesse an der Pleurakuppel (Tumoren) können von kaudal her den knöchernen Engpaß verlegen und zu neurovaskulären Erscheinungen am Arm führen.

Pectoralis minor-Syndrom

Das Gefäßnervenbündel kann schließlich zwischen Thorax und der Sehne des M. pectoralis minor komprimiert werden (◉Abb. 6.3, Übersicht 6.1).

Übersicht 6.1. Neurovaskuläre Engpaßsyndrome am oberen Thorax

Skalenus Halsrippen Kosto-Klavikular Pleurakuppel Pectoralis minor	} Syndrom mit	neurologischen + vaskulären	Symptomen

Klinische Erscheinungen

Je nach Ausmaß der Kompression kann es zu sensiblen und motorischen Ausfällen durch Kompression des Plexus brachialis kommen, die sich zunächst im ulnaren Bereich bemerkbar machen. Dazu kommen Zirkulationsstörungen mit Pulsabschwächung bei bestimmten Bewegungen sowie Zyanose oder Blaßwerden der Finger. Verstärkt werden die Symptome bei:

- Abduktion und Retroversion des Armes,
- Kopfrückneigung und -seitneigung zur kranken Seite (Adson-Test),
- Herabziehen der Schulter.

- **Faustschlußtest** Die Hände werden beim Abspreizen und außenrotierten Armen 3 Minuten lang zur Faust geschlossen und geöffnet. Beim Vorliegen eines Kompressionssyndroms kommt es zu rascher Ermüdung, ulnaren Parästhesien und Schmerzen, die nach Abbruch des Tests schnell abklingen (nach A. Reichelt).

Die ***Behandlung*** der neurovaskulären Kompressionssyndrome ist zunächst konservativ. Bei Therapieresistenz und starken Beschwerden kommt eine operative ***Behandlung,*** z.B. mit Entfernung der Halsrippe oder eine Einkerbung des M. scalenus anterior an seinem Ansatz, in Frage. Voraussetzung ist eine genaue Diagnose durch neurologische Tests und Arteriographie (DSA).

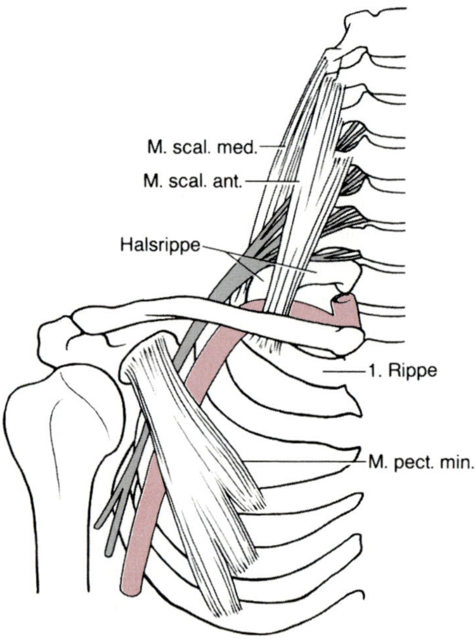

Abb. 6.3. Thorax-Auslaß-Syndrome. Plexus brachialis und A. subclavia können von kranial nach kaudal durch folgende Strukturen bedrängt werden:
- zwischen Scalenus medius und Scalenus anterior,
- zwischen Klavikula und erster Rippe bzw. Halsrippe,
- Prozesse an der Pleurakuppel,
- zwischen Thorax und M. pectoralis minor

Hals 7

Orthopädie

Einleitung Wohin sich der Kopf beim Schiefhals dreht und neigt, prägt man sich am besten mit der Abb. 7.1 ein. Die einseitige Zugrichtung des Musculus sternocleidomastoideus läßt nur eine typische Kopfhaltung zu, die es zu beschreiben und in der mündlichen Prüfung vorzumachen gilt. Wenn man dann noch alle Ursachen nennen kann, ist die Prüfung (in diesem Teil) gelaufen.

7.1 Schiefhals (Torticollis)

Definition *Der Begriff Schiefhals charakterisiert nur ein Symptom, die Schiefhaltung des Kopfs. Die Ursachen sind verschieden. Man unterscheidet angeborene und erworbene Zwangshaltungen des Kopfs.*
Je nach Dauer und Ursache gibt es plötzlich auftretende Schiefhaltungen des Kopfs und solche, die sich langsam über Jahre entwickeln. Im einzelnen unterscheidet man folgende Formen:

Angeborener muskulärer Schiefhals (Torticollis muscularis congenitus)

Ätiopathogenese▸ Es handelt sich um eine angeborene Fehlbildung mit einseitiger Verkürzung des M. sternocleidomastoideus. Der Muskel ist in einen derben fibrösen Strang verwandelt, den man sehr gut tasten kann.

wichtig Beim angeborenen muskulären Schiefhals ist der Kopf zur Seite des verkürzten Muskels geneigt und zur gesunden Seite gedreht.

Durch die ständige Schiefhaltung des Kopfes kommt es zu Sekundärerscheinungen:
- Gesichtsasymmetrie (die Gesichtshälfte auf der Seite des verkürzten Muskels bleibt im Wachstum zurück),
- Skoliose (Abb. 7.1).

Der Schiefhals ist schon vor der Geburt vorhanden. Bei Sectiokindern kommt der muskuläre Schiefhals ebenso häufig vor wie bei Nichtsectio-

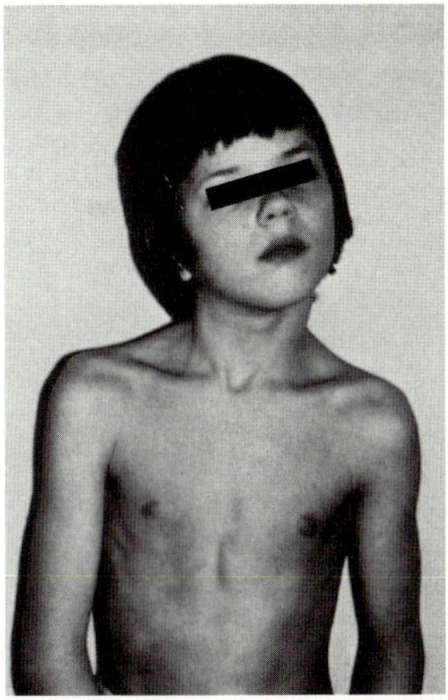

Abb. 7.1. Muskulärer Schiefhals. Schiefhaltung des Kopfs mit leichter Drehung. Asymmetrie des Gesichts (sog. Gesichtsskoliose)

kindern. Das Kopfnickerhämatom entsteht durch den Einriß des bereits verkürzten Muskels.

Differentialdiagnose▸ Die anderen Schiefhalsformen, insbesondere okulärer und ossärer Schiefhals.

Therapie▸ Im 1. Lebensjahr begnügt man sich mit der Lagerung in Korrekturstellung und passiven Dehnungsübungen. Gezielte krankengymnastische Übungen und Entspannungstherapie sollen die Kopfbeweglichkeit erhalten. Effektiv ist nur die Operation (nach dem 1. Lebensjahr) mit Durchtrennung des verkürzten Muskels am oberen und unteren Ende. Anschließend wird ein Thoraxkopfgips oder eine Schiene in Überkorrekturstellung für etwa 6 Wochen angelegt.

Akuter Schiefhals (Torticollis acutus, s. S. 261)

So bezeichnet man alle Zwangsfehlhaltungen der Kopfregion, die im Zusammenhang mit einem degenerativ bedingten akuten HWS-Syndrom auftreten.

wichtig **Der akute Schiefhals ist eine Sonderform des lokalen Zervikalsyndroms, bei dem Fehlhaltung und Bewegungseinschränkung der HWS im Vordergrund stehen.**

Er kommt in erster Linie bei Kindern und Jugendlichen vor und ist eine Frühform diskogener Erkrankungen der HWS.

Ossärer Schiefhals (Torticollis osseus, Kurzhals)

Angeborene Fehlbildung der Halswirbel, wie z.B. asymmetrische Atlasassimilationen, Halbwirbel und Wirbelverschmelzungen, sind hier als Ursache zu nennen. Blockwirbel mit Kurzhals und Bewegungseinschränkungen der HWS nennt man ***Klippel-Feil-Syndrom***[1].

Ein ossärer Schiefhals kann auch nach Halswirbelfrakturen auftreten, die in Fehlstellung verheilen.

Rheumatischer Schiefhals (Torticollis rheumaticus)

So genannt wird eine plötzlich auftretende schmerzbedingte Schiefhaltung des Kopfes beim Rheuma.

Ursachen sind noch nicht ganz geklärt. Diskutiert werden entzündlich-rheumatische Vorgänge in den Wirbelgelenkkapseln. Ähnlich wie beim akuten Schiefhals bilden sich die Symptome unter adäquater Therapie (Extension, Halskrawatte, Analgetika) nach kurzer Zeit wieder zurück.

Postinfektiöser Schiefhals (Torticollis infectiosus)

Bei oder nach einer bakteriellen Entzündung im Nasen-Rachen-Raum (Tonsillitis, Pharyngitis) kommt es durch lymphogene Begleitentzündung der Halsweichteile zu einer Zwangsschiefhaltung des Kopfs. In diesem Zusammenhang kann auch das sog. ***Grisel***[2]***-Syndrom*** entstehen: Die entzündliche Lockerung des Querbands hinter dem Dens des 2. Halswirbels führt zu einer atlantoaxialen Dislokation mit Verbreiterung des

[1] Maurice Klippel, Neurologe, Paris (1858–1942)
André Feil, Neurologe, Paris (geb. 1884)

[2] Paul Grisel (Zeitgen. franz. Arzt)

Abstands zwischen Dens und vorderem Atlasbogen. Dieser Schiefhals wird auch als Torticollis atlantoepistrophealis (Grisel) bezeichnet.

Spastischer Schiefhals (Torticollis spasticus)

Spasmen der Halsmuskeln, insbesondere der Kopfnicker, treten bei frühkindlichen Hirnschäden (CP) und bei der Enzephalitis mit tonisch-klonischen Krämpfen als hyperkinetisch extrapyramidales Krankheitsbild auf.

Narbenschiefhals (Torticollis cutaneus)

Ausgedehnte Narben der Halsweichteile, z.B. nach Verbrennungen, aber auch nach Verletzungen und Operationen („neck dissection"), ziehen den Kopf allmählich in eine Schiefhaltung.

Psychogener Schiefhals (Torticollis mentalis)

Durch einen Tic wird der Kopf zur Seite gedreht und zur Schulter herabgezogen.

Okulärer Schiefhals (Torticollis opticus)

Die Schiefhaltung des Kopfs entsteht durch Sehstörung (Obliquus-superior-Parese).

Otogener Schiefhals (Torticollis acusticus)

Bei Einohrschwerhörigkeit entwickelt sich ebenso wie beim okulären Schiefhals aus der habituellen schließlich eine fixierte Kopfschiefhaltung (Übersicht 7.1).

Übersicht 7.1. Schiefhälse

Schnell entstehend:	Langsam entstehend:
Torticollis acutus	Torticollis muscularis
Torticollis rheumaticus	Torticollis osseus
Torticollis infectiosus	Torticollis cutaneus
Torticollis spasticus	Torticollis mentalis
	Torticollis opticus
	Torticollis acusticus

8 Schulter

Einleitung

Zum Verständnis der Schultererkrankungen ist die Topographie dieser Region wichtig. Über die Darstellung in den einzelnen anatomischen Lehrbüchern hinaus gilt unser Interesse v.a. der funktionellen Anatomie des korakoakromialen Nebengelenkes. Wenn man erklären kann, bei welcher Bewegung welche Sehne von welchem Knochen bedrängt wird, kann man sich wesentliche Krankheitsbilder, wie das Rotatorensehnensyndrom aus der Anatomie herleiten – Fragen beantworten sich von selbst.

8.1 Funktionelle Anatomie

Die Schulter besteht aus einem Hauptgelenk zwischen Humeruskopf und Schulterpfanne (*Humeroskapulargelenk*) und den Nebengelenken:

- ***Akromioklavikulares*** Nebengelenk (= laterales Schlüsselbeingelenk) und ergänzend das Sternoklavikulargelenk.
- ***Thorakoskapulares*** Nebengelenk. Gleitfähige Weichteile zwischen Skapula und Thoraxwand. Werden diese Weichteile gereizt, entsteht ein Schleimbeutel. Bei Bewegungen entstehen Geräusche und Schmerzen. Das Ganze nennt man schmerzhaftes ***Schulterblattkrachen.*** *Therapie:* Wärme, Elektrobehandlung, lokale Injektionen, evtl. Entfernung der Bursa.
- ***Subakromiales*** Nebengelenk zwischen dem Tuberculum majus des Humeruskopfs und dem darüber befindlichen korakoakromialen Bogen des Schulterblatts.

Durch das Zusammenwirken dieser Gelenke ist das Schultergelenk nach allen Richtungen hin sehr gut beweglich. Selbst wenn das Schulterhauptgelenk versteift ist, sind noch Bewegungen in den Nebengelenken, v.a. im Thorakoskapulargelenk, möglich.

Der geringe Gelenkflächenkontakt mit einer vorwiegend muskulär-ligamentären Führung macht das Schultergelenk anfällig gegen Traumen. Es kommt leicht zur ***Schulterluxation.*** Sie tritt spontan ein, wenn die Schultergürtelmuskeln gelähmt sind. Wegen des geringen knöchernen Halts ist die Schulter auch prädestiniert für habituelle Luxationen. Die periartikulären Weichteile, v.a. zwischen Humeruskopf und den korakoakromialen Bestandteilen des Schulterblatts, zerreiben sich und neigen zu frühzeitigen Verschleißerscheinungen.

Sehnenverhältnisse im subkorakoakromialen Raum

Über dem Humeruskopf und unter dem Dach der Schulter, gebildet aus Processus coracoideus, Lig. coracoacromiale und Akromion, befindet sich eine Sehnenplatte, die sog. Rotatorenmanschette, bestehend aus den am Tuberculum majus ansetzenden Sehnen der Mm. supraspinatus, infraspinatus, dem dorsal am Humeruskopf inserierenden Teres minor sowie ventral der Sehne des am Tuberculum minus inserierenden Subskapularis. Dieser ist der einzige Innenrotator der Rotatorenmanschette. Zwischen Rotatorenmanschette und dem korakoakromialen Bogen befindet sich die Bursa subcoracoacromialis, die sich durch den ganzen Raum erstreckt (Abb. 8.1).

wichtig **Sehnenmanschette und Bursa können Kontakt am Schulterdachbogen bekommen und damit Verschleißprozesse induzieren.**

Ein besonderer Engpaß bildet sich dort, wo die Supraspinatussehne unter dem Lig. coracoacromiale hindurchzieht und an der vorderen Akromionkante (Abb. 8.2).

wichtig **Die mechanische Kompression der Rotatorenmanschette ist pathogenetisch bedeutungsvoll, weil es sich um ein stoffwechselinaktives bradytrophes Gewebe handelt, das keine oder nur unwesentliche Regenerationsmöglichkeiten besitzt.**

Risse und Defekte werden nur unzureichend repariert.

Die Abduktionsbewegung im Schultergelenk ist ein komplexer Vorgang. Der M. deltoideus bewirkt die Abduktion und gleichzeitig eine Kranialverschiebung des Humeruskopfes, der gegen den korakoakromialen Bogen gedrückt wird. Die Kranialbewegung wird von der Rotatorenmanschette kompensiert. Ab 90° begünstigt eine Außenrotation das Hindurchgleiten des Tuberculum majus unter dem korakoakromialen Bogen. Diese Außendrehung bewirken die Muskeln der Rotatorensehnenplatte (daher der Name), gleichzeitig zentrieren sie den Humeruskopf in die Pfanne (Abb. 8.3).

Bei einer Schwäche der Rotatoren überwiegt die Aktion des M. deltoideus, und das Tuberculum majus humeri wird bei der Abduktion abnorm stark unter den subakromialen Bogen gedrückt. Der M. supra-

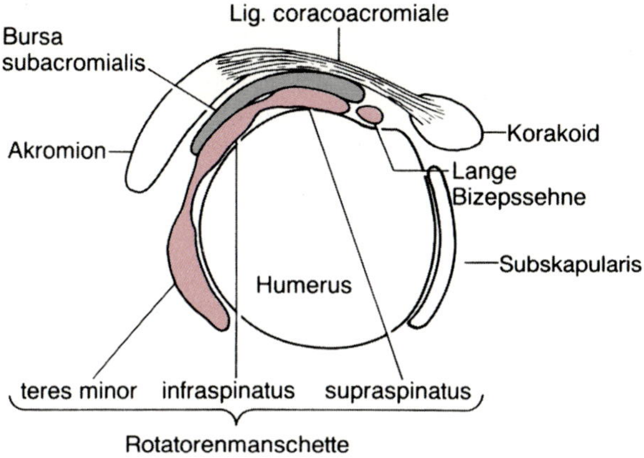

Abb. 8.1. Die Rotatorenmanschette im Schnittbild

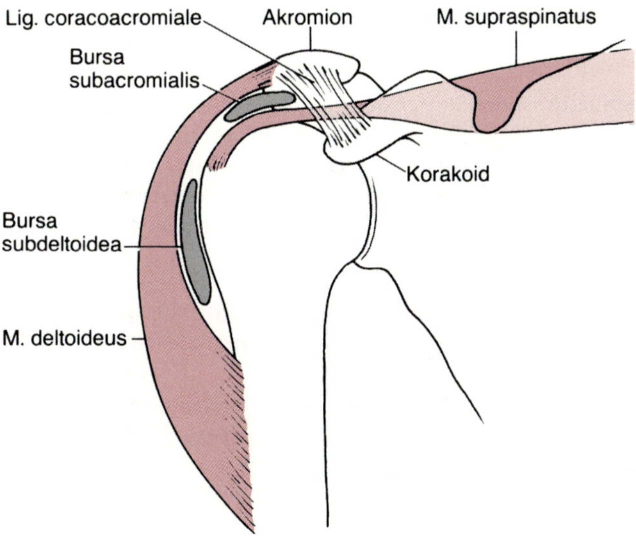

Abb. 8.2. a.-p.-Ansicht der Schulter mit der Rotatorenmanschette in Höhe der Supraspinatussehne, die durch den Engpaß zwischen Akromion und dem Tuberculum majus humeri hindurchzieht

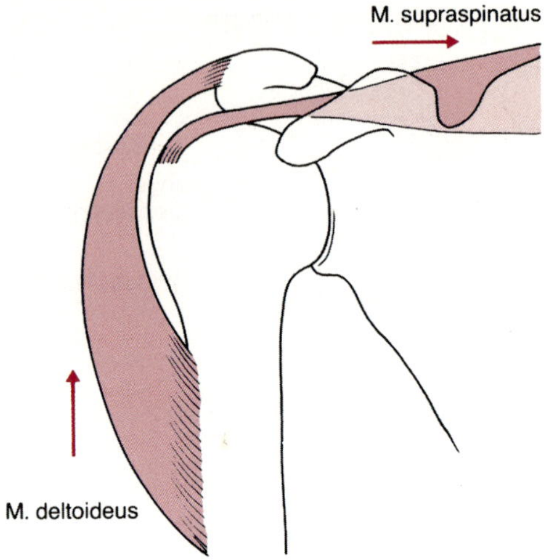

Abb. 8.3. Zusammenwirken von M. deltoideus und M. supraspinatus bei der Schulterabduktion. Der M. deltoideus bewirkt gleichzeitig eine Kranialverschiebung, der M. supraspinatus eine Medialverschiebung des Humeruskopfs mit zusätzlichem kaudalen Kraftvektor, der den Humeruskopf zentriert

spinatus ist der Starter der Abduktionsbewegung, außerdem hilft er dem Tuberculum majus des Humeruskopfs, unter dem korakoakromialen Bogen hinwegzutauchen. Dieser komplizierte Bewegungsablauf ist sehr störanfällig, deshalb kommt es im subakromialen Nebengelenk häufig zu mechanischen Reizungen des Gleitgewebes mit Bursitiden, Peritendinitis, Verklebungen und Sehnenrissen.

8.2 Klinische Untersuchung

Sie besteht, wie bei allen anderen Regionen des Bewegungsapparats, aus Inspektion, Palpation und Funktionsprüfung.

Inspektion▸ Bei Betrachten der Schulterkulisse achtet man auf einen eventuellen Hochstand einer Schulter. Dieser kommt beim angeborenen Schulterblatthochstand (Sprengel[1]-Deformität), bei der Skoliose durch

[1] Otto Sprengel, Chirurg, Braunschweig (1852–1915)

die Thoraxdeformierung, bei einseitiger Atrophie (Lähmung) oder Aktivitätshypertrophie der Schultermuskeln (Abb. 8.4, Übersicht 8.1) vor. Eine Ursache ist z.B. eine traumatische Kompression des N. thoracicus longus durch einen Thoraxgips oder einen Gurt vom Rucksack. Weiter betrachtet man die Kulisse des Schultereckgelenks (Luxation mit sog. Klaviertastenphänomen), der Klavikula (in Fehlstellung verheilte Fraktur), Delle unter dem Akromion (Deltoideusatrophie nach Axillarisläsion).

Übersicht 8.1. Schulterblatthochstand

- Sprengel-Deformität
- Skoliose
- Lähmung
- Tennisspieler

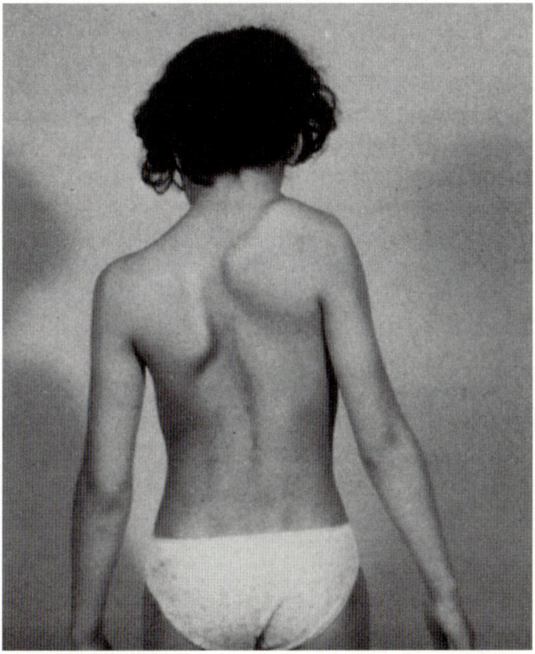

Abb. 8.4. Sprengel-Deformität. Die rechte Schulter steht höher als die linke. Das Schulterblatt ist verbreitert. Seitabweichung der WS

Palpation▸ Beschränkt sich auf bestimmte Druckpunkte, wie z.B. am Akromioklavikulargelenk, der subakromialen Grube (Bursa subacromialis) sowie am Tuberculum majus (Bursa subdeltoidea).

Beweglichkeitsprüfung▸ Wird einmal durchgeführt bei fixiertem und einmal bei mitgehendem Schulterblatt. Man unterscheidet die in Abb. 8.5 angegebenen Bewegungsausschläge.

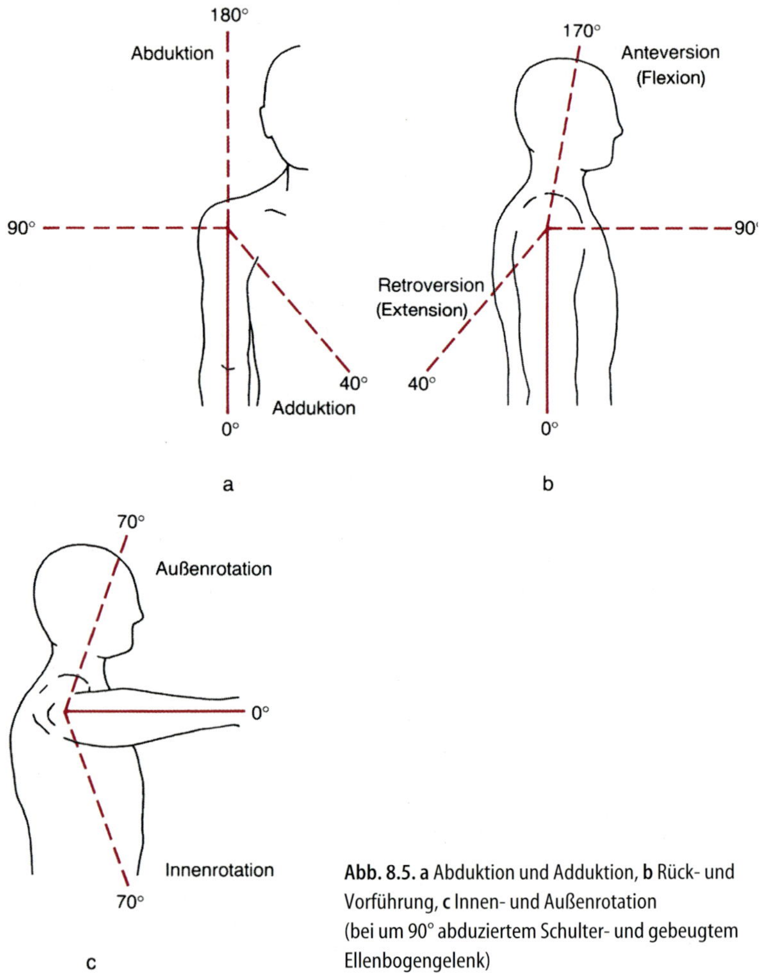

Abb. 8.5. a Abduktion und Adduktion, **b** Rück- und Vorführung, **c** Innen- und Außenrotation (bei um 90° abduziertem Schulter- und gebeugtem Ellenbogengelenk)

Kraftprüfung► Um die Abduktionskraft (Delta- und Supraspinatusmuskel) zu prüfen, läßt man den Patienten gegen Widerstand der eigenen Hand die hängenden Arme isometrisch abduktorisch anspannen und vergleicht befallene und Gegenseite. Um den Infraspinatus bzw. Subskapularis zu testen, läßt man isometrisch gegen Widerstand außen- bzw. innenrotieren. Dabei auftretender Schmerz spricht für eine Ansatzerkrankung der betroffenen Sehne.

8.3 Omarthritis, Omarthrose

Unter ***Omarthritis*** versteht man die Entzündung des Schultergelenks. Sie kommt vor als bakterielle Entzündung – entweder spezifisch oder unspezifisch – und als rheumatische Entzündung.

wichtig

Die meisten Reizzustände im Schulterbereich gehen nicht vom Schultergelenk selbst, sondern von den periartikulären Weichteilen und Nebengelenken aus und werden unter dem Begriff Periarthropathia humeroscapularis zusammengefaßt. Ein neuer Begriff ist Subakromialsyndrom.

Die ***Omarthrose*** (Arthrosis deformans des Schultergelenks) ist eine seltene Erkrankung, weil das Schultergelenk nicht wie die großen Gelenke der unteren Extremitäten statisch belastet wird. Gelenkdestruierende Erkrankungen und Verletzungen kommen deshalb hier nicht so häufig vor.

Bei der ***Rotatorensehnendefektarthropathie*** bildet sich mit Höhertreten des Humeruskopfes im Rahmen degenerativer Veränderungen der Rotatorenmanschette eine Nearthrose (Falschgelenk) zwischen Akromion und Tuberculum majus des Humeruskopfes, gleichzeitig auch eine glenohumerale Arthrose.

Therapie der Omarthritis und Arthrose► Bei der akuten bakteriellen Omarthritis muß das Gelenk – neben antibiotischer Behandlung – sofort operativ synovektomiert und gespült werden, weil sonst eine Einsteifung droht.

Bei rheumatischer Omarthritis wird zunächst konservativ behandelt.

Die Arthrose wird ebenfalls konservativ mit Injektionen, physikalischer Therapie und Krankengymnastik behandelt.

Bei fortgeschrittener rheumatischer Destruktion oder Arthrose stehen Alloarthroplastiken (künstliche Gelenke) zur Verfügung, sofern die Rotatorenmanschette erhalten ist. Sonst kommt ebenso wie bei der Gelenkzerstörung durch bakterielle Arthritis nur die Arthrodese (operative Versteifung) in Frage.

8.4 Periarthropathia humeroscapularis (PHS) oder Subakromialsyndrom (SAS)

Definition *Periarthropathia humeroscapularis (PHS) ist die Sammelbezeichnung für alle degenerativen Veränderungen des subakromialen Raumes.*

Ätiopathogenese▸ Die topographischen und funktionellen Besonderheiten des subakromialen Nebengelenks führen im Laufe des Lebens zu Verschleißerscheinungen an der Rotatorenmanschette und an der langen Bizepssehne mit ihren Begleitgeweben. Die im Zusammenhang damit auftretenden Schmerzen und Funktionsstörungen werden unter dem Begriff Periarthropathia humeroscapularis zusammengefaßt. Ätiologie und Pathogenese verweisen auf 2 wesentliche Tatsachen:

- Die PHS gehört zum degenerativen Formenkreis.
- Sie ist eine Erkrankung der Erwachsenen.

Die Durchblutung der Rotatorenmanschettenansätze am Tuberculum majus ist kritisch und disponiert deshalb zu degenerativen Veränderungen.

Klinik▸ Die Symptomatik ist durch Schulterschmerzen gekennzeichnet, die bei bestimmten Bewegungen auftreten und teilweise in den ganzen Arm ausstrahlen, allerdings nicht segmental und auch nicht mit Sensibilitäts- und Reflexstörungen einhergehend wie beim zervikobrachialen Syndrom. Weiterhin besteht oft eine Bewegungseinschränkung der Schulter (Übersicht 8.2). Diese ist zunächst schmerzbedingt (funktionell), weil der Patient die schmerzauslösende Abduktion und Elevation nach vorn unwillkürlich vermeidet.

wichtig **Nach längerem Bestehen einer PHS treten auch bindegewebige Verklebungen in der Umgebung der Bursa subacromialis und der Rotatorensehnenplatte auf, die eine direkte fibröse Verbindung zwischen dem korakoakromialen Bogen und dem Tuberculum majus (humeri) schaffen.**

Übersicht 8.2. Differentialdiagnose zwischen PHS und zervikobrachialem Syndrom (CBS)

PHS:	CBS:
An der Schulter lokalisierter Schmerz	Diffuser Schulter-Nacken-Schmerz
Diffuser Armschmerz, keine Parästhesien	Segmental lokalisierter Armschmerz, Parästhesien
Schmerz abhängig von Schulterbewegungen	Schmerz abhängig von HWS-Bewegungen
Nächtlicher Schmerz nur beim Liegen auf der kranken Schulter	Nächtlicher Schmerz in jeder Lage

Aus der funktionellen wird eine strukturelle Schultersteife. Oft lassen in diesem Stadium auch die Schmerzen nach, weil die schmerzauslösenden Reibebewegungen zwischen der Rotatorensehnenplatte und dem Lig. coracoacromiale unterbleiben.

Das ***Röntgenbild*** zeigt mitunter wolkige Verkalkungen, die in der Gegend der Bursa subacromialis oder an der Ansatzstelle der Supraspinatussehne lokalisiert sind. Sie sind Ausdruck des gestörten Stoffwechsels.

Je nachdem, welcher Teil des periartikulären Gewebes an der Schulter gerade betroffen ist und klinische Erscheinungen verursacht, unterscheidet man im Rahmen der PHS einzelne Krankheitsbilder. Die Unterteilung erfolgt nach Schmerzlokalisation, -auslösbarkeit und -intensität, die jeweils bestimmten pathologisch-anatomischen Situationen im Kapselbandapparat zugeordnet werden können. Bei der rezidivierenden PHS zeichnet sich dabei ein bestimmter Verlauf ab. Am Anfang stehen vorübergehende Reizerscheinungen im Bereich der Schleimbeutel und im Peritendineum der Rotatorenmanschette und der Bizepssehne mit reversiblen, meist schmerzbedingten Bewegungseinschränkungen. Es folgen dann die strukturell bedingten Krankheitsbilder, bedingt durch Verklebungen des Gleitgewebes (Schultersteife), Kalkeinlagerungen und Sehnenrisse. Die meisten Krankheitsbilder gehen von der Rotatorenmanschette und deren Gleitgewebe aus. Sie werden auch als Rotatorensehnensyndrom zusammengefaßt. Eine weitere kleine Gruppe stellen die von der langen Bizepssehne ausgehenden Beschwerden dar (Übersicht 8.3).

Übersicht 8.3. Stadien und Einteilung der PHS

	Rotatorensehnen:	Bizepssehne:
PHS simplex (funktionell)	Peritendinitis	Peritendinitis
	Bursitis subacromialis	Tenosynovitis
	Insertionstendopathie	

Übersicht 8.3. Fortsetzung

	Rotatorensehnen:	Bizepssehne:
PHS deformans (strukturell)	PHS calcificans	
	PHS adhaesiva	
	PHS destructiva	
	Rotatorensehnenruptur	Bizepssehnenruptur

Rotatorensehnensyndrom

Ausgangspunkt sind mechanische Irritationen der Sehnen und Gleitgewebe zwischen dem korakoakromialen Bogen und dem Tuberculum majus humeri.

wichtig **Beim Rotatorensehnensyndrom sind hauptsächlich Sehnenansatz und Peritendineum des M. supraspinatus und die Bursa subacromialis betroffen.**

Es entsteht zunächst eine Peritendinitis und Bursitis subacromialis als einfachste und noch reversible Form der PHS (PHS simplex, Abb. 8.6).

Diese Strukturen liegen unter dem korakoakromialen Bogen dicht beieinander und rufen in der funktionellen Anfangsphase einen einheitlichen Symptomenkomplex hervor. Dieser ist neben den allgemeinen

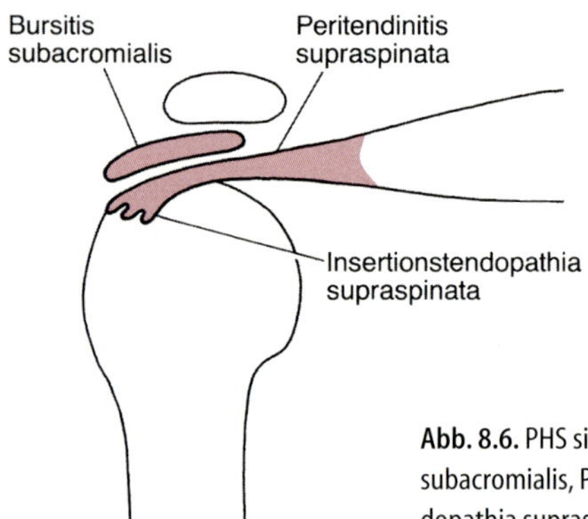

Abb. 8.6. PHS simplex der Rotatorenmanschette. Bursitis subacromialis, Peritendinitis supraspinata, Insertionstendopathia supraspinata

Zeichen der PHS, wie Schulterschmerz auch nachts und schmerzhafte Bewegungseinschränkung, meistens noch durch einen umschriebenen lokalen subakromialen Druckschmerz sowie durch das sog. Abduktionsphänomen gekennzeichnet. Wenn der Reizzustand auf einen begrenzten Bezirk dicht oberhalb des Tuberculum majus humeri beschränkt ist, kommt es nur in einem bestimmten Abduktionswinkel zwischen 60 und 130° zur mechanischen Irritation und damit zu Schmerzen. Darüber und darunter ist die Abduktion schmerzfrei (Abb. 8.7).

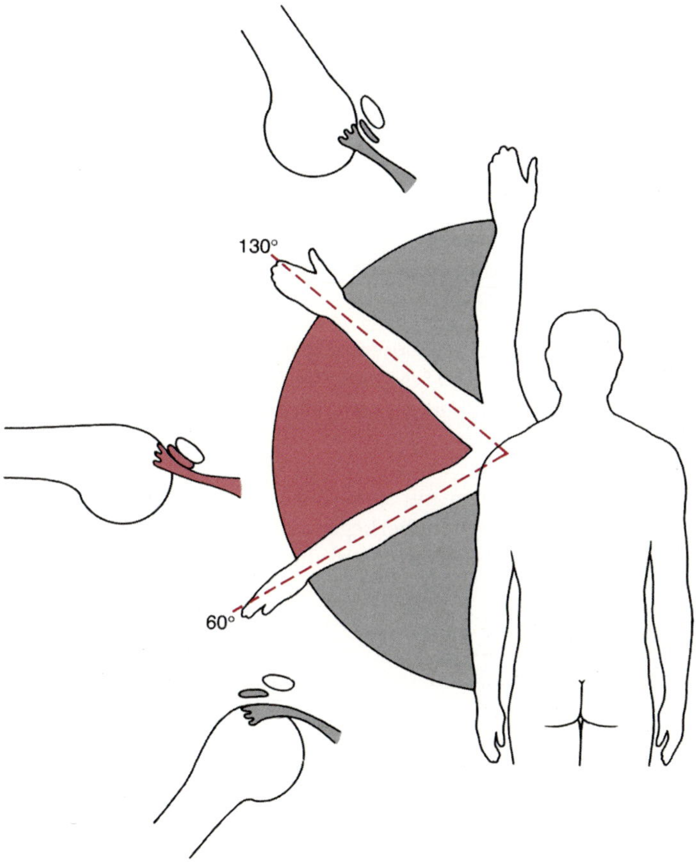

Abb. 8.7. Impingement-Abduktionsphänomen beim Rotatorensehnensyndrom: Die Abduktion schmerzt nur zwischen 60 und 130°

Übersicht 8.4. Rotatorensehnensyndromschmerzen

- Subakromialer Spontanschmerz
- Subakromialer Druckschmerz
- Schmerzhafter Bogen (painful arc)

Innerhalb des schmerzhaften Bogens (*„painful arc“*) verstärken sich die Schmerzen noch bei Innenrotation sowie beim Heben des Arms gegen Widerstand (Übersicht 8.4).

Die Anstoß- oder Kontaktphänomene von Rotatorenmanschette und subakromialer Bursa am korakoakromialen Bogen bezeichnet man als ***Impingement.***

Das Vorliegen eines Impingements überprüft man mit dem sog. Impingementzeichen. Geläufig ist ein Test, wobei der leicht innenrotierte Arm vom Untersucher brüsk hochgehoben wird. Ein oberhalb von ca. 50° auftretender Schmerz ist ein positives Impingementzeichen.

PHS calcificans (Subakromialsyndrom mit Kalkdepot)

wichtig **Kalkdepots (meist Hydroxylapatitkristalle) entwickeln sich in der Umgebung der Sehnenansätze dicht oberhalb des Tuberculum majus humeri als Ausdruck des gestörten Stoffwechsels.**

Klinisch kommt ihnen nur zum Teil Bedeutung zu, denn man findet sie oft auch an der gegenüberliegenden, nichterkrankten Schulter oder als Zufallsbefund bei Menschen, die noch nie Beschwerden an der Schulter hatten. Ein besonderes Krankheitsbild im Rahmen der Verkalkungsvorgänge ist die Bursitis calcarea, wenn das Kalkdepot in die Bursa subacromialis einbricht und dort einen akuten Reizzustand verursacht. Bei der Punktion entleeren sich dann größere Mengen kalkmilchhaltiger Synovialflüssigkeit. Die Kalkdepots werden meistens nach einiger Zeit spontan wieder aufgelöst. Die Auflösung geht oft mit heftigen und sehr schmerzhaften reaktiven Entzündungsprozessen einher. Deshalb werden größere Kalkdepots mitunter auch operativ entfernt.

PHS adhaesiva (Schultersteife) (Adhäsives Subakromialsyndrom)

Nach wiederholten Reizzuständen der Rotatorensehnenansätze und der Bursa subacromialis setzen proliferative Vorgänge mit Verklebungen des Gleitgewebes zwischen dem Tuberculum majus humeri und dem korakoakromialen Bogen ein. wichtig

Es entsteht die PHS adhaesiva, auch Schultersteife, Schulterfibrose genannt (Übersicht 8.5). Davon abzugrenzen ist die sog. „frozen shoulder" oder adhäsive Kapsulitis. Hierbei finden sich eine Synovialitis ungeklärter Ursache mit nachfolgender Kapselschrumpfung und oft auch eine Tenosynovitis bicipitalis. Der Krankheitsprozeß findet primär im Gelenk und nicht subakromial statt.

Der Oberrand des Tuberculum majus humeri klebt unter dem korakoakromialen Bogen, was sich im Röntgenbild auch durch einen ***Hochstand des Humeruskopfes*** bemerkbar macht (Abb. 8.8, 8.9).

Das Ausmaß der Schultereinsteifung prüft man durch Bewegen des Oberarmes bei passiv fixiertem Schulterblatt. Am meisten sind Abduktion und Rotation eingeschränkt. Oft ist diese Bewegungseinschränkung

Übersicht 8.5. Schultersteife bei der PHS

Funktionell:	Strukturell:
Schmerzhafte Bewegungseinschränkung	Fibröse Verklebungen im subakromialen Raum, Supraspinatussehnenriß

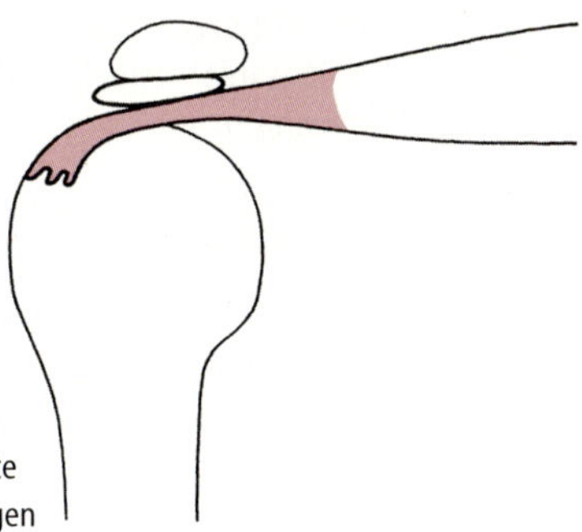

Abb. 8.8. PHS adhaesiva. Durch fibröse Adhäsionen zwischen Bursa acromialis und Rotatorenmanschette „klebt" der Humeruskopf am korakoakromialen Bogen

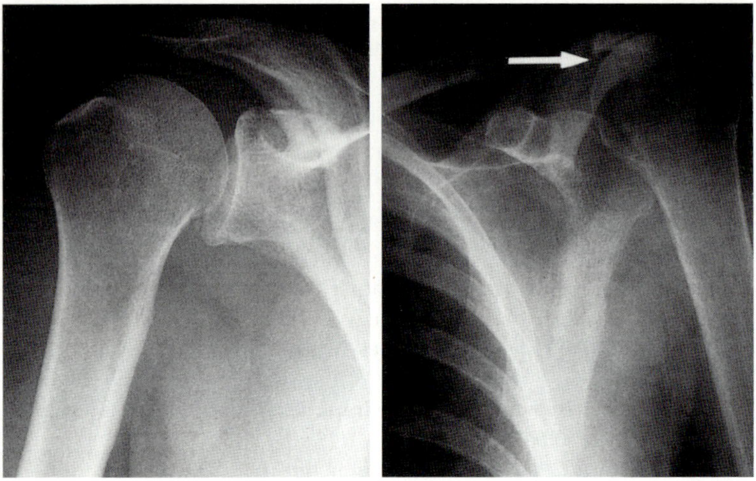

a b

Abb. 8.9. a Normalstellung, **b** deutlicher Humeruskopfhochstand: Der Humeruskopf tritt bereits in ***Kontakt mit dem Akromion,*** das eine reaktive Sklerosierung zeigt. Ursache ist ein großer Rotatorenmanschettendefekt, so daß der Humeruskopf nicht mehr gegen die kranialisierende Kraft des Deltamuskels in der Pfanne zentriert werden kann

dem Betroffenen nicht bewußt, weil die Bewegungen kompensatorisch im Schultergürtel erfolgen. Die inaktivierten Muskeln der Rotatorenmanschette atrophieren rasch, so daß eine Einschränkung der aktiven Schulterbeweglichkeit besteht, selbst wenn die passive durch Mobilisation wiederhergestellt ist.

Bewegungseinschränkungen der Schulter kommen auch bei anderen Erkrankungen vor, wie z.B. bei Lähmungen der Schultermuskeln (M. deltoideus), nach längerer Immobilisation der Schulter mit anliegendem Arm (Mitella, Desault) und bei allen Erkrankungen der Schulter selbst (Arthrose, Rheuma usw.).

PHS destructiva

Risse in der Rotatorenmanschette stehen oft am Ende der Reihe pathologisch-anatomischer Veränderungen im subakromialen Raum der Schulter. Sie treten deswegen meist erst nach dem 60. Lebensjahr auf. Die Kontinuitätsdurchtrennung erfolgt entweder allmählich unbemerkt oder plötzlich beim Anheben eines Gegenstandes, beim Sport oder bei einem

Unfall (posttraumatische Schultersteife). Diesen Ereignissen kommt meist nur auslösende Bedeutung zu, was besonders für die ***Begutachtung*** wichtig ist. Ohne degenerative Vorschädigung ist eine Ruptur der betroffenen Sehnen nur selten möglich. Dadurch, daß die Sehnenansätze in der Rotatorenmanschette untereinander in Verbindung stehen, ist der Funktionsausfall bei schleichendem Verlauf und bei Teilrupturen relativ gering.

wichtig

Der plötzliche Abriß größerer Teile im Supraspinatusabschnitt der Rotatorenmanschette führt zur akuten Bewegungseinschränkung der Schulter, die auch als *PHS pseudoparalytica* bezeichnet wird (Abb. 8.10, 8.11).

Bizepssehnensyndrom

Die Leitsymptome der PHS können auch von der langen Bizepssehne und deren Umgebung verursacht werden. Diese gehören nicht eigentlich zur Rotatorenmanschette. Die lange Bizepssehne zieht, vom Oberrand der Schulterpfanne entspringend, durch das Innere des Schultergelenks vorn unterhalb in einer Rinne der Rotatorenmanschette und verläuft ventral am Humeruskopf entlang in einem Knochenkanal (Sulcus intertubercularis) zum Muskelbauch. Durch die Verflechtung der Rotatoren-

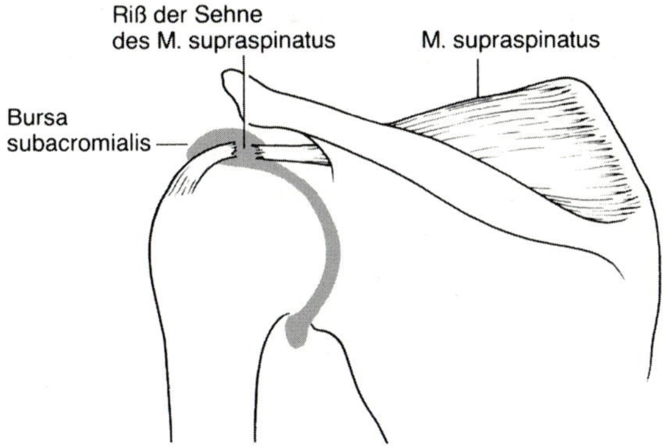

Abb. 8.10. Arthrographie des Schultergelenkes. Durch die Ruptur der Rotatorenmanschette im Supraspinatusanteil kommuniziert die Bursa subacromialis mit dem Schultergelenkspalt. Die Ruptur kann man auch im Sonogramm darstellen

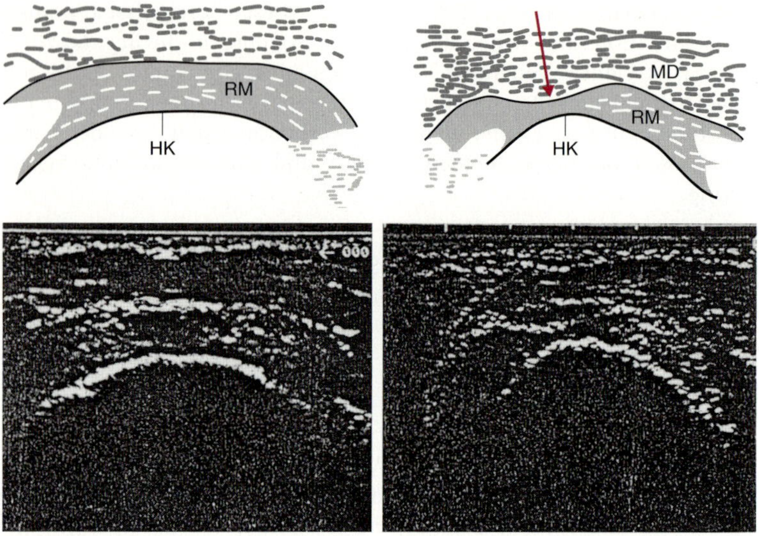

a b

Abb. 8.11. a Normale Kontur der Rotatorenmanschette (RM) über der Humeruskopfkontur (HK), **b** Ruptur der Rotatorenmanschette (RM) mit Eindellung (Pfeil) über der Humeruskopfkontur (HK). MD ist der M. deltoideus

manschette mit der langen Bizepssehne beeinflussen sich die Sehnen gegenseitig und bilden in den meisten fortgeschrittenen Fällen einen zusammenhängenden Symptomenkomplex, der die gemeinsame Bezeichnung PHS rechtfertigt. Reizzustände des Peritendineums, bedingt durch Reibungen in diesem engen Knochenkanal, bestimmten das pathologisch anatomische Bild der Anfangsphase (PHS simplex). Klinisch findet sich ein umschriebener Druckschmerz an der Vorderseite des Schultergelenkes.

wichtig **Der Bizepssehnenschmerz ist außerdem bei Beugung und Supination des Unterarms gegen Widerstand auslösbar, sowie bei Abduktion in Außenrotation (sog. Palm-up-Test). Die Schmerzen strahlen entlang der Beugeseite des Oberarmes.**

Im weiteren Verlauf eines Bizepssehnensyndroms kann die Sehne auch reißen (PHS destructiva). Der Riß entsteht durch allmähliche Auffaserung der Sehnenfasern in der Knochenrinne. Bei Bizepssehnenruptur findet sich klinisch eine leichte Beeinträchtigung der Supinationsfähigkeit. Vorbestehende Schmerzen können verschwinden, weil die Sehne nicht mehr im Sulkus irritiert wird. Außerdem kann es zu einer Einschränkung der Beugung im Ellenbogengelenk kommen. Insgesamt ist der Funktionsverlust jedoch nicht sehr ausgeprägt. Schleichende Rupturen bleiben oft unbemerkt, wenn das abgetrennte Sehnenende in der Knochenrinne im Zusammenhang mit den aseptisch entzündlichen Veränderungen wieder verwächst. Bei plötzlichem Riß (Bizepssehne im oder oberhalb des Sulcus intertubercularis) sieht und tastet man deutlich den Bauch des retrahierten Bizepsmuskels. Die Ruptur kann spontan oder bei einer plötzlichen Kraftanstrengung eintreten. Auch hier ist der degenerative Vorschaden eine wesentliche Voraussetzung für die Läsion. Die Bizepssehnenruptur wird deswegen i. allg. nicht als Unfallschaden anerkannt.

wichtig

Der Funktionsverlust nach Ruptur der langen Bizepssehne ist auf die Dauer gering, weil der kurze Bizepskopf die Funktion übernimmt.

Operationen sind nur bei jüngeren Menschen in Erwägung zu ziehen. Dabei wird der periphere Sehnenstumpf im Sulcus intertubercularis befestigt.

Therapie der PHS

Konservativ▸ Die Grundzüge der Therapie sind bei allen Formen der PHS gleich. Sie richten sich in erster Linie nach den im Vordergrund stehenden Symptomen. In der akut schmerzhaften Anfangsphase gibt man Analgetika, Antiphlogistika sowie lokal Kältepackungen. Außerdem muß der Arm geschont werden, um die schmerzauslösenden Abduktions- und Rotationsbewegungen zu vermeiden. Die Schulter darf aber keinesfalls etwa mit einem Verband ruhiggestellt werden, weil sie sonst einsteift. Zusätzlich werden lokale Kortisonkristallsuspensionen in die Bursa subacromialis und in das Peritendineum der Rotatorenmanschette bzw. der langen Bizepssehne appliziert. Neben der antiphlogistischen Wirkung besteht auch eine antiproliferative Wirkung, die Verklebungen vermeidet. Elektro- und Bewegungstherapie bleiben mehr der chronisch rezidivierenden PHS vorbehalten.

Krankengymnastik▸ Die Beweglichkeit der Schulter ist wiederherzustellen. Geeignet sind Übungen unter axialer Traktion, um den Andruck des Oberarmkopfes unter dem korakoakromialen Bogen zu reduzieren. Dasselbe erreicht man auch mit Pendelübungen des herabhängenden Armes. Überkopfbewegungen sind in der Akutphase zu vermeiden. Verhaltensweisen zur Rezidivprophylaxe (z.B. Überkopfbewegungen vermeiden) und Eigenübungen werden dem Patienten in der Schulterschule beigebracht.

Krankengymnastik dient *andererseits* dazu, die regulären Kraftverhältnisse zwischen Delta- und Rotatorenmuskeln und ihre Koordination wiederherzustellen. Sie kann schmerzhaft verspannte Muskeln detonisieren und zu schwache kräftigen. Sie ist unverzichtbar bei Bewegungseinschränkungen, um die Motilität wiederherzustellen.

Physikalische Maßnahmen▸ (Elektro-, Thermo- und Ultraschalltherapie) sind begleitend, aber ausschließlich nicht sinnvoll. Die extrakorporelle Stoßwelle kann alternativ zu den operativen Verfahren eingesetzt werden. (S. 99).

Operativ▸ Mit den konservativen Maßnahmen ist nur eine symptomatische Behandlung bei der PHS möglich, da man versucht, die Reizzustände und Verklebungen im periartikulären Gewebe der Schulter zu beseitigen. Die Ursache, d.h. die Enge am subkorakoakromialen Raum, welche die Friktionen der Sehnen und ihres Gleitgewebes immer wieder auslöst, ist damit nicht beseitigt. So treten nach beschwerdefreien Intervallen immer wieder periarthritische Schübe auf.

Bei chronisch rezidivierender PHS sind deshalb operative Maßnahmen zur Dekompression bzw. Erweiterung des subkorakoakromialen Raums erforderlich.

In einfachen Fällen genügt die ***Resektion des Lig. coracoacromiale.*** Eine weitergehende Erweiterung wird erreicht, indem man die Vorderunterkante des Akromions entfernt (anteriore Akromionplastik). Beide Eingriffe können heute auch arthroskopisch durchgeführt werden. Wenn ein Kalkdepot vorliegt, kann man dieses isoliert oder in Verbindung mit einer Dekompressionsoperation entfernen.

Sehnenrupturen werden bei Menschen im mittleren Lebensalter genäht, durch Transplantate überbrückt oder knöchern reinseriert. Postoperativ muß die Schulter einige Wochen (2–6) entweder im Gilchristverband oder auf einer Abduktionsschiene ruhiggestellt werden. In dieser Zeit sind nur passive krankengymnastische Übungen erlaubt.

Die Indikation zur operativen Rekonstruktion der Rotatorenmanschette hängt ab vom Alter und Aktivitätsanspruch des Patienten.

wichtig

Fallbeispiel

Immer wenn ***Petra Hansen-Esslinger****, 48, Fensterteile putzt, die sich in ihrer Kopfhöhe befinden, verspürt sie Schmerzen in der rechten Schulter, die Fensterscheiben darüber und darunter kann sie schmerzfrei bearbeiten. Nachts wacht sie auf, wenn sie auf der rechten Schulter liegt.*

Befund ▶ *Druckschmerz dicht unterhalb des Akromions, Bewegungsschmerzen der rechten Schulter mit „painful arc" Symptom.*

Ultraschalluntersuchung ▶ *der rechten Schuler: Bursitis subakromialis.*

Diagnose ▶ *Subakromialsyndrom (Periarthropathia humero scapularis).*

Therapie ▶ *Wenn die Symptome trotz konservativer Behandlung persistieren: Endoskopische Dekompression des Subakromialraumes.*

8.5 Typische Verletzungsfolgen des Schulterbereichs

8.5.1 Verletzung des Plexus bei der Geburt

Bei Geburtskomplikationen, z.B. bei hochgeschlagenem Arm, der manuell heruntergeholt werden muß, oder beim Zug am vorgefallenen Arm, kann es zu Nervendehnungen und Rissen kommen. Neben einem ***Riß des M. sternocleidomastoideus*** (Kopfnickerhämatom) und der ***Klavikulafraktur*** können ***Plexusschäden*** entstehen (Übersicht 8.6). Bei der Zangenentbindung kann der Plexus entweder direkt durch einen nicht exakt angelegten Löffel oder indirekt durch den starken Zug am Kopf komprimiert werden. Man unterscheidet 2 Typen von Entbindungslähmungen:

Übersicht 8.6. Geburtsverletzung am Hals

- M. sternocleidomastoideus
- Klavikula
- Armplexus

- Die ***obere Plexuslähmung*** (Duchenne[1]-Erb[2]) betrifft die 5. und 6. Zervikalwurzel (M. brachioradialis und M. biceps). Es fällt zunächst auf, daß das Kind den Oberarm nicht bewegt. Dies wird besonders deutlich bei der Prüfung des Moro-Reflexes. Bei Dauerschädigung entwickelt sich eine Adduktions-Innenrotations-Pronations-Kontraktur. Differentialdiagnostisch muß immer eine Humerusfraktur oder Epiphysenlösung am Humeruskopf ausgeschlossen werden. Die Behandlung besteht in Lagerung, 90°-Abduktion und Außenrotation (Fechterstellung) zur Entlastung des M. deltoideus, passivem Durchbewegen sowie Elektrostimulation. Die Prognose ist gut, da es sich meistens nur um eine Dehnung handelt.
- Die ***untere Plexuslähmung*** (Klumpke)[3] betrifft 20% der Entbindungslähmungen. Geschädigt sind die Wurzeln C_8 und Th_1. Es kommt zu einem Ausfall der Nn. medianus und ulnaris. Betroffen sind v.a. die Beuger der Hand und Finger sowie die Mm. interossei und Mm. lumbricales. Es findet sich eine Krallen- oder Pfötchenstellung der Hand. Die Prognose ist hier weniger gut, da häufig komplette Rupturen und Quetschungen vorliegen. Man sollte immer einen Neurochirurgen hinzuziehen und eine Nervennaht diskutieren. Konservative Behandlung wie bei der oberen Plexuslähmung. Bei Dauerschädigung des Armplexus kommt es zu Minderwachstum.

8.5.2 Traumatische Plexuslähmungen

Auch beim Erwachsenen kommen Läsionen des Plexus vor. Diese entstehen z.B. bei Schulterverletzungen sowie bei der habituellen Schulterluxation. Die Plexusläsion kann akut durch Trauma oder chronisch durch Kompression verursacht werden. Bei der vollständigen Plexuslähmung sind außer dem M. trapezius alle Schulter- und Armmuskeln ausgefallen, der Arm hängt schlaff herab. Handelt es sich um eine bleibende Lähmung, so kommt es zur Lähmungsluxation im Schultergelenk. Die ***Therapie*** besteht zunächst in einem Versuch, den lädierten Nervenstrang neurochirurgisch zu revidieren und evtl. eine Nerventransplantation vorzunehmen; gleichzeitig muß der Arm in Abduktion gehalten werden, um eine Adduktionskontraktur zu verhindern. Später kommen nur noch

[1] Giullaume Duchenne, Neurologe, Paris (1806–1875)
[2] Wilhelm Erb, Neurologe, Heidelberg (1840–1921)
[3] Augusta Klumpke, Neurologin, Paris (1859–1927)

orthopädische Operationen wie Sehnentransplantationen oder Versteifung (Arthrodese) des Schultergelenks in Funktionsstellung in Frage. Die MdE beträgt zwischen 30 und 40%. An Rehabilitations- und Umschulungsmaßnahmen ist rechtzeitig zu denken.

Bei Axillarislähmung ist die Arthrodese des Schultergelenks die Therapie der Wahl. wichtig

8.5.3 Verrenkungen und Instabilitäten

Ätiopathogenese▸ Die ***Verrenkung des Schultergelenks*** erfolgt meistens durch Trauma mit Verreißung des Arms in Abduktion/Außenrotation oder aus abduzierter Stellung nach hinten. In nur etwa 1% treten hintere Luxationen auf. Bei der vorderen Luxation (Abb. 8.12 b, 8.13) reißt in der Regel das Labrum glenoidale als Kapselansatzstruktur vom vorde-

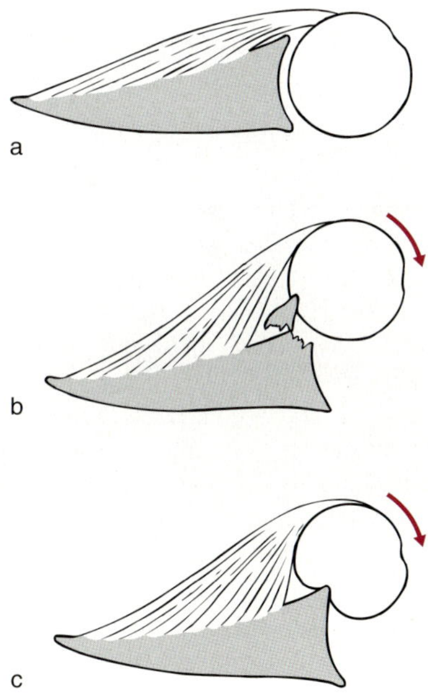

Abb. 8.12. a–c. Verletzungsmechanismus bei der vorderen Schulterluxation; **a** unauffälliger Zustand; **b** vordere Luxation. Der Humeruskopf frakturiert den ventralen Pfannenrand und zerreißt die Kapsel (Bankart-Läsion); **c** Humeruskopfimpression im dorsalen Anteil im luxierten Zustand (Hill-Sachs-Delle)

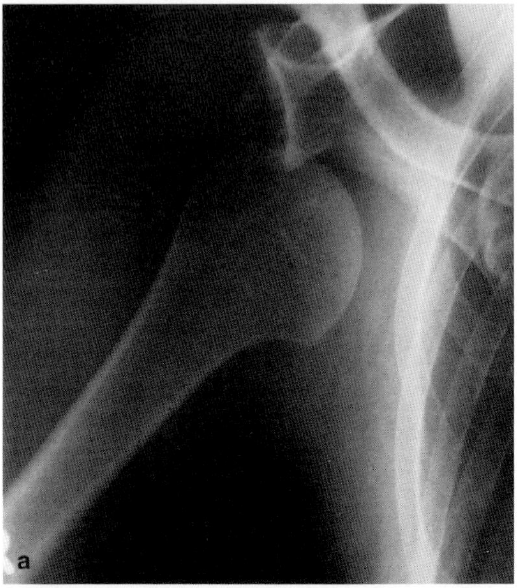

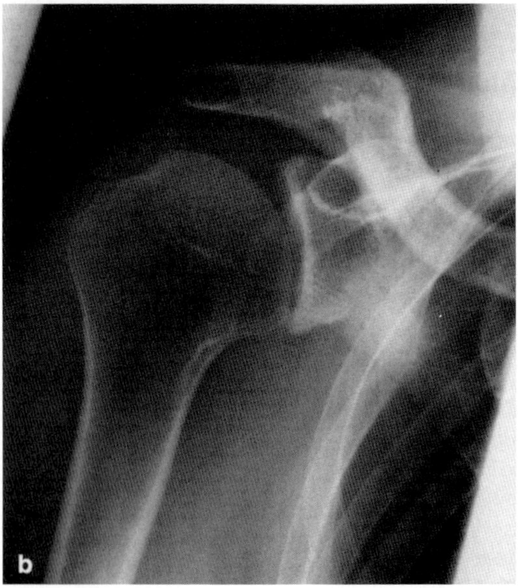

Abb. 8.13. a Vordere Luxationen des rechten Humeruskopfes nach unten bei einem 54-jährigen Patienten nach Skisturz. **b** Nach Reposition befindet sich der Humeruskopf wieder in der Schultergelenkspfanne. Ruhigstellung 14 Tage in einem Verband in Adduktionsstellung. Anschließend vorsichtige Mobilisierung unter krankengymnastischer Anleitung. Sollte unter der Mobilisierung ein Bewegungsschmerz an der Vorderseite des Schultergelenkes auftreten, bildgebendes Verfahren z.B. Arthro-CT, MRT oder (und) Sonographie

ren, unteren Pfannenrand ab (sog. Bankart-Läsion[1]). Gelegentlich kommen auch knöcherne Pfannenrandabrisse mit dem Labrum vor (sog. knöcherne Bankart-Läsion). Die Diagnose des Labrumabrisses wird mit Arthro-CT oder MRT gestellt und ggf. arthroskopisch bestätigt. Bei mangelnder Anheilung ist der Humeruskopf vorne nicht mehr fest gefaßt, so daß er bei Abduktions-Außenrotationsbewegungen unkontrolliert in eine Kapseltasche luxieren kann. Diese Form bezeichnet man als posttraumatisch-rezidivierende Schulterluxation. Sie kann nur operativ behandelt werden.

Seltener trifft man atraumatisch-rezidivierende (habituelle) Luxationen an. In diesen Fällen liegt entweder eine anlagemäßig zu weite Kapsel mit übermäßiger Laxizität des Gewebes vor oder aber sehr selten eine Dysplasie in Form einer zu kleinen Pfanne oder einer Fehlorientierung von Humeruskopf und Pfanne i.S. einer Verminderung der Retrotorsion des Humeruskopfes oder der Retroversion der Pfanne. Objektivierung des Befundes erfolgt durch CT.

Häufig finden sich Dellen und Kerben am Humeruskopf als Impressionsfraktur (Hill-Sachs-Läsion). Als weitere Begleitverletzungen bei der Schulterluxation kommen in Frage: Rotatorenmanschettenrupturen, Abriß des Tuberculum majus humeri und Nervenläsionen (z.B. N. axillaris).

wichtig

Bei frischer Luxation ändert sich das Schulterrelief, der Kopf ist meistens vorn unterhalb der Schulterpfanne zu tasten, die Pfanne ist leer. Der Arm ist schmerzhaft in Adduktionsstellung fixiert.

Behandlung▸ Die Therapie der frischen Erstluxation besteht in Reposition (u.U. in Narkose) und kurzfristiger Ruhigstellung bis zu 2 Wochen in einem Verband in Adduktionsstellung (👁Abb. 8.14).

wichtig

Nach der frischen Luxation sollten die Funktionen des N. axillaris und die Intaktheit der Rotatorenmanschette nach der Reposition durch neurologische Untersuchung sowie Sonographie überprüft werden.

Die Therapie sowohl der posttraumatisch-rezidivierenden wie der habituellen Luxationen ist operativ.

---

[1] Arthur Bankart, Chirurg, London (1879–1951)

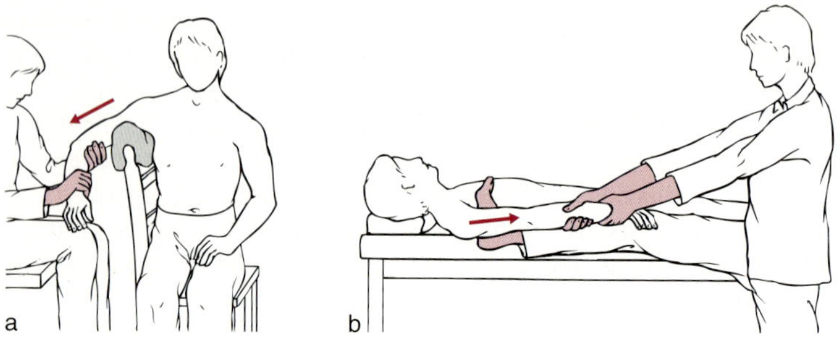

Abb. 8.14 a, b. Schultergelenksreposition: **a** nach Arlt[1] über Stuhllehne; **b** nach Hippokrates[2] mit Hilfe des Fußes

Dabei refixiert man das vordere Labrum mit der Kapsel wieder am Pfannenrand (Operation nach Bankart). Alternativ werden knöcherne Spanplastiken am vorderen Pfannenrand oder Doppelungsverfahren von Kapsel und Subskapularis durchgeführt. Ein anderes Verfahren dreht den Humeruskopf gegenüber dem Schaft nach innen (Rotationsosteotomie). Wenn das Kapselvolumen zu groß ist, müssen zusätzlich volumenverkleinernde Kapselplastiken durchgeführt werden.

Bei korrekt ausgeführter Operation und Nachbehandlung ist die Prognose gut. Sportfähigkeit ist wieder gegeben. Bei kompletter Lähmungsluxation, z.B. nach Ausfall des N. axillaris, kommt nur noch eine Arthrodese (Versteifung) des Schultergelenks in Frage.

8.5.4 Verletzungen des Schultereckgelenks (Akromioklavikulargelenk = AC-Gelenk)

Luxationen und Subluxationen

Am Schultereckgelenk entstehen durch Stürze auf den ausgestreckten Arm aber auch durch direkte Traumen des Schultergürtels Zerreißungen des Kapsel-Band-Apparates des Schultereckgelenks mit Zerreißung der korakoklavikulären Bänder.

[1] Benno Arlt, Chirurg, Klagenfurt, geb. 1874

[2] Hippokrates, Arzt, Kos (460–370)

Unter dem Zug des Sternokleidomastoideusmuskels tritt das Schlüsselbein dann hoch, was man radiologisch darstellen kann. Klinisch findet man eine Stufenbildung im Bereich des AC-Gelenkes mit sog. Klaviertastenphänomen (die laterale Klavikula ist wie eine Klaviertaste herunterzudrücken) und vermehrte horizontale Verschieblichkeit der lateralen Klavikula. Man teilt die Verletzungen nach Stadien ein. ***Stadium I:*** Zerrung/Dehnung der Kapsel ohne Zerreißung der korakoklavikulären Bänder. Kein Hochstand der Klavikula. ***Stadium II:*** Zerreißung der Kapsel und Teilzerreißung der korakoklavikulären Bänder. Die laterale Klavikula tritt um etwa halbe Schaftbreite hoch. ***Stadium III:*** Komplette Zerreißung der Kapsel und der korakoklavikulären Bänder. Die Klavikula tritt in gesamter Breite hoch. Der Discus articularis reißt in vielen Fällen und kann Ursache anhaltender Beschwerden sein (Abb. 8.15).

Ohne erkennbare Ursache (idiopathisch) oder aber posttraumatisch können ***Arthrosen des Schultereckgelenks*** eintreten. Auch rheumatische Erkrankungen können das Schultereckgelenk befallen (v.a. bei Spondylitis ancylosans) und im Endstadium zur postarthritischen Arthrose führen. Klinisch erkennt man die AC-Arthrose an der Auftreibung des Gelenks. Es liegt ein sog. hoher schmerzhafter Bogen (ab ca. 120° Armhebung) vor, sowie ein Überkreuzungsschmerz, wenn der Arm vor dem Körper aus ca. 90° Vorhebung zur Gegenseite bewegt wird.

Röntgenologisch erkennt man die Gelenkspaltverschmälerung mit subchondraler Sklerosierung und osteophytären Ausziehungen. Wenn diese nach kaudal zeigen, können sie ein Impingement der Rotatorenmanschette hervorrufen und sekundär zu einer PHS führen.

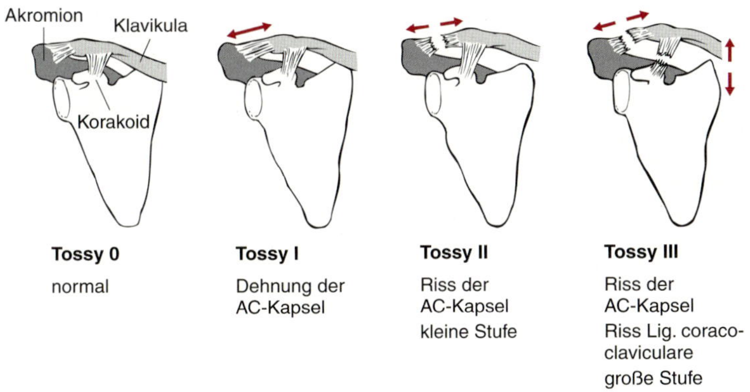

Abb. 8.15. Verletzungen des Schultereckgelenkes, Einteilung nach Tossy

Therapie▸ Die Mehrzahl der Schultereckgelenkverletzungen behandelt man heute konservativ-funktionell, d.h. nach wenigen Tagen Ruhigstellung z.B. im Gilchristverband wird Krankengymnastik aufgenommen. Bei ausgedehnten Zerreißungen sollte man v.a. bei Sportlern die Bänder operativ rekonstruieren.

8.6 Begutachtung

Die Begutachtung spielt eine Rolle v.a. bei Rotatorenmanschettenzerreißungen infolge eines Unfalls. Hier muß man Schadensanlage (asymptomatische Degeneration) bzw. Vorschaden (manifeste Vorerkrankung, z.B. PHS simplex) von den eigentlichen Unfallfolgen trennen. In der gesetzlichen Unfallversicherung werden Unfallfolgen anerkannt, wenn das Ereignis geeignet erscheint, die Rotatorenmanschette zu zerreißen ungeachtet einer evtl. vorbestehenden Degeneration. In der privaten Unfallversicherung wird der Anteil einer vorbestehenden Degeneration anteilmäßig auf die späteren Folgen angerechnet.

Die Luxation des Schultergelenks kann auch ohne entsprechende Dysplasie traumatisch erfolgen. Bei entsprechender Gewalteinwirkung wird die Luxation als Unfall anerkannt. War die betroffene Schulter jedoch schon vor dem Unfallereignis ein- oder mehrfach luxiert, so wird bei unfallbedingter erneuter Luxation das traumatische Ereignis nur als Teilursache anerkannt.

Arm und Hand 9

Einleitung Entwicklungsstörungen und Verletzungsfolgen an Arm und Hand sind v. a. von differentialdiagnostischer Bedeutung. Im Röntgenbild ist die proximale Handwurzelknochenreihe zu beachten (Kahnbeinpseudarthrose, Lunatummalazie), ebenso wie das distale Radiusende (Madelungdeformität, Radiusfraktur). Einzuprägen sind alle Rheumaveränderungen der Hand, die sich zum Teil hier und im Rheumakapitel finden.

9.1 Entwicklungsstörungen und Anomalien

Radioulnare Synostose

Knöcherne Verbindung zwischen Speiche und Elle. Die distale Form führt zur Klumphand mit Abwinkelung nach radial.

Radiusköpfchenluxation

Angeborene Mißbildung mit Supinations-Beuge-Behinderung. Es bildet sich ein Cubitus valgus (Abweichung des Unterarms nach lateral bei Streckstellung und Ellenbeuge nach vorn) mit Pronationsstellung aus. Im Röntgenbild sieht man eine Verformung des Radiusköpfchens in Luxationsstellung.

Differentialdiagnose► Einen Cubitus valgus gibt es auch nach in Fehlstellung verheilter suprakondylärer Humerusfraktur. Dabei kann der N. ulnaris überdehnt werden.

Therapie► Radiusköpfchenresektion, Krankengymnastik.

Madelung[1]-Deformität

Zählt zu den enchondralen Dysostosen, d.h. Knorpel-Knochen-Wachstumsstörungen. Es handelt sich um eine Wachstumshemmung der dista-

[1] Otto Madelung, Chirurg, Rostock (1846–1926)

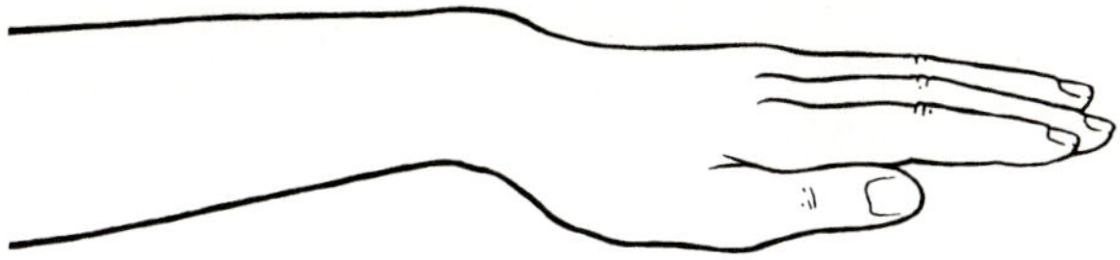

Abb. 9.1. Bajonetthaltung der Hand bei Madelung-Deformität und nach fehlverheilter Radiusfraktur

len Radiusmetaphyse. Infolgedessen kommt es zum Ulnavorschub, das distale Ulnarisende springt dorsalwärts vor (Bajonettstellung der Hand). Dorsalflexion und ulnare Abduktion sind eingeschränkt. Beschwerden bestehen keine (Abb. 9.1).

Differentialdiagnose▸ In Fehlstellung verheilte Radiusfraktur.

Therapie▸ Verkürzungsosteotomie der Ulna. Umstellungsosteotomie am Radius.

Syndaktylie

Schwimmhautbildung unterschiedlicher Ausprägung. Dominantes Erbleiden, gibt es an Händen und Füßen ein- und doppelseitig. Wenn alle Finger und Zehen betroffen sind, handelt es sich um eine Löffelhand bzw. um einen Löffelfuß. Auch ossäre Syndaktylien sind möglich.

Therapie▸ Operative Korrektur.

Amniotische Abschnürung

Abschnürungen von Gliedmaßen durch Simonart-Bänder oder Nabelschnurverschlingung. Da es auch erbliche Amputationen (Peromelien) gibt, hat die Diagnose „amniotische Abschnürung“ nur dann Beweiskraft, wenn der einengende Amnionfaden oder freiliegende Extremitätenabschnitte gefunden werden.

9.2 Erworbene Störungen von Ellenbogengelenk und Unterarm

9.2.1 Funktionsprüfung des Ellenbogengelenks (Abb. 9.2, 9.3)

9.2.2 Arthritis, Arthrose

Es gibt bakterielle und abakterielle rheumatische Entzündungen des Ellenbogengelenks. Am häufigsten kommt die Ellenbogengelenkentzündung im Rahmen der pcP vor. Durch Kapselschrumpfung und Gelenkdestruktion stellt sich eine typische Beuge-Pronations-Kontraktur ein. Im akuten Reizzustand kommt es zur Synovialitis mit Ergußbildung. Den Erguß tastet man am besten auf der Beugeseite neben der Bizepssehne.

Die Arthrose des Ellenbogengelenks ist eine typische Zweiterkrankung. Sie tritt ein nach Entzündungen, Frakturen und nach der Osteochondrosis dissecans. Die genannten Erkrankungen hinterlassen Deformitäten an den Gelenkflächen und stellen deswegen sog. präarthrotische Deformitäten dar.

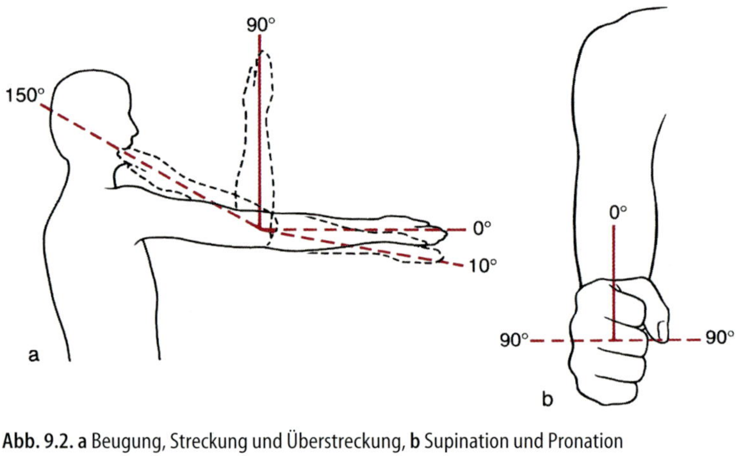

Abb. 9.2. a Beugung, Streckung und Überstreckung, **b** Supination und Pronation

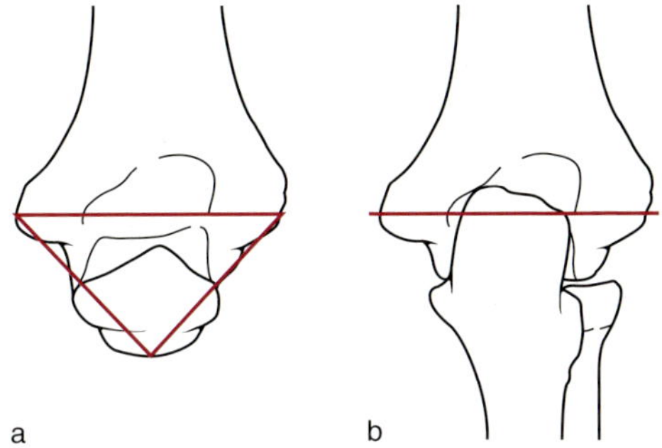

Abb. 9.3 a, b. Hueter[1]-Dreieck. Epicondylus medialis und lateralis humeri sowie Olekranonspitze bilden physiologischerweise ein gleichseitiges Dreieck (*a*). Bei voller Ellenbogenstreckung liegen die Punkte auf einer Linie (*b*)

Therapie▸ Zunächst konservative Übungsbehandlung durch Krankengymnastik. Funktionell ungünstig ist insbesondere eine Beugebehinderung stärkeren Grades, weil dann die Hand beim Essen nicht mehr zum Mund geführt werden kann. In diesen Fällen Synovektomie mit Radiusköpfchenresektionen, evtl. Alloarthroplastik mit Ersatz des zerstörten Ellenbogengelenks durch ein künstliches.

9.2.3 Osteochondrosis dissecans (Morbus Panner[2])

Aseptische Knochennekrose am Ellenbogengelenk, meistens am Humerusköpfchen (Capitulum humeri) lokalisiert. Es ist der Teil des Humerus, der mit dem Radiusköpfchen artikuliert. Dort kommt es zur Bildung eines Knorpel-Knochen-Sequesters, der in das Gelenk abgestoßen wird und dort Einklemmungserscheinungen hervorruft. Selbst wenn der freie Gelenkkörper entfernt ist, besteht die Gefahr einer Frühentrhrose durch den Defekt in der Knorpelfläche (Abb. 9.4, Übersicht 9.1).

Übersicht 9.1. Memo – Gelenkblockierung im Ellenbogen

- ▸ Osteochondrosis dissecans
- ▸ Gelenkchondromatose
- ▸ Subluxation des Radiusköpfchens

[1] Karl Hueter, Chirurg, Greifswald (1838–1882)

[2] Hans Panner, Radiologe, Kopenhagen (1870–1930)

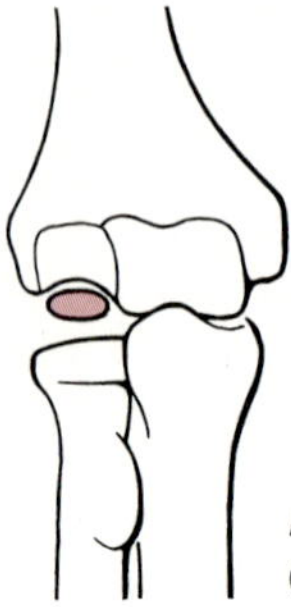

Abb. 9.4. Typische Lokalisation der Osteochondrosis dissecans am Ellenbogen: Oberarmgelenkrolle gegenüber dem Speichenköpfchen

Preßluftschaden

Durch den Vibrationsdruck kommt es zu Knorpel-Knochen-Schäden in der Belastungskette des Arms. Diese beinhaltet sowohl eine Nekrose des Os lunatum (Lunatummalazie) als auch eine Osteochondrosis dissecans am Ellenbogen. Gutachterlich werden Preßluftschäden nach mindestens 3jähriger Tätigkeit am Preßlufthammer anerkannt. Durch die Unebenheiten der Gelenkflächen nach Preßluftschäden entstehen präarthrotische Deformitäten mit der Entwicklung einer Arthrose im Handgelenk und im Ellenbogengelenk. Bei fortgeschrittener Arthrose bleibt dann nur noch die operative Versteifung der betroffenen Gelenke (Arthrodese) ggf. Endoprothese (Übersicht 9.2).

Übersicht 9.2. Preßluftschäden an Ellenbogen und Hand

- Osteochondrosis dissecans } am Ellenbogen
- Arthrosis deformans } am Ellenbogen
- Nekrose des Os lunatum

9.2.4 Myotendinosen (Epikondylopathia, Tennisellenbogen)

Es handelt sich um Überlastungsschäden der Sehnen und Muskelansätze, insbesondere am Übergang zum Knochen. Typisches Beispiel ist der Tennisellenbogen (Epicondylopathia lateralis humeri). Pathologisch-anatomische Untersuchungen zeigen regressive Veränderungen der Sehnenursprünge und -ansätze mit Verfettungen und Aufsplitterung von

Sehnenfasern. Es handelt sich meistens um Folgen von muskulärer Überanstrengung (Tennis spielen, Schreibmaschine schreiben). Auch der mediale (ulnare) Epikondylus kann erkranken. Nicht nur Tennis und Sport, sondern auch Überanstrengungen aller Art rufen Insertionstendopathien am Ellenbogen hervor. Bei der Untersuchung findet sich ein Druckschmerz über dem betroffenen Epikondylus. Passive Dehnung des M. extensor carpi radialis durch Herunterdrücken der Hand mit Volarflexion ruft Spontanschmerzen am Epicondylus radialis hervor, ebenso Dorsalextension gegen Widerstand.

wichtig

Typisches oft einziges Symptom des Tennisellenbogens ist der Druckschmerz über dem Epicondylus lateralis humeri.

Ähnliche Veränderungen gibt es am Processus styloideus ulnae und radii und an den Adduktorenansätzen der Hüfte, besonders am M. gracilis (Gracilissyndrom).

wichtig

Differentialdiagnose: Zervikobrachialsyndrom (mit segmentaler Ausstrahlung), Arthrose des Ellenbogengelenks, freie Gelenkkörper.

Konservative krankengymnastische Therapie▸ Nach gezielter Ausdifferenzierung des bzw. der betroffenen Muskeln erfolgt eine intensive Querfriktion am Ursprung, eine Weichteildehnung des betroffenen Muskelbauchs und eine Quer- bzw. Längendehnung des betroffenen Muskels. Im Anschluß daran erfolgt ein intensives Training der betroffenen Muskulatur, welches der jeweiligen Belastungssituation im Alltag adäquat ist.

Ärztliche Behandlung▸ Infiltration mit Kortisonkristallsuspension, Ultrasonophorese, Gipsruhigstellung, Operation (Einkerbung der Ansätze der Handgelenkstrecker am Epicondylus lateralis humeri). Alternativ zur Operation kann die extrakorporale Stoßwelle (ESW) eingesetzt werden (S. 99). Die **Prognose** der Epicondylopathia radialis humeri ist günstig. Die Beschwerden gehen häufig von selbst auch ohne Behandlung zurück. Es entstehen keine Kontrakturen oder sonstige Folgeschäden.

Fallbeispiel

***Steffi Becker**,36, Sportlerin verspürt seit einigen Wochen Schmerzen an der rechten Ellenbogenaußenseite. Sie kann das Ellenbogengelenk voll bewegen, äußerlich ist nichts zu sehen.*

***Befund**▸ Umschriebener Druckschmerz über dem Epicondylus lateralis humeri. Labor und Röntgen o.B.*

***Diagnose**▸ Epicondylopathia lateralis humeri*

***Therapie**▸ Wenn die konservative Behandlung mit Physiotherapie, Stoßwelle und 1–2 Kortisoninjektionen nichts hilft, operative Einkerbung der Sehnenansätze am Ellenbogen.*

9.2.5 Typische Kontrakturen am Ellenbogen

Nach Verletzungen am Ellenbogen stellen sich häufig Beugekontrakturen ein. Die Ursache liegt darin, daß die Ellenbogenbeuger wesentlich stärker sind als die Strecker und günstigere Hebelverhältnisse haben. Daher reicht schon die Fixation des Ellenbogens in Beugestellung über mehrere Wochen aus, um eine Beugekontraktur entstehen zu lassen. Eine Versteifung des Ellenbogens, selbst in der Funktionsmittelstellung, bedeutet eine erhebliche Beeinträchtigung, weil eine Kompensation durch benachbarte Gelenke nicht möglich ist.

Therapie und Prophylaxe▸ Frühzeitige krankengymnastische Übungsbehandlung. Falls durch Bewegungstherapie keine volle Streckung erreicht werden kann, kommen Quengelmaßnahmen in Frage.

9.2.6 Bursitis olecrani (Studentenellenbogen)

Entzündung des Schleimbeutels über dem Olekranon nach starker mechanischer Beanspruchung, längerem Aufstützen und beim Zustand nach Fraktur. In der Bursa können sich größere Flüssigkeitsmengen ansammeln.

Therapie▸ Ruhigstellung, später evtl. Entfernung des Schleimbeutels.

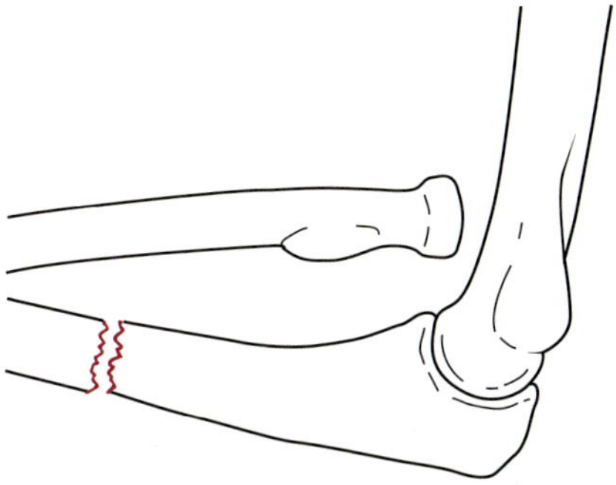

Abb. 9.5. Monteggia-Fraktur: Ulnafraktur mit Radiusköpfchenluxation. Therapie: Plattenosteosynthese der Ulnafraktur. Das Radiusköpfchen reponiert sich spontan

9.3 Traumatische Folgen am Ellenbogengelenk

Bevorzugte Frakturen sind suprakondyläre, Radiusköpfchen- und Monteggia[1]-Fraktur (Abb. 9.5). Die meisten Frakturen entstehen durch Stauchung des gestreckten Arms beim Sturz.

Therapie▸ Die Kongruenz der Gelenkflächen muß wiederhergestellt werden. Falls dies konservativ nicht möglich ist, muß man operieren. Hauptsächliche Achsenfehlstellungen sind Cubitus valgus und varus. Beim stärkeren Cubitus valgus kann durch Überdehnung eine Parese des N. ulnaris entstehen.

9.4 Erworbene Störungen von Handgelenk und Hand

9.4.1 Funktionsprüfung des Handgelenks (Abb. 9.6., 9.7)

9.4.2 Arthritis, Arthrose

Eine Entzündung des Handgelenks tritt meistens im Rahmen der rheumatischen Polyarthritis auf. Spezifische und unspezifische bakterielle Entzündungen sind im Handgelenk selten.

[1] Giovanni Monteggia, Chirurg, Italien (1762–1815)

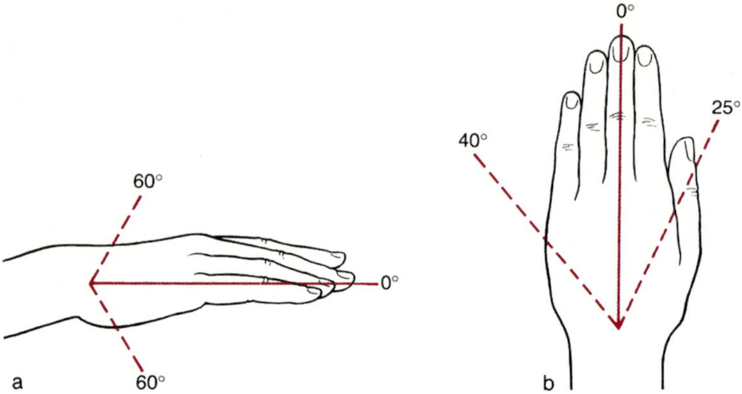

Abb. 9.6. a Dorsalextension und Volarflexion, **b** Radial- und Ulnarabduktion

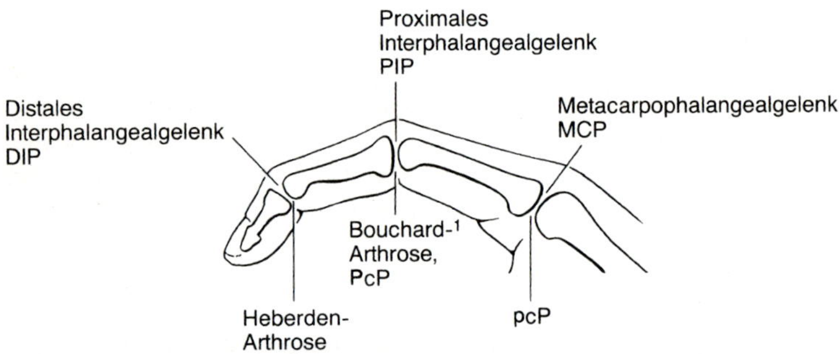

Abb. 9.7. Fingergelenke und typischer Gelenkbefall. Bei chronischer Polyarthritis und Lupus erythematodes ist symmetrischer Gelenkbefall charakteristisch

Die Arthrose des Handgelenks ist eine typische Zweiterkrankung. Als Ursache kommen in Fehlstellung verheilte Radiusfrakturen sowie spontane Osteonekrosen und Verletzungsfolgen an den Handwurzelknochen in Betracht. Typische Verletzungsfolgen sind arthrotische Deformierungen des Handgelenks nach Navikularfraktur bzw. Pseudarthrose und nach der Lunatummalazie.

[1] Charles Bouchard, Pathologe, Paris (1837–1915)

Therapie▸ Zunächst konservativ. Falls keine Besserung erzielt werden kann, kommt nur eine operative Versteifung des Handgelenks (Arthrodese) in Frage.

9.4.3 Lunatummalazie

Spontane Osteonekrose (Osteochondrose) des Os lunatum (M. Kienböck[1]). Es erkranken Männer im Alter zwischen 20 und 30 Jahren. Das Mondbein wird nekrotisch, es treten Schmerzen in der Handgelenkgegend auf. Im Röntgenbild findet sich eine feine subchondrale Fissur, gefolgt von einer Sinterung des Knochens mit Verdichtung der Struktur (Abb. 9.8). Durch Kernspintomographie (MRT) kann die Diagnose noch vor röntgenologisch sichtbaren Veränderungen gestellt werden. Im weiteren Verlauf tritt eine Arthrosis deformans im Handgelenk ein.

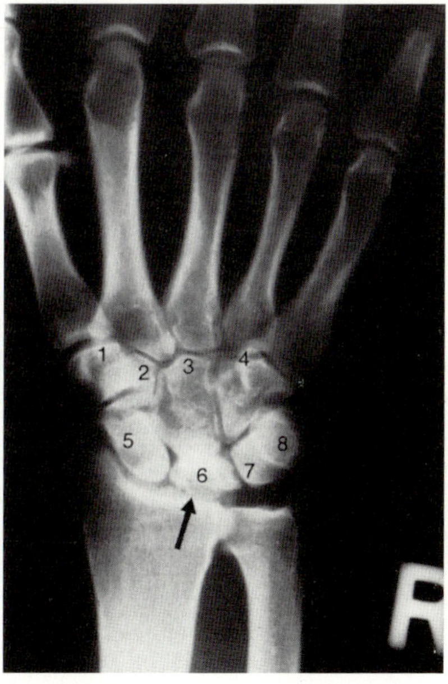

Abb. 9.8. Lunatummalazie (Pfeil). Handgelenk eines Erwachsenen. Das Os lunatum (Mondbein: mittlerer Knochen im proximalen Handwurzelbereich) ist unregelmäßig konturiert, Trabekelstruktur ist aufgehoben, zystische Aufhellungen und Verdichtungen.
1 Os trapezium,
2 Os trapezoideum,
3 Os capitatum,
4 Os hamatum,
5 Os scaphoideum,
6 Os lunatum,
7 Os triquetrum,
8 Os pisiforme

[1] Robert Kienböck, Radiologe, Wien (1871–1953)

Differentialdiagnose▸ Verletzungsfolgen, Ganglion des Handrückens, Entzündungen des Handgelenks (z.B. bei pcP), ausstrahlende Schmerzen von der HWS im Rahmen eines Zervikalsyndroms.

Therapie▸ Ruhigstellung im Gipsverband 3–5 Monate lang. In den Anfangsstadien kann eine Druckentlastung auf das Os lunatum durch Verkürzungsosteotomie des Radius geschaffen werden. Bei bereits eingetretener Arthrose: Arthrodese des Handgelenks.

9.4.4 Daumensattelgelenkarthrose (Rhizarthrose)

Der Daumen nimmt eine Sonderstellung unter den 5 Fingern der Hand ein, da er aus der Ebene der übrigen Finger herausrückt und diesen gegenübergestellt wird. Dadurch ist der Daumen ein Zweig der Greifzange Hand. Der Verlust des Daumens wird mit einer MdE von 20% bewertet. Die biologisch so wichtige Oppositionsfähigkeit des Daumens kommt daher, daß sein Mittelhandknochen mit der Handwurzel nicht wie bei den übrigen Fingern straff, sondern in dem Sattelgelenk, der Articulatio carpometacarpea, frei beweglich verbunden ist.

wichtig **Das Sattelgelenk zwischen Os metacarpale I und Os trapezium ist sehr störanfällig.**

Arthrosen in diesem Gelenk entstehen durch posttraumatische Veränderungen (in Fehlstellung verheilte Frakturen) oder aber bei mechanischer Überbeanspruchung des Gelenks und gegebener Knorpelschwäche (Abb. 9.9). Bei einer Arthrose kommt es zur schmerzhaften Bewegungseinschränkung in diesem Gelenk. Zunächst kann man mit einer Daumenspange das Gelenk unterstützen. Bei fortgeschrittener Arthrose kommt nur eine operative Behandlung in Frage. Diese besteht entweder in einer Versteifung des Gelenks, in einem künstlichen Gelenkersatz oder in einer Resektionsarthroplastik mit Entfernung des Os trapezium.

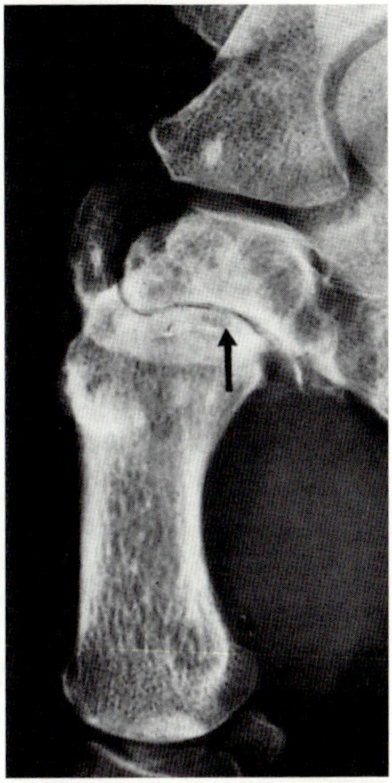

Abb. 9.9. Arthrose des Daumensattelgelenks *(Pfeil)*. Bemerkenswert sind Verschmälerung des Gelenkspalts und ausgeprägte Osteophyten. (Aus Adams 1982)

9.4.5 Neurogene Störungen

Die peripheren Nerven am Arm können bei Verletzungen direkt geschädigt werden oder indirekt später durch Hämatome, Ödeme oder überschießende Kallusbildung. Je nachdem, welcher Ast betroffen ist, entstehen charakteristische Lähmungszustände an der Hand (Abb. 9.10)

Bei der ***Radialislähmung*** sind die Strecker des Handgelenks und sämtliche Finger sowie der M. abductor pollicis longus gelähmt, es entsteht die Fallhand. Sensibilitätsstörungen finden sich auf der Streckseite des Handrückens, insbesondere auf der Daumen- und Zeigefingerseite. Bei veralteter Radialislähmung mit der funktionsungünstigen Fallhand versteift man (Arthrodese) das Handgelenk in funktionsgünstiger leichter Dorsalextension, damit Greiffähigkeit und Faustschluß verbessert werden (z.B. in der mündlichen Prüfung vormachen).

Bei der ***Medianuslähmung*** können Zeige- und Mittelfinger nicht aktiv gebeugt werden, außerdem fällt die Oppositionsfähigkeit des Daumens aus. Sensibilitätsstörungen finden sich volarseitig am Daumen, Zeige- und Mittelfinger.

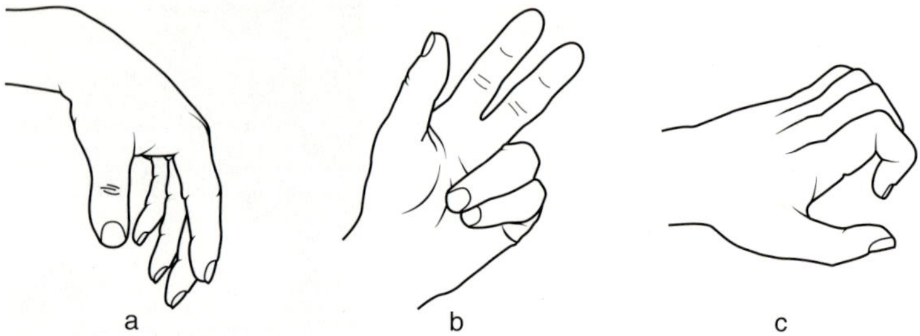

Abb. 9.10 a–c. Lähmungszustände. **a** Fallhand (Radialis),**b** Schwurhand (Medianus), **c** Krallenhand (Ulnaris)

Bei der ***Ulnarislähmung*** stehen die Finger in den Grundgelenken überstreckt, dadurch tritt gleichzeitig eine Beugung der Mittel- und Endgelenke ein. Gelähmt sind in erster Linie die Mm. interossei. Die Finger können nicht gespreizt und geschlossen werden. Sensibilitätsstörungen finden sich volar und dorsal am 4. und 5. Finger sowie an der Hand.

Therapie▸ Durch aktive und passive Übungen müssen Kontrakturen vermieden werden. Mit Schienen bringt man die Hand wieder in eine funktionstüchtige Mittelstellung. Die Funktionsmittelstellung kann man, z.B. bei der Radialisparese, auch durch eine Arthrodese des Handgelenks erreichen.

9.4.6 Sehnen- und Sehnenscheidenerkrankungen

Zwerchsackhygrom

Tuberkulose der Sehnenscheiden. Betroffen sind die Beugesehnen des Handgelenks, seltener die Strecksehnen.

Differentialdiagnostisch▸ muß man an rheumatische Entzündungen und Ganglien denken.

Therapie▸ Operation, Tuberkulostatika.

Sehnenscheidenentzündung

Durch Überanstrengung oder Trauma entwickelt sich eine chronische Entzündung der Sehnenscheide. Es kommt zur Wandverdickung mit Einengung. Es treten Schmerzen und Schwellung auf.

Therapie► Ruhigstellung, Antiphlogistika.

Paratenonitis crepitans (Paratendinitis)

Diese entspricht der Tendovaginitis de Quervain[1]. Es findet sich ein Reizzustand der Sehnenhüllen des Daumenstreckers und -abspreizers (M. abductor pollicis longus und M. extensor pollicis brevis), meist bei Frauen mittleren Alters. Typische Bewegungsschmerzen bei Betätigung dieser Sehnen. Dabei tritt dann auch das charakteristische Schneeballknirschen auf. Wenn die fibrotischen Veränderungen zu einer Einengung des Sehnengleitgewebes führen, kommt es zur Tendovaginitis stenosans.

Differentialdiagnostisch► muß man an eine Rhizarthrose denken.

Therapie► Ruhigstellung im Unterarmgips 14 Tage lang, ggf. Spaltung des 1. Sehnenfaches des Retinaculum extensorum.

Styloiditis radii

Umschriebener Druckschmerz über dem Processus styloideus radii als Ursache einer Insertionstendinose. Betroffen sind die Ansätze des M. brachioradialis. Typischer Bewegungs- und Druckschmerz. Die Tendovaginitis stenosans ist weiter proximal lokalisiert und zeigt einen längsverlaufenden Streifen entlang der Sehnenscheiden.

Schnellender Finger (Tendovaginitis stenosans)

Degenerative Verdickung des Ringbands an der Sehnenscheide der Fingerbeuger im Bereich der Beugeseite des Fingergrundgelenks. Die Sehne selbst verdickt sich ebenfalls an entsprechender Stelle, so daß der Sehnengleitvorgang in einer bestimmten Stellung behindert ist. Bei der Fingerbeugung entsteht plötzlich ein Widerstand, der nur durch starken

[1] Fritz de Quervain, Chirurg, Bern (1868–1940)

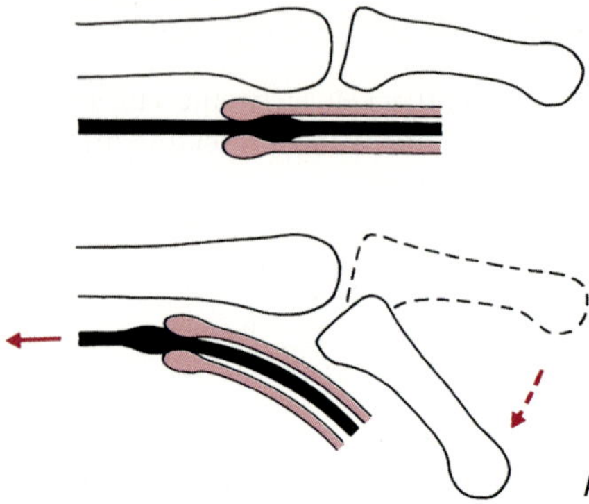

Abb. 9.11. Schnellender Finger

Sehnenzug überwunden werden kann. Nach Überwindung des Hindernisses kommt es zu einem Schnapphänomen (Abb. 9.11).

Therapie▸ Spaltung des Ringbandes durch ovaläre Ausschneidung des stenosierenden Rings aus der Sehnenscheide.

Ganglien

Mit gallertartigen Massen angefüllte, von einer Bindegewebekapsel umgebene Gebilde, die sich in der Nähe von Gelenken, Sehnen- und Nervenscheiden, aber auch in Sehnen, Kniegelenksmenisken oder im parameniskären Gewebe entwickeln. Sie sind anfangs oft mehrkammerig. Sie zählen zu den Gewebemißbildungen. Meistens sitzen sie an der Streckseite des Handgelenks und werden dort als Überbein bezeichnet.

Therapie▸ Solange keine Verdrängungserscheinungen und Beschwerden entstehen, ist keine Behandlung erforderlich, sonst Operation.

9.4.7 Karpaltunnelsyndrom

Kompression des N. medianus durch das Lig. carpi transversum am Handgelenk. Die Raumbeengung kann durch eine Synovitis (z.B. pcP) der Sehnenscheiden, nach in Fehlstellung verheilter Radiusfraktur aber auch bei anlagebedingter Enge des Karpaltunnels entstehen. Betroffen sind meist weibliche Erwachsene in der Postmenopause.

Klinik► Zuerst Sensibilitätsstörungen im Ausbreitungsgebiet des N. medianus. Später auch Atrophie des Daumenballens, Schwäche des M. abductor pollicis brevis. Die Schmerzen treten anfangs besonders nachts auf. Durchblutungsstörungen oder trophische Hautveränderungen treten nicht auf.

Tinel-Hoffmannsches[1] Zeichen► Beklopft man das proximale Ende eines komprimierten sensiblen Nervs, in diesem Falle des Nervus medianus, wird elektrisierendes Mißgefühl in dem bisher sensibel versorgten Bereich empfunden.

Differentialdiagnose► Zervikalsyndrom (radikuläre Symptomatik). Für die Beurteilung einer Funktionsstörung des N. medianus ist die Messung der Nervenleitgeschwindigkeit entscheidend.

Therapie► Spaltung des Lig. carpi transversum.

Fallbeispiel

***Karla Tunnel**, 55, leidet seit mehreren Jahren an Rheuma. Seit 3 Monaten hat sie Kribbeln und Schmerzen im Mittelfingerbereich beider Hände, besonders nachts. Außerdem hat sie hin und wieder Nackenschmerzen und kann den Hals nicht richtig bewegen.*

***Befund►** Bewegungseinschränkung der Halswirbelsäule, rheumatypische Schwellungen der Fingergrund- und -mittelgelenke.*

***Zusatzuntersuchung►** Messen der Nervenleitgeschwindigkeit ergibt eine Nervus medianus Kompression beidseits.*

***Therapie►** Dekompressionsoperation endoskopisch oder offen.*

9.4.8 Dupuytren[2]-Kontraktur

Chronische Fibrose der Palmaraponeurose mit Verkürzung und Entwicklung einer Kontraktur. Es kommt zur Verdickung und Strangbildung vorwiegend des 4. und 5. Fingers. Die Beugesehnen bleiben frei. Durch Verwachsungen mit der Haut wird die Therapie (Operation) zunehmend

[1] Jules Tinel, Neurochirurg, Paris (1879–1952)
Paul Hoffmann, Physiologe, Freiburg (1884–1962)

[2] Guillaume Dupuytren, Chirurg, Paris (1777–1835)

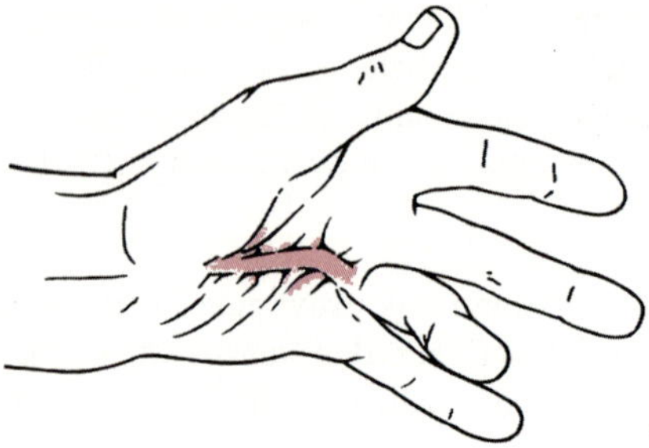

Abb. 9.12. Dupuytren-Kontraktur

schwieriger (Abb. 9.12). Betroffen sind meistens männliche Erwachsene. Familiäre Häufung.

9.5 Verletzungsfolgen an Handgelenk und Hand

9.5.1 Fehlstellung

Am häufigsten führen in Fehlstellung verheilte Speichenbrüche zu Form- und Funktionsstörungen am Handgelenk. Bei Stauchung und Dislokation entsteht die typische Bajonettstellung der Hand; bei Gelenkbeteiligung mit Stufenbildung eine posttraumatische Arthrose im Handgelenk.

Prophylaxe▸ Immer eine korrekte Reposition der Radiusfraktur anstreben, ggf. operativ.

9.5.2 Sudeck-Syndrom

Eine weitere wesentliche Verletzungsfolge nach Radiusfraktur ist die Sudeck-Dystrophie. Der Gips sollte bei normal stehender Fraktur nur bis zu den Grundgelenken der Finger reichen und auch nur am Unterarm angelegt sein, um ausreichende Bewegungen der nicht unmittelbar betroffenen Gelenke zu ermöglichen.

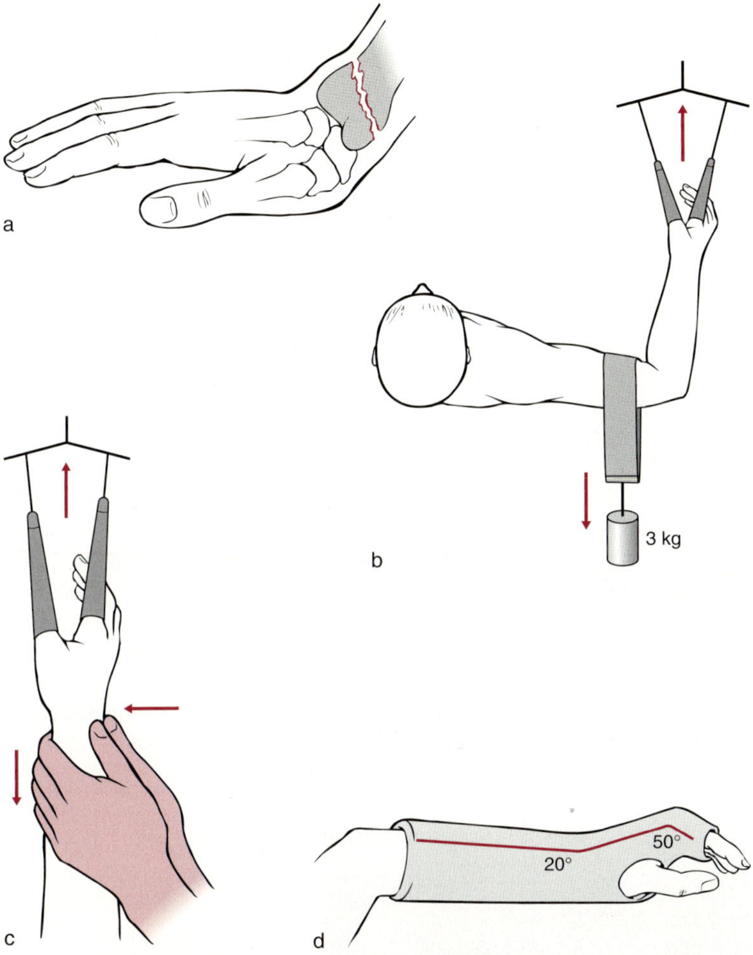

Abb. 9.13. a Typische Radius-Fraktur (Colles[1]): Sturz auf die dorsal extendierte Hand. Distales Fragment nach dorsal verschoben. Therapie: Reposition, Gips. **b** Aushängemanöver in Längsextension (Colles). **c** Manuelle Reposition bei üblicher Radiusfraktur. **d** Bei Gips in Funktionsstellung ist das Handgelenk in 20° Dorsalextension und falls die Fingergrundgelenke mit eingeschlossen werden, dann in 50° Flexion

[1] Abraham Colles, Chirurg, Dublin (1773–1843)

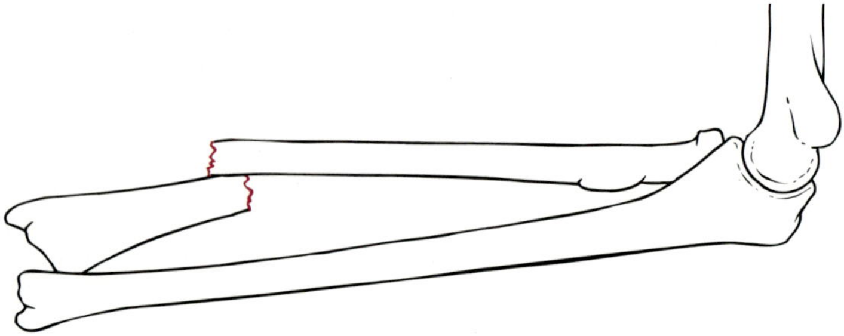

Abb. 9.14. Galeazzi[1]-Fraktur: Radiusschaftfraktur mit Luxation der distalen Ulna. Therapie: Plattenosteosynthese der Radiusfraktur, die Luxation der Ulna reponiert sich von selbst

9.5.3 Kahnbeinbruch

Die Fraktur des Os naviculare wird häufig übersehen. Es kommt dann zur Entwicklung einer Pseudarthrose mit Arthrose im Handgelenk (Abb. 9.15). Die Kahnbeinfraktur entsteht durch Sturz auf die überstreckte Hand. Die Fraktur ist im Röntgenbild auf Spezialaufnahmen, aber auch auf den Übersichtsaufnahmen zu erkennen. Die Bruchlinie verläuft meistens quer. Klinisch schmerzhafte Bewegungseinschränkung, Schwellung sowie Druckschmerz in der Tabatire. Die Pseudarthrose entsteht durch mangelnde Blutversorgung des proximalen Kahnbeinanteils, die Blutversorgung erfolgt von distal.

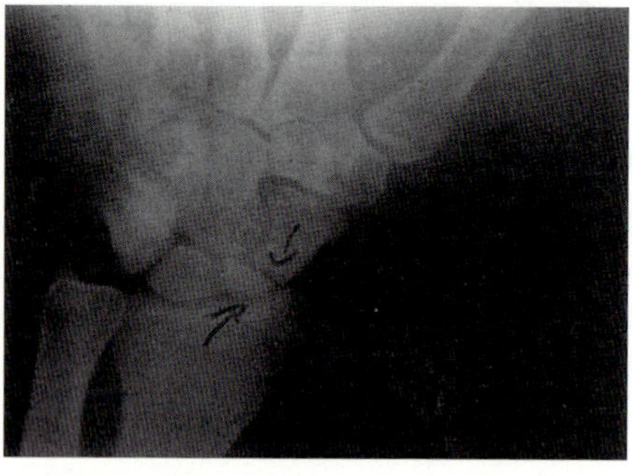

Abb. 9.15. Pseudarthrose im Kahnbein (Pfeile) nach übersehener Fraktur. Die Bruchlinie verläuft quer

[1] Riccardo Galeazzi, Orthopäde, Mailand (1866–1952)

wichtig

Ist das primäre Röntgenbild nach Stauchungsverletzung des Handgelenks unauffällig, muß bei fortbestehenden Beschwerden nach 14 Tagen erneut geröntgt werden, oft ist ein Frakturspalt im Kahnbein erst dann erkennbar.

Therapie der frischen Kahnbeinfraktur▶ Ruhigstellung im Faustgipsverband über 12 Wochen. Falls dann keine Konsolidierung eingetreten ist, Druckosteosynthese mit einer Schraube. Die Kahnbeinpseudarthrose erfordert zumeist osteosynthetische Stabilisierung und eine Spongiosaplastik. Alternativ kann die Stoßwelle (S. 99) eingesetzt werden. Die Kahnbeinpseudarthrose ist durch den querverlaufenden Spalt mit angrenzender Sklerosierung gekennzeichnet. Ein Os naviculare bipartitum besteht aus 2 rundlichen Knochen ohne Sklerosierungen; es tritt meistens doppelseitig auf und führt nicht zur Arthrose wie die Kahnbeinpseudarthrose.

Schlecht verheilte ***Mittelhandknochenbrüche*** führen zu Fehlstellungen mit verschlechterter Ausgangssituation für die Sehnen und Muskeln, insbesondere bei Verkürzung (Übersicht 9.3, Abb. 9.16, 9.17).

Übersicht 9.3. Handknochen – Memo

- Os lunatum – Malazie
- Os naviculare – Pseudarthrose
- Metacarpale I – Rhizarthrose

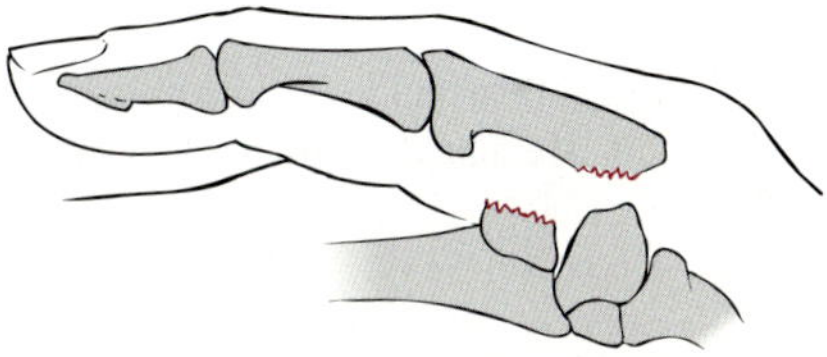

Abb. 9.16. Bennett[1]-Fraktur, Fraktur der Metacarpale-I-Basis. Bei der Bennett-Fraktur handelt es sich um eine interartikuläre Schrägfraktur der Basis des Metacarpale I. Der häufigste Verletzungsmechanismus ist eine axiale Stauchung des adduzierten Daumens. Dadurch bleibt das Fragment mit dem Gelenkflächenanteil am Ort, während sich der gesamte distale Bruchanteil mit dem Daumen nach dorsal und radial verschiebt. Therapie: konservativ, evtl. Osteosynthese

[1] Edward Bennett, Chirurg, Dublin (1837–1907)

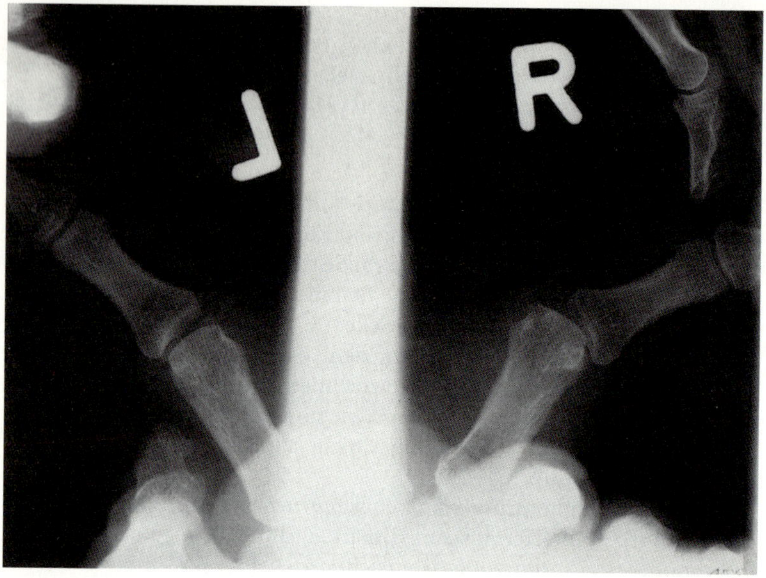

Abb. 9.17. Subluxation des rechten Daumengrundgelenkes bei einer 40-jährigen Patientin nach Skiverletzung. Das Grundglied ist auf der gehaltenen Aufnahme nach radial subluxiert. Ursache: Ruptur des Ligamentum collaterale ulnare. Gefahr der dauernden Funktionsbeeinträchtigung durch Instabilität und (oder) Fehlstellung mit entsprechender Einschränkung der Greiffunktion. *Links:* gehaltene Aufnahme der gegenüberliegenden Seite zum Vergleich. Therapie: Primäre Nahtversorgung

wichtig **Mittelhandfrakturen müssen sorgfältig reponiert und in Beugestellung der Grundgelenke fixiert werden.**

9.5.4 Handgelenkinstabilitäten

Nach Radiusfrakturen, Mondbeinnekrosen und im Rahmen rheumatischer Handgelenkentzündungen kann eine Handgelenkinstabilität resultieren. Klinisch bestehen bewegungsabhängige Schmerzen. Bei der palmaren Handgelenkinstabilität ist das Mondbein gegenüber dem Radius nach dorsal subluxiert wenn man das Handgelenk beugt. Die **Therapie** besteht in frischen Fällen in einer Kapselrekonstruktion, bei veralteten Fällen in einer interkarpalen Arthrodese.

9.6 Begutachtung

Die wichtigste Funktion der Hand ist die Greiffunktion. Diese ist gewährleistet durch die Opponierbarkeit des Daumens. Der Ausfall des Daumens ist in funktioneller Hinsicht dem Ausfall sämtlicher Finger gleichzusetzen. Die MdE wird entsprechend hoch angesetzt (s. oben). Entsprechend gering ist der funktionelle Ausfall bei Verlust nur eines Fingers. Die MdE beträgt hier zwischen 0 und 10%.

Neben dem Verlust von Teilen der Hand sind auch Kontrakturen funktionsbeeinträchtigend. Die Versteifung eines Fingers in Streckstellung ist sehr hinderlich und wird deswegen bei der Begutachtung hinsichtlich der MdE einer Amputation gleichgesetzt.

10 Hüftregion

Orthopädie

Einleitung

Die Hüftregion ist Ausgangspunkt zahlreicher orthopädiespezifischer Erkrankungen, sowohl im Kindes- als auch im Erwachsenenalter. Nach der Wirbelsäule gibt es hier die meisten Fragen. Zuvor jedoch sollte man sich mit Biomechanik und Statik der Hüftregion beschäftigt haben.

Wegen ihrer Frühdiagnose mit den effektiven Möglichkeiten zur Frühbehandlung besitzen Hüftluxation, Perthes und Epiphysenlösung einen hohen Stellenwert. Verbleibende Schäden führen zur Koxarthrose im Erwachsenenalter. Was man beim Säugling mit Ultraschalluntersuchung und Spreizhosenbehandlung versäumt hat, muß man im Erwachsenenalter mit einem künstlichen Hüftgelenk nachholen.

10.1 Grundlagen zur Orthopädie der Hüfte

Am wachsenden Skelett sind bestimmte Abschnitte der Hüftregion für die Orthopädie von besonderem Interesse (Abb. 10.1).

Erkrankungen der Hüftregion im Wachstumsalter haben Rückwirkungen auf die benachbarten Skelettabschnitte.

wichtig

Wenn der Hüftkopf deformiert wird, entstehen absolute Beinverkürzungen. Beispiele: M. Perthes, juvenile Epiphysenlösung, kongenitale Hüftluxation

Funktionelle Beinverkürzungen sind durch Kontrakturstellungen im Hüftgelenk möglich, z.B. bei der Beugekontraktur und Adduktionskontraktur.

Die Kontrakturstellungen im Hüftgelenk haben auch Rückwirkungen auf die WS. Kontrakturen mit funktionellen Beinverkürzungen sind immer auch mit einem Beckenschiefstand und Seitverbiegung der WS verbunden.

wichtig

Bei einem Erguß im Hüftgelenk kommt es zur Flexions-Abduktions-Außenrotations-Haltung, weil so die Spannung der Gelenkkapsel am geringsten ist.

Eine vermehrte Innenrotation findet sich bei verstärkter Antetorsion des Schenkelhalses, z.B. im Rahmen der kongenitalen Hüftdysplasie.

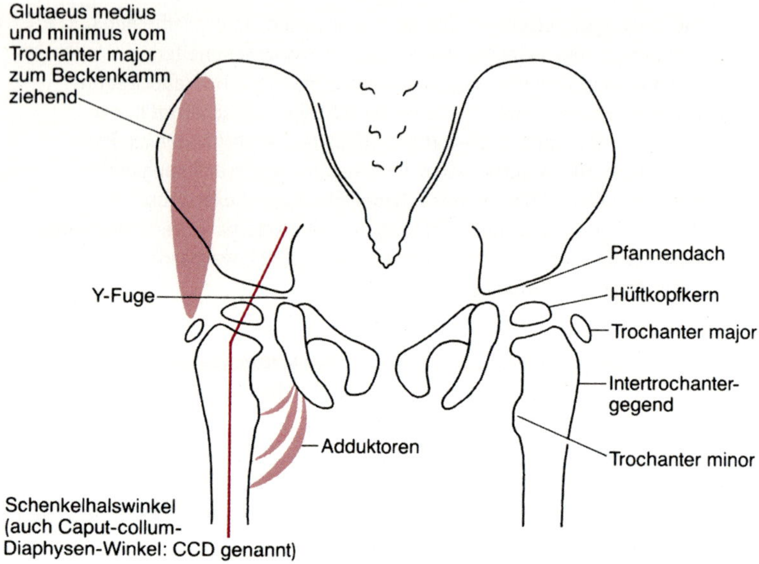

Abb. 10.1. Wichtige anatomische Strukturen in der Hüftregion

Bei doppelseitiger Beugekontraktur kommt es zur Beckenverkippung mit Hyperlordosierung der LWS und Ausbildung eines Hohlkreuzes (Abb. 10.2).

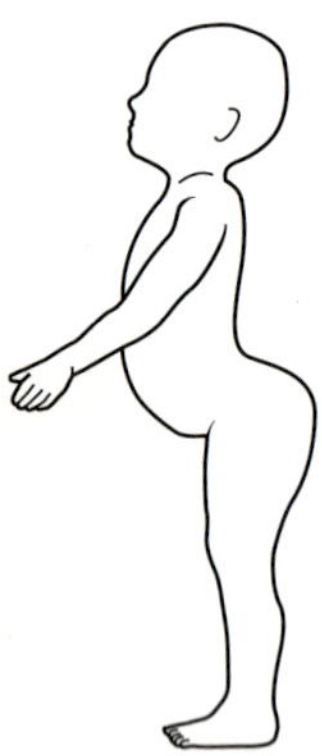

Abb. 10.2. Doppelseitige Hüftbeugekontraktur bei beidseitiger Hüftluxation mit Hyperlordose der LWS

Funktionsprüfungen nach der Neutral-Null-Methode (Abb. 10.3)

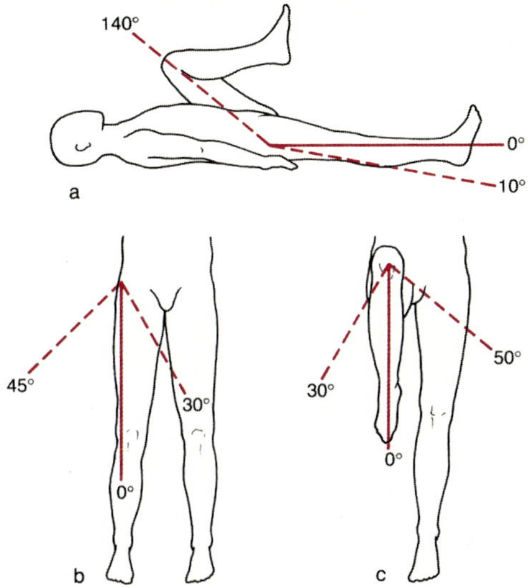

Abb. 10.3 a. Beugung, Streckung und Überstreckung, **b** Abduktion und Adduktion, **c** Innen- und Außenrotation (bei um 90° gebeugtem Hüft- und Kniegelenk)

Prüfung der Beugekontraktur (Abb. 10.4)

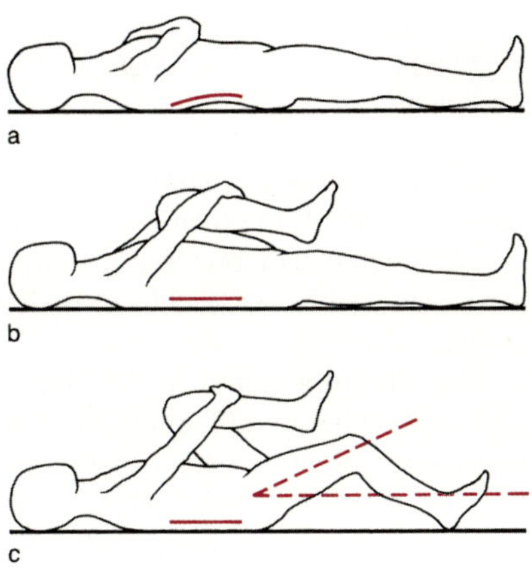

Abb. 10.4 a. Normale Rückenlage. **b** Ausgleich der Lendenlordose durch Hüftbeugung (Thomas[1]-Handgriff). **c** Bei der Hüftbeugung hebt sich das zu prüfende Bein um den Kontrakturwinkel von der Unterlage

[1] Hugh Owens Thomas, Orthopädie, London (1834–1891)

10.2 Angeborene und konstitutionell bedingte Störungen (Abb. 10.5)

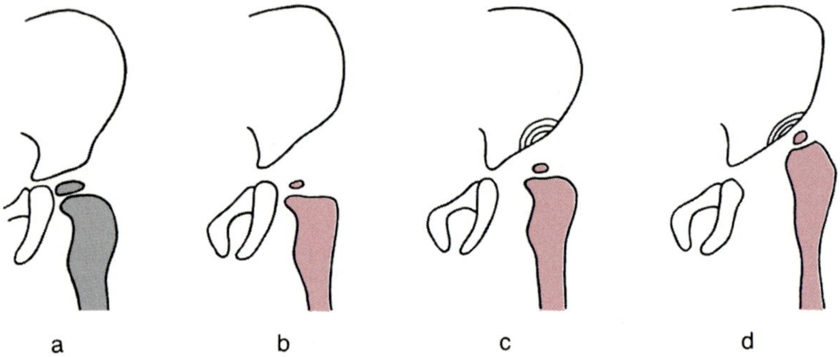

Abb. 10.5 a–d. Verschiedene Formen der Hüftdysplasie. **a** Normal, **b** Hüftdysplasie ohne Luxation, **c** Subluxation mit Sekundärveränderungen, **d** Luxation mit Sekundärveränderungen

10.2.1 Frühkindliche Hüftdysplasie (sog. angeborene Hüftluxation)

Definition *Es handelt sich um eine erbliche Entwicklungsstörung der Hüftpfanne.*

Ätiopathogenese► Angeboren ist die Hüftdysplasie, die Luxation ist lediglich eine Komplikation der dysplastischen Entwicklungsstörung. Das Erbleiden tritt regional gehäuft auf (Tschechien, Sachsen, Thüringen). Das weibliche Geschlecht ist häufiger betroffen als das männliche (5,4:1).

Der Hüftkopf findet in der flachen Gelenkpfanne keinen Widerhalt und gleitet über den Pfannenrand durch Muskelzug oder später bei Belastung nach oben. Je nach Ausmaß der Entwicklungsstörung und Dauer des Zeitraums ohne Behandlung stellt sich die Mißbildung dar als:

- Pfannendysplasie ohne Luxation,
- Subluxation,
- Luxation.

Sekundär kommt es zu folgenden Veränderungen:

- Der ***Hüftkopfkern bleibt im Wachstum*** zurück.
- Durch mangelnden Gelenkkontakt mit dem Acetabulum ändern Schenkelhals und -kopf ihre Wachstumsrichtung, und zwar nach kranial, so daß sich der Schenkelhalswinkel vergrößert: Es entsteht eine ***Coxa valga.*** Außerdem wächst der Schenkelhals mehr nach vorn und erfährt eine Antetorsion (***Coxa antetorta***).
- Der höher getretene Hüftkopf bildet sich oberhalb der eigentlichen Gelenkpfanne ein neues Widerlager, eine ***Sekundärpfanne.***
- ***Weichteilveränderungen:*** Die leere Pfanne füllt sich mit Weichteilgewebe. Der knorpelige obere Pfannenrand (Limbus) schlägt nach kaudal um und legt sich vor den Pfanneneingang. Das Lig. teres verdickt sich. Muskeln und Bänder verkürzen sich. Die Gelenkkapsel wird schlauchartig in die Länge gezogen und verklebt teilweise. Alle Weichteilveränderungen erschweren die Einrenkung und machen diese nach längerem Bestehen sogar unmöglich.
- Dysplastische und subluxierte Gelenke entwickeln später wegen der Inkongruenz der Gelenkpartner eine ***Koxarthrose*** (Abb. 10.6).

re

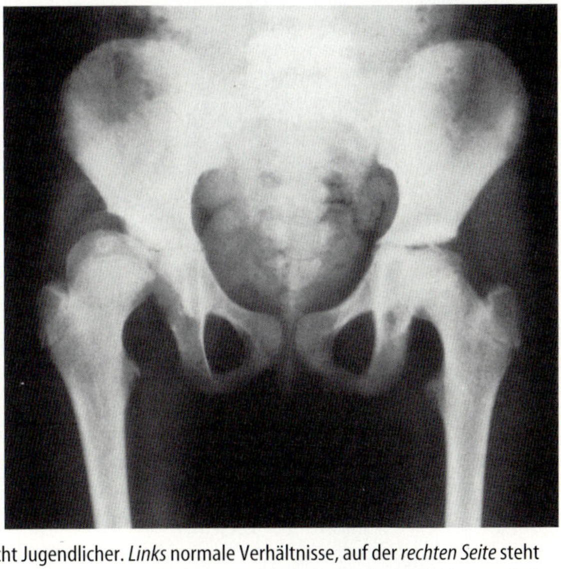

li

Abb. 10.6. Beckenübersicht Jugendlicher. *Links* normale Verhältnisse, auf der *rechten Seite* steht der Hüftkopf außerhalb einer abgeflachten Gelenkpfanne: Coxa valga subluxans bei kongenitaler Hüftdysplasie

Klinik▸ Zu den Früherkennungszeichen nach der Geburt zählen

- Faltenasymmetrie (👁Abb. 10.7b),
- Abspreizbehinderung (👁Abb. 10.7a),

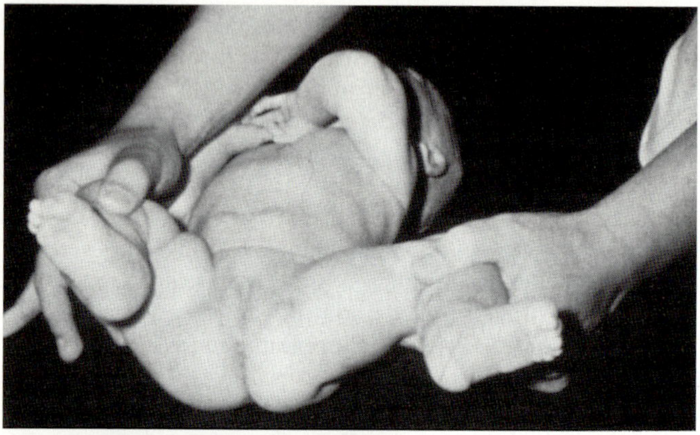

a

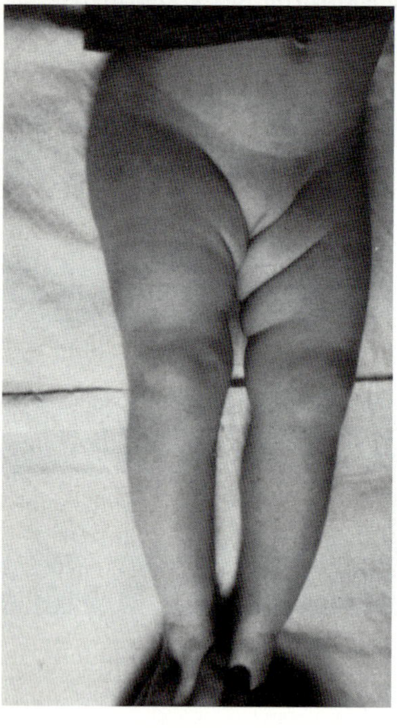

b

Abb. 10.7 a, b. Frühzeichen der Hüftdysplasie. **a** Abspreizbehinderung: Die Beinchen werden vom Untersucher abgespreizt. Rechts ist die Abspreizung behindert. **b** Faltenasymmetrie: Die Hautfalten am Oberschenkel sind asymmetrisch

- Veränderungen im Sonogramm,
- geringe aktive Beweglichkeit im betroffenen Gelenk,
- Instabilitätszeichen (nach Ortolani, ◉Abb. 10.8).

wichtig

Die Instabilität bei frühkindlicher Hüftdysplasie prüft man, indem man das Hüftgelenk des Neugeborenen beugt und abduziert. Dabei kann man ein Schnappen im Gelenk fühlen und manchmal hören.

Bei einer Hüftdysplasie mit instabilem, luxationsbereitem Gelenk kommt es zur Aus- und wieder zur Einrenkung. Dieses Zeichen ist nur in den ersten Tagen nach der Geburt nachweisbar.

Später, v.a. bei eingetretener Luxation, finden sich noch Beinlängendifferenz, positives Trendelenburg-Zeichen, Hinken mit Watschelgang und Veränderungen im Röntgenbild. Die Beinlängendifferenz erkennt man beim Säugling durch unterschiedliche Oberschenkellänge im Liegen (◉Abb. 10.9). Bei doppelseitiger Hüftluxation hat man als Frühzeichen die Abduktionsbehinderung und das Aus- und Einrenkungsphänomen, später den Watschelgang sowie eine Beckenvorkippung mit Hohlkreuzbildung und doppelseitig positivem Trendelenburg-Zeichen.

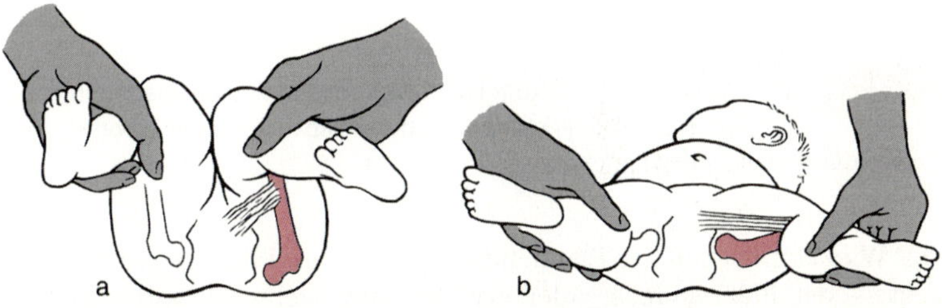

Abb. 10.8 a, b. Instabilitätszeichen nach Ortolani[1]: Das Aus- und Einrenkungsphänomen prüft man, indem man das Hüftgelenk des Neugeborenen beugt und abduziert. Wenn der Hüftkopf über den hinteren Pfannenrand bei der Abduktion vom luxierten Zustand (◉Abb. 10.8 a) in die Pfannen zurückspringt (◉Abb. 10.8 b), hört und fühlt man ein deutliches Schnappen. Wegen der möglichen Traumatisierung der Hüfte sollte das Aus- und Einrenkungsphänomen nur vom geübten Untersucher geprüft werden

[1] Marino Ortolani, Pädiater, Ferrara (1904–1983)

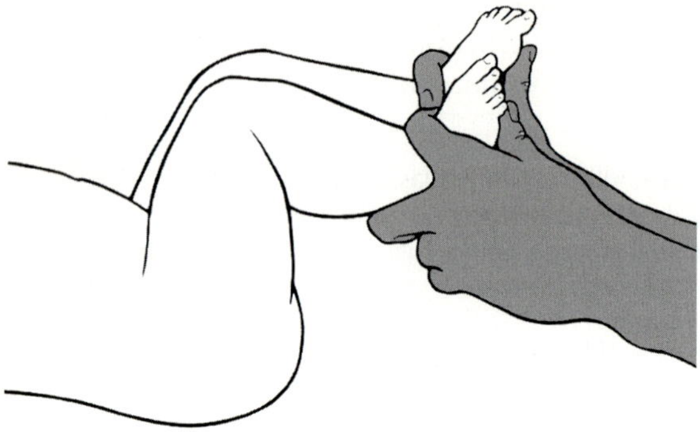

Abb. 10.9. Grobe Prüfung der Beinlängendifferenz beim Säugling mit unterschiedlicher Oberschenkellänge infolge einseitiger Hüftluxation

Röntgen▸ Im Falle einer Subluxation oder Luxation steht der Hüftkopfkern im oberen äußeren Quadranten eines Koordinatensystems, das aus einer Senkrechten durch den Pfannenerker und einer Horizontalen durch den Grund beider Pfannen gebildet wird. Die Ménard-Shenton-Linie – eine gedachte Linie von der oberen Umrandung des Foramen obturatum zur medialen Begrenzung des Schenkelhalses – ist unterbrochen.

wichtig **Die typischen Veränderungen im Röntgenbild sind erst nach dem 3. Lebensmonat zu erkennen. Es ist deshalb nicht sinnvoll, vorher ein Röntgenbild anfertigen zu lassen.**

Der Winkel zwischen der Pfannendachtangente und der queren Beckenachse – der Pfannendach- oder Acetabulumwinkel – ist beim Säugling über 35°, beim 1jährigen über 28° und beim Kleinkind über 25° pathologisch. Der Hüftkopfkern ist kleiner als auf der gesunden Seite (Abb. 10.10, 10.11).

Sonographie (Abb. 10.12)▸ Bereits bei der Neugeborenenuntersuchung ist es möglich, Hüftreifestörungen im Ultraschall zu erkennen. Man kann die Kapselweichteile, Hüftkopf- und Pfannenknorpel sowie die Stellung des Hüftkopfes genau beurteilen. Grenzen für die Sonographie ergeben sich mit zunehmender Knochenentwicklung, weil nur Weichteile darge-

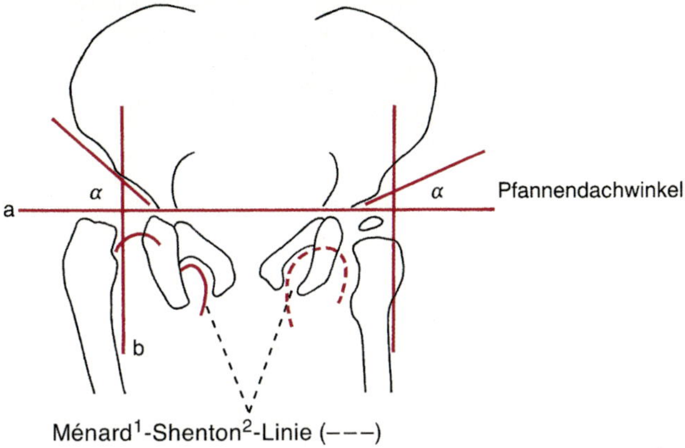

Abb. 10.10. Röntgenologische Zeichen der kongenitalen Hüftluxation. Es bilden ein Koordinatensystem: *a* Hilgenreiner-Linie = Horizontale durch den Grund beider Hüftpfannen und *b* Ombérdanne-Linie = Senkrechte auf die Hilgenreiner-Linie in Höhe des Pfannenerkers

re

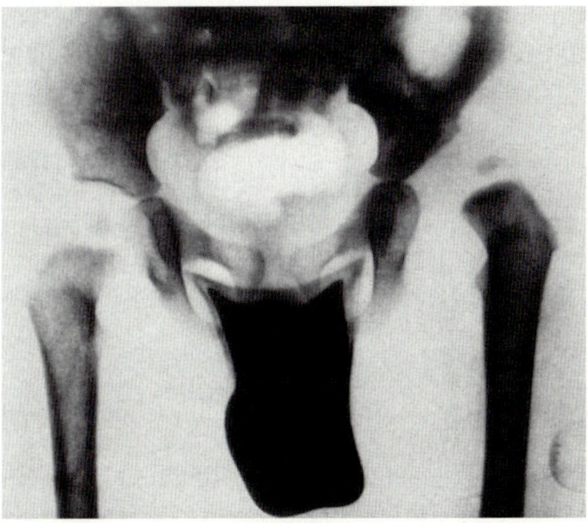

li

Abb. 10.11. Kongenitale Hüftluxation. Kindliches Becken a.-p. (Epiphysenfugen noch offen). Rechts normale Verhältnisse, links steht der Hüftkopfkern außerhalb der Pfanne. Das Pfannendach ist steil. Der Hüftkopfkern ist etwas kleiner als auf der gesunden Seite

---

[1] Maxime Ménard, Gerichtsmediziner, Paris (1872–1929)

[2] Edward Shenton, Radiologe, London (1872–1955)

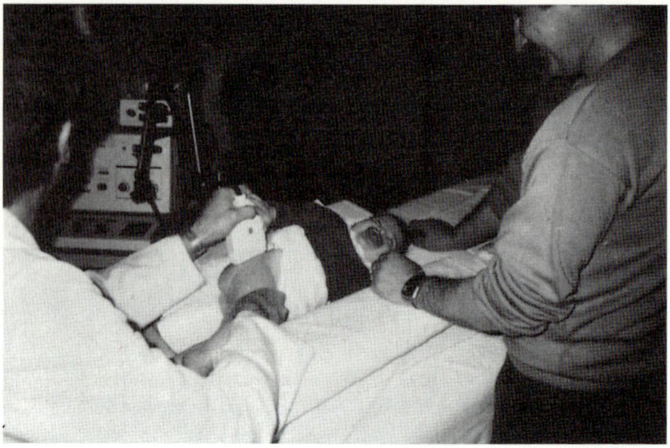

a

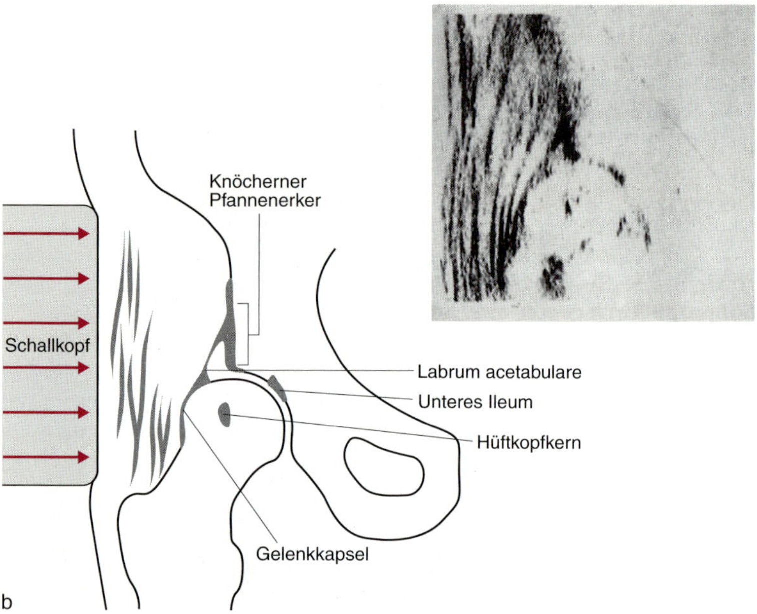

b

Abb. 10.12 a–c. Ultraschalluntersuchung der Säuglingshüfte zur Frühdiagnose der kongenitalen Hüftdysplasie und -luxation. **b** Normalbefund im Ultraschallbild der Säuglingshüfte: Der Hüftkopf steht direkt unter dem gut entwickelten knöchernen Pfannenerker. **c** (S. 365) Pathologischer Befund mit dezentriertem (subluxiertem) Hüftgelenk: Die Hüftkopfkontur ist nach kranial und lateral verschoben

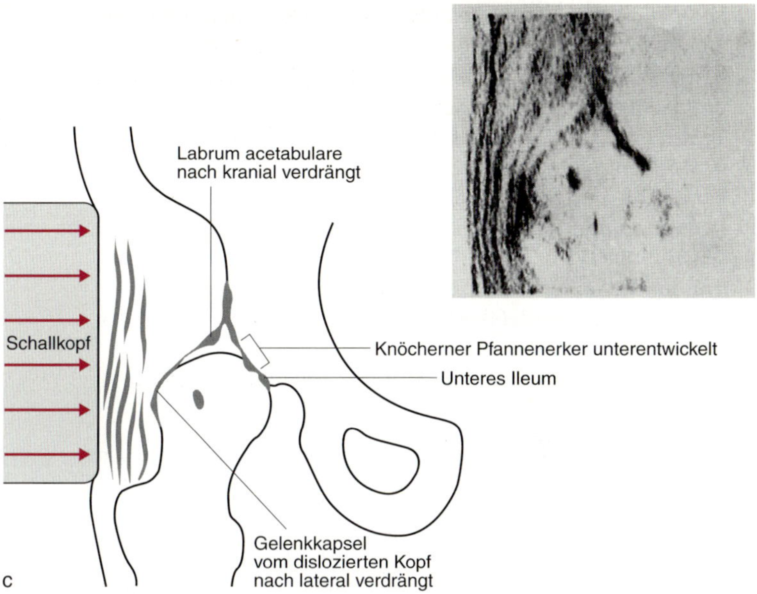

Abb. 10.12 c.

stellt werden können. Die sonographische Einteilung erfolgt nach Graf[1] (Übersicht 10.1).

wichtig

Als Screening zur Frühdiagnose einer kongenitalen Hüftdysplasie beim Neugeborenen ist die Sonographie am besten geeignet.

Übersicht 10.1. Sonographische Hüfttypen nach Graf und Procedere

Typ I normal ausgereifte Hüfte	– alles in Ordnung
Typ I a normale noch nicht ausgereifte Hüfte	– aufpassen, Kontrolle
Typ II b dysplastische Hüfte ohne Luxationstendenz	– behandeln, Spreizhose
Typ II c, d dysplastische Hüfte „am Luxieren"	}
Typ III bereits subluxierte Hüfte	} Behandlung nur durch Spezialisten
Typ IV ganz luxierte Hüfte	}

[1] Reinhard Graf, Orthopäde, Stolzalpe (Zeitgen.)

Differentialdiagnose▸ Hüftgelenkluxationen kommen sonst noch vor bei:

- ***Säuglingsosteomyelitis:*** Auch hier kann es zur Hüftluxation durch entzündliche Zerstörung des Gelenkkomplexes kommen. Laborwerte und Fieberschübe geben den diagnostischen Hinweis.
- ***Teratologischen Hüftluxationen.*** Sie sind mit anderen Mißbildungen verbunden. Sie bestehen schon bei der Geburt und sind nicht einrenkbar.
- ***Lähmungsluxation*** bei Polio, Meningomyelozele, Zerebralparese vom spastischen Typ.
- ***Traumatischer Hüftluxation.*** Sie ist im Kindesalter selten.
- Proximalen ***Femurdefekten.***

Therapie▸ Grundzüge der konservativen Behandlung:

wichtig **Je früher die Hüftdysplasie erkannt und behandelt wird, um so günstiger sind die Heilungsaussichten.**

Besonderer Wert wird daher auf die Früherkennung – z.B. im Rahmen der Vorsorgeuntersuchung – und funktionelle Frühbehandlung gelegt.

wichtig **Bei der funktionellen Behandlung von Entwicklungsstörungen am Bewegungsapparat, wie z.B. bei der angeborenen Hüftdysplasie und Hüftverrenkung, nutzt man die Fähigkeiten des wachsenden Organismus, auf Druck-, Zug- und Bewegungsreize mit einem korrigierenden Wachstum zu antworten.**

Es gilt, den Ossifikationsrückstand am Pfannendach wieder aufzuholen. Beim Säugling geschieht dies am besten durch Strampelbewegungen aus der Beugespreizstellung. Um die Hüftgelenke in die Beugespreizstellung zu bringen, bedient man sich z.B. einer Spreizhose oder Beugespreizbandage (Abb. 10.13). Beim Neugeborenen mit Verdacht auf Hüftdysplasie reicht zunächst breites Wickeln, d.h. man legt ein breites Windelpaket oder ein Schaumgummipolster zwischen die Beinchen, um die funktionell günstige Abspreizstellung zu erreichen. Die Behandlung mit der Spreizhose und Beuge-Spreizbandage muß engmaschig kontrolliert werden, weil bei falschem Sitz Schäden in Form von Hüftkopfnekrosen oder Heraushebeln des Hüftkopfes aus der Pfanne auftreten können.

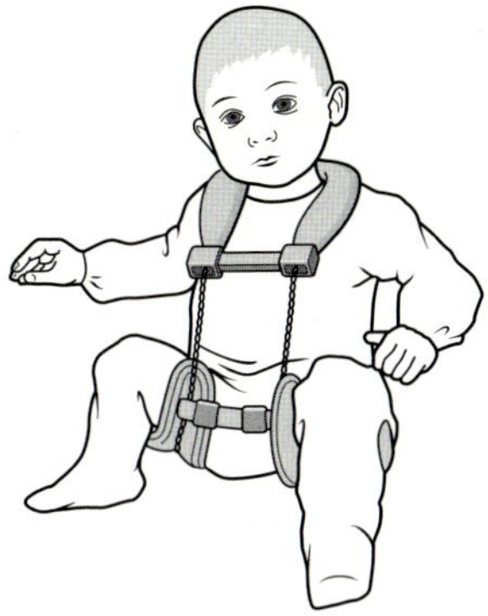

Abb. 10.13. Funktionelle Frühbehandlung der Hüftdysplasie mit der Beuge-Spreizbandage nach Bernau[1]. Anpassung und Sitz der Bandagen zur Behandlung von Hüftreifungsstörungen müssen ständig fachorthopädisch überprüft werden

Bei bereits eingetretener ***Hüftluxation*** ist erst eine Einrenkung erforderlich. Diese kann man durch Dauerextension über mehrere Wochen (Extensionsreposition) oder, falls dies nicht gelingt, mit einer Operation erreichen. Nach der Reposition folgt die Retention, d.h. der eingerenkte Zustand muß gehalten werden. Dazu bedient man sich entweder eines Gipsverbands mit Beugespreizstellung oder besser noch spezieller Schienen, die schon frühzeitig aktive Bewegungen erlauben. Anschließend folgt, wie bei der einfachen Hüftdysplasie, die nachholende Entwicklung.

wichtig

Für die Behandlung der Hüftluxation ergibt sich folgender Ablauf: Reposition – Retention – nachholende Entwicklung.

Der funktionellen Behandlung sind Grenzen gesetzt. Nach dem 3. Lebensjahr wird die Reposition immer schwieriger, auch läßt mit zunehmendem Alter die nachholende Entwicklung zu wünschen übrig. Um keine präarthrotischen Deformitäten zu hinterlassen, muß operiert werden (Abb. 10.14).

Für die Konstruktion einer gut überdachten Gelenkpfanne kann man Pfannendachplastiken oder Beckenosteotomien durchführen. Bei Coxa valga mit pathologischer Antetorsion osteotomiert man zwischen dem kleinen und großen Rollhügel und entnimmt einen kleinen Knochenkeil mit medialer Basis. Außerdem werden die osteotomierten Fragmente

[1] Andreas Bernau, Orthopäde, Tübingen (Zeitgen.)

gegeneinander rotiert, um die pathologische Antetorsion auszugleichen (Derotations-Varisierungs-Osteotomie) (👁Abb. 10.15).

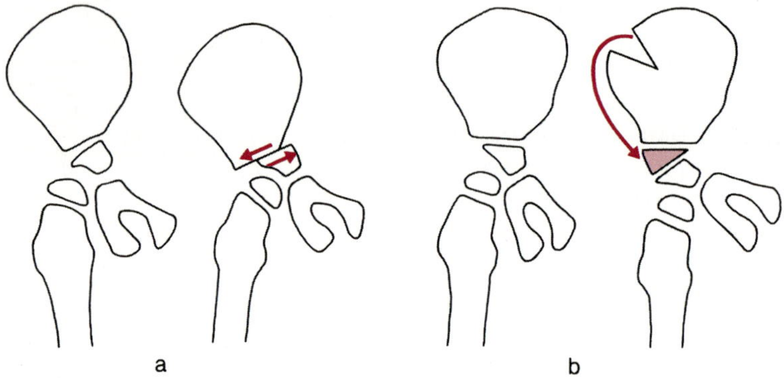

Abb. 10.14 a, b. Pfannendachrekonstruktion durch Beckenosteotomien: **a** nach Chiari[1]: Das Becken wird unmittelbar oberhalb der Pfanne durchtrennt. Durch Verschieben des kranialen Beckenteiles nach lateral entsteht eine bessere Überdachung des Hüftkopfes; **b** nach Salter[2]: Durchtrennen des Beckens unmittelbar oberhalb der Gelenkpfanne. Herunterbiegen des distalen Beckenteiles durch Einklemmen eines Knochenkeiles aus dem Beckenkamm

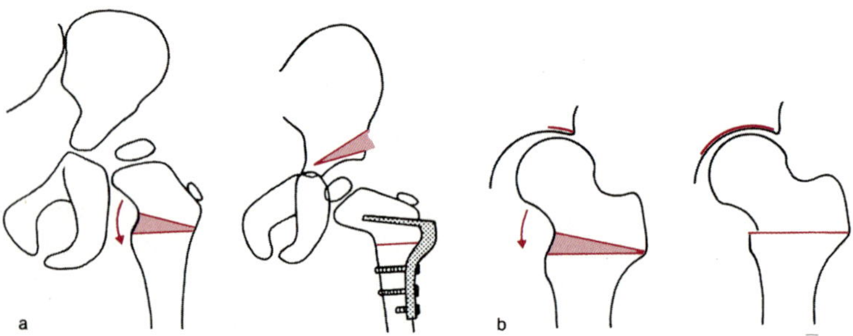

Abb. 10.15 a. Intertrochantäre Varisierungs-Osteotomie und Pfannendachplastik, um die Kontaktflächen zu vergrößern (Druckreduzierung) und **b** die Arthroseentwicklung zu verzögern. Der intertrochantär entnommene Knochenkeil kann gleichzeitig als autologes Transplantat für die Pfannendachplastik genommen werden. Fixation mit Metallplatte und Schrauben

---

[1] Karl Chiari, Orthopäde, Wien (Zeitgen.)

[2] Robert Salter, Orthopäde, Toronto (Zeitgen.)

Krankengymnastik ist in allen Phasen und Stadien der Hüftdysplasie von Bedeutung.

wichtig

Es gilt, die hüftstabilisierenden Muskeln zu trainieren, insbesondere Mm. glutaei medius et minimus, um das Trendelenburg-Hinken abzubauen.

Postoperativ sind Gelenkmobilisierung, Thromboseprophylaxe und später Gangschulung indiziert.

Die *Gefahren* der Behandlung bestehen darin, daß man zusätzliche Schäden setzen kann. Neben Wachstumsstörungen des Schenkelhalses (Coxa valga, Ante- oder Retrotorsion), Immobilisationsschäden und psychischen Schäden durch langwierige Gipsbehandlung und zahlreiche Operationen sowie Krankenhausbehandlungen sind es in erster Linie Hüftkopfnekrosen, auch Luxations-Perthes genannt, die die Prognose verschlechtern. Nach einer Nekrose kommt es meistens zur Deformierung des Hüftkopfes, die eine Beinverkürzung und später eine Koxarthrose zur Folge hat. Als Ursache kommen das gewaltsame Vorgehen bei der Einrenkung und die Retention in Extremstellungen in Frage. Man ist daher heute von den früher üblichen manuellen Einrenkungsverfahren und von der Retention in Extremstellungen (z.B. Froschhaltung) abgekommen. Als schonendstes Verfahren hat sich die Extensionsreposition mit anschließender Retention in einer Bewegungsschiene mit physiologischer Beugespreizstellung erwiesen (Übersicht 10.2).

Übersicht 10.2. Hüftluxation – Memo

- Frühdiagnose durch Sonographie
- Frühbehandlung durch Spreizhose
- Bei später Diagnose: Reposition und Retention

Fallbeispiel

Sarah Trendler*, 3, hat einen komischen Watschelgang mit Hin- und Herschwanken des Oberkörpers. Sie kann schon auf einem Bein stehen, dabei sinkt das Becken beim Stand auf dem linken Bein auf der gegenüberliegenden Seite ab (s. Text). Weil, wie der Arzt sagt, eine Ultraschalluntersuchung nichts mehr bringt – wird ein Röntgenbild der Hüften angefertigt (s. Abb. 10.11).*

Diagnose ► *Kongenitale Hüftluxation links. Weil die Ultraschalluntersuchung im Rahmen des Screenings gleich nach der Geburt verpaßt wurde, konnte die Frühdiagnose mit Frühbehandlung durch eine Spreizhose nicht durchgeführt werden.*
Therapie ► *Jetzt sind Operationen erforderlich, um den Hüftkopf in die Pfanne einzustellen und die abgeflachte Pfanne wieder aufzubauen (Derotationsvarisierungsosteotomie und Pfannendachplastik s. Abb. 10.15)*

10.2.2 Coxa vara congenita

Angeborene Entwicklungsstörungen des Schenkelhalses. Der Schenkelhalswinkel ist verkleinert, er liegt unter 120°.

wichtig **Durch Annäherung des Trochanters an den Darmbeinkamm kommt es zur Insuffizienz der kleinen Glutaei mit positivem Trendelenburg-Zeichen.**

Klinisch findet sich weiter eine Einschränkung der Abduktion und durch Beckenkippung nach vorn eine Hyperlordose der Lendenwirbelsäule. Die Coxa vara congenita ist eine präarthrotische Deformität. In fortgeschrittenen und unbehandelten Fällen kann es zur spitzwinkeligen Einstellung des Schenkelhalses (unter 90°) mit Bildung der Hirtenstabform kommen. Durch Umbauzonen im Schenkelhalsbereich entsteht spontan eine Pseudarthrose mit Kontinuitätsunterbrechung.

Die Coxa vara congenita zeigt keine Spontankorrektur etwa im Vergleich zur Coxa antetorta oder zu O-Beinen im Kindesalter.

Therapie ► Aufrichtungsosteotomie (Valgisierungsosteotomie, Abb. 10.16).

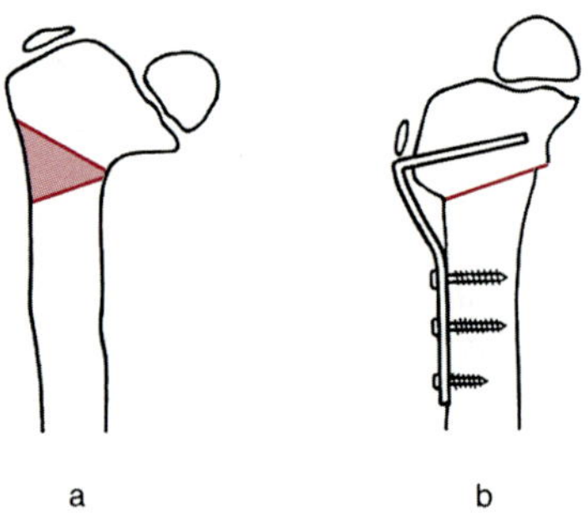

Abb. 10.16 a, b. Operative Behandlung der Coxa vara. **a** Coxa vara congenita. **b** Aufrichtungsosteotomie durch Entnahme eines Knochenkeils mit lateraler Basis. Fixation mit Metallplatte und Schrauben

10.2.3 Pathologische Schenkelhalswinkel, Coxa antetorta

wichtig

Der Schenkelhalswinkel beträgt bei der Geburt etwa 150° und bildet sich bis zum Abschluß des Wachstums auf 125° zurück.

Coxa valga (👁 Abb. 10.15b)

Schenkelhalsschaftwinkel größer als 125°, wobei Winkel bis zu 140° noch als Sonderformen innerhalb der Variationsbreite angegeben werden können. Kommt vor bei der kongenitalen Hüftluxation und als Entlastungs-Coxa-valga bei allen möglichen Lähmungserscheinungen (z.B. Polio).

wichtig

Bei der infantilen Cerebralparese entwickelt sich die Coxa valga durch eine Spastik der Adduktoren.

Eine starke Coxa valga ist eine präarthrotische Deformität, weil die Biomechanik der Hüfte durch erhöhten intraartikulären Druck gestört ist. Die Hüftgelenksbelastung ist bei einer Coxa valga größer als bei einer

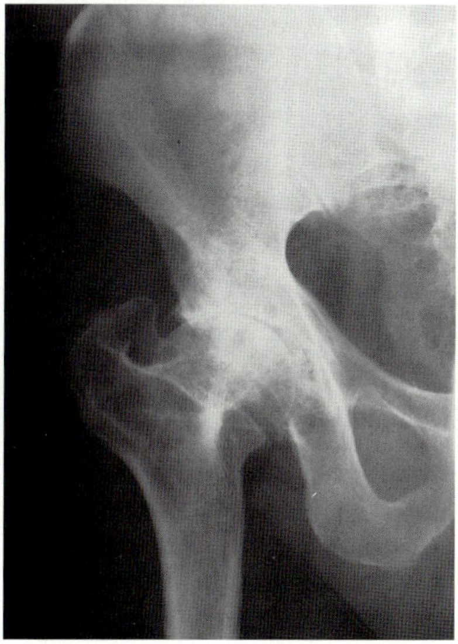

Abb. 10.17. Coxa vara: Der Trochanter major steht höher als der Hüftkopfmittelpunkt. Es resultiert eine Insuffizienz der kleinen Glutaei mit positivem Trendelenburg-Zeichen. Außerdem hat sich eine Arthrose mit Gelenkspaltverschmälerung und starken Schmerzen entwickelt. Therapie bei diesem 62 jährigen Patienten: Totalendoprothese.

Coxa vara. Der Schenkelhalsschaftwinkel kann durch intertrochantäre Osteotomie normalisiert werden (s. Abb. 10.15).

Coxa vara (Abb. 10.17)

Schenkelhalswinkel kleiner als 125°. Kommt vor bei:

- Rachitis,
- Coxa vara congenita,
- Chondrodystrophie,
- nach Schenkelhalsfraktur, als Begleitmißbildung bei der
- Dysostosis cleidocranialis.

Coxa antetorta

Pathologisch vermehrte Antetorsion des Schenkelhalses.

Kommt vor bei der kongenitalen Hüftdysplasie, nach fehlverheilter Schenkelhalsfraktur und idiopathisch. Bis zu einem Antetorsionswinkel von 45° ist eine Kompensation durch Innenrotationsgang möglich (Übersicht 10.3). Weitere Ausführungen s. Kap. 1.2.6, Seite 25.

Übersicht 10.3. Coxa – Memo

- Coxa antetorta: vermehrte Antetorsion im Schenkelhals
- Coxa saltans: Traktusschnappen
- Coxa valga: Schenkelhalswinkel vergrößert
- Coxa vara: Schenkelhalswinkel verkleinert

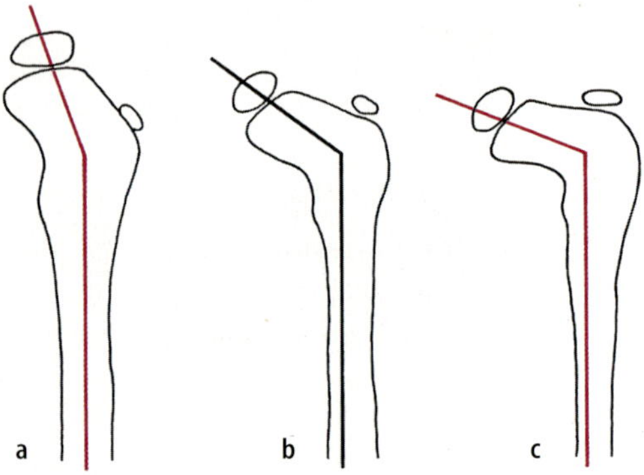

Abb. 10.18 a. Coxa valga, **b** normal, **c** Coxa vara

10.2.4 Idiopathische kindliche Hüftkopfnekrose (Morbus Perthes[1])

Definition

Spontane Osteonekrose des Hüftkopfes. Manifestationsalter 4–8. Lebensjahr. Betroffen sind meist Knaben. Beidseitiges Vorkommen ist häufig.

Ätiopathogenese ▸ Dauer der Erkrankung 4 Jahre. Ursache ist wahrscheinlich eine Insuffizienz der Vaskularisation in einer Zeit stärkeren Längenwachstums. In der Epiphyse kommt es zur Nekrose des Knochens und des Knochenmarks. Auch die Epiphysenfuge ist betroffen, so daß Wachstumsstörungen auftreten. Beim Befall der Metaphyse und des Schenkelhalses spricht man auch vom Hals-Perthes. Der nekrotische Knochen wird abgebaut, durch Bindegewebe ersetzt und reossifiziert. Man unterscheidet verschiedene Stadien (Abb. 10.19):

- Initialstadium mit Gelenkspalterweiterung und Verdichtung (Kondensation) des Hüftkopfkernes,
- Fragmentierungsstadium mit scholligem Hüftkopfzerfall,
- Reossifikationsstadium, Wiederaufbau meist mit Fehlform.

Die Stadien dauern jeweils 1 Jahre. Während des Ablaufs der Knochenresorption und Reossifikation kommt es zu einer Minderung der Knochenfestigkeit mit möglichen Kopfdeformierungen. Neben der Stadieneinteilung nach dem Verlauf gibt es noch eine Einteilung nach dem Schweregrad (nach Catterall[2]) mit sog. Risikofaktoren, die Prognose und Therapie bestimmen. Trifft die Diagnostik den Beginn der Erkrankung, findet sich die Nekrose anterolateral oben im Hüftkopf (Gruppen 1 und 2), später ist der gesamte Hüftkopf beteiligt (Gruppe 3), oder es kommt zur Auflösung des gesamten Hüftkopfes (Gruppe 4) (Übersicht 10.4).

Übersicht 10.4. Perthes – Memo

▸ Hüftkopfnekrose vaskulär	▸ Knieschmerz
▸ 4–8jährige Knaben	▸ Innenrotationseinschränkung
▸ Dauer 4 Jahre	▸ Gelenkspaltverbreiterung
▸ Initial-Fragmentierungs-Reossifikationsstadium	▸ Präarthrotische Deformität

[1] Georg Perthes, Chirurg, Tübingen (1869–1927)

[2] Anthony Catterall, Orthopäde, London (Zeitgen.)

Als Risikozeichen gelten:

- Beteiligung der Metaphyse,
- Lateralisation des Hüftkopfes,
- laterale Verdichtung der Epiphyse.

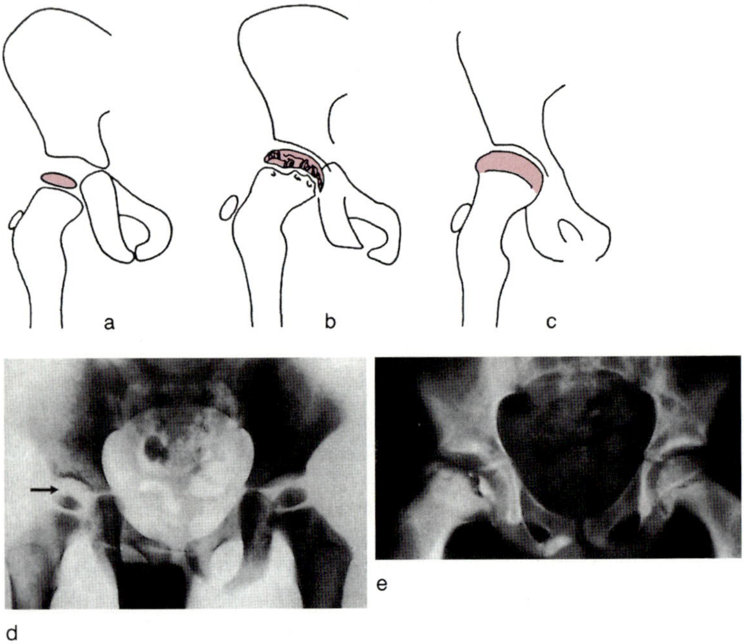

Abb. 10.19 a–e. Stadieneinteilung beim Morbus Perthes. **a** Initialstadium: Abflachung und Kondensation des Hüftkopfkerns, Gelenkspalterweiterung, **b** Fragmentierungsstadium: Hüftkopfkern fragmentiert, Epiphysenfuge unregelmäßig, Schenkelhals verbreitert. **c** Reossifikation mit Deformierung: Kopf pilzförmig verbreitert und abgeflacht, Coxa valga. **d** Initialstadium: Beckenübersichtaufnahme eines Kindes (Wachstumsfugen offen). Auf der rechten Seite ist die Hüftkopfepiphyse abgeflacht. Der Gelenkspalt (Abstand zwischen Pfannendach und Epiphysenkern) ist vergrößert. Normale Hüftpfannenverhältnisse. **e** Fragmentierungsstadium: Beckenübersichtaufnahme eines Kindes (Wachstumsfuge auf der linken Seite offen). Linke Seite normal, rechts Deformierung des Hüftkopfs bei normaler Pfanne. Hüftkopfepiphyse in einzelne Fragmente unterteilt. Gelenkspalt (Abstand zwischen Pfanne und Kopf) normal weit oder sogar etwas erweitert. Der exzentrische Hüftkopf droht aus der Pfanne zu wandern

Es gibt Verlaufsformen mit starker Deformierungstendenz, die man immer entlasten lassen bzw. operieren sollte, und leichtere Formen, die sogar ohne besondere Behandlung weiterbelastet werden können (Abb. 10.20).

Klinik▸ Zunächst langsam einsetzende, belastungsabhängige Schmerzen in der Hüfte mit Atrophie des Oberschenkels, Bewegungseinschränkung im Hüftgelenk und geringer Beinverkürzung.

wichtig

Als Frühzeichen beim Morbus Perthes gelten rasches Ermüden bei Belastung, endgradige schmerzhafte Einschränkung der Hüftgelenkinnenrotation sowie Abduktion.

Die Schmerzen werden häufig ins Knie projiziert. In ausgeprägten Fällen mit Kopfsinterung ist das Trendelenburg-Zeichen positiv. Ein chronischer Verlauf über Jahre ist typisch.

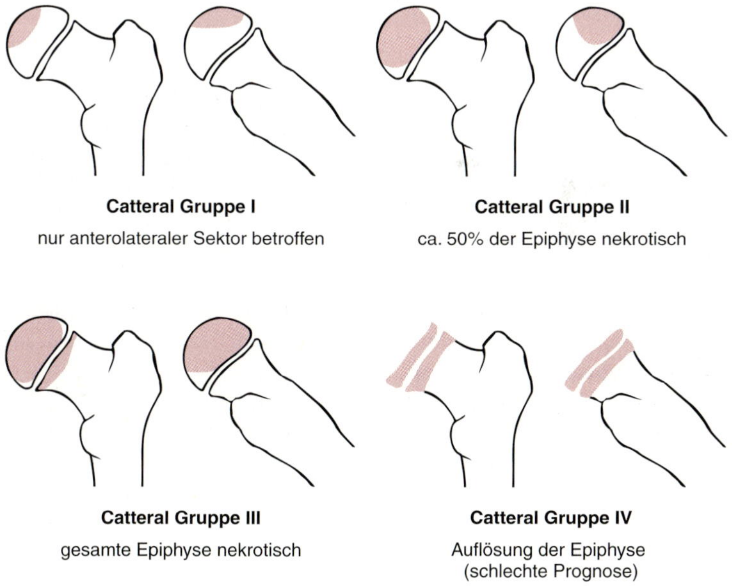

Abb. 10.20. Prognostische Einteilung des M. Perthes nach Catterall

Röntgen▸ Das Röntgenbild zeigt initial eine Verbreiterung des Gelenkspaltes sowie eine Abflachung des Epiphysenknochens. Im Fragmentierungsstadium finden sich mehrere Verdichtungen und Aufhellungen nebeneinander. Im Reparationsstadium sieht man den Wiederaufbau eines mehr oder weniger stark veränderten Hüftkopfes. Bei starker Deformierung entsteht eine Pilz- oder Walzenform des Hüftkopfes.

Im MRT ist eine Frühdiagnose möglich.

Prognose▸ Hängt vom Ausmaß der Deformierung ab. Meistens verbleiben präarthrotische Deformitäten, die später zu einer Arthrosis deformans führen. Als Risikofaktoren für eine schlechte Prognose gelten: Exzentrische Knochenkernanteile mit Wachstumsveränderungen der Hüftkopfrichtung nach lateral mit Subluxation, Verknöcherung der lateralen Epiphyse, Metaphysenbeteiligung.

Differentialdiagnose▸ Koxitis (typische Laborwerte, röntgenologisch Verschmälerung des Gelenkspalts). Enchondrale Dysostosen und multiple epiphysäre Dysplasien zeigen Verformung meistens beider Hüftgelenke. Im Verlauf zeigen sich keine wesentlichen Veränderungen, keine Beschwerden.

Therapie▸ Keine sofortige Operation. Das Therapieprinzip ist das Containment (Überdachung des gesamten Hüftkopfes durch abduzierende Maßnahmen, z.B. Schienen, Osteotomie). Eine Entlastung des erweichten Hüftkopfs im entlastenden Apparat (Thomas-Schiene, s. 👁Abb. 3.5, S. 94) wird heute nicht mehr als erforderlich angesehen. Entlastungsoperationen durch intertrochantäre Osteotomie zum Zwecke der Containmentbehandlung vor dem 7. Lebensjahr werden als prognostisch günstig angesehen. Operationen sind nur erforderlich, wenn die o.g. Risikofaktoren vorliegen. Extrakorporale Stoßwellenbehandlung: Der Einsatz der Stoßwelle kann wie bei anderen juvenilen Knochennekrosen u.U. sogar die Krankheitsdauer verkürzen.

Krankengymnastik▸ Wenn das Bein entlastet werden soll, müssen die Muskeln durch isotonische und isometrische Übungen in Form gehalten werden. Die meist vorhandene Abduktionsbehinderung erfordert eine vorsichtige Mobilisierungsbehandlung. Gangschulung bei erlaubter Teilbelastung. Einübung mit dem Gehapparat. Gutes Bewegungsausmaß verbessert die Prognose. Die Krankengymnastik soll für optimalen Bewegungsumfang in Knie- und Hüftgelenk über den gesamten Krankheitsverlauf sorgen.

Fallbeispiel

Peer Tersteegen, *5, ermüdet beim Spazierengehen rasch und klagt dann über Schmerzen im rechten Knie.*

Befund▸ *Die Knieuntersuchung ergibt keinen auffälligen Befund. An der Hüfte findet sich jedoch eine Einschränkung der Beweglichkeit. Die Blutuntersuchung ist o.B. Die Röntgenübersichtsaufnahme zeigt eine Hüftgelenkspaltverbreiterung rechts mit partieller Hüftkopfnekrose bei guter Hüftkopfüberdachung durch die Pfanne.*

Diagnose▸ *Idiopathische kindliche Hüftkopfnekrose. Zur* ***Behandlung*** *erhält Peer Krankengymnastik und soll regelmäßig zur Kontrolle beim Arzt vorgestellt werden. Das Ganze wird in drei bis vier Jahren abgeheilt sein. Leider ist mit einer verbleibenden Beinverkürzung von 1–2 cm sowie mit einer Hüftkopfdeformierung und evtl. nachfolgender Arthrose zu rechnen.*

10.2.5 Jugendliche Hüftkopflösung (Epiphysiolysis capitis femoris, Epiphysenlösung)

Definition

Definition und Ätiopathogenese. Es erfolgt eine Verschiebung in der Epiphysenfuge zwischen Schenkelkopf und Schenkelhals. Die Kopfkappe selbst bleibt am Ort, d.h. in der Hüftpfanne. Durch Überwiegen der Außenrotatoren drehen sich Bein und Fuß nach außen, der Schenkelhals verschiebt sich nach vorn oben, so daß sich die Kopfkappe relativ zum Schenkelhals meistens nach hinten unten einstellt (Abb. 10.21). Die Krankheit manifestiert sich in der präpuberalen Wachstumsphase, also zwischen dem 10. und 14. Lebensjahr und tritt oft doppelseitig auf. Betroffen sind meistens Knaben mit einer Dystrophia adiposogenitalis oder einem eunuchoidalen Hochwuchs. Die Ursache ist wahrscheinlich eine Hormonstörung mit Überwiegen des STH gegenüber den Sexualhormonen (Übersicht 10.5).

Übersicht 10.5. Epiphysenlösung – Memo

- Adipöser Hochwuchs
- Leisten- und Knieschmerz
- Drehmann-Zeichen
- Akut oder schleichend
- Röntgen in Lauensteinlagerung
- Sofortige Kirschnerdrahtfixation
- Präarthrotische Deformität

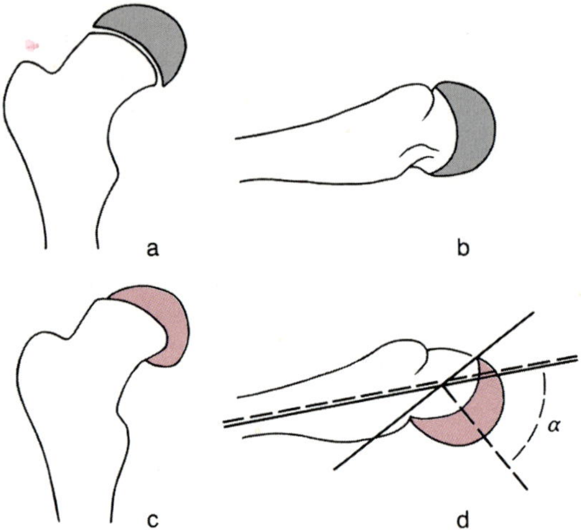

Abb. 10.21 a–d. Verschiebung des Hüftkopfes gegenüber dem Schenkelhals. **a** und **b** Normalbefund, **c** und **d** Epiphysenlösung

Klinik▸ Klinische Verdachtszeichen sind adipöser Hochwuchs bei Jugendlichen und ziehende Schmerzen in der Leiste oder im Kniegelenk, Außenrotationsgang bei fehlender Innenrotation und Beinverkürzung. Außerdem besteht eine Bewegungsbehinderung mit dem typischen Drehmann-Zeichen:

wichtig **Drehmann[1]-Zeichen: Bei Hüftbeugung kommt es zwangsläufig zur Außenrotation.**

Bei doppelseitiger Epiphysenlösung überkreuzen sich die Unterschenkel bei Kniebeugung (Scherensymptom) (Abb. 10.22, 10.23).

Klassifikation klinisch▸ Der Abrutschvorgang kann akut oder schleichend sein. Beim schleichenden Abrutsch (E. lenta) kommt es zu einem langsamen Verschieben zwischen Schenkelkopf und -hals; die Beschwerden sind gering. Beim ***akuten Abrutsch*** kommt es zu einer plötzlichen Konti-

[1] Gustav Drehmann, Orthopäde, Breslau (1869–1932)

nuitätsdurchtrennung zwischen Kopf und Schenkelhals mit starker Verschiebung (👁Abb. 10.24). Es bestehen starke Schmerzen und Bewegungseinschränkung. Oft wird ein Unfall als Ursache für das Ereignis verantwortlich gemacht. Dieser kann im Begutachtungsfall jedoch nicht als Unfallfolge anerkannt werden. Weitere klinische Symptome sind

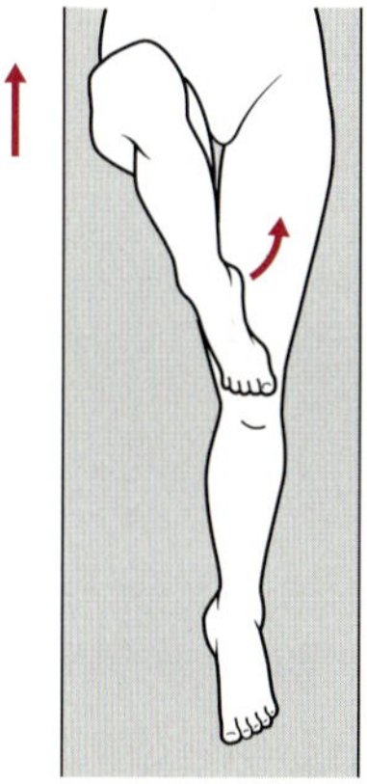

Abb. 10.22. Positives Drehmann-Zeichen

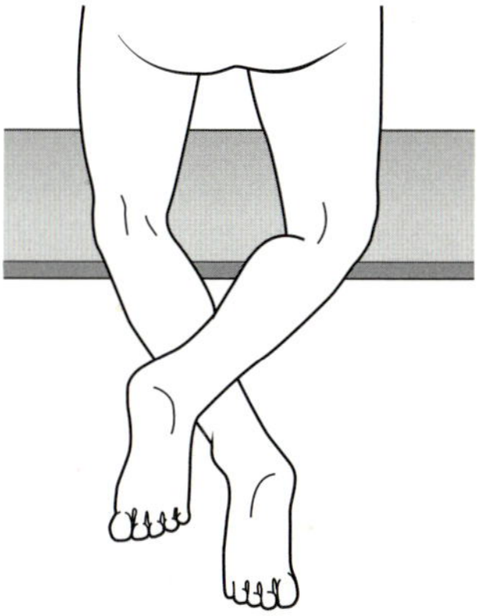

Abb. 10.23. Scherenphänomen

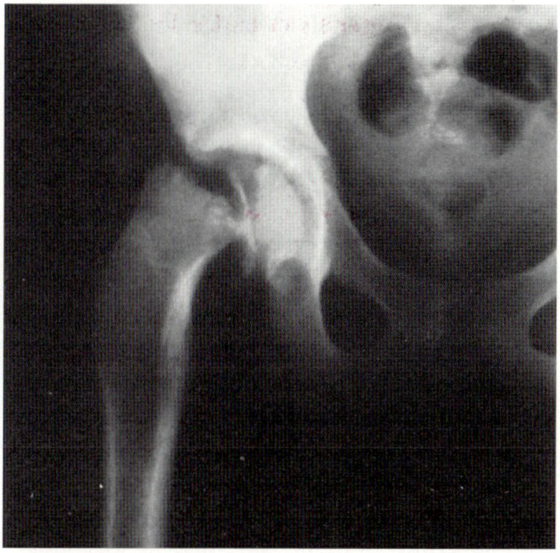

Abb. 10.24. Juvenile Epiphysenlösung. Rechte Hüfte a.-p. Kontinuitätsdurchtrennung zwischen Hüftkopfepiphyse und Schenkelhals im Bereich der Epiphysenfuge

Außenrotationsstellung des Beins, Beinverkürzung, Trochanterhochstand: Das Bein liegt da wie bei einer dislozierten Schenkelhalsfraktur. Die Diagnose wird im Röntgenbild gesichert. Zu Beginn sieht man eine Verbreiterung der Epiphysenfuge mit Auflockerung. Beim Abrutsch findet sich in der a.-p.-Aufnahme eine Höhenminderung der Kopfkalotte.

Klassifikation radiologisch▶ Die Unterscheidung erfolgt zwischen drohender Epiphysenlösung (Epiphysiolysis capitis femoris imminens) und beginnender Lösung (Epiphysiolysis capitis femoris incipiens).

wichtig **Bei Lauenstein-Lagerung (Flexion von 70°, Abduktion von 50°) sieht man die Dislokation in vollem Umfang (s. Abb. 10.21 d).**

Im Sonogramm sieht man ggf. eine Kapselverdickung und Erweiterung.

Prognose▶ Unbehandelt führt eine Verschiebung zwischen Kopf- und Schenkelhals zur Fehlbelastung mit später auftretender Arthrosis deformans.

Häufig kommt es zur Hüftkopfnekrose, wenn beim Abrutsch die ernährenden Blutgefäße durchtrennt sind. Eine weitere Komplikation stellt die Chondrolyse des Gelenkknorpels dar.

Komplikationen der jugendlichen Hüftkopflösung:

- Epiphysennekrose,
- Chondrolyse (Knorpelnekrose)
- später: Arthrose.

Therapie▶ Wiederherstellung der normalen Achsenverhältnisse. In akuten Fällen kann man durch Extension versuchen, den Kopf wieder auf den Schenkelhals zu bekommen. Anschließend erfolgt eine Fixierung der Kopfepiphyse mit Kirschner-Drähten (Abb. 10.25) oder Schraubenosteosynthese. Falls der Kopf in Fehlstellung angeheilt ist, muß man durch Osteotomien und Keilresektion im Schenkelhalsgebiet bzw. intertrochantär versuchen, achsengerechte Verhältnisse wiederherzustellen. Auch die Gegenseite muß durch Epiphysenfixierung mitbehandelt werden, weil auch dort ein Abrutsch droht.

Krankengymnastik▶ Gangschulung, Üben der Teilbelastung, Gelenkmobilisation zum Abbau des Drehmann-Zeichens.

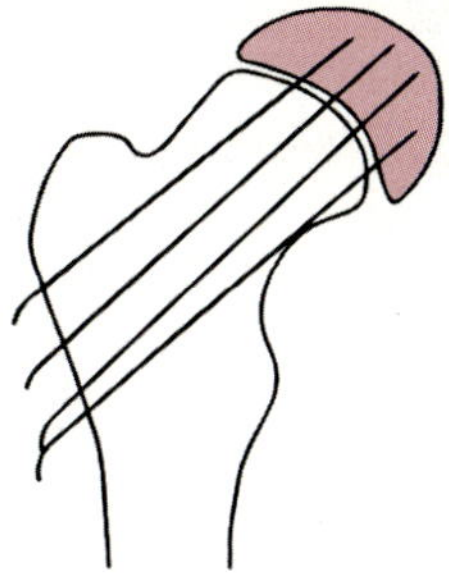

Abb. 10.25. Fixation der Hüftkopfebene mit Kirschner[1]-Drähten

Fallbeispiel

***Thomas Hamburger**, 12, fällt beim Schulsport ohne besonderen Grund hin und kann mit dem rechten Bein nicht mehr auftreten, weil er dann starke Schmerzen im Knie und in der rechten Leiste verspürt. Der Junge wird sofort mit Frakturverdacht ins Krankenhaus eingeliefert.*

***Befund**▸ Der **Befund** ergibt ein verkürztes rechtes Bein, welches außenrotiert liegt. Bei Hüftbeugung verstärkt sich automatisch die Außenrotation. Das a.p.-Röntgenbild zeigt eine leicht abgerutschte Hüftkopfepiphyse, die sich auf einer Spezialaufnahme bei 70° Beugung und 50° Abspreizung noch deutlicher darstellt.*

***Diagnose**▸ Akute juvenile Hüftkopflösung.*

***Therapie**▸ Die Hüftkopfepiphyse muß sofort operativ mit Kirschnerdrähten fixiert werden, damit sie nicht noch weiter abrutscht. Die Eltern werden darauf aufmerksam gemacht, daß sich als Komplikation der Erkrankung – nicht der Operation – eine Epiphysennekrose einstellen kann.*

10.2.6 Idiopathische Protrusio acetabuli

Dabei handelt es sich um eine Vorwölbung des Hüftpfannenbodens in den inneren Beckenring (Abb. 10.26). Der Hüftkopf steht tief in der Pfanne. Der Schenkelhalswinkel ist oft verringert (Coxa vara). Die Protrusio acetabuli führt meistens zur Arthrosis deformans. Vorher bestehen keine nennenswerten Beschwerden. Eine Protrusio acetabuli kann auch nach Einstauchungsfrakturen des Pfannenbodens entstehen oder im Spätstadium bei chronischer Polyarthritis und Morbus Bechterew als sekundäre Protrusio acetabuli.

[1] Martin Kirschner, Chirurg, Heidelberg (1879–1942)

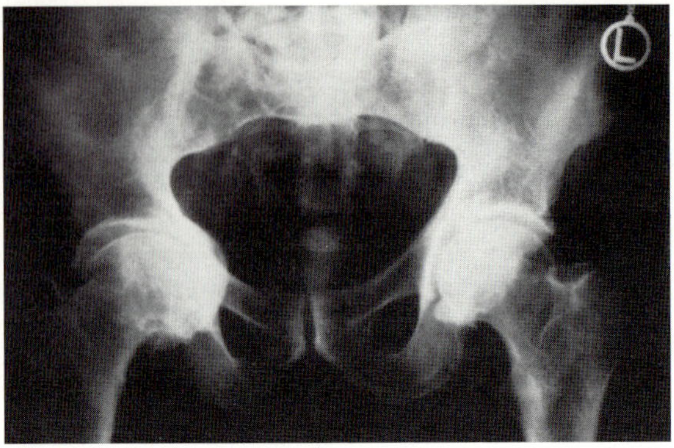

Abb. 10.26. Protrusio acetabuli

10.3 Erworbene Störungen

10.3.1 Lagebedingte Deformitäten

Je nach Grunderkrankung können sich an der Hüfte verschiedene Lagerungsdeformitäten einstellen. Typisch ist die Abduktions-Außenrotations-Beugefehlstellung bei der Querschnittslähmung, v.a. im Kindesalter. Das Bein sinkt der Schwere nach in diese Fehlstellung (Froschstellung der Beine). Durch Zusammenwickeln der Beine kann man derartige Lagerungsdeformitäten vermeiden. (Fehlstellungen der Hüfte durch Beinlängendifferenz und Verkrümmungen der WS, s. Abschn. 1.2.3).

10.3.2 Tuberkulöse und andere bakterielle Koxitiden

wichtig **Die tuberkulöse Koxitis zählt zu den häufigsten Skelettuberkulosen.**

Wichtig ist die Differentialdiagnose gegenüber der unspezifischen bakteriellen Koxitis aufgrund der Punktion des Gelenks und des bakteriologischen Befunds. Die tuberkulöse Koxitis verläuft außerdem nicht so akut wie eine bakterielle nichttuberkulöse. Bei einer tuberkulösen Koxitis sind die gelenknahen Knochenabschnitte atrophisch, bei einer nichttuberkulösen bakteriellen Koxitis eher sklerotisch. Tuberkulinproben, Schichtaufnahmen und schließlich eine Probeexzision mit Nachweis des spezifischen Granulationsgewebes helfen die Diagnose sichern.

Eine primär synoviale Form der Coxitis tuberculosa ist ebenso häufig wie eine primär ossäre. Gelenknahe epi- oder metaphysäre Herde brechen in das Gelenk ein und führen zu Kombinationsformen.

10.3.3 Säuglingskoxitis (Neugeborenenkoxitis)

Therapie▸ Immobilisation (Becken-Bein-Fuß-Gipsverband) und Applikation von Tuberkulostatika. Größere Herde werden ausgeräumt. Der Eingriff ist dann mit einer Arthrodese (operative Gelenkversteifung) verbunden. Bei Tuberkulosen werden häufig sog. extraartikuläre Arthrodesen durchgeführt, d.h. das Gelenk wird von außen versteift, ohne daß der entzündliche Prozeß im Gelenk selbst angegangen wird.

Ätiopathogenese▸ Entsteht durch hämatogene Aussaat von Eitererregern, die sich im metaphysären Anteil des Schenkelhalses festsetzen. Das Hüftgelenk ist sekundär betroffen.

Klinik▸ Der Untersuchungsbefund zeigt Schwellung und Rötung. Außerdem wird das Beinchen nicht bewegt. Der Säugling hat starke Schmerzen und ist unruhig. Die BSG ist erheblich beschleunigt.

Röntgen▸ Das Röntgenbild zeigt zunächst nichts Auffälliges; erst nach 2–3 Wochen sieht man neben einer Atrophie und Auflockerung der Spongiosa einen oder mehrere kleine Rundherde mit Auflösung des Knochens. Es kann eine vollständige Auflösung des Hüftkopfs entstehen. Sekundär kommt es zur Hüftluxation, die differentialdiagnostisch gegen eine kongenitale Hüftluxation abgegrenzt werden muß. Je nach Ausdehnung der Zerstörung kommt es zu einer Läsion der Epiphysenfuge mit Wachstumsstörungen, das Bein bleibt kürzer.

Therapie▸ Das Prinzip der Behandlung besteht in der Ruhigstellung und Applikation von Antibiotika ggf. operativer Sanierung.

Bei Fisteleiterungen muß der Herd ausgeräumt werden. Die Abszeßpunktion ist zur Eitergewinnung und Erregerresistenzbestimmung erforderlich.

10.3.4 Coxitis fugax

Im Kindesalter kommt die sog. flüchtige Koxitis (Coxitis fugax) vor. Als Ursache kommen partiell-allergische Reaktionen der Synovialmembran nach Allgemeininfekten in Frage. Die Kinder klagen über belastungsabhängige Schmerzen im Hüftgelenk. Der Schmerz ist wie beim Morbus Perthes in der Leiste oder im Oberschenkel bzw. im Knie lokalisiert.

Differentialdiagnose▸ Auszuschließen ist entsprechend der Morbus Perthes durch eine Röntgenaufnahme des Beckens. Im Sonogramm sieht man eine Kapselverdickung. Zur Differentialdiagnose von Perthes und Coxitis fugax wird immer mehr das MRT verwendet.

wichtig **Im Gegensatz zum Morbus Perthes ist bei der flüchtigen Koxitis im Kindesalter die BSG erhöht.**

Außerdem finden sich entzündliche Veränderungen im Blutbild. Die Punktion des Hüftgelenks ergibt meistens einen Erguß. Bis zur Klärung der Diagnose wird eine schmerzhafte bewegungseingeschränkte Hüfte ***Beobachtungshüfte*** genannt. Die Diagnose erhärtet sich durch den Verlauf mit Kontrolluntersuchungen.

Therapie▸ Entlastung des Hüftgelenks durch Bettruhe und Gabe von Antiphlogistika (Aspirin). Die Erkrankung heilt folgenlos aus.

10.3.5 Koxarthrose

Definition *Arthrosis deformans des Hüftgelenks.*

Ätiopathogenese▸ Man unterscheidet eine idiopathische Koxarthrose bei anlagebedingter Minderwertigkeit des Gelenkknorpels ohne Vorerkrankung und eine sekundäre Arthrose nach Vorerkrankungen. Diese sind z.B. Epiphysenlösung, Perthes-Erkrankung, kongenitale Hüftluxation, rheumatische Arthritis, Schenkelhalsfrakturen sowie idiopathische Hüftkopfnekrosen. Sie führen meistens zu Defektheilungen und hinterlassen präarthrotische Deformitäten. Das Gelenk läuft wie ein defekter Motor unrund und verschleißt eher.

Präarthrotische Deformitäten sind auch Achsenabweichungen des Schenkelhalses wie Coxa valga, vara, antetorta oder Anlagefehler der Pfanne wie die Protrusio acetabuli.

Klinik▸ Die Koxarthrose beginnt mit einer schmerzhaften Bewegungseinschränkung (zuerst Innenrotation) sowie belastungsabhängigen Schmerzen. Typisch für alle Hüfterkrankungen sind Leistenschmerzen, die über die Vorderinnenseite des Oberschenkels zum Knie ausstrahlen. Schmerzen sind bei der Koxarthrose nicht obligat. Man spricht von der kompensierten und dekompensierten bzw. aktivierten Arthrose. Die Begleitsynovialitis bestimmt das Schmerzgeschehen. Im weiteren Verlauf stellen sich Kontrakturen (Adduktions-Beuge-Kontraktur), Gelenkergüsse und Kapselverdickungen ein (Abb. 10.27). Der Patient hinkt und verlagert zur Schmerzreduktion beim Gehen den Oberkörper auf die erkrankte Seite (Übersicht 10.6).

Übersicht 10.6. Koxarthrose – Memo

- Präarthrotische Deformitäten
- Aseptische Synovialitis, Kapsulitis
- Leisten-Knieschmerz
- Adduktions- und Beugekontraktur
- Kopf deformiert
- Entlastung
- Umstellungsosteotomie-TEP

wichtig

Bei der Koxarthrose – wie bei anderen Arthrosen – sind die Schmerzen abhängig vom Ausmaß der Gelenkkapselreizung und Begleitsynovialitis und nicht vom Ausmaß der im Röntgenbild sichtbaren Deformierungen.

Röntgen▸ Gelenkspaltverschmälerung, subchondrale Sklerosierung, Geröllzysten, später starke Deformierungen von Kopf und Pfanne.

Differentialdiagnose▸ Koxitis (Laborwerte), Bandscheibensyndrome (segmental ausstrahlender Schmerz).

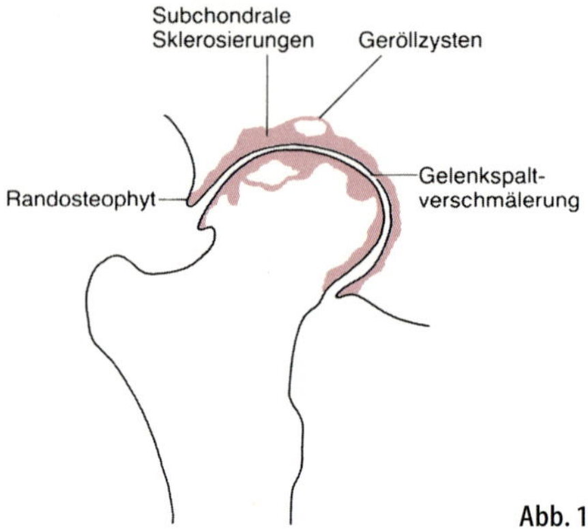

Abb. 10.27. Koxarthrose

Therapie▸ Konservativ: Wärme, Elektrotherapie, Bewegungsbäder, intraartikuläre Injektionen, weiche Schuhsohlen und Absätze, Gehstock benutzen lassen. Krankengymnastisch muß durch intensive Muskeldehnung und Gelenkmobilisation das Bewegungsausmaß im Hüftgelenk erhalten bzw. verbessert werden. Gewichtsabnahme vermindert den Gelenkinnendruck. Operativ: bei jüngeren Menschen Gelenkversteifung oder bessere Einstellung des Hüftkopfes in die Pfanne durch intertrochantäre Umstellungsosteotomie mit Verkleinerung des Schenkelhalswinkels (s. Abb. 10.15, S. 368) evtl. zementfreie Totalendoprothese. Bei älteren Menschen Alloarthroplastik mit Totalendoprothesen (s. Abschn. 3.2), die einzementiert werden.

Fallbeispiel

***Emil Teppler**, 75, klagt über belastungsabhängige Schmerzen in der rechten Leiste mit Ausstrahlung zur Vorderseite des Oberschenkels. Die schmerzfreie Wegstrecke wird immer kürzer. Diclofenac-Tabletten helfen nur vorübergehend und haben schon zu deutlichen Magenbeschwerden geführt. Als Begleiterkrankungen finden sich Diabetes, koronare Herzerkrankung und postthrombotisches Syndrom.*

***Befund▸** Schmerzhafte Bewegungseinschränkung der rechten Hüfte. Beinverkürzung um 2 cm. Im Röntgenbild fortgeschrittene Koxarthrose rechts.*

***Therapie▸** Totale Hüftgelenkendoprothese und zwar einzementiert, damit der Patient gleich voll belasten kann.*

10.3.6 Idiopathische Hüftkopfnekrose des Erwachsenen

Ätiopathogenese► Lokale Durchblutungsstörungen am Hüftkopf können, ähnlich wie beim Morbus Perthes des Kindesalters, auch beim Erwachsenen zu einer Hüftkopfnekrose führen (Abb. 10.28). Als Ursache kommen Strahlentherapie, Kortisonbehandlung, Alkoholabusus, Schenkelhalsfrakturen, Zytostatika-Behandlung, Caisson-Krankheit, Hyperurikämie und metabolische Störungen des Fettstoffwechsels in Frage. Pathologisch-anatomisch kommt es zu einer Demarkierung der abgestorbenen Knochenbezirke mit nachfolgenden Deformierungen des ganzen Hüftgelenks. Der Kopf sintert in sich zusammen. Betroffen sind meistens Männer zwischen dem 30. und 50. Lebensjahr.

wichtig

Im Gegensatz zum M. Perthes ist bei der Hüftkopfnekrose des Erwachsenen eine Reossifikation nicht zu erwarten.

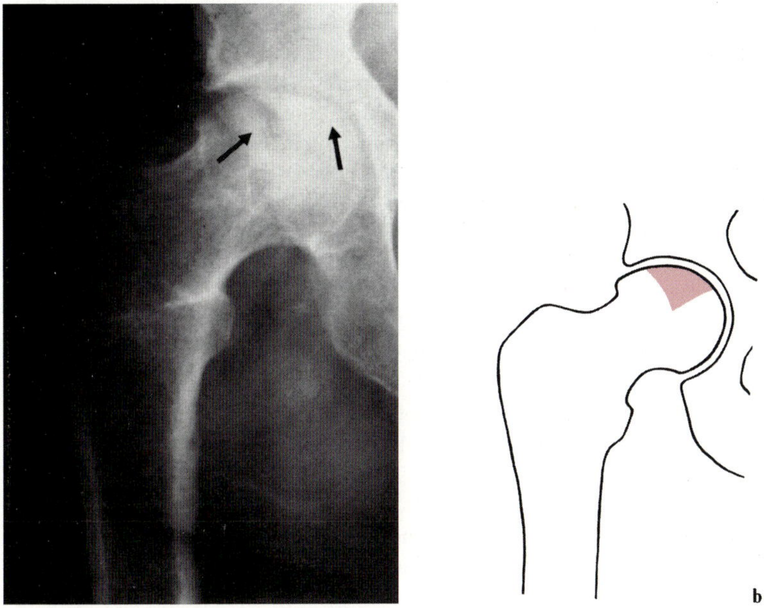

a b

Abb. 10.28 a, b. Idiopathische Hüftkopfnekrose mit keilförmiger Demarkierung des abgestorbenen Knochenbezirks in der Hauptbelastungszone des Hüftkopfs

Der Gelenkknorpel (Gelenkspalt) bleibt lange erhalten. Der Kopf flacht sich ab und verbreitert sich gleichzeitig durch Randwülste (Übersicht 10.7). Die Nekrose betrifft nur den Hüftkopf und nicht die Pfanne.

Übersicht 10.7. Stadieneinteilung der idiopathischen Hüftkopfnekrose

0)	keine Schmerzen	erste Zeichen im NMR
1)	Leistenschmerz, Innenrotation eingeschränkt	
2)	Leistenschmerz, Innenrotation eingeschränkt + Röntgen: Zysten im Hüftkopf	
3)	Schmerzen, konzentrische Bewegungseinschränkung + Röntgen: Zysten mit Einbrüchen	
4)	völliger Kopfkollaps, Kontrakturen	

Klinik▶ Schleichender Beginn mit Leistenschmerzen und Einschränkung der Beweglichkeit zunächst bei der Innenrotation. Mit weiterer Deformierung nehmen die Beschwerden zu. Beim Übergang zur sekundären Coxarthrose kommt es zu Kontrakturen und zur Beinverkürzung durch Kopfschrumpfung.

Röntgen▶ Im Anfangsstadium ist die Röntgenübersichtaufnahme noch normal, Stadium 1): (Vorröntgenstadium) Die Frühdiagnose ist im Szintigramm durch vermehrte Anreicherung, etwas später im CT und auf Schichtaufnahmen möglich. Man sieht dann einen keilförmigen Verdichtungsbezirk. Im Kernspintomogramm (NMR) finden sich schon Veränderungen, noch bevor im Röntgenbild etwas sichtbar ist. Im Röntgenbild sieht man dann Osteolysen und Osteosklerosen bei zunächst erhaltener Kopfkontur (Stadium 2). Schließlich sintert der Kopf zusammen und sequestriert (Stadium 3 und 4).

Differentialdiagnose▶ Im Gegensatz zur Arthrose und Arthritis ist der Gelenkspalt lange erhalten (Knorpel).

Transiente Osteoporose▶ Es handelt sich hierbei um eine vorübergehende Entkalkung der gelenknahen Knochen an der Hüfte. Genese unbekannt, keine Deformierungen.

Therapie▶ Im Anfangsstadium und bei partiellen Nekrosen kann man eine entlastende Umstellungsosteotomie und Spongiosaunterfütterung versuchen. Meistens kommt nur eine Totalendoprothese in Frage. Die kausale Therapie der ischämischen Femurkopfnekrose ist nicht bekannt.

Fallbeispiel

***Klaus Schluckendorf,** 45, verspürt seit einigen Wochen Schmerzen in der rechten Leiste mit Ausstrahlung zur Vorderseite des rechten Oberschenkels.*

***Befund▸** Einschränkung der Innenrotation der rechten Hüfte, sonst o.B. Röntgenbeckenübersicht: o.B.*

***Zusatzuntersuchung MRT▸** Umschriebene Vedichtung im vorderen Anteil des Hüftkopfes.*

***Diagnose▸** Partielle Hüftkopfnekrose*

***Therapie▸** Intertrochantere Umstellungsosteotomie mit Spongiosaunterfütterung. Die Erfolgschancen hängen u.a. von der Compliance ab, weil der Patient längere Zeit nicht belasten darf. Bricht die Nekrose ein, bleibt nur die Hüftendoprothese.*

Pathologische Frakturen

Diese sind im Schenkelhalsbereich meistens durch Tumoren bedingt. In Frage kommen primäre metaphysär entstehende Tumoren und beim älteren Menschen v.a. Metastasen. Therapie durch Endoprothesen.

Schnappende Hüfte (Coxa saltans, schnellende Hüfte)

Diese wird durch ein Überspringen des Tractus iliotibialis über den großen Rollhügel beim Gehen hervorgerufen. Das Hin- und Hergleiten kann mit Schmerzen und einem deutlichen Geräusch (Schnappen) verbunden sein. Der über dem Trochanter major befindliche Schleimbeutel ist entzündet. Das Leiden kommt vorwiegend bei jungen Mädchen vor.

Therapie▸ Fixierung des Tractus iliotibialis am Trochanter major durch subperiostale Nähte oder Z-förmige Verlängerung.

10.3.7 Verletzungen und Verletzungsfolgen

Besonders im höheren Alter kommt es in der Hüftregion bevorzugt zu Schenkelhalsfrakturen. Ursache ist meist ein Trauma durch Sturz auf das seitliche Becken mit direkter Gewalteinwirkung auf den Trochanter. $^{4}/_{5}$ der Blutversorgung des Hüftkopfs erfolgen durch den Schenkelhals, $^{1}/_{5}$ durch die Arterie im Lig. capitis femoris.

wichtig **Mediale Schenkelhalsfrakturen führen häufig zu Hüftkopfnekrosen.**

Posttraumatische Hüftkopfnekrosen treten nach Hüftgelenkluxationen auf. Auch nach Langzeittherapie mit Kortisonpräparaten entstehen Hüftkopfnekrosen. Die röntgenologischen Zeichen einer Hüftkopfnekrose bestehen in einer Verdichtung der Knochenstruktur, in einer unregelmäßigen Konturierung und Eindellung der Kopfkalotte. Der Gelenkspalt ist anfangs noch normal, später, beim Einsetzen der sekundärarthrotischen Veränderungen, wird auch er verschmälert.

Hüftgelenkverletzungen sollen immer so behandelt werden, daß keine präarthrotischen Deformitäten verbleiben. Daher ist auf korrekte Schenkelhalsschaft- und Winkelverhältnisse (Abb. 10.29, 10.30) sowie Zentraleinstellung des Hüftkopfs in die Pfanne zu achten. Verbleiben Stufen oder Fehlstellungen, so kommt es zur ***Koxarthrose.***

Abrißfrakturen im Becken- und Hüftbereich treten auf an der Spina iliaca ventralis durch Zug der Rektusmuskulatur, am Trochanter major durch Zug der Glutaei und in Form von schalenförmigen Abrissen an der Sitzbeinkonvexität durch Zug der Adduktoren. In der Regel müssen die Apophysenausrisse am Becken und Oberschenkel nicht reponiert und fixiert werden – im Gegensatz zu der am Schienbein (Tub. tibiae).

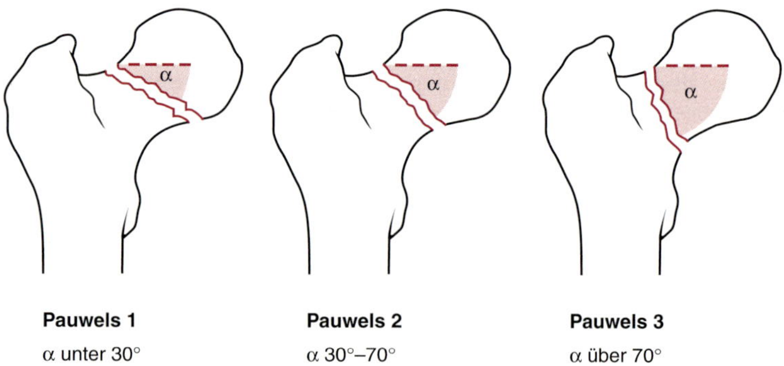

Abb. 10.29. Mediale Schenkelhalsfrakturen werden nach dem Verlauf des Bruchspalts eingeteilt (nach Pauwels[1]). Pauwels 1 heilt in jedem Lebensalter konservativ. Pauwels 2 und 3 müssen wegen der Kopf-Abrutschgefahr operiert werden mit Winkelplatten und Schrauben, beim älteren Patienten am besten mit einer Endoprothese

[1] Friedrich Pauwels, Chirurg, Aachen (Zeitgen.)

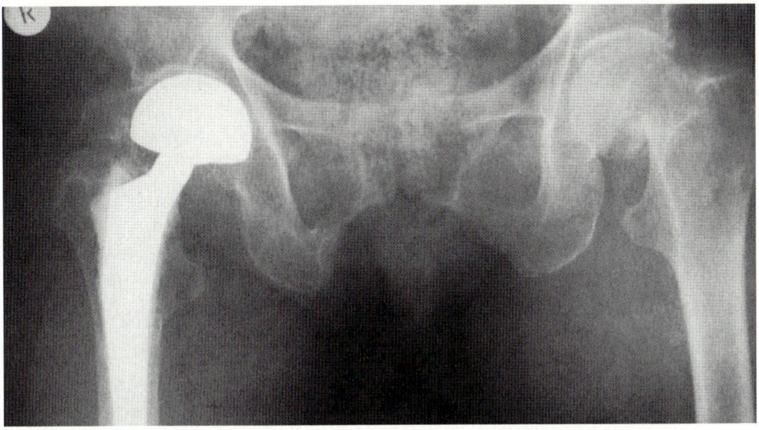

Abb. 10.30. Mediale Schenkelhalsfraktur links bei einer 80-jährigen Patientin. Therapie: Sofortversorgung mit einer Hüfttotalendoprothese (Duokopfprothese) wie auf der rechten Seite (Sturz vor 1 Jahr). Vorteil der TEP: Sofortige Mobilisierung möglich, Gefahr der Hüftkopfnekrose bei Osteosynthese

Typische Tendopathie im Beckenbereich bei Sportlern ist die Insertionstendinose des M. adductor longus und des M. gracilis mit charakteristischen Leistenschmerzen. Das Krankheitsbild wird auch als Gracilissyndrom bezeichnet.

10.3.8 Femurdefekte und -fehlstellungen

Hypoplastische Entwicklungsstörungen des Oberschenkelbereichs

Vom partiellen bis zum totalen Defekt kommen alle Mißbildungen vor. Eine minimale Manifestation (Entwicklungsstörung) ist die leichte Verkrümmung des Oberschenkels. Fehlstellungen der Oberschenkelregion treten meistens nach Frakturen auf. Eine typische Fehlstellung ist der Rotationsfehler.

wichtig

Durch Überwiegen der Außenrotatoren über die Innenrotatoren kommt es nach Frakturen, selbst wenn diese in achsengerechter Stellung verheilen, häufig zu Außenrotationsfehlstellungen.

Ein scheinbarer Beinlängenunterschied kommt durch Ab- und Adduktionskontraktur im Hüftgelenk zustande. Bei der Adduktionskontraktur ist das Bein kürzer, bei der Abduktionskontraktur länger (immer nur scheinbar, s. Abschn. 1.2.5). Die tatsächliche absolute Beinlänge läßt sich durch den Trochanter-Innenknöchel-Abstand bzw. am genauesten in der Ganzaufnahme am Röntgenbild ausmessen.

Beinlängenunterschiede führen immer zu einer skoliotischen Ausbiegung der WS. Die Konvexität der LWS findet sich auf der Seite des kürzeren Beins. Auswirkungen finden sich erst ab 1 cm Beinlängenunterschied. Achsenabweichungen, etwa im X- oder O-Sinne, Rotationsfehler, Ante- und Rekurvationsfehlstellungen, werden durch Korrekturosteotomien mit Keilentnahme und anschließender Druckosteosynthese korrigiert. Beinlängendifferenzen werden durch Verkürzungs- bzw. Verlängerungsosteotomien ausgeglichen.

10.4 Begutachtung

Nach Verletzungen bleiben am Hüftgelenk Deformierungen zurück, die zunächst keine Beschwerden verursachen, jedoch später nach einem beschwerdefreien Intervall zu einer Arthrosis deformans führen. Diese präarthrotischen Deformitäten können in einer Inkongruenz der Gelenkflächen an Kopf und Pfanne bestehen oder aber auch posttraumatische Veränderungen der Achsenverhältnisse im koxalen Femurende darstellen.

wichtig **Nach Schenkelhalsfrakturen entsteht häufig eine posttraumatische Coxa vara.**

Die sekundäre posttraumatische Arthrosis deformans ist dementsprechend als Unfallfolge anzuerkennen.

Nach traumatisch bedingter Hüftluxation entsteht häufig eine Hüftkopfnekrose, weil mit der Luxation auch ein Kapselriß und damit eine Kontinuitätsdurchtrennung der für die Kopfernährung wichtigen Gefäße verbunden ist. Auch die posttraumatische Femurkopfnekrose ist als Unfallfolge anzuerkennen.

Kniegelenk 11

Einleitung Wegen der häufigen Verletzungen, Überlastungserscheinungen und Beteiligung an orthopädischen Allgemeinerkrankungen (z.B. Rheuma) handelt es sich um eine orthopädische Region erster Ordnung (jede zehnte Frage). Rekapitulieren sollte man die anatomischen Strukturen in den einzelnen Gelenkkompartments mit den jeweiligen Stabilisatoren.

Überlastungs- und Verletzungsschwerpunkte sind Patella und Menisci mit ihren verschiedenen Fehlbildungs- und Rißformen. Erinnerungswert haben auch je drei klinische Meniskus- und Instabilitätszeichen, sowie spontane Osteonekrosen. Ätiologie und Pathogenese der degenerativen entzündlichen Kniegelenkserkrankungen entsprechen denen anderer Gelenke. Bei allen Erkrankungen, die sich im Knie abspielen: nicht die Arthroskopie vergessen!

11.1 Grundlagen zur Orthopädie und funktionelle Anatomie des Kniegelenks

Im Kniegelenk bewegen sich Ober- und Unterschenkel gegeneinander. Es ist das größte Gelenk des Körpers und zugleich aufgrund seines komplizierten Kapselbandapparats vermehrt verletzungsanfällig. Man unterscheidet 3 Gelenkkompartments (Abb. 11.1):

- Femoropatellargelenk
- Mediales Tibiofemoralgelenk
- Laterales Tibiofemoralgelenk.

Im Kniegelenk finden verschiedene Bewegungen statt:

- Beugung – Streckung: Dabei kommt es gleichzeitig zu einer Gleitbewegung nach vorn bzw. hinten. Am Ende des Streckvorgangs kommt es zu einer leichten Außenrotation des Unterschenkels gegen den Oberschenkel von etwa 10° (sog. Schlußrotation).
- Innen- und Außenrotationsbewegung im Kniegelenk sind bei 90° Beugung (erschlaffter Kapselbandapparat) über einen Bogenabstand von 40–50° möglich (Abb. 11.2).

Die Stabilität des Kniegelenks wird aufrecht erhalten durch:

- statische Kräfte: Gelenkkapsel und Bänder: Wölbung der Femurkondylen, die in der Konkavität der tibialen Gelenkflächen erhalten werden, unterstützt durch die Menisci. Die Menisci haben die Funktion als Lastverteiler, Bremsklötze, Stoßdämpfer und Stabilisierer im Bereich des Kniegelenks.

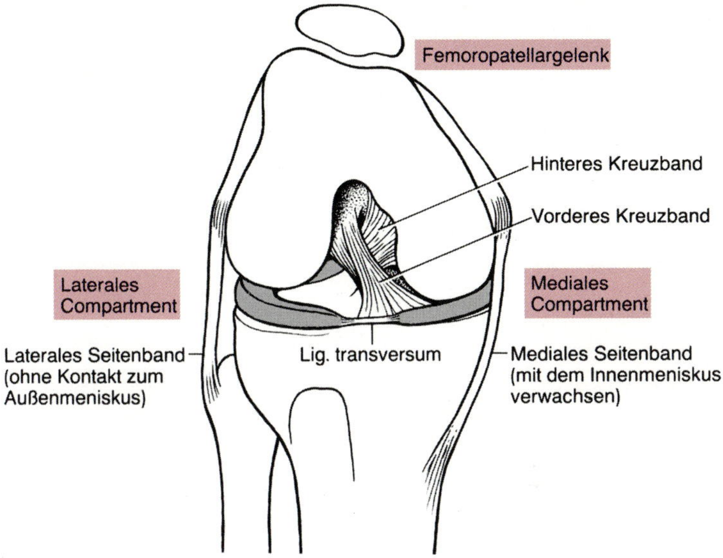

Abb. 11.1. Gelenkkompartments und wichtige Bänder am Knie

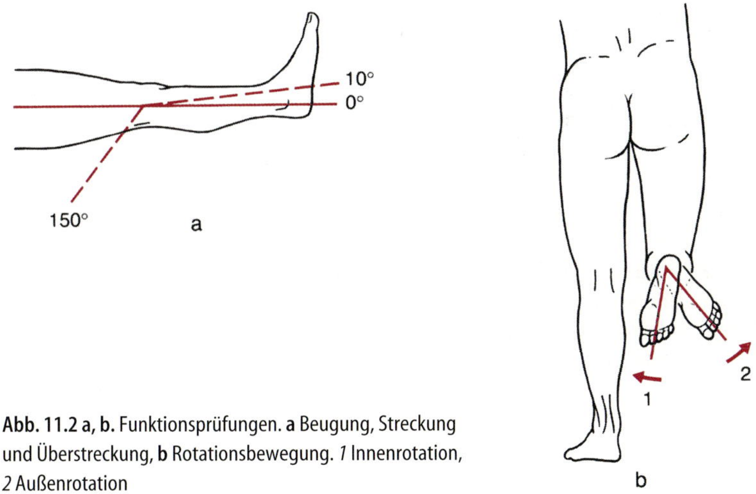

Abb. 11.2 a, b. Funktionsprüfungen. **a** Beugung, Streckung und Überstreckung, **b** Rotationsbewegung. *1* Innenrotation, *2* Außenrotation

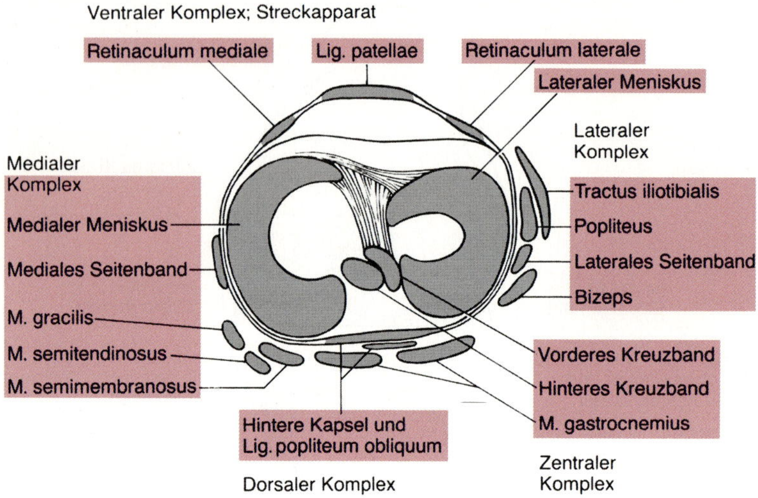

Abb. 11.3. Statisch und dynamisch stabilisierende Kräfte

- dynamische Kräfte: Muskelgruppen, die das Kniegelenk kreuzen. Die statischen und dynamischen Kräfte sind gleichmäßig um die zentrale Knieachse verteilt (Abb. 11.3).

Beim Ausfall eines funktionell wichtigen Muskels erhalten die Antagonisten das Übergewicht, und es entstehen Kontrakturen: z.B.

wichtig **Beugekontrakturen entstehen bei Ausfall des M. quadriceps, Streckkontraktur mit Rekurvationsfehler bei Ausfall der Beuger (Abb. 11.4).**

Instabilitäten im Kniegelenk entstehen sowohl bei Ausfall der statischen Kräfte (Kapselbandläsionen, Veränderungen der Gelenkflächen, z.B. bei Arthrose oder nach Trauma) als auch bei Ausfall der dynamischen Kräfte (Lähmungsluxation).

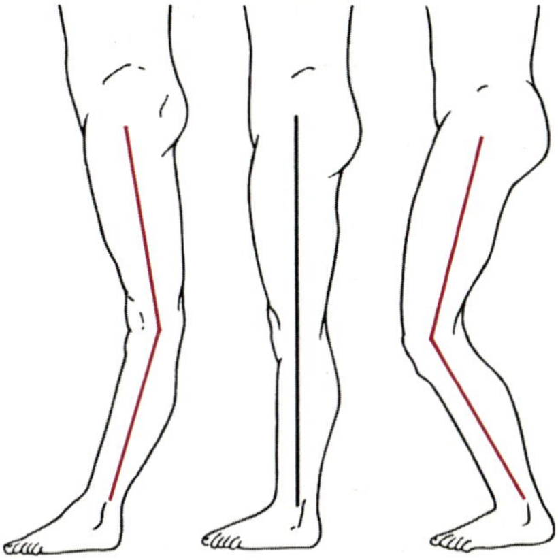

Abb. 11.4. a Genu recurvatum (mit Plantarflexion des Fußes), **b** normal, **c** Kniebeugekontraktur (mit Dorsalextension des Fußes)

11.1.1 Kniestreckapparat

Der M. quadriceps mit seinen 4 Köpfen – Rectus, Vastus medialis, lateralis und intermedius – ist der größte und mächtigste Muskel unseres Körpers. Funktionsanatomisch gehören zum Streckapparat die in Abb. 11.5 aufgezeigten Strukturen.

Im ganzen Verlauf des Streckapparats können Verletzungen und Erkrankungen auftreten. Am wichtigsten und häufigsten sind die Läsionen der Patella. Bei der Untersuchung des Kniegelenks weisen bestimmte Befunde auf Anomalitäten hin: so z.B. eine weit lateral und hochstehende Patella als Patella alta bei der habituellen Patellaluxation oder schmerzhaftes subpatellares Krepitieren beim Hin- und Herschieben der Patella als Symptom für die Chondromalazie.

Die Gelenkhöhle des Knies ist die größte des Körpers: Entsprechend ausgedehnt ist die Innenauskleidung der Gelenkinnenhaut (Synovialmembran).

wichtig

Viele Erkrankungen, die unter Beteiligung der Gelenkinnenhäute einhergehen (Rheuma, Bluterkrankheit), spielen sich bevorzugt am Kniegelenk ab und führen dort zu entzündlichen bzw. blutigen Ergüssen.

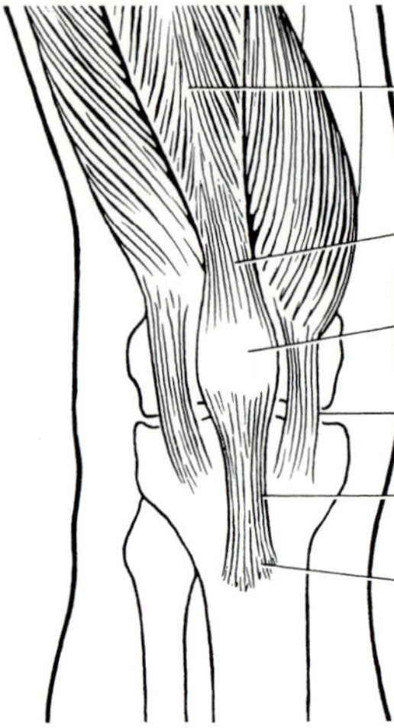

Abb. 11.5. Der Kniestreckapparat und seine wichtigsten Läsionen

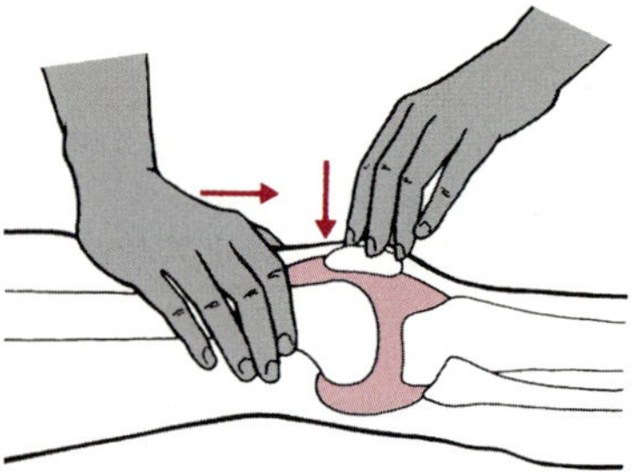

Abb. 11.6. *„Tanzen" der Patella bei Kniegelenkserguß* (Ballottement): Die rechte Hand des Untersuchers umgreift den oberen Rezessus und schiebt ihn nach kaudal, damit sich die Flüssigkeit unter der Kniescheibe ansammelt. Mit der linken Hand drückt man die Kniescheibe auf der prallelastischen Unterlage herunter und läßt sie „tanzen"

Ein Zeichen für die vermehrte Flüssigkeitsansammlung im Kniegelenk ist das Schwimmen bzw. „Tanzen" der Patella auf Fingerdruck, die normalerweise der Femurgelenkfläche unmittelbar aufliegt. Der obere Kniegelenkrezessus wölbt sich vor. Durch die Kapselspannung besteht eine Bewegungseinschränkung nach allen Richtungen (Abb. 11.6).

wichtig **Isolierte präpatellare Schwellungen sprechen für eine Bursitis praepatellaris.**

11.2 Angeborene Störungen

11.2.1 Patellaluxation (Abb. 11.7)

Ätiopathogenese▸ Die Luxationstendenz ist in den meisten Fällen noch nicht bei der Geburt vorhanden, sondern entwickelt sich erst später während des Wachstums. Begünstigend wirken Genua valga, Patelladysplasien, Kapselbandschwächen und geänderte Motorik bei Mongolismus und schlaffen Lähmungen (Polio). Eine Patellaluxation kommt auch vor bei Systemerkrankungen wie Ehlers-Danlos-Syndrom, Arthrogrypose, Nagel-Patella-Syndrom. In schweren Fällen scheint das distale Femurende vermehrt außenrotiert zu sein. Es handelt sich ausnahmslos um Subluxationen oder Luxationen nach lateral. Beim Übergang von der Streckung zur Beugung verläßt die Kniescheibe ihr Lager und wandert nach außen. Die habituelle Patellaluxation ist oft doppelseitig. Bis auf einen „Hochstand" (patella alta) der Patella findet sich bei der klinischen Untersuchung im Intervall meistens kein pathologischer Befund. Allenfalls findet sich ein Verschiebeschmerz der Patella (Zohlen-Zeichen). Nach frischer Luxation kommt es häufig zum Bluterguß (Hämarthros) durch Kapselriß. Mitunter kann sich ein Knorpelfragment aus der Patellarückfläche und aus dem femoralen Gleitlager lösen als sogenannte Flake-Fraktur. Fettaugen im Gelenkpunktat sprechen für eine Flake-Fraktur (osteochondrale Fraktur). In fortgeschrittenen Fällen luxiert die Patella bei jeder Beugung des Kniegelenks. *Röntgenaufnahmen* des Patellagleitlagers in leichter Beugung zeigen eine Lateralisierung der Patella bei Abflachung des lateralen Femurkondylus und evtl. schon eine Arthrose im Femoropatellargelenk.

wichtig

Die Patellaluxation ist anlagebedingt und auf genua valga und eine Dysplasie des ossären Gleitlagers am Femurkondylus mit Schwäche der Muskeln sowie der Bänder zurückzuführen.

Wenn nichts unternommen wird, entstehen Schliffurchen und arthrotische Veränderungen im Kniegelenk, vornehmlich im Femoropatellargelenk.

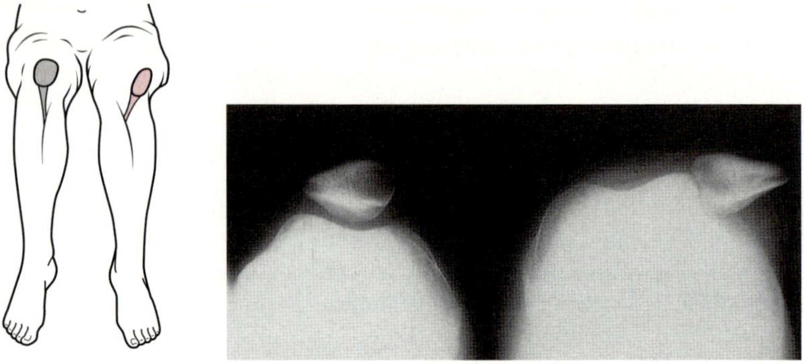

Abb. 11.7. Normale und luxierte Patella

Therapie▸ Es gibt zahlreiche operative Verfahren. In leichten Fällen mit nur wenigen Luxationen in der Anamnese ist eine Längsspaltung des lateralen Retinaculums ausreichend. Man kann diesen Eingriff auch arthroskopisch durchführen. Am weitesten verbreitet ist eine Zügelungsplastik der Patella als reine Weichteiloperation. In schweren Fällen wird diese kombiniert mit einer Versetzung der Tuberositas tibiae nach medial distal. Beim Rezidiv wird eine Rotationsosteotomie durchgeführt. Knöcherne Eingriffe sollten erst nach Wachstumsabschluß erfolgen, weil es sonst zu Wachstumsstörungen kommt.

Krankengymnastik▸ Im Rahmen der konservativen Behandlung oder nach Operationen sollten die Muskeln trainiert werden, die die Kniescheibe nach innen ziehen, also v.a. M. vastus medialis, möglichst isometrisch in Streckstellung, weil bei Kniebeugung eine Luxationstendenz besteht.

Patellafehlbildungen

Die Patella kann fehlen (Aplasie) oder zu klein sein (Hypoplasie). Es gibt angeborene geteilte Kniescheiben (Patella partita), die man nicht mit Frakturen verwechseln darf. ***Osteopathia patellae*** (M. Sinding-Larsen) ist die aseptische Knochennekrose der Patellaspitze (Übersicht 11.1).

wichtig Häufig ist die Zweiteilung der Patella (patella bipartita)

Übersicht 11.1. Patella – Memo

Patella bipartita	–	angeborene Zweiteilung
Chondropathia patellae	–	subpatellare Knorpelerweichung
Patellaluxation	–	habituell nach lateral
Tanzende Patella	–	bei Erguß
Osteopathia patellae	–	Patellaspitzennekrose
Patella alta	–	Hochstand
Aplasia patellae	–	fehlt
Hypoplasia patellae	–	zu klein

Angeborene Kniegelenkluxation

Durch anlagebedingtes Überwiegen des Kniestreckapparats wird das Kniegelenk überstreckt (rekurviert). Der Tibiakopf wird gegen den Femur nach vorn verschoben. Das untere Femurende kann man in der Kniekehle tasten.

Therapie▸ Extension, Einrenkung (evtl. auch durch Operation), Verlängerung des Kniestreckapparats.

11.2.2 Konstitutionelle Störungen, X-Bein, O-Bein

wichtig

Alle Neugeborenen weisen zunächst leichte O-Beine auf. Bei Gehbeginn entwickelt sich daraus gewöhnlich ein physiologisches X-Bein, das bis zum 10. Lebensjahr verschwindet.

Stärkere frühkindliche O-Beine sind meistens rachitischen Ursprungs. In schweren Fällen bestehen gleichzeitig Coxa vara, Femora vara und Crura vara, wobei der Scheitel im Unterschenkel meistens im unteren Drittel liegt. Daneben gibt es aber auch erbliche konstitutionelle O-Beine. Beim O-Bein (Crus varum, Genu varum) wird der mediale Kniegelenkanteil verstärkt belastet, beim X-Bein der laterale. Bei progredienten X-Beinen im Wachstumsalter müssen Stoffwechselerkrankungen und hormonelle Störungen ausgeschlossen werden. Im Rahmen einer rheumatischen Arthritis kann sich ein X-Bein durch Einsinken des lateralen Tibiakopfes entwickeln. Stärkere Achsenabweichungen erfordern Korrekturosteotomien, die meistens in Form der Pendelosteotomie oder Keilosteotomie im Tibiakopfbereich durchgeführt werden. Im Wachstumsalter kann die Korrektur der Achsenfehlstellung durch temporäre ***Epiphysiodese*** mit Klammern erfolgen. Dadurch wird das Wachstum in diesem Fugenanteil vorübergehend gehemmt bis die Beinachse korrigiert ist. Dann werden die Klammern wieder entfernt. Viele O-Beine gehen mit einer Einwärtsrotation der Tibia und der Knöchelgabel einher.

wichtig **Die kniegelenknahen Wachstumsfugen machen den größten Teil des Beinlängenwachstums aus.**

Bedeutungsvoll sind Verletzungen dieser Fuge. Es kommt dann meistens zu Achsenfehlstellungen (X-Bein, O-Bein, Genu recurvatum, Genu ante-

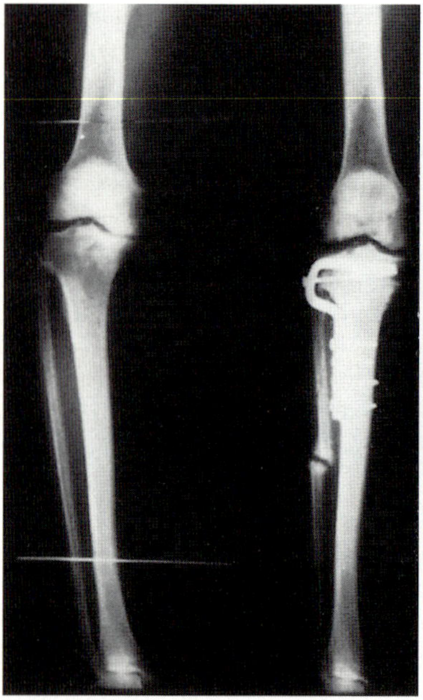

a

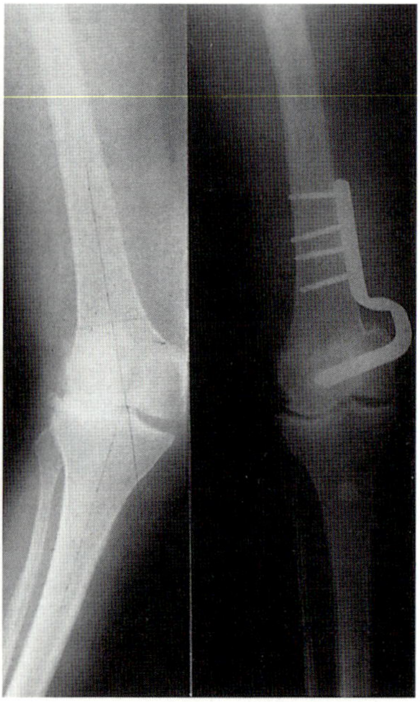

b

Abb. 11.8. a Korrekturosteotomie beim O-Bein. Entnahme eines Knochenkeils aus dem Tibiakopf mit lateraler Basis, Fixation der Fragmente, z.B. mit Rechtwinkelmetallplatte. Die Fibula muß durchtrennt werden, damit sie nicht sperrt. **b** Korrekturosteotomie beim X-Bein: Entnahme eines Knochenkeils aus dem Oberschenkel suprakondylär mit medialer Basis. Fixation der Fragmente mit rechtwinkliger Metallplatte

curvatum). Die kniegelenknahen Wachstumsfugen können durch Entzündungen (Osteomyelitis) oder Tumoren irritiert werden und lokal mit vermehrtem oder vermindertem Wachstum reagieren.

11.2.3 Blutergelenk

Rezidivierende Blutergüsse im Kniegelenk führen bei Hämophilie zu einer chronischen Synovitis mit Eisenablagerungen in der Synovialmembran, Fibrinbelägen und partieller bindegewebiger Organisation des Gelenkinnenraums, v.a. im oberen Rezessus. Die Kapsel verdickt und verkürzt sich besonders in den dorsalen Anteilen. Es entstehen Schrumpfungen und Kontrakturen am Kniegelenk, meistens in Form von Beugekontrakturen. Der Gelenkknorpel, der durch Diffusion aus der Synovia ernährt wird, wird durch den pathologischen Gelenkinhalt in Mitleidenschaft gezogen. Es kommt zu Knorpelarrosionen, in fortgeschrittenen Fällen zur bindegewebigen Einsteifung des Kniegelenks in Fehlstellung (fibröse Ankylose).

Therapie▸ Korrekte Lagerung. Beim Auftreten von Ergüssen, wenn die Kontraktur schon eingetreten ist, muß man unter medikamentöser Kontrolle langsam geradequengeln (s. Abschn. 3.1.2) oder operieren. An Operationen kommen in Frage: Synovektomie (Entfernung der erkrankten Gelenkinnenhaut; bei Beugekontrakturen Verlängerung der Kniebeugesehnen oder suprakondyläre Umstellungsosteotomie.

11.3 Entzündungen

11.3.1 Infektion (Kniegelenkempyem)

Eine Infektion entsteht meistens durch Eindringen von Erregern bei der Gelenkpunktion. Aber auch auf hämatogenem Weg kann es zur Kniegelenkinfektion kommen. Die bakterielle Entzündung der Synovialis führt zur Eiteransammlung im Kniegelenk, Zerstörung des Knorpels, Verdickung der Gelenkkapsel mit fibröser Einsteifung (Ankylose) des Gelenks.

wichtig Die Kombination von Kniegelenkverdickung durch Erguß und Kapselentzündung mit Muskelatrophie läßt das Knie spindelförmig tumorartig erscheinen (Tumor albus).

In der Tat muß man differentialdiagnostisch immer an einen kniegelenknahen Tumor denken.

Therapie▸ Punktion, Antibiotikagabe nach Resistenzbestimmung, evtl. Saug-Spül-Drainage. Im Frühstadium führt man heute auch eine arthroskopische Synovektomie (Entfernung der Gelenkinnenhaut) mit anschließender Bewegungstherapie durch.

Prophylaxe▸ Intraartikuläre Injektionen dürfen nur nach sorgfältiger Desinfektion der Haut unter aseptischen Bedingungen durchgeführt werden.

11.3.2 Abakterielle Entzündungen

Hier ist in erster Linie die ***rheumatische Arthritis*** zu nennen (s. Abschn. 4.6.2).

wichtig Das Kniegelenk mit seiner großen inneren Oberfläche ist neben den Fingergelenken Hauptmanifestationsort der chronischen rheumatischen Arthritis.

Es kommt zu rezidivierenden Kniegelenkergüssen, Fibrinablagerungen, bindegewebiger Organisation. Die Synovia zeigt im Gelenkpunktat eine hohe Zellzahl, keine Bakterien. Die entzündlichen rheumatischen Veränderungen greifen bald auf die Knorpelgelenkflächen über. Durch Frühsynovektomie kann der Prozeß aufgehalten werden.

Kniegelenkergüsse führen zu einer Überdehnung der Gelenkkapsel und damit zum Wackelknie. Zunächst werden konservative Behandlungen mit Gelenkpunktion, Druckverbänden und Applikation antiphlogistischer Medikamente durchgeführt, bei rezidivierenden Ergüssen Synovektomie. Bei schwerer Gelenkdestruktion mit Wackelknie, Achsenabweichungen und Kontraktur kommt nur noch eine operative Behandlung in Frage. In Frühfällen von Achsenabweichungen werden Umstellungsosteotomien durchgeführt. Bei größeren Destruktionen der Gelenkflächen ist die Alloarthroplastik mit partiellem oder totalem Kniegelenkersatz erforderlich.

Eine abakterielle Entzündung des Kniegelenks ist auch bei der ***Gicht*** möglich.

wichtig

Das Kniegelenk ist nach dem Großzehengrundgelenk der zweithäufigste Gichtmanifestationsort.

Alle chronischen Kniegelenkentzündungen entwickeln eine Tendenz zur Kniebeugestruktur. Bei Kniegelenkergüssen und Knorpelreizungen ist eine leichte Kniebeugung von 20–30° die schmerzärmste Haltung. Wenn die Kniebeugestellung bei einer Gonitis längere Zeit eingehalten wird, entsteht durch Kapselschrumpfung, Muskelverkürzung und -verklebung eine Kniebeugekontraktur, die nur durch langwieriges Üben und Quengeln behoben werden kann.

wichtig

Bei allen Kniegelenkerkrankungen, speziell bei Entzündungen, ist von Anfang an auf die richtige Lagerung in Kniestreckstellung zu achten.

11.4 Neurogene Arthropathie

Bei der tabischen Arthropathie findet man fortgeschrittene Destruktionen, Deformierungen und Lockerungen der Gelenke der unteren Extremität, vorwiegend des Kniegelenks, durch mangelnde Koordination und Fehlbelastung.

Da auch eine Alloarthroplastik unter diesen Voraussetzungen nicht zum Erfolg führt, weil es auch hier durch Fehlbelastung zur Lockerung kommt, ist die orthopädisch-technische Apparateversorgung angebracht. Es werden Schienenhülsenapparate mit Scharniergelenken verordnet. Damit läßt sich eine passive Stabilisierung des Kniegelenks erreichen (s. Abb. 3.4, S. 93).

11.5 Degenerative Veränderungen

11.5.1 Gonarthrose

Ätiopathogenese▸ Die Arthrosis deformans des Kniegelenks entsteht meistens nach präarthrotischen Deformitäten, wie X-Bein, O-Bein, Genu recurvatum, Genu antecurvatum oder Frakturen mit Gelenkbeteiligung (z.B. Tibiakopffraktur, Kondylenfrakturen). Aber auch Bandlockerungen, Meniskusläsionen und Kreuzbandläsionen führen zu Arthrosen. Es gibt jedoch auch Kniearthrosen ohne äußere Ursache, allein aufgrund einer anlagebedingten Minderwertigkeit des Gelenkknorpels. Belastungsfaktoren wie Fettsucht und Schwerarbeit verschlimmern das Leiden. Außerdem findet sich eine auffällige Häufung zwischen Kniearthrose und Varikose (Übersicht 11.2).

Übersicht 11.2. Gonarthrose – Memo

- Präarthrotische Deformitäten
- Aseptische Synovialitis, Kapsulitis
- Einlaufschmerz
- Beugekontraktur
- Eminentiaausziehung
- Entlastungs- und Muskeltraining
- Achsenkorrektur

wichtig **Im Rahmen der Arthrose entstehen Schliffurchen im Knorpel, aseptische Entzündungen der Synovialis, Gelenkergüsse, Kapselüberdehnungen und sekundäre Achsenabweichungen (arthrotisches O- oder X-Bein bzw. Varus- oder Valgusgonarthrose).**

Klinik▸ Belastungsabhängige Beschwerden, Spannungsgefühle im Kniegelenk, Nachtschmerz, Bewegungseinschränkungen, Ergußbildungen und Kontrakturen. Typisch ist der Anfangsschmerz beim Aufstehen: Die Patienten geben an, daß sie sich immer erst „einlaufen" müssen.

Der Verlauf der Arthrosis deformans des Kniegelenks ist schubweise: Es treten akute arthrotische Reizzustände auf, die durch starke belastungsabhängige Beschwerden gekennzeichnet sind.

Röntgen▸ Im Röntgenbild beginnt die Kniearthrose mit einer Verschmälerung des Gelenkspalts und spitzen (arthrotischen) Ausziehungen an der Eminentia intercondylaris. Später kommen subchondrale Sklerosierungen und Zystenbildungen sowie Randkantenausziehungen hinzu. In fortgeschrittenen Fällen deformieren sich die Gelenkflächen.

Die Kniearthrose ist bei älteren Menschen häufig kombiniert mit venösen Rückflußstörungen und Varikosis – besonders am betroffenen Bein.

Therapie▸ Belastung reduzieren, nicht soviel gehen und stehen. Handstock auf der Gegenseite benutzen, Wärmepackungen, Elektrotherapie, intraartikuläre Injektionen. Die Arthrose kann dadurch jedoch nicht aufgehalten werden. Es handelt sich um eine rein symptomatische Therapie.

Operativ frühzeitig Korrektur von Achsenabweichungen, Arthroplastiken.

Bei beginnender Gonarthrose kann man durch arthroskopische Revision teilgelöste Meniskusanteile und Knorpelpartikel entfernen, um den Reizzustand zu reduzieren. Bei starker Deformierung der Gelenkflächen erfolgt der Ersatz der Gelenkflächen durch eine Teil- oder Vollendoprothese.

Krankengymnastik▸ Im Rahmen der konservativen Therapie, Training der kniestabilisierenden Muskeln, Dehnung der zur Verkürzung neigenden Muskulatur (M. rectus femoris, ischiokrurale Muskelgruppe), Entlastung des Kniegelenks durch Längszug des Unterschenkels sowie Bewegung des Kniegelenks ohne Belastung im Thermalbad.

wichtig

Der Krankengymnast soll den Patienten über Haltungs- und Verhaltensrichtlinien informieren und ihm Anregungen darüber geben, wie er am besten mit seinem arthrotischen Knie im Rahmen der Knieschule umgeht. Dazu gehört die richtige Technik beim Treppensteigen, Schwimmen, Radfahren usw.

11.5.2 Meniskopathie

Ätiopathogenese▸ Dadurch, daß der mediale Meniskus fest mit seiner Umgebung verbunden ist (z.B. Innenband), ist er verletzlicher als der beweglichere laterale Meniskus.

Eine Meniskuserkrankung wird durch ein Trauma, durch wiederholte Mikrotraumatisierung oder durch Alterungsvorgänge verursacht.

Meniskusdegeneration▸ Die zentralen Zweidrittel der Meniskussubstanz werden durch Diffusionen ernährt, das kapselnahe Drittel ist gefäßversorgt. Die Übergangszone zwischen beiden Bezirken ist gleichzeitig die Praedilektionsstelle für die Ausbildung von Längsrissen. Degenerativ vorgeschädigte Menisken reißen während physiologischer Kniebewegungen.

wichtig **Auslösender Mechanismus für die Meniskusläsion ist meistens eine Drehbewegung des Kniegelenks unter Belastung.**

Durch die Gewalteinwirkung kommt es zum Abriß des Vorder- oder Hinterhorns oder zum sog. Korbhenkelriß mit streifenförmiger Ablösung des inneren Anteils. Dabei reißen die mittleren Anteile des Meniskus in Längsrichtung ein, während im Bereich des Vorder- und Hinterhorns der Zusammenhang gewahrt bleibt (Abb. 11.9).

Schmerzen treten auf, wenn sich die abgerissenen Teile des Meniskus zwischen Femur und Tibia einklemmen und es zu Gelenkkapselzerrungen kommt. Es tritt eine totale Bewegungssperre in leichter Beugestellung ein. Die Einklemmung läßt sich manchmal durch leichte Pendelbewegungen beseitigen. Neben dem traumatischen Einriß gibt es aber auch degenerative Meniskusläsionen, die durch vermehrte Beanspruchung zustande kommen: Berufsfußball, langjährige Arbeit in der Hocke, z.B. bei Bergleuten, Gärtnern, Fliesenlegern.

Klinik▸ Überstreckungsschmerz, Überbeugungsschmerz, Bewegungseinschränkung, evtl. leichter Erguß mit Tanzen der Patella. Atrophie der

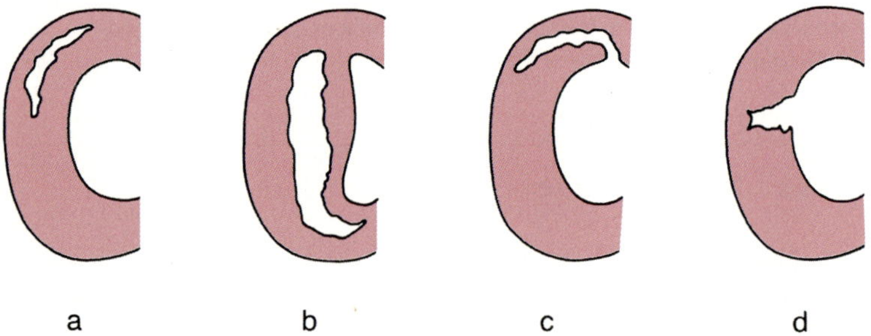

Abb. 11.9 a–d. Formen der Meniskusläsion. **a** Längsriß, **b** Längsriß mit Verschiebung (Korbhenkelriß), **c** Vorderhorneinriß, **d** Querriß

Oberschenkelmuskeln – besonders M. quadriceps (Umfangsdifferenz). Bei Korbhenkelriß federnde Beuge- und Streckhemmung.

Differentialdiagnose▸ Eine Streckhemmung weist auf eine Meniskuseinklemmung hin. Bänderrisse führen im allgemeinen nicht zur Streckhemmung im Knie. Meniskusrisse auch in Korbhenkelform führen nicht zum Bluterguß, weil sie in der gefäßlosen Zone des Meniskus erfolgen.

Spezielle Meniskuszeichen▸ Sie beruhen auf dem Versuch, durch bestimmte passive Bewegungen eine Teileinklemmung des verletzten Meniskus und dadurch charakteristische Schmerzen auszulösen (Übersicht 11.3).

Übersicht 11.3. Meniskuszeichen

Steinmann[1] I:	Wird der Unterschenkel bei Kniebeugung von über 90° gegen den Oberschenkel passiv nach innen oder außen gedreht, tritt am medialen Gelenkspalt vorn ein Spontanschmerz auf.
Steinmann II:	Ein Spontanschmerz am vorderen inneren Kniegelenkspalt wandert bei zunehmender passiver Kniebeugung in Höhe des Gelenkspalts von vorn nach hinten
Merke[2]-Zeichen:	Rotationsbewegung bei Einbeinstand mit typischem Schmerz am vorderen inneren Kniegelenkspalt.

Röntgen▸ Normalerweise und bei frischen Fällen sieht man nichts. Bei älteren Verletzungen findet sich das Rauber-Zeichen: kleine osteophytenartige Ausziehungen unterhalb des inneren Kniegelenkspalts.

Zur Sicherung der Diagnose wird eine Doppelkontrastdarstellung des Gelenkinnenraums (Arthrographie) oder eine Arthroskopie durchgeführt, seit kurzem auch die Sonographie und Kernspintomographie.

Therapie▸ Entfernung der abgerissenen Meniskusanteile so früh wie möglich, sonst kommt es zu arthrotischen Veränderungen.

---

[1] Fritz Steinmann, Chirurg, Bern (1872–1932)

[2] Franz Merke, Orthopäde, Basel (1893–1974)

wichtig Heute ist es möglich, alle Meniskusschäden arthroskopisch zu diagnostizieren und gleichzeitig unter arthroskopischer Kontrolle zu behandeln.

D.h. die inneren Anteile von Meniskuslängsrissen, Korbhenkelrissen werden arthroskopisch abgetrennt und entfernt (Abb. 11.10). Bei Jugendlichen kann ein basisnaher Längsriß wieder vernäht werden.

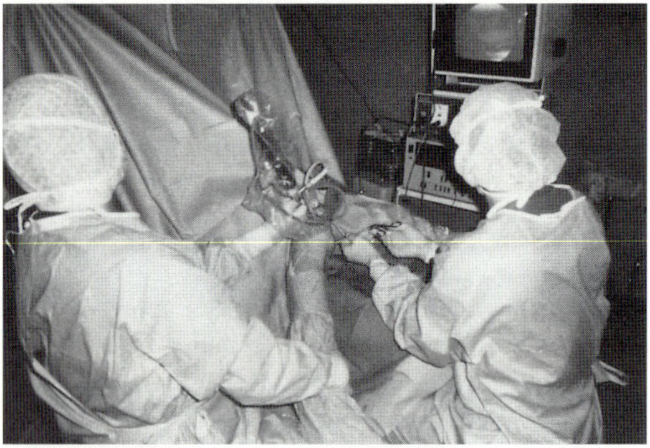

a

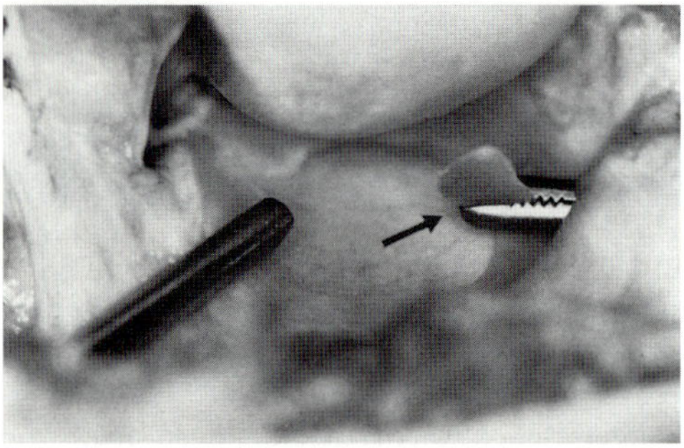

b

Abb. 11.10 a, b. Arthroskopische Operation am Innenmeniskus. **a** Operateur 1 stellt mit dem Arthroskop (an dem sich eine Videokamera befindet) das mediale Kniegelenkkompartment ein. Operateur 2 reseziert über einen Stichkanal mit einer Beißzange den abgerissenen Meniskusanteil. Beide Operateure verfolgen die Operation auf dem Bildschirm. **b** Schematische Darstellung der arthroskopischen Operation. *Links* die Spitze des Arthroskops, *rechts* die Beißzange mit dem abgerissenen Meniskusanteil (Pfeil)

Krankengymnastik▸ Nach der Meniskusoperation werden die Muskeln durch isometrische Spannungsübungen und funktionelle Bewegungsübungen wieder auftrainiert, besonders Quadrizepstraining.

Meniskuszyste

Besonders im Außenmeniskus entstehen oft mehrkammerige Hohlräume, die mit gallertigem Inhalt gefüllt sind (Meniskusganglion, Meniskuszyste). Hier kommt es gehäuft zu Einrissen und Einklemmungserscheinungen. Operative Entfernung erforderlich (Übersicht 11.4).

Übersicht 11.4. Meniskus – Memo

Scheibenmeniskus	– Außenmeniskus als Scheibe – Kinder
Meniskusganglion	– Gallerthohlräume meistens im Außenmeniskus
Meniskuskorbhenkel	– Längsriß mit Verschiebung
Meniskuszeichen	– Kniebeugung und Rotation

Scheibenmeniskus

Im lateralen Kompartment findet sich statt Meniskus eine knorpelige Scheibe, die sich einklemmen kann (schon bei Kindern).

Therapie▸ Entfernung der inneren Scheibenanteile (arthroskopisch).

Fallbeispiel

Karsten Henkel, *22, kann nach dem Fußballspiel das rechte Knie weder voll beugen noch voll strecken. Auftreten kann er noch. Über Nacht ist es zu einer leichten Knieschwellung gekommen.*

Befund▸ *Federnde Beuge- und Streckhemmung des rechten Kniegelenkes. Bei Beugung und Innenrotation tritt ein Spontanschmerz am inneren Kniegelenkspalt auf. Deutlicher Erguß mit Tanzen der Patella.*

Rö: Kniegelenk in 2 Ebenen, o.B.

Diagnose▸ *Verdacht auf Innenmeniskuslängsriß mit Verschiebung (👁Abb. 11.9b).*

Therapie▸ *Arthroskopie mit Entfernung der abgerissenen Meniskusanteile. Präoperativ wird darauf hingewiesen, daß man bei basisnahem Riß den Meniskus wieder annähen kann, was mit längerer Schonung und Teilbelastung verbunden ist.*

11.5.3 Chondropathia patellae

wichtig **Die Chondropathia patellae ist ein sehr häufiges Leiden, hervorgerufen durch Knorpelerweichung unterhalb der Patella.**

Ätiopathogenese▸ Der Kniescheibenknorpel fasert sich auf und wird teilweise abgeschilfert. Manchmal entsteht ein größerer Sequester, der sich auch abstoßen und zur Gelenkmaus werden kann. Prädisponierend ist eine Dysplasie des femoropatellaren Gelenks mit Lateralisation der Patella (Abb. 11.11), die man in einer Röntgenaufnahme bei 30° Beugung mit Strahlengang zwischen Kniescheibe und Oberschenkelgleitlager sehen kann (sog. Axialaufnahme) (Übersicht 11.5).

Differentialdiagnose▸ Spontane Osteonekrose der Patellaspitze (M. Larsen[1]).

Übersicht 11.5. Chondropathia-patellae – Memo

- Subpatellare Knorpelerweichung
- Femoropatellare Dysplasie
- Verschiebeschmerz
- Giving way
- Axialaufnahme
- Vastus-medialis-Training
- Patellaentlastungs-Operation

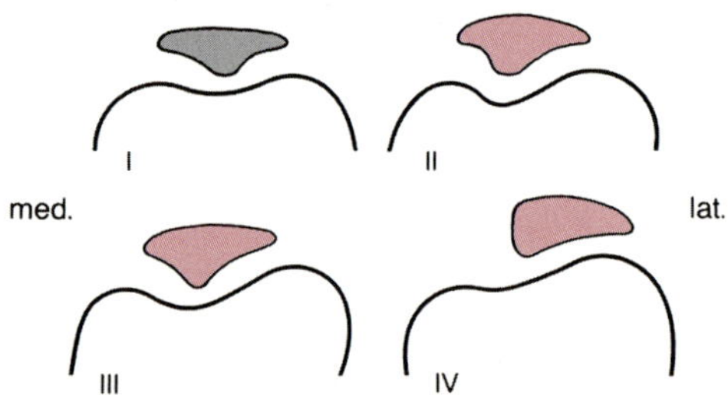

Abb. 11.11. Dysplasietypen des Femoropatellargelenks nach Wiberg[2] als prädisponierender Faktor für eine Chondropathia patellae. *I* ist normal. Von *II–IV* findet sich eine zunehmende Lateralisation der Patella mit Hypoplasie des medialen Patellaanteils

[1] Christian Larsen, Arzt, Oslo (1986–1930)

[2] Gunnar Wiberg, Orthopäde, Stockholm (Zeitgen.)

Klinik▸ Typisch ist der Spontanschmerz bei starker Kniebeugung, z.B. beim Treppensteigen und in der Kniebeuge oder beim Aufstehen nach längerem Sitzen.

Subpatellares Reiben, Verschiebeschmerz der Patella. Schmerz bei Quadrizepsanspannung und Patellaandruck. Wenn die Patienten mit gebeugten Knien schlafen, besteht ein nächtlicher Ruheschmerz. Das Knie kann beim Gehen auf unebenem Boden auch plötzlich nachgeben („giving way"). Die Schmerzen verstärken sich beim Bergabgehen.

Therapie▸ Konservativ: Vermeidung der starken Kniebeugung, um den Patellaandruck zu verringern. Dazu kann man auch einen Gipstutor (Ober-Unterschenkel-Gips in Streckstellung) verordnen.

Operativ: Entlastungsoperationen für die Patella, z.B. durch Versetzen der Tuberositas tibiae, oder Einkerben des lateralen Retinaculums, um den Patellaandruck zu reduzieren. Diese Operation kann auch arthroskopisch durchgeführt werden. Dabei glättet man gleichzeitig den aufgefaserten Knorpel.

Krankengymnastik▸ Im Rahmen der konservativen Behandlung und nach Operation Training des Vastus medialis, ergänzt durch Elektrostimulation. Kniebeugung vorerst vermeiden (Patellaandruck).

11.5.4 Osteochondrosis dissecans (König[1])

Ätiopathogenese▸ Gehört zu den spontanen Osteonekrosen. Am Kniegelenk kommt es infolge von Druck-Scher-Einwirkung zur Demarkierung eines Knorpel-Knochen-Sequesters, bevorzugt am medialen Femurkondylus.

▼ wichtig

Wenn der Sequester ausgestoßen wird, entsteht ein freier Körper, der zu Einklemmungserscheinungen führen kann.

Da der freie Körper überall im Gelenk auftauchen und verschwinden kann, wird er auch Gelenkmaus genannt (Abb. 11.12). Der Defekt im medialen Femurkondylus ist eine präarthrotische Deformität mit Inkongruenz der Gelenkflächen. Es entsteht eine Arthrosis deformans. Eine

[1] Franz König, Chirurg, Rostock (1832–1910)

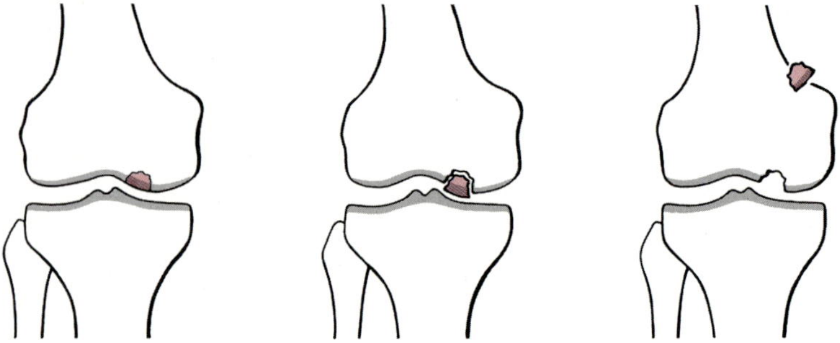

Abb. 11.12. a Ein Knorpel-Knochen-Sequester demarkiert sich am medialen Femurkondylus. **b** Der Sequester ist gelöst und liegt lose im Mausbett. **c** Der Sequester befindet sich als freier Gelenkkörper (Gelenkmaus) im Kniegelenk

Osteochondrosis dissecans kommt noch vor im oberen Sprung-, Ellenbogen- und Hüftgelenk. Eine Flake-Fraktur ist das traumatische Ausbrechen eines Knorpelknochenstückchens aus der Gelenkfläche.

Klinik▸ Spontan- und Belastungsschmerzen am inneren Kniegelenkspalt. Das Knie kann nur unter Schmerzen voll gestreckt werden. Bei freien Gelenkkörpern kommt es regelmäßig zu Blockierungen.

Therapie▸ Eine kausale Behandlung ist heute noch nicht möglich. Knorpeltransplantationen führen zu unterschiedlichen Ergebnissen. Vor der Demarkierung und Abstoßung des Sequesters kann man zunächst einen konservativen Versuch mit Ruhigstellung im Gipstutor vornehmen. Operativ besteht die Möglichkeit, den Sequester mit Kortikalisstiften oder Schrauben zu befestigen.

11.5.5 Morbus Osgood[1]-Schlatter[2]

Definition *Definition und Ätiopathogenese. Spontane Osteonekrose (Osteochondrose s. S. 49) der Tibiaapophyse, oft beidseitig (Abb. 11.13). Es erkranken bevorzugt Jungen im Alter zwischen 8 und 15 Jahren.*

[1] Robert Osgood, Orthopäde, Boston (1873–1956)
[2] Carl Schlatter, Chirurg, Zürich (1864–1934)

Klinik▸ Schwellung und Schmerzen an der Tuberositas tibiae.

Röntgen▸ Apophysenkern aufgelockert, fragmentiert.

Therapie▸ Konservativ. Bei leichten Beschwerden keine stärkeren Belastungen (Kniebeugung). Besondere therapeutische Maßnahmen sind nicht erforderlich.

Prognose▸ Gut, heilt nach Wachstumsabschluß aus (Übersicht 11.6).

Übersicht 11.6. Spontane Osteonekrosen am Knie

Osteochondrosis dissecans	– mediale Femurkondylusmaus
Schlatter	– Tuberositas tibiae – gute Prognose
Sinding Larsen	– Patellaspitze – selten

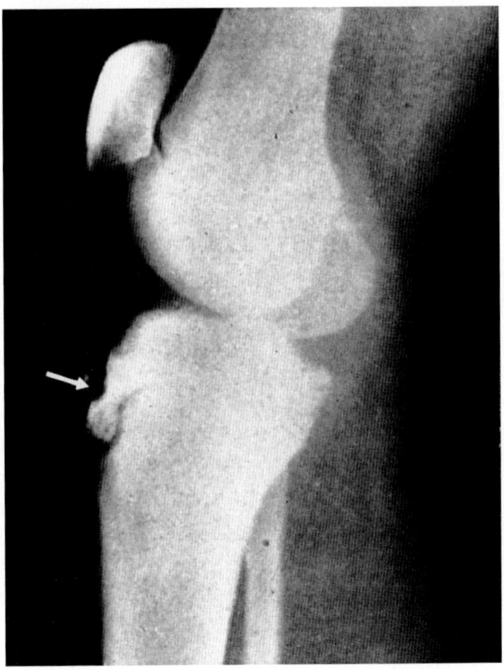

Abb. 11.13. Osgood-Schlatter-Erkrankung. Ausheilung mit kraterförmigem Defekt (Pfeil) der Tuberositas tibiae. (Aus: Idelberger 1984)

11.6 Tumoren und geschwulstartige Affektionen

11.6.1 Synovitis villonodularis (Pigmentierte villonoduläre Synovitis)

Entzündung der Gelenkinnenhaut in chronischer Form mit Verdickung der Synovialmembran und Zottenwucherung. Andere Gelenke sind seltener betroffen. Bei blutigem Gelenkerguß ohne Trauma ist an eine Synovitis villonodularis zu denken.

Ursache ist eine primär gutartige Vermehrung des Synovialepithels unter Bildung braungefärbter Zotten. Die Gelenkflächen sind sekundär betroffen.

Die Behandlung besteht in einer möglichst frühzeitigen Entfernung der Gelenkinnenhaut (Synovektomie).

11.6.2 Synovialsarkom

Aus der Synovialis hervorgehende bösartige Geschwulst, die besonders am Knie-, Fuß- und Ellenbogengelenk auftritt. Betroffen sind meistens Erwachsene. Der Tumor wächst langsam und schmerzt.

Die Therapie besteht in der frühzeitigen radikalen operativen Entfernung des Tumors.

11.6.3 Ganglien (Baker[1]-Zyste)

Diese kommen am Kniegelenk, v.a. in der Kniekehle vor. Es handelt sich um zystenartige Gebilde (Baker-Zyste, Poplitealzyste), die mit einer gallertigen Masse ausgefüllt sind. Sie stehen häufig mit dem Kniegelenk durch einen langen Stiel in Verbindung. Sie verursachen Beschwerden durch Druck auf die Umgebung und können bis zum Unterschenkel reichen. Häufig findet sich eine Baker-Zyste als Begleiterscheinung bei Arthrose oder Rheuma. Der Untersuchungsbefund zeigt eine mehr oder weniger deutliche prallelastische Vorwölbung in der Kniekehle. Eine Abtragung bis zum Stiel ist unbedingt erforderlich, sonst besteht Rezi-

[1] William Baker, Chirurg, London (1839–1896)

divgefahr. Durch Darstellung mit Kontrastmitteln oder mit Sonographie kann die Diagnose Baker-Zyste gesichert werden.

11.7 Verletzungen und Verletzungsfolgen

11.7.1 Tibiakopffrakturen

Häufig, besonders beim älteren Menschen. Hier kommt es zur Niveaudifferenz im Tibiaplateau mit X- oder O-Bein sowie Stufenbildung im Gelenk. Die Entstehung einer Arthrose wird begünstigt.

Prophylaxe▸ Anatomische Reposition durch Operation mit Osteosynthese.

11.7.2 Knieinnenläsion

Kombinierte Bänder-Meniskus-Verletzung, meistens Innenband-Innenmeniskus, evtl. auch unter Beteiligung des vorderen Kreuzbands. Ausgedehnte Kapsel-Band-Läsionen führen zur Instabilität des Kniegelenks mit Subluxation bzw. Luxation. Bleibt der Zustand länger bestehen, entsteht eine Kniearthrose.

Ein Hämarthros am Kniegelenk ist zu erwarten, wenn die Bruchlinien bis in den Knieinnenraum reichen wie etwa bei einer Patella- oder Tibiakopffraktur. Auch bei der Patellaluxation kommt es zum Bluterguß durch Kapselriß und ggf. Ausbruch eines Knochenknorpelfragments. Bei Bändern, die im Kniegelenk verlaufen, wie z.B. Kreuzband, entsteht ebenfalls ein Bluterguß, wenn es zur Ruptur kommt.

11.7.3 Bandverletzungen

Von der Dehnung und Zerrung bis zum kompletten Durchriß kommen alle Übergänge vor. Meistens handelt es sich nur um Dehnungen. Typisch ist der Druckschmerz an den Innen- und Außenbandansätzen. Verstärkung des Schmerzes bei Versuch, das Knie in gestreckter Stellung seitlich aufzuklappen. Bei kompletter Bandruptur ist eine seitliche Aufklappbarkeit nachweisbar. Bei Knieinnenbandläsion läßt sich das Kniegelenk durch Abduktion medial aufklappen (Abb. 11.14a).

Die Knieinnenbandläsion ist häufig mit einer Meniskusläsion kombiniert, da beide Strukturen in Verbindung stehen (Abb. 11.15). Bei kompletter Ruptur kann man die vermehrte Aufklappbarkeit des betroffenen Gelenkspalts im Röntgenbild mit gehaltenen Aufnahmen objektivieren (Gipshülse vom Ober- zum Unterschenkel).

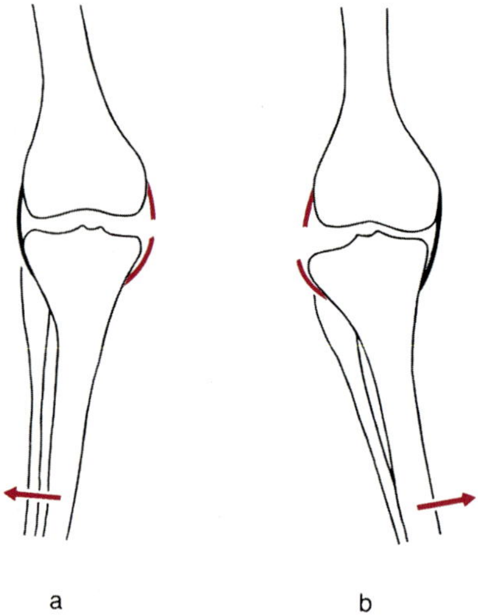

Abb. 11.14. **a** Knieinnenbandläsion: Prüfung der vermehrten Aufklappbarkeit des inneren Kniegelenkspalts durch passive Abduktionsbewegung des Unterschenkels gegen den Femur, **b** Knieaußenbandläsion: Prüfung der vermehrten Aufklappbarkeit des äußeren Kniegelenkspalts durch passive Adduktionsbewegung des Unterschenkels gegen den Femur

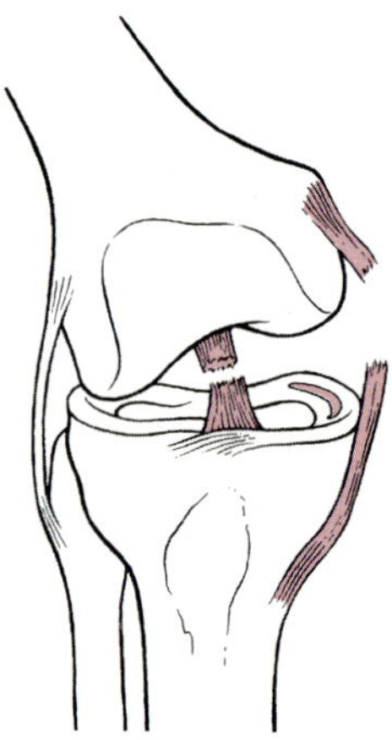

Abb. 11.15. Der unglückliche „Dreier" (Unhappy triad): Knieinnenverletzung mit Innenbandriß, Innenmeniskusriß und vorderem Kreuzbandriß

Therapie▸ Konservativ. Ruhigstellung im Gipstutor für 8 Wochen. Bei komplettem Durchriß und starker Aufklappbarkeit Bandnaht, später Bandplastik. Wenn aus irgendeinem Grund die Kapselbandrekonstruktion noch nicht vorgenommen werden kann, muß man eine kniestabilisierende Schiene verordnen. Wenn alle Versuche fehlschlagen und ein Schlottergelenk entsteht, kommt auch eine Arthrodese oder Knieendoprothese in Frage.

wichtig

Stieda[1]-Schatten: Schalenförmige Verkalkungsstreifen neben dem Femurkondylus bei abgelaufener Seitenbandläsion.

Patellarsehnenriß

Die Patellarsehnenruptur stellt eine teilweise oder vollständige Kontinuitätsdurchtrennung des Ligamentum patellae durch direkte bzw. indirekte Gewalteinwirkung oder durch plötzliche körpereigene Kraftanstrengung dar. Bei Systemerkrankungen (Diabetes) oder nach lokalen Kortisoninjektionen und nach Transplantatentnahme zum Kreuzbandersatz kann die Belastbarkeit der Patellasehne ebenfalls reduziert sein.

11.7.4 Alte Kreuzbandverletzungen

Auch hier kommen Dehnungen und komplette Durchrisse vor. Die Patienten beklagen sich über eine Instabilität im Kniegelenk und häufiges Einknicken.

wichtig

Schubladenzeichen: Verschiebung der Tibia gegen den Femur bei 90° gebeugtem Kniegelenk (Abb. 11.16).

Bei Riß des vorderen Kreuzbandes läßt sich die Tibia nach ventral verschieben (vordere Schublade). Bei hinterem Kreuzbandriß (sehr selten) läßt sich die Tibia nach dorsal, d.h. zur Kniekehle hin, verschieben (hintere Schublade).

[1] Alfred Stieda, Chirurg, Königsberg (1869–1945)

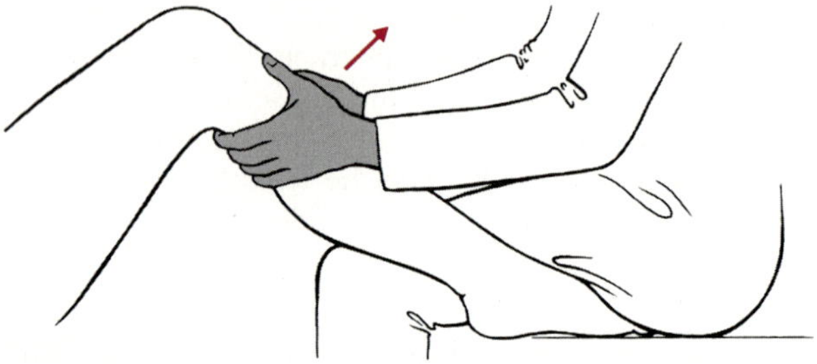

Abb. 11.16. Prüfen des „Schubladenzeichens" bei Verdacht auf Kreuzbandriß: Verschieben der Tibia gegen den Femur bei 90° gebeugtem Kniegelenk. Zur Stabilisierung des Unterschenkels setzt sich der Untersucher auf den Fuß des Patienten. Vorteil des Schubladenzeichens: In Rotationsstellung des Unterschenkels können auch Seitenbänder und Kapselanteile mitgeprüft werden

wichtig **Beim *Lachman*[1]*-Test* prüft man die Ventralverschieblichkeit der Tibia bei 20°-Kniebeugung (Abb. 11.17).**

Der ***Pivot-shift-Test*** besteht in Provokation einer Subluxation des lateralen Tibiaplateaus nach ventral durch Valgusstreß, Innenrotation und Beugung von 30°. Der Funktionsverlust des vorderen Kreuzbandes führt beim Übergang von der Streckung zur Beugung zu einer verlängerten Rollphase des lateralen Femurkondylus auf dem lateralen Tibiaplateau (Übersicht 11.7).

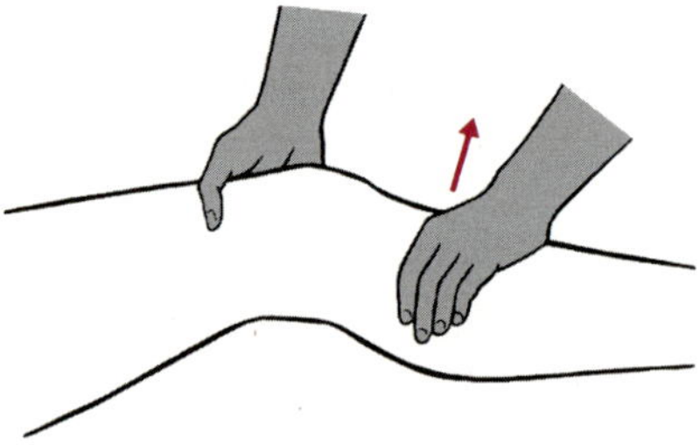

Abb. 11.17. Prüfen des „Lachman-Tests": Man prüft die Ventralverschieblichkeit der Tibia bei 20° Kniebeugung. Vorteil des Lachman-Tests: Beste Position für allgemeine Bandentspannung am Knie

[1] John Lachman, Orthopäde, Philadelphia (Zeitgen.)

Übersicht 11.7. Instabilitätszeichen am Knie

Schublade	– Tibia gegen Femur bei 90°
Lachman	– Tibia gegen Femur bei 20°
Pivot	– Valgusstreß und Innenrotation bei 30°

Therapie▸ Zunächst konservativ durch Muskeltraining, Schienenversorgung. Schwere und therapieresistente Fälle erfordern eine Kreuzbandplastik. Man nimmt dazu entweder die Sehne des M. gracilis, das mittlere Patellasehnendrittel, die Sehne des M. semitendinosus oder homologes Sehnenmaterial.

Prognose▸ Die unbehandelte vordere Kreuzbandruptur kann zu einem Meniskus- und Knorpelschaden führen und sekundäre Instabilitäten erzeugen.

11.8 Begutachtung

Die Meniskuserkrankung gilt als entschädigungspflichtige Berufskrankheit, z.B. bei Bergleuten und Berufsfußballspielern. Ständige und physiologische Beanspruchung des bradytrophen Meniskusgewebes führt hier zu Degenerationsveränderungen, die als Berufserkrankung nach mindestens 3jähriger beruflicher Tätigkeit anerkannt werden.

Die Anerkennung eines Meniskusschadens als Unfallfolge erfolgt nur dann, wenn es sich um einen frischen Einriß handelt. Beweisend ist das Operationsgerät, in dem keine degenerativen Veränderungen gefunden werden dürfen. Ein adäquates Trauma ist außerdem Voraussetzung für die Anerkennung als Unfallfolge.

Einige Prozentwerte für die MdE bei Knieschäden: Kniegelenkversteifung 30–40%, Kontraktur bis 30%, Kapselbandinstabilität 20–30%.

12 Unterschenkel und oberes Sprunggelenk

Einleitung

Für diese Region gibt es zahlreiche Überschneidungen mit der Chirurgie/Traumatologie. Einprägen muß man sich die Kapselband verhältnisse am oberen Sprunggelenk, sowie die verschiedenen Formen der Malleolarfrakturen mit ihren Folgezuständen für die Statik. Bei allen Eingriffen am Unterschenkel und Sprunggelenk sind die typischen Komplikationen zu berücksichtigen und im Aufklärungsgespräch dem Patienten zu erläutern. Besonders zu beachten ist das Tibialis-anterior-Syndrom (bisher 5 Fragen), das rechtzeitig diagnostiziert und therapiert werden muß.

12.1 Unterschenkel

Die Unterschenkelknochen (Tibia und Fibula) können anlagebedingt verkürzt oder verbogen sein. Die Verbiegung im O-Sinne heißt Crus varum, die Verbiegung im X-Sinne Crus valgum. Im Gegensatz zum Genu varum und valgum liegen die Hauptkrümmungen im Unterschenkel. Achsenabweichungen in der Sagittalebene mit Antekurvation (Verbiegung nach vorn) und Rekurvation (Ausbiegung nach hinten) kommen nach Unterschenkelfrakturen vor, die in Fehlstellung verheilt sind.

Einseitige Verkürzungen und Verbiegungen des Unterschenkels führen über eine Beinverkürzung zum Beckenschiefstand mit Seitverbiegung der WS. Bei einer Beinverkürzung von mehr als 3 cm kommt es bei fehlendem Beinlängenausgleich zum kompensatorischen Spitzfuß.

Achsenabweichungen des Unterschenkels stören die Statik und Funktion, besonders im Knie und in den Sprunggelenken. Aufgrund der Fehlbelastung können dort Arthrosen entstehen. Deswegen sind Korrekturen erforderlich.

12.1.1 Angeborene Schienbeinpseudarthrose (Crus varum congenitum)

Ätiopathogenese▸ Es handelt sich um ein seltenes, fast immer einseitiges Erbleiden. Je nach Stärke des endogenen Faktors gibt es Erscheinungsformen mit nur leichter Verkrümmung und solche mit stärkerer Verkrümmung und starker Verdünnung der Unterschenkelknochen bis zur Pseudarthrose. Betroffen sind Tibia und Fibula (Abb. 12.1). Häufig besteht gleichzeitig eine Neurofibromatose.

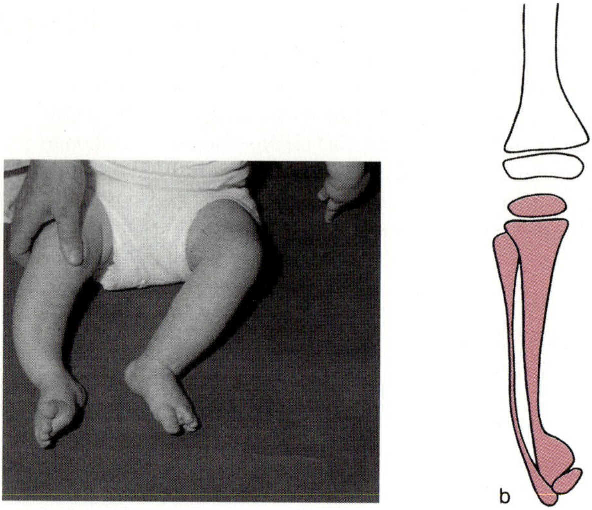

a b

Abb. 12.1 a, b. Crus varum congenitum. Die Verkrümmung und Verdünnung von Fibula und Tibia befinden sich im unteren Drittel des Unterschenkels, die Konvexität ist nach vorn außen gerichtet

Klinik▸ Die angeborene Verbiegung ist oft knickartig, ihre Konvexität nach vorn außen gerichtet, seltener nach vorn innen (Crus valgum congenitum) oder nach hinten (Crus recurvatum congenitum). Durch die O-förmige Verbiegung beim Crus varum kommt es zur vermehrten Belastung des Fußaußenrandes mit Ausprägung eines sekundären Klumpfußes. Am Kniegelenk entsteht eine stärkere Belastung der medialen Kniegelenkanteile, was hier zu einer Arthrose führen kann.

Die Unterschenkelpseudarthrose ist entweder bei starker Ausprägung des endogenen Faktors bereits bei der Geburt vorhanden (angeborene Unterschenkelpseudarthrose) oder sie entsteht erst im Krümmungsscheitel unter zunehmender Belastung durch Umbauzonen und Spontanfrakturen.

Im Röntgenbild sieht man, daß sich die verbogene Tibia gegen den Krümmungsscheitel hin verschmächtigt. Es finden sich Umbauzonen und evtl. pseudarthrotische Spalten. Die Knochenenden sind dann zum Defekt hin ausgezogen und sklerosiert (Übersicht 12.1).

Übersicht 12.1. Crus varum – Memo

- Einseitiges Erbleiden
- Verdünnung und Verbiegung
- Pseudarthrosegefahr
- Rezidive nach Operation

Differentialdiagnose▸ O-Beine sind immer doppelseitig bei Achondroplasie und bei Rachitis.

Therapie▸ Autologe Spongiosaplastik mit vaskularisiertem Fibulaspan, stabile Osteosynthese. Wegen der Gefahr erneuter Spontanfrakturen muß lange entlastet werden.

12.1.2 Entzündliche Störungen am Schienbein

Das Schienbein zeigt am Übergang vom mittleren zum unteren Drittel seine schwächste Stelle. Hier findet sich auch eine unzureichende Weichteildeckung. Folgen sind häufige Frakturen, schlechte Frakturheilung, Pseudarthrosebildung, Infektionsgefahr und Osteomyelitis (Übersicht 12.2).

Übersicht 12.2. Mögliche Folgen von Verletzungen und Operationen am Unterschenkel

- Achsen- und Drehfehler
- Pseudarthrosen
- Osteomyelitis
- Neurologische Störungen (N. peronaeus)
- Arterielle Durchblutungsstörungen (Gefäßverletzung)
- Postthrombotisches Syndrom
- Tibialis-anterior-Syndrom

Die Osteomyelitis des Schienbeins kann auf hämatogenem Weg (s. Abschn. 4.3.1), am häufigsten aber im Zusammenhang mit Verletzungen und Operationen entstehen. Gefürchtet ist die Osteomyelitis der Tibia nach offener Unterschenkelfraktur und nach operativer Versorgung von Frakturen in diesem Bereich; wegen der schlechten Prognose mit dauernder Behinderung ist bei chronischer Fisteleiterung eine Unterschenkelamputation in Erwägung zu ziehen.

Therapie▸ Konservativ Ruhigstellung im Oberschenkelgips (immer die benachbarten Gelenke, also Sprung- und Kniegelenk miteinbeziehen), Antibiotika. Operative Ausräumung des Eiterherdes, Saug-Spül-Drainage (s. Abschn. 4.3.2). Bei infizierter Pseudarthrose Anlagerung von autologer Spongiosa aus dem Beckenkamm und Fixation der Fragmente mit einem äußeren Spanngerät.

Prognose▸ Bei der chronischen Osteomyelitis des Schienbeins ist die Prognose getrübt durch die hohe Rezidivrate: Auch nach Jahren scheinbarer Ruhe kann die Eiterung immer wieder aufbrechen.

12.1.3 Traumatische Störungen am Schienbein

Die Tibia ist wegen ihrer exponierten Lage direkt unter der Haut und infolge der statischen Beanspruchung besonders verletzungsgefährdet. Die Frakturen betreffen vornehmlich den Tibiaschaft. Häufigste Heilungsstörungen solcher Frakturen sind Pseudarthrose und Osteomyelitis. Finden die Brüche an den Knochenenden im Kindesalter in der Nähe der Wachstumsfugen statt, kann es zu einer vorübergehenden oder dauernden Störung des Epiphysenwachstums kommen. Besonders die distale Wachstumsfuge des Schienbeins, dicht oberhalb der Knöchelgabel, ist davon betroffen. Als Folge eines Epiphysenfehlwachstums in der distalen Wachstumsfuge der Tibia können entstehen:

- Beinverkürzung durch vorzeitigen Schluß der Epiphysenfuge,
- Beinverlängerung durch angeregtes Wachstum infolge Hyperämie im Frakturbereich,
- asymmetrisches Epiphysenwachstum mit X-, O-, Ante- oder Rekurvationsfehlstellung im unteren Unterschenkeldrittel.

12.1.4 Weichteilschwellungen und thrombotische Syndrome am Unterschenkel

Man behandelt sie nach längerer Ruhigstellung durch aktive Übungsbehandlung (Muskelpumpe). Die Extremitäten müssen hochgelagert werden, um den Lymphabstrom und den Rückfluß des venösen Bluts zu erleichtern. Außerdem legt man Stütz- und Dauerverbände an, z.B. in Form von elastischen Binden, Gummistrümpfen, Zinkleimverband.

wichtig

Unter postthrombotischem Syndrom versteht man eine chronisch-venöse Insuffizienz mit Weichteilschwellung, Ödem, bläulich-livider Verfärbung, sekundären Varizen, trophischen Störungen und evtl. Ulcus cruris.

Therapie▸ Gummistrümpfe, Krankengymnastik.

12.1.5 Tibialis-anterior-Syndrom

Ätiopathogenese▸ Diese wird von Durchblutungsstörungen im M. tibialis anterior nach Verletzungen und Operationen im Unterschenkelbereich verursacht. Ein Hämatom nach stumpfem Trauma kommt ebenfalls als Ursache in Frage. Auch einschnürende Verbände und ungewöhnliche Belastungen wie lange Märsche können zu Muskelschäden in diesem Bereich führen. Es entsteht eine ischämische Partialnekrose mit ödematöser Aufquellung des M. tibialis anterior. Der Raum wird für den Muskel innerhalb einer Faszie relativ zu eng, die Muskeln werden durch Druck geschädigt. Sekundär: Lähmung des N. peronaeus profundus.

Klinik▸ Starke Schmerzen, Schwellung und partiell oder vollständig aufgehobene Funktion der Fußheber. Die Fußpulse bleiben auch beim voll entwickelten Kompartmentsyndrom erhalten.

Therapie▸ Spaltung der Muskelfaszie als Notfalloperation bei beginnender Symptomatik.

wichtig

Das Tibialis-anterior-Syndrom erfordert ein sofortiges operatives Eingreifen mit Spalten der Muskelfaszie.

Prophylaxe▸ Grundsätzlich bei jeder Operation am Unterschenkel Saugdrainagen einlegen, Hochlagern des Beins, strangulierende Fasziennaht vermeiden.

12.2 Verletzungen und Verletzungsfolgen im Knöchelbereich

12.2.1 Frakturen, Distorsionen und Bandverletzungen

Grundlagen

Am Aufbau des oberen Sprunggelenks beteiligen sich die distalen Enden der beiden Unterschenkelknochen Tibia und Fibula sowie ein Fußwurzelknochen: das Sprungbein (Talus). Die Gelenkkapsel des oberen Sprunggelenks ist vorn und hinten schlaff und dünn, an den Seiten durch Bänder verstärkt. Als Scharniergelenk besitzt das obere Sprunggelenk Seitenbänder, die flächenartig in mehrere Züge aufgespalten sind und sich an verschiedenen Stellen der Fußwurzelknochen befestigen (Abb. 12.2). Diese starken Bänder limitieren die Seitbewegung des Fußes nach innen und außen (Pronation, Supination) und bewirken, daß im oberen Sprunggelenk lediglich Dorsalextensions- (30°) und Plantarflexionsbewegungen (50°) möglich sind.

Frakturen, Bandrupturen und Distorsionen mit Bänder- und Kapseldehnungen beeinträchtigen die Stabilität der Knöchelgabel. Inkongruenzen der Gelenkflächen können sowohl durch Frakturen als auch durch Bandlockerungen entstehen. Eine Arthrosis deformans im oberen Sprunggelenk ist die Folge.

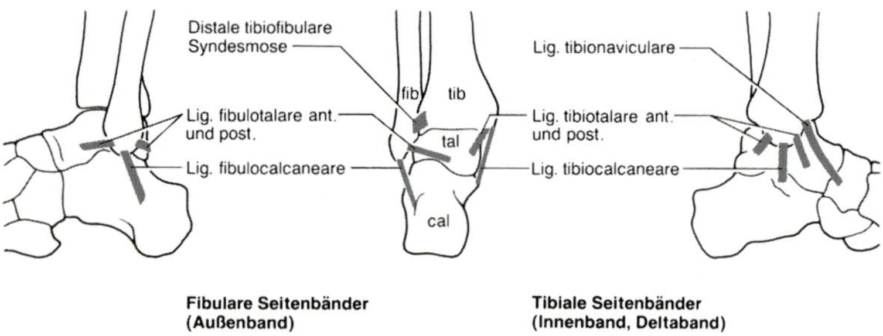

Abb. 12.2. Ligamentäre Stabilisierung der Knöchelgabel

Die Distorsion durch gewaltsame Supination ist die häufigste Verletzung am Fuß. wichtig

Je nach Verletzungsausmaß handelt es sich um eine Zerrung oder eine Außenbandruptur (Abb. 12.3).

Klinik▸ Es findet sich eine starke, druckempfindliche Schwellung an der Außenseite des oberen Sprunggelenks. Die Abgrenzung der einfachen Zerrung von der Bandzerreißung erfolgt durch eine gehaltene Röntgenaufnahme. Das Röntgenbild zeigt ein lateral aufklappbares Sprunggelenk.

Therapie▸ Bei der einfachen Distorsion ohne Bandruptur anfangs kühlende Verbände, später elastische Binden. Bei einer Bandruptur Gipsimmobilisation, Funktionsschienen, je nach Ausmaß der Verletzung, sofortige Bandnaht. Bei unzureichender Heilung kommt es zur Gelenkinstabilität mit Neigung zum Umknicken nach außen (Abb. 12.4).

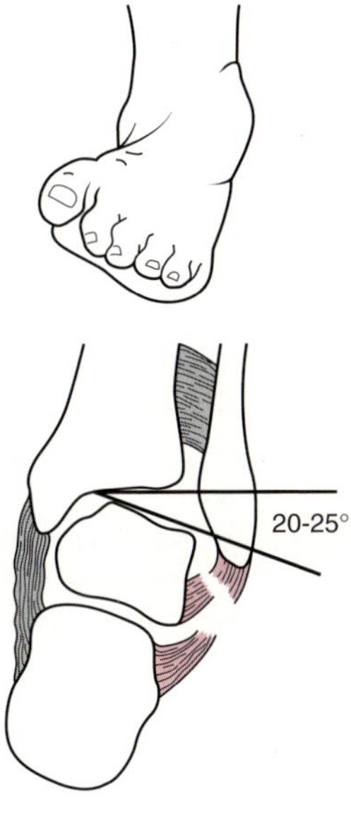

Abb. 12.3. Außenbandruptur nach Supinationstrauma im oberen Sprunggelenk. Pathologische laterale Aufklappbarkeit auf der gehaltenen Röntgenaufnahme

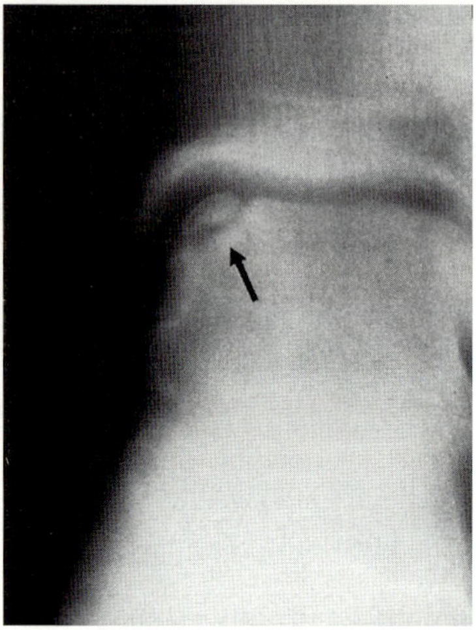

Abb. 12.4. Osteochondrosis dissecans des Talus: Ähnlich wie bei der OD am Kniegelenk demarkiert sich ein Knorpel-Knochen-Sequester (Pfeil) an der Gelenkkante des Talus. Wenn er ins Gelenk ausgestoßen wird, entsteht ein freier Gelenkkörper mit Einklemmungserscheinungen.
Therapie: Solange das Dissekat sich noch in seinem Lager befindet, wird offen oder arthroskopisch eine Refixation vorgenommen

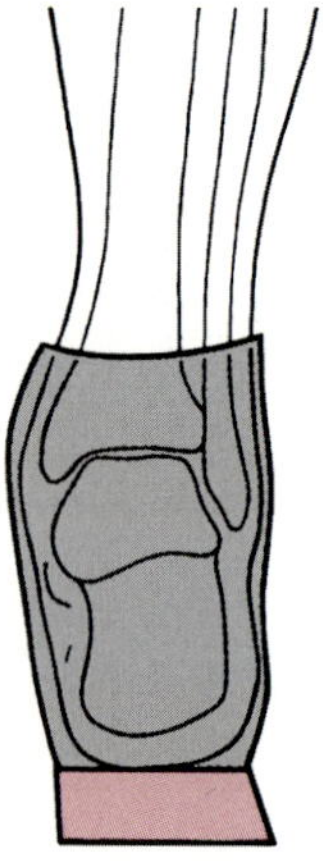

Abb. 12.5. Nach außen ausgebauter Schuhabsatz soll das supinatorische Umknicken verhindern. Zur Vermeidung eines supinatorischen Umknikkens empfiehlt sich zugleich eine Außenranderhöhung der Schuhsohle

wichtig **Maßnahmen bei habituellem Umknicken infolge Außenbandinsuffizienz: Muskeltraining zur Kräftigung der Pronatoren, Stützverband, Schuhabsatz nach außen etwas verbreitern (ausbauen) (Abb. 12.5).**

Falls durch die konservativen Maßnahmen keine nachhaltige Besserung erzielt wird, muß operiert werden (Außenbandplastik).

Knöchelabsprengungen können medial sowie lateral vorkommen.

wichtig

Von Bedeutung für die Stabilität der Knöchelgabel ist die Höhe der Fibulafraktur: distal, proximal oder in Höhe der tibiofibularen Syndesmose.

Entscheidend für die Prognose ist also die Situation an der Außenseite der Knöchelgabel. Die Malleolenfraktur distal der Syndesmose ohne Beteiligung derselben ist am günstigsten. Fibulafrakturen in Höhe oder dicht oberhalb der Syndesmose gehen mit Zerreißungen derselben einher und haben häufig Begleitverletzungen, z.B. einen Ausriß eines dorsolateralen Tibiafragments (Volkmann-Dreieck, Abb. 12.6).

Therapie► Nur nicht dislozierte Frakturen vom Typ Weber-A oder Weber-B ohne Syndesmosenruptur sowie nicht dislozierte Innenknöchelfrakturen ohne Syndesmosenruptur kann man noch konservativ behandeln. Sonst ist die Behandlung in der Regel operativ. Durch Osteosynthese und Naht der Syndesmose versucht man die Knöchelgabel so gut wie möglich zu rekonstruieren. Gelingt dies nicht, drohen Gelenkinstabilität, Stufen in den Gelenkflächen mit nachfolgender Arthrose,

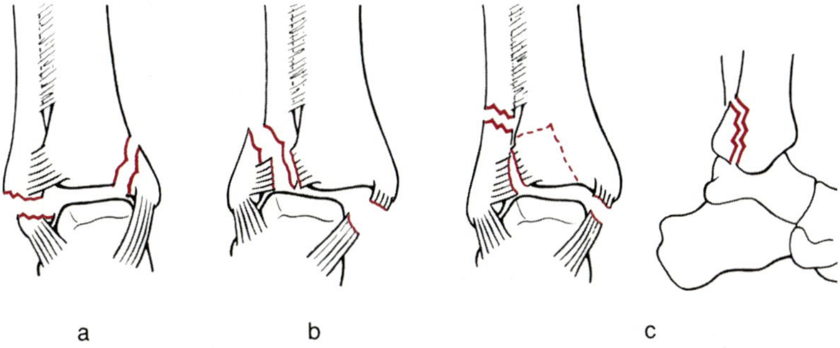

Abb. 12.6 a–c. Klassifizierung der Malleolarfrakturen. **a** Typ A: Fibulafraktur unterhalb der tibiofibularen Syndesmose, Abscherfraktur des Innenknöchels, Bänder intakt. **b** Typ B: Fibulafraktur auf Syndesmosenhöhe mit Innenbandruptur. **c** Typ C: Fibulafraktur oberhalb der Syndesmose mit Innenbandruptur, regelmäßig mit Hinterkantenabbruch der Tibia (Volkmann-Dreieck)

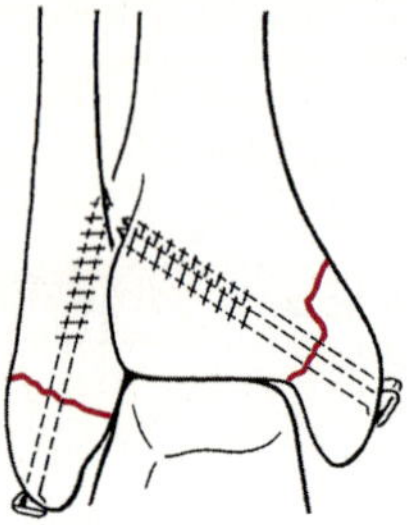

Abb. 12.7. Innen- und Außenknöchelverschraubung nach einer Fibulafraktur vom Typ A

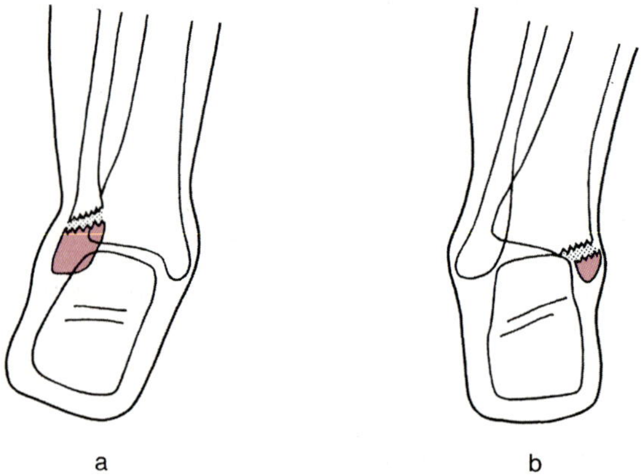

Abb. 12.8. **a** Posttraumatische Valgusstellung des Rückfußes: Pes valgus, **b** Posttraumatische Varusstellung des Rückfußes: Pes varus

Bewegungsbehinderung im Sprunggelenk und Fehlstellungen des Talus in der Knöchelgabel (Abb. 12.7).

Bei einer Fibulaverkürzung nach Fraktur entsteht eine Valgusstellung der Ferse, der posttraumatische Knickfuß (Pes valgus). Wenn Talus und Kalkaneus nach einer Luxationsfraktur nach innen abgewinkelt verbleiben, entsteht eine posttraumatische Varusstellung des Rückfußes (Abb. 12.8). Bei langdauernder Fixation in Hacken- oder Spitzfußstellung kann es zu Kontrakturen in der jeweiligen Fehlstellung kommen.

12.2.2 Versteifung des oberen Sprunggelenks

Da die Verankerung von Endoprothesen im oberen Sprunggelenk noch technische Schwierigkeiten bereitet, ist die operative Versteifung (Arthrodese) in diesem Bereich bei schwerwiegenden posttraumatischen Form- und Funktionsstörungen noch die beste Lösung, um eine ausreichende Geh- und Stehfähigkeit zu erzielen. Hauptindikation ist die fortgeschrittene posttraumatische Arthrosis deformans. Es gibt verschiedene Techniken zur Arthrodese des oberen Sprunggelenks: Verschiebespan, Spongiosaanlagerung, Verplattung, äußerer Spanner.

wichtig

Die operative Versteifung (Arthrodese) des oberen Sprunggelenks - erfolgt am besten in Rechtwinkelstellung.

Falls eine operative Behandlung nicht möglich ist, stehen apparative Hilfsmittel zur Stabilisierung der Knöchelgabel zur Verfügung, z.B. als Feststellabrollschuh (s. S. 95) oder als Unterschenkelfußschiene.

12.2.3 Sehnenschäden

Am bedeutendsten in dieser Region sind die Schäden an der Achillessehne bei gleichzeitiger schlechter Stoffwechselversorgung des bradytrophen Sehnengewebes. Bei entsprechender Disposition führen beide Faktoren zu degenerativen Veränderungen im Sehnengleitgewebe sowie in den Sehnenfibrillen selbst. Bei Dauerbeanspruchung (Langlauf) und insbesondere bei schnellen Kraftleistungen (Sprung) kommt es zu krankhaften Erscheinungen, die je nach Lokalisation und Schweregrad verschiedene Formen zeigen (Übersicht 12.3).

Übersicht 12.3. Überlastungsschäden der Achillessehne

Paratendinitis	– Sehnengleitgewebe
Achillodynie	– Insertionstendopathie
Achillessehnenriß	– Degenerative Vorschädigung

Paratenonitis (Paratendinitis) achillae

Es handelt sich um einen entzündlichen Reizzustand des Sehnengleitgewebes. Bei Fußbewegungen tastet man über der Sehne ein charakteristisches Knirschen, verbunden mit Reibegeräuschen (Paratenonitis crepitans).

Therapie▸ Schonung, Wärmeapplikation und Antiphlogistika.

Achillodynie

Darunter versteht man alle Schmerzzustände in der Achillessehnengegend, die vornehmlich nach Belastung auftreten. Der Schmerz kann am Sehnenansatzpunkt an der Ferse lokalisiert sein im Sinne einer Insertionstendopathie oder sich diffus auf den ganzen Sehnenabschnitt verteilen. Mitunter tritt eine spindelförmige Auftreibung in der Sehnenmitte auf. Als Ursache für die diffusen Schmerzen kommen umschriebene zentrale Nekrosen des Sehnengewebes in Frage.

Therapie▸ Schonung, Absatzerhöhung. Auf keinen Fall Kortisoninjektionen. Diese beseitigen zwar vorübergehend den Reizzustand, verhindern jedoch aufgrund ihrer antiproliferativen Wirkung die reparativen Vorgänge und führen schließlich zur Achillessehnentotalruptur. Bei anhaltenden Beschwerden und spindelförmiger Auftreibung der Achillessehne operative Ausräumung der Nekrosen.

Achillessehnenriß

Ätiopathogenese▸ Voraussetzung dafür sind degenerative Veränderungen im Sehnengewebe. Hinzu treten indirekte Gewalteinwirkungen, wie sie bei Sprungübungen, Ballspielen, Skilauf usw. manchmal auch ohne jede adäquate Belastung, vorkommen. Es gibt partielle und komplette Rupturen.

Die Klassifikation der Achillessehnenruptur erfolgt nach der Lokalisation: Proximal, mittleres Drittel, distal.

wichtig **Achillessehnenrisse ereignen sich v.a. durch Maximalanspannungen beim Sport.**

Symptome▸ Der Betroffene verspürt einen plötzlichen Ruck, der mit einem deutlich vernehmbaren Geräusch verbunden ist. Er kann sich anschließend nicht mehr auf die Fußspitze stellen. Es treten starke Schmerzen auf. Unmittelbar nach dem Ereignis sieht und tastet man eine Delle in der Achillessehnenkontur, etwa 3 Querfinger oberhalb der Ferse. Später kann dieser Befund durch ein ausgedehntes Hämatom verdeckt sein. Die aktive Plantarflexion ist zwar durch den erhaltenen M. plantaris nicht aufgehoben, aber stark geschwächt und schmerzhaft. Beim Zusammendrücken der Wadenmuskulatur verbleibt der Fuß in Neutralstellung, normalerweise kommt es hierbei zur Plantarflexion (Wadenkneiftest).

Mit der ***Sonographie*** lassen sich heute alle Einzelheiten des Defektes darstellen.

Differentialdiagnose▸ Muskelfaserriß, Achillodynie, Paratenonitis achillae. Eine Fußsenkerschwäche mit der Unmöglichkeit sich auf die Zehenspitzen zu stellen gibt es auch beim S1-Syndrom (s. dort).

Therapie▸ Die Naht der Sehne sollte möglichst sofort nach der Verletzung erfolgen, um eine Retraktion des M. triceps surae zu verhindern. Nach Auffrischen der Sehnenenden wird mit festem Nahtmaterial eine End-zu-End-Naht vorgenommen (Abb. 12.9). Zusätzliche Sicherungen, insbesondere bei veralteter Ruptur mit Dehiszenz, bieten Plastiken mit

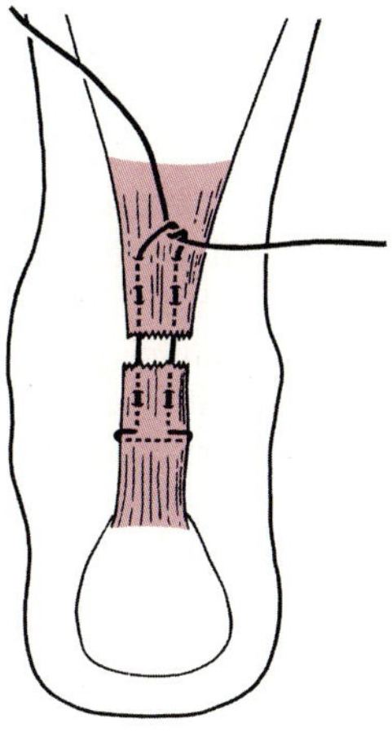

Abb. 12.9. End-zu-End-Naht bei frischer Achillessehnenruptur

einer Plantaris-longus-Sehne, Faszientransplantationen (Fascia lata) und Umkehrplastiken.

Nach der Operation muß ein Oberschenkelgipsverband angelegt werden in Spitzfußstellung und Kniebeugung (zur Entlastung der genähten Achillessehne).

Konservative Therapie▸ Bei Kontraindikationen zur Operation im hohen Alter oder bei Allgemeinerkrankungen: Mehrwöchige Ruhigstellung in Spitzfußstellung zur narbigen Ausheilung durch Annäherung der Sehnenenden. Allerdings: Erhöhte Thrombosegefahr und unvollständige funktionelle Wiederherstellung.

Fallbeispiel

***Achim Lessner**, 45, verspürt nach einem Sprung beim Beach-Volleyball im Urlaub einen Knacks im linken Unterschenkel und Knöchelbereich. Fuß und Unterschenkel schwellen sofort stark an, er kann aber noch auftreten. Zur Anamnese gibt er weiterhin an, daß er häufig an Ischias leide und auch schon mal eine Thrombose nach Kniegelenksoperation hatte. Da sich im Röntgenbild keine Knochenverletzung zeigt, läßt sich Herr Lessner an seinen Heimatort bringen und sucht 3 Tage nach dem Ereignis einen Arzt auf.*

***Befund▸** Stark geschwollener Fuß und Unterschenkel. Patient kann auftreten, sich aber nicht auf die Zehenspitzen stellen.*

***Diagnose▸** Achillessehnenriss, Sicherung durch Sonografie und Wadenkneiftest.*

***Differentialdiagnose▸** Fußsenkerparese bei S1-Syndrom mit Thrombose, Ausschluß durch Doppelsonsografie ggf. CT und MRT der Lendenwirbelsäule.*

***Therapie▸** Achillessehnenrekonstruktion.*

12.3 Begutachtung

Voraussetzung für den Riß einer Achillessehne bei einem indirekten Trauma (plötzliche Überdehnung) ist immer eine degenerative Vorschädigung. Das Unfallereignis wird daher immer nur als Teilursache im Sinne einer Auslösung gewertet. Bei normalen Achillessehnenverhältnissen kommt es bei Gewalteinwirkungen eher zu einem Abriß des Fersenbeins als zu einem Achillessehnenriß. Degenerativ vorgeschädigte Achillessehnen können schon bei relativ geringen mechanischen Beanspruchungen (Sprung von geringer Höhe) reißen.

Fuß 13

Einleitung Wegen nur geringer Überschneidungen mit anderen Fächern ist der Fuß orthopädiespezifisch. Pathologisch-anatomische Schwerpunkte bilden die proximalen Fußwurzelknochen mit ihren Gelenken, Vorfußquergewölbe und Großzehenregion. Den angeborenen Klumpfuß muß man wegen seiner guten Behandlungsmöglichkeit bei Frühdiagnose in allen Einzelheiten kennen. Senk-, Knick- und Spreizfüße sind sehr häufig und werden leider im Untersuchungsbefund oft „vergessen". Die übrigen angeborenen und erworbenen Fußfehlformen sollte man sich v.a. wegen ihrer differential-diagnostischen Bedeutung als Distraktoren einprägen.

(Wichtige Aspekte der Einlagen und orthopädischen Schuhversorgung finden sich auf S. 95).

13.1 Grundlagen zur Orthopädie des Fußes

Der anatomische Bauplan des Fußes umfaßt Fußwurzelknochen (Tarsalia), Mittelfußknochen (Metatarsalia) und Zehen (Phalangen).

Funktionell-orthopädisch hat sich die Einteilung in Rück-, Mittel- und Vorfuß als zweckmäßig erwiesen (Abb. 13.1).

Die Abgrenzung erfolgt durch die Lisfranc[1]- bzw. Chopart[2]-Gelenklinie.

Das Fußskelett bildet eine Tragstrahlkonstruktion mit 3 Hauptbelastungspunkten an der Fußsohle: Fersenbein, Mittelfußköpfchen I und V.

Von diesen Stützpunkten errichten sich 3 Tragstrahlen, die sich im Talus treffen:

- hinterer Tragstrahl: Talus – Calcaneus,
- vorderer medialer Tragstrahl: Talus – Naviculare – Cuneiforme – Metatarsale I,
- vorderer lateraler Tragstrahl: Calcaneus – Cuboideus – Metatarsale IV und V.

Übersicht 13.1. Bänder, die das Fußlängsgewölbe halten

- Lig. calcaneonaviculare
- Lig. plantare longum
- Aponeurosis plantaris

[1] Jaques Lisfranc, Chirurg, Paris (1790–1847)
[2] Francois Chopart, Chirurg, Paris (1743–1795)

Hinterer und vorderer medialer Tragstrahl bilden das wichtige mediale Längsgewölbe des Fußes. Zwischen den vorderen Tragstrahlen liegt das Quergewölbe des Vorfußes mit den Auflagepunkten an den Mittelfußköpfchen I und V (Abb. 13.2).

Die wichtigsten Bänder, die das Längsgewölbe in seiner Form halten, sind in Abb. 13.3 und in Übersicht 13.1 dargestellt.

Eine aktive Haltefunktion üben, neben den kurzen Fußsohlenmuskeln v.a. die Steigbügelmuskeln aus (Tibialis anterior und Fibularis longus) (Abb. 13.4). Die Supinatoren (Triceps surae, Tibialis posterior) greifen am Rückfuß an, die Pronatoren vorn am Fußaußenrand.

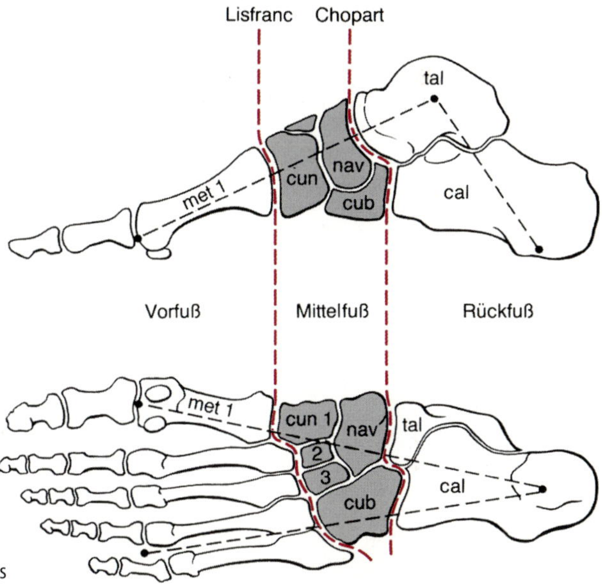

Abb. 13.1. Einteilung des Fußes

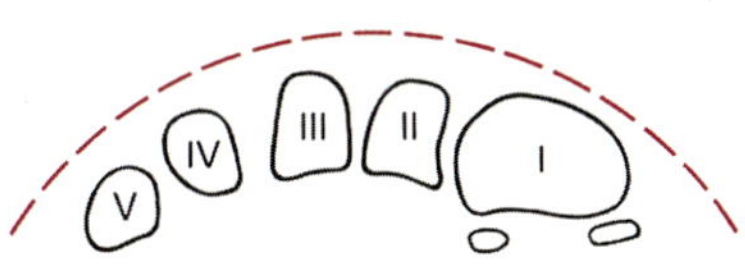

Abb. 13.2. Quergewölbe des Vorfußes

Am Fuß unterscheiden wir 2 Hauptgelenke:

- Im oberen Sprunggelenk (Talokruralgelenk) sind 2 Bewegungen möglich. Vorfuß anheben (Dorsalextension) zur Hackenfußstellung und Vorfuß senken (Plantarflexion) zur Spitzfußstellung.
- Das untere Sprunggelenk besteht anatomisch aus 2 Abteilungen: hintere Abteilung: Articulatio talocalcanealis (subtalaris); vordere Abteilung: Articulatio talocalcaneonavicularis.

Diese Gelenke lassen die in Abb. 13.5 dargestellten Bewegungen zu und als Mischbewegungen die Inversion (Einwärtskantung), bestehend aus Vorfußadduktion, Plantarflexion, Supination, Varusferse (nach innen),

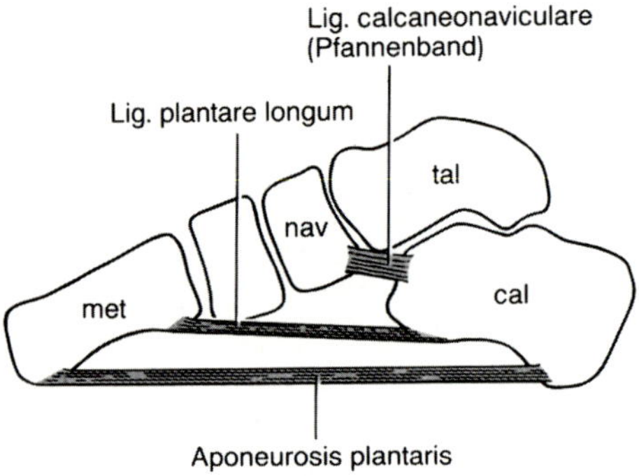

Abb. 13.3. Die wichtigsten Bänder hinsichtlich des Längsgewölbes

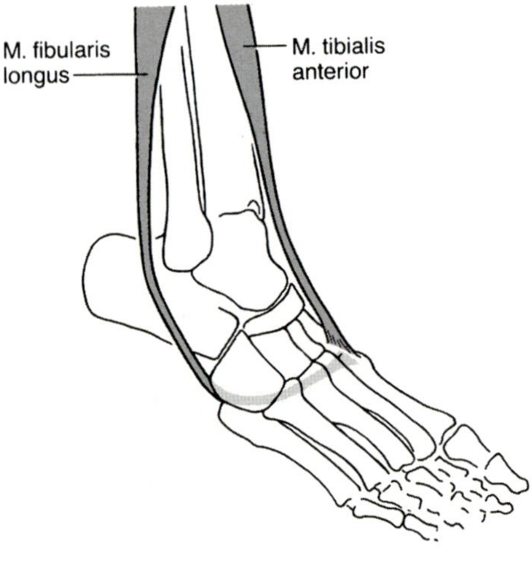

Abb. 13.4. Steigbügelmuskeln

und die Eversion (Auswärtskantung), bestehend aus Vorfußabduktion, Dorsalextension, Pronation, Valgusferse (nach außen) (Abb. 13.6, Übersicht 13.2).

Der ***Sohlenabdruck*** des Fußes gibt eine bildliche Darstellung der Fußauftrittsfläche:

wichtig

Beim Plattfuß ist der Sohlenabdruck vergrößert, beim Spreizfuß vorn verbreitert, beim Hohlfuß verkleinert und beim Sichelfuß vorn nach innen verbogen.

Übersicht 13.2. Mischbewegungen am Fuß

Inversion:	Adduktion	**Eversion:**	Abduktion
	Plantarflexion		Dorsalextension
	Supination		Pronation
	Varusferse		Valgusferse

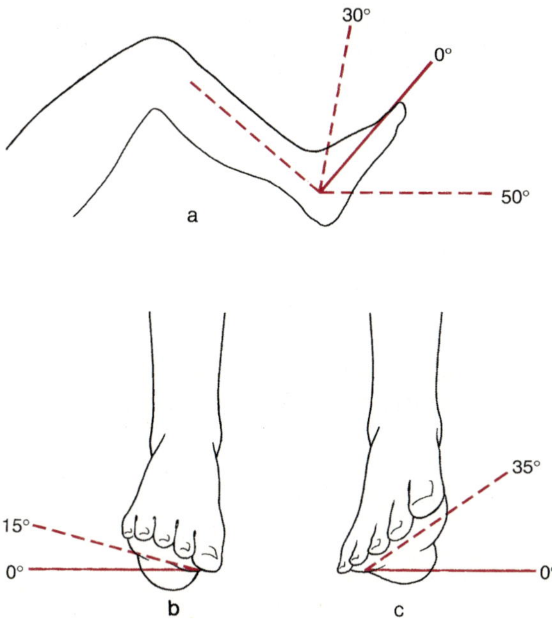

Abb. 13.5. a Dorsalextension und Plantarflexion des oberen Sprunggelenks. **b** Pronieren und **c** Supinieren der Tarsalgelenke

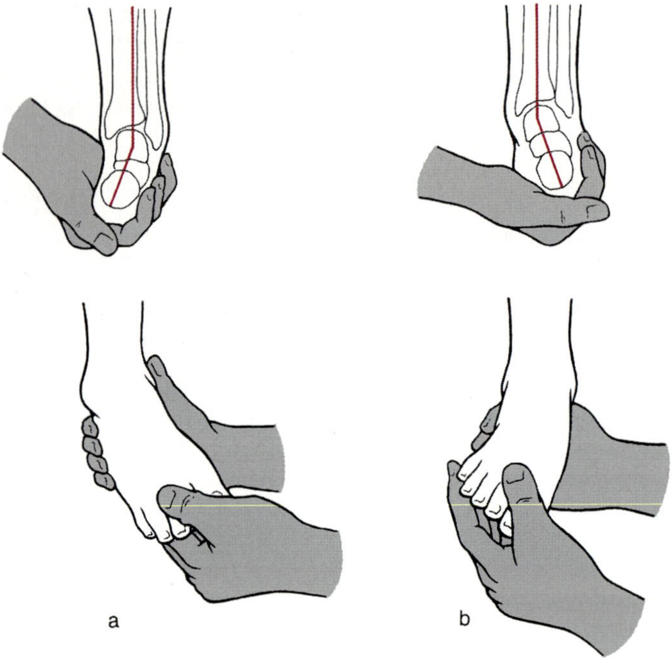

Abb. 13.6. **a** Inversion (Modell Klumpfuß), **b** Eversion (Modell Knickfuß)

Darüberliegende Deformitäten wie Varus- oder Valgusstellung der Ferse ergeben keinen speziellen Sohlenabdruck.

13.2 Angeborene Deformitäten

13.2.1 Klumpfuß (Abb. 13.7, 13.8)

Ätiopathogenese▸ Dieses Erbleiden betrifft Knaben doppelt so häufig wie Mädchen. Die Mißbildung wird durch eine Störung des Muskelgleichgewichts mit Überwiegen der Plantarflexoren und Supinatoren verursacht. Der M. tibialis posterior als starker Supinator und Plantarflexor wird daher auch als Klumpfußmuskel bezeichnet.

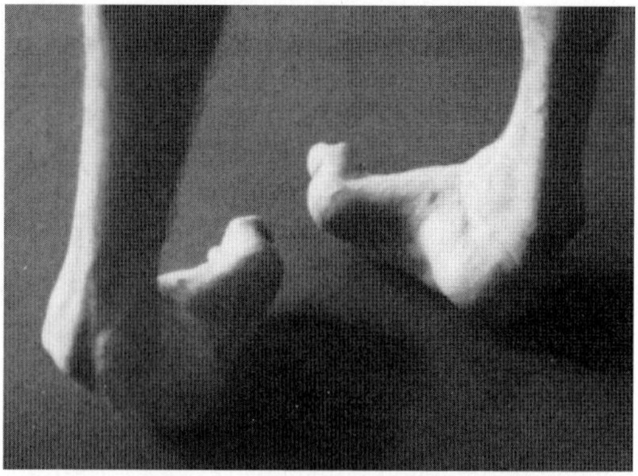

Abb. 13.7. Klumpfüße. Beide Füße stehen supiniert. Die Fersen stehen nach innen (Varusstellung). Die Vorfüße sind adduziert, hohes Längsgewölbe beidseits. Der Patient läuft auf dem Fußaußenrand

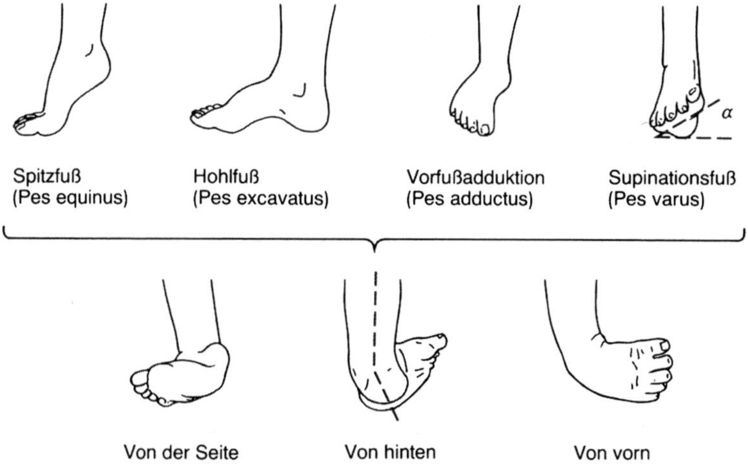

Abb. 13.8. Klumpfuß (Pes equinovarus, eigentlich Pes equino-excav-adducto-varus)

Diese Symptome sind bereits bei der Geburt deutlich vorhanden (Übersicht 13.3).

Übersicht 13.3. Komponenten des Klumpfußes

- Spitzfuß – equinus
- Hohlfuß – excavatus
- Vorfußadduktion – adductus
- Supinationsfuß mit Varusstellung der Ferse – varus

Außerdem besteht eine deutliche Atrophie der Wadenmuskulatur (Klumpfußwade).

Röntgen▸ Wichtigster Befund: auf dem Seitbild stehen die Achsen des Talus und des Kalkaneus nahezu parallel, normalerweise bilden sie einen nach hinten offenen Winkel von etwa 30° (Abb. 13.9).

Differentialdiagnose▸ Beim Sichelfuß (Pes adductus) ist nur die Vorfußadduktion vorhanden. Die Ferse steht normal oder sogar in leichter Valgusstellung.

wichtig **Viele Neugeborene haben eine physiologische Supinationshaltung des Fußes.**

Diese ist jedoch aktiv und passiv voll ausgleichbar. Das Röntgenbild zeigt einen normalen Winkel zwischen Talus und Kalkaneus.

Therapie▸ Schonendes Redressement des Fußes, das schon so früh wie möglich, also in den ersten Tagen nach der Geburt, ausgeführt werden sollte. Durch bestimmte Handgriffe werden alle einzelnen Komponenten bis zur Korrektur bzw. sogar Überkorrektur redressiert (Abb. 13.10).

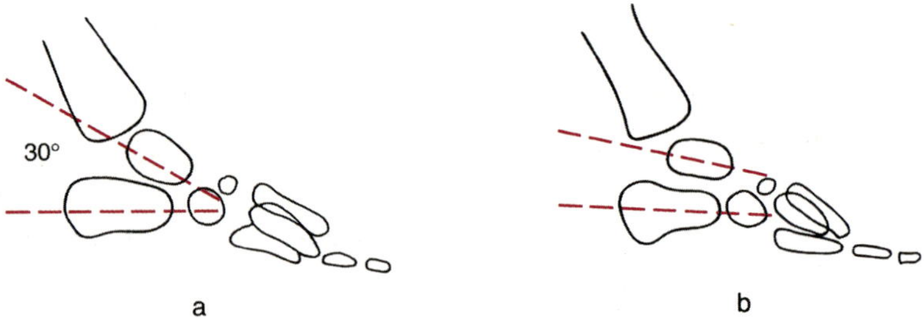

Abb. 13.9 a, b. Seitliches Röntgenbild vom Fuß. **a** Normalfuß, **b** Klumpfuß

Die erreichte Korrekturstellung wird im Gipsverband festgehalten (Retention). Der Gipsverband muß alle 3–4 Tage gewechselt werden, damit keine Druckschädigungen der Haut entstehen.

Etappenredressements und Gipsverbände werden bis zur leichten Überkorrekturstellung durchgeführt. Die Behandlung des Kalkaneushochstands, falls dieser verbleibt, wird später mit der operativen Achillessehnenverlängerung beseitigt. Bei dieser Operation läßt man an der Ferse den lateralen Achillessehnenansatz stehen, um der Varusstellung des Rückfußes entgegenzuwirken (Abb. 13.11).

In Ergänzung und Vorbereitung der Etappenredressements sollte auch der ***Krankengymnast*** vorsichtige passive Dehnungen der verkürz-

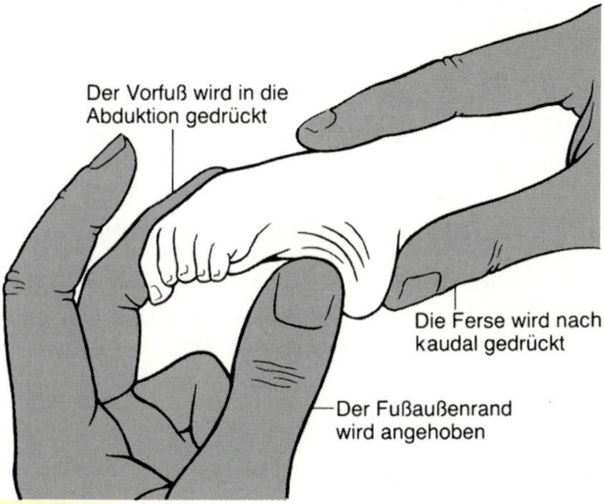

Abb. 13.10. Beispiel einer Klumpfußredression

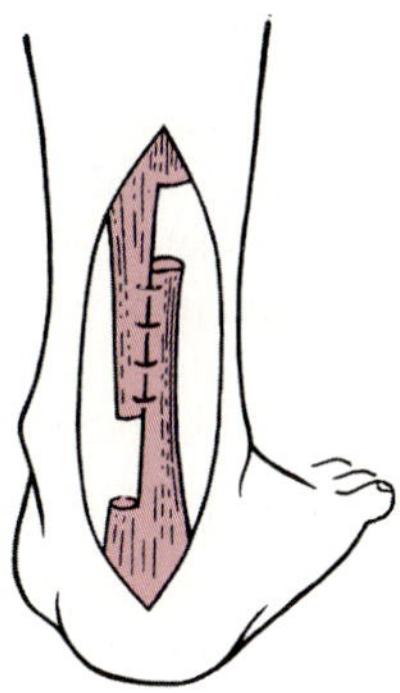

Abb. 13.11. Z-förmige Verlängerung der Achillessehne zur Beseitigung des Spitzfußes

ten Muskeln vornehmen, die Fußwurzelgelenke mobilisieren und die Eltern anleiten, damit die Behandlung täglich erfolgt.

Übersicht 13.4. Konservative Behandlung beim angeb. Klumpfuß

- Redressement in Etappen
- Gipsverband zur Retention
- Krankengymnastik
- Schienen für die Nacht
- Korrigierende Einlagen

wichtig ***Behandlungsfehler beim angeborenen Klumpfuß:*** **Neben Druckstellen und Frakturen ist es v.a. das falsche Redressieren mit Hochbiegen des Vorfußes, während der Rückfuß unverändert bleibt. Es entsteht ein Schaukel- oder Tintenlöscherfuß (s. Abb. 13.16, S. 451).**

Da die Ursache des angeborenen Klumpfußes – die Störung des Muskelgleichgewichts – durch die Redression und Retention nicht beseitigt wird, ist eine langdauernde Beobachtung und Nachbehandlung zur Rezidivprophylaxe erforderlich. Dazu dienen in erster Linie aktive Bewegungsübungen, außerdem Nachtschienen und speziell zugerichtete Einlagen (Abb. 13.12).

wichtig **Man spricht von einem rebellischen Klumpfuß, wenn die Rezidivneigung sehr groß ist.**

Wenn die konservative Behandlung nicht ausreicht, sind Operationen erforderlich. Neben der Achillessehnenverlängerung (s. oben) werden während des Wachstums vorwiegend Weichteiloperationen durchgeführt. Dazu zählt z.B. die Verpflanzung des M. tibialis anterior auf den Fußaußenrand. Nach Abschluß des Wachstums kommen Knochenoperationen in Betracht, vorher wären Wachstumsanomalien zu erwarten. Durch Osteotomie und Entnahme von Knochenkeilen im Rück- und Mittelfuß wird die Fußform normalisiert. Die funktionell nicht so wichtigen Gelenke zwischen den Fußwurzelknochen werden dabei weitgehend versteift (Abb. 13.13, Übersicht 13.5).

Übersicht 13.5. Operative Behandlung beim angeborenen Klumpfuß

- Achillessehnenverlängerung
- Verpflanzung der Sehne des M. tib. ant.
- Arthrodese der hinteren Fußwurzelknochen

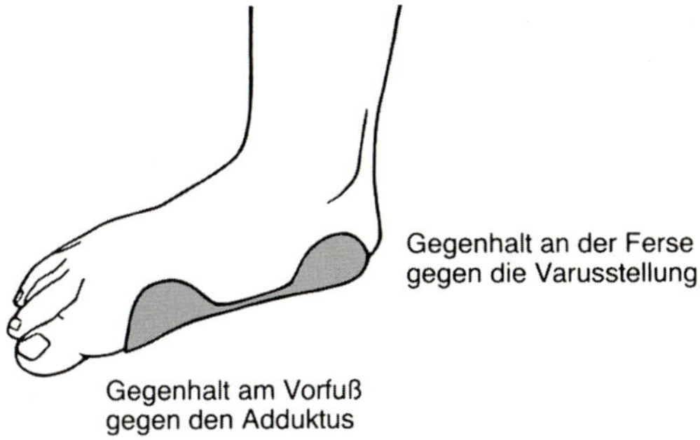

Abb. 13.12. Einlage zur Nachbehandlung beim Klumpfuß

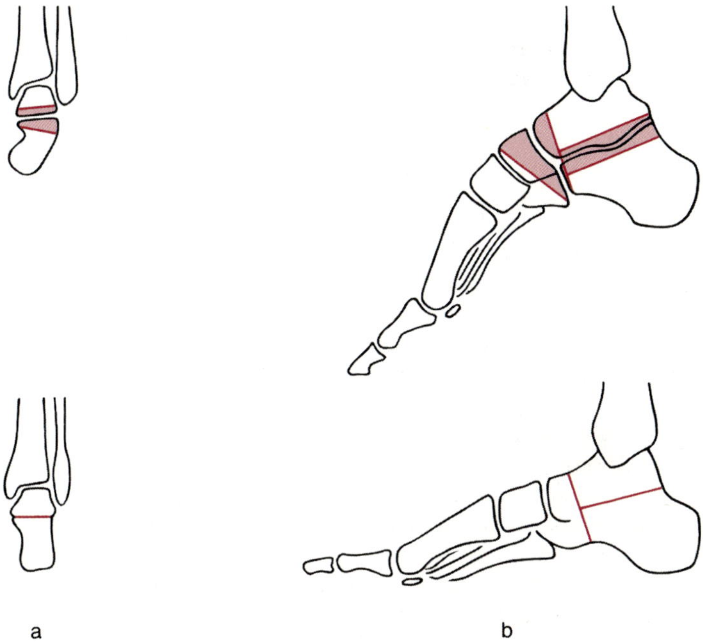

Abb. 13.13 a, b. Endgültige skelettäre Eingriffe zur Normalisierung der Stellung beim Klumpfuß nach Wachstumsabschluß. **a** Arthrodese des Talokalkanealgelenks mit Entnahme eines Knochenkeils mit lateraler Basis zur Korrektur der Varusstellung im Rückfuß. **b** Im Mittelfuß wird ein Teil mit dorsaler Basis zur Spitzfußkorrektur entnommen (sog. T-Arthrodese: die Osteotomieflächen entsprechen der Form eines T)

Ursachen ***sonstiger Klumpfüße*** sind:

- schlaffe und spastische Lähmungen, z.B. bei Polio, MMC, neurologischen Erkrankungen,
- Verletzungen des N. peronaeus
- frühkindliche Hirnschädigungen,
- apoplektische Insulte.

Ein Klumpfuß kann auch nach:

- Frakturen (Talus, Kalkaneus) oder durch
- Narbenzug entstehen (Übersicht 13.6).

Übersicht 13.6 Klumpfußursachen

▶ Angeborene Mißbildung	
▶ Polio ▶ Myelomeningozelen ▶ Cerebralparese	Lähmung
▶ N. peronaeus-Läsion ▶ Talus-Kalkaneus-Fraktur ▶ Narbe	Verletzung

Beim Klumpfuß nach Lähmungen spricht man auch vom ***paralytischen Klumpfuß.*** Bei eingetretener Lähmung versucht man der Verschlimmerung und Kontraktur entgegenzuwirken durch: aktive und passive Übungen mit Widerstandsgymnastik, spezielle Schienen, die den Vorfuß heben und Nachtlagerungsschienen, die bis zum Unterschenkel reichen. Schuhe allein reichen nicht.

Fallbeispiel

*Bei dem **neugeborenen Thorsten Spitzner** stehen beide Füße nach innen, so daß er auf seine Fußsohlen schauen könnte. Bei Spontanbewegungen kommt es nicht zur Normalstellung.*

Diagnose▶ *Angeborene Klumpfüße. Erhärtung der Diagnose durch ein seitliches Röntgenbild mit Parallelstellung von Talus und Kalkaneus (s. Abb. 13.9.b).*

Therapie▶ *Sofortige Redression beider Füße am Tag nach der Geburt und Halten des erreichten Korrekturergebnisses in einem Verband. In den darauffolgenden Tagen wird ein gipsähnlicher Verband angelegt, der immer wieder erneuert wird. In einem halben bis einem Jahr muß wahrscheinlich eine Achillessehnenverlängerung vorgenommen werden.*

13.2.2 Hackenfuß (Pes calcaneus)

Definition

Definition und Ätiopathogenese. Vermehrte Dorsalextension bei behinderter Plantarflexion (Abb. 13.14).
Die Ursache des angeborenen Hackenfußes liegt entweder in einem genetisch bedingten Muskelungleichgewicht oder in einer neuromuskulären Störung, die bereits intrauterin bestand (Hirnschaden, Spina bifida, Myelodysplasie). Weiterhin wird eine Entstehung durch Zwangshaltung im Uterus mit Überdehnung der Wadenmuskulatur diskutiert. Oft findet sich beim Neugeborenen eine ausgeprägte Hackenfußhaltung, die sich jedoch innerhalb weniger Tage spontan ausgleicht.

wichtig

Der Hackenfuß ist häufig kombiniert mit einer Valgusstellung der Ferse (Knick-Hacken-Fuß).

Der erworbene Hackenfuß entsteht durch eine Schädigung der Gastroknemiusmuskulatur (neurogen durch Lähmung der vom N. tibialis versorgten Muskulatur) oder der Achillessehne. In Frage kommen Verletzungen, Entzündungen, Lähmungen (Polio) oder eine überdosierte operative Verlängerung der Achillessehne (Übersicht 13.7).

Übersicht 13.7. Hackenfuß – Memo

▶ Präarthrotische Deformitäten	▶ Valgusferse
▶ Dorsalextension	▶ Redression
▶ Angeboren – erworben	▶ Rückfußosteomie

Therapie▸ Die konservative Behandlung beim Neugeborenen besteht in der manuellen Redression und in einer anschließenden Schienen- bzw. Gipsredression. Zur Nachbehandlung werden Nachtschienen in Über-

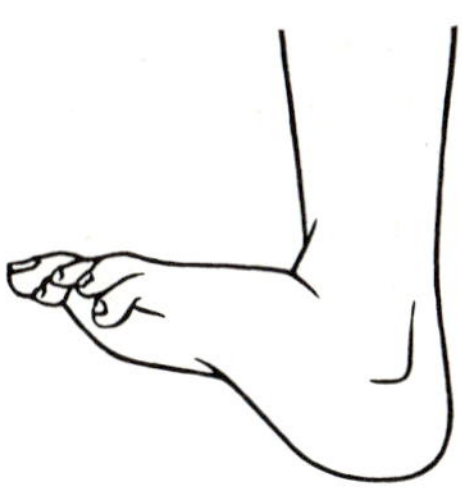

Abb. 13.14. Pes calcaneus

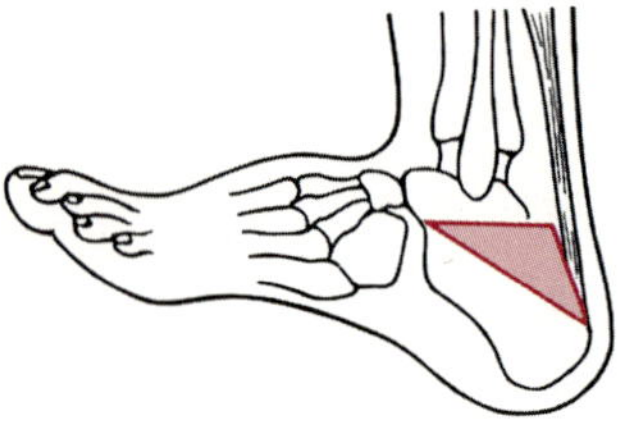

Abb. 13.15. Entnahme eines Knochenkeils aus dem Rückfuß zur Korrektur des Pes calcaneus

korrektur (Spitzfußstellung) angelegt. Der endgültige skelettäre Eingriff erfolgt nach Wachstumsabschluß durch Rückfußosteotomie mit Knochenkeilentnahme (Abb. 13.15).

13.2.3 Plattfuß (Pes planus congenitus, Schaukelfuß, Tintenlöscherfuß)

Das Längsgewölbe ist bereits bei der Geburt nach unten durchgebogen, die Fußsohle konvex, der Fußrücken konkav geformt. Die Ferse steht hoch. Der tiefste Punkt des Fußskeletts wird vom Kuboid gebildet (Abb. 13.16). Weitere Merkmale sind Vorfußabduktion, Vorfußdorsalextension, Rückfußvalgus und Fersenhochstand.

wichtig **Wesentliches röntgenologisches Kennzeichen beim angeborenen Plattfuß ist der talus verticalis (Steilstellung des Talus) (Abb. 13.17).**

Der angeborene Plattfuß kommt häufig auch bei anderen Skelettmißbildungen vor, so z.B. bei MMC, Hüftverrenkungen und beim Klumpfuß auf der gegenüberliegenden Seite.

Therapie► Bei der Behandlung kommt zunächst ebenfalls ein Redressement in Frage, später eine Operation, bei der das Fersenbein aufgerichtet wird.

Die Nachbehandlung erfolgt mit Nachtschienen und Einlagen. Nach dem Wachstumsabschluß werden bei Restdeformitäten skelettäre Eingriffe durchgeführt, meistens in Form einer Arthrodese im Rückfußbereich.

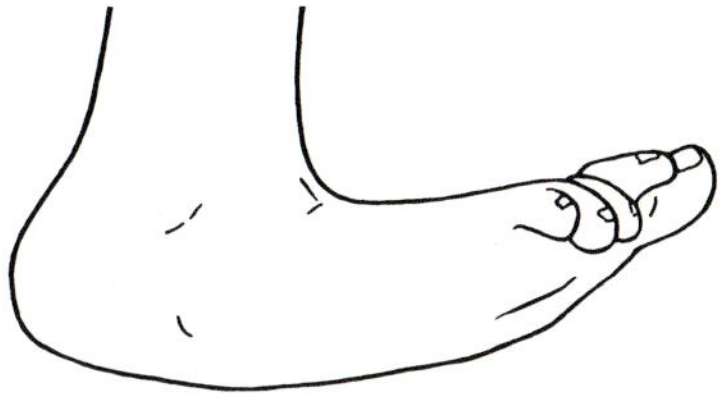

Abb. 13.16. Pes planus congenitus

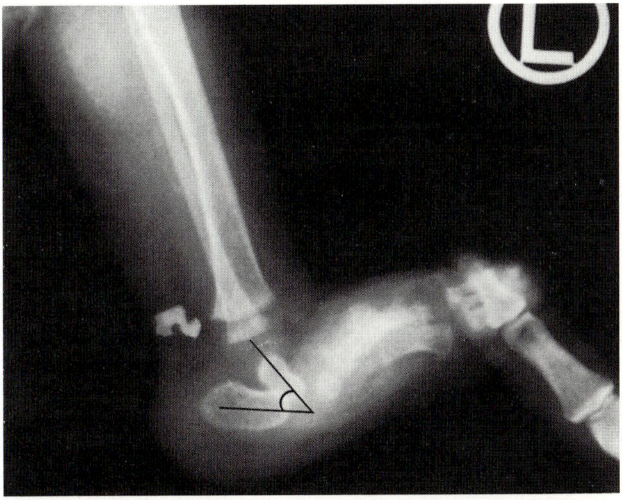

Abb. 13.17. Röntgenbild. Der Talus steht vertikal. Der Talus-Kalkaneus-Winkel ist vergrößert (über 30°). Der Untersucher drückt den Vorfuß in maximale Dorsalextension

13.2.4 Sichelfuß (Pes adductus)

Der Sichelfuß ist durch eine Adduktionsstellung des Vorfußes (meist doppelseitig) aufgrund eines Überwiegens des M. adductor hallucis und/oder tibialis anterior gekennzeichnet (Abb. 13.18).

wichtig

Beim Sichelfuß steht die Ferse normal oder in Valgusstellung, während zum Klumpfuß eine Varusstellung der Ferse gehört.

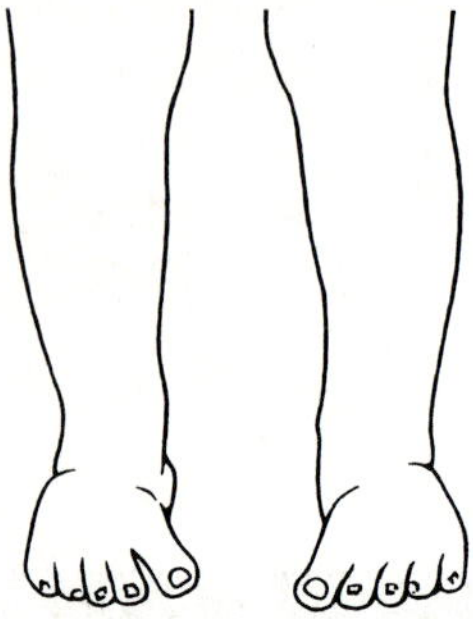

Abb. 13.18. Pedes adducti

Differentialdiagnose▸ Lagedeformitäten sind abzugrenzen (z.B. bei häufiger Bauchlage des Säuglings), die passiv voll ausgleichbar sind und keiner weiteren Behandlung bedürfen.

Therapie▸ Manuelle Redression und anschließende Fixierung im Gips. Später werden Schienen und korrigierende Einlagen gegeben. Führt diese Behandlung nicht zum Erfolg, so wird eine Operation mit medialer Kapselerweiterung bzw. später eine Korrekturosteotomie im Bereich der Mittelfußknochen durchgeführt.

13.2.5 Hohlfuß (Pes excavatus)

Das Längsgewölbe ist erhöht. Je nachdem, ob die Ferse oder der Vorfuß den tiefsten Punkt bildet, spricht man vom Hacken- bzw. Ballenhohlfuß (Abb. 13.19). Begleitdeformierungen sind: Varusstellung der Ferse, Pronationsstellung des Vorfußes, Krallenstellung der Zehen. Die Ursache des Hohlfußes liegt in einer Störung des Muskelgleichgewichts. Als Ursachen kommen in Frage: Rückenmarkmißbildungen (Myelodysplasien, Spina

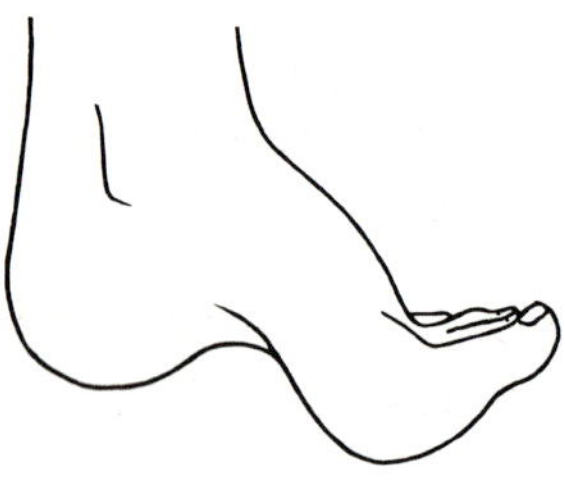

Abb. 13.19. Pes excavatus

bifida), Muskelerkrankungen (z.B. progressive Muskeldystrophie), Lähmungen und die hereditäre Ataxie. Er tritt also häufig bei neurologischen Erkrankungen auf.

wichtig

Als Friedreich-Fuß bezeichnet man einen Hohlfuß mit Krallenstellung der Zehen, besonders der Großzehe, als Symptom der Friedreich[1] (hereditären) Ataxie.

Am häufigsten ist der idiopathische Hohlfuß unklarer Ätiologie, der sich zwischen dem 8. und 12. Lebensjahr entwickelt und bis zum Wachstumsabschluß weiter fortschreitet (Übersicht 13.8).

Übersicht 13.8. Hohlfuß – Memo

- Längsgewölbe erhöht
- Hacken oder Ballen
- Friedreich
- Varusferse
- Krallenzehen
- Spreizfuß

Klinik▸ Neben den obengenannten Deformierungen treten Druckstellen über dem Großzehengelenk sowie Hühneraugen auf den Krallenzehen auf. Durch die vermehrte Vorfußbelastung kommt es zum Spreizfuß (Hohlspreizfuß).

Therapie▸ Zunächst konservativ durch Einlagenversorgung zur Entlastung der Druckstellen. In schweren Fällen werden orthopädische Schuhe verordnet. Nach Wachstumsabschluß werden in schweren Fällen Mittelfußosteotomien mit dorsaler Keilentnahme zur Abflachung des Längsgewölbes durchgeführt (s. Abb. 13.13b, S. 447).

13.2.6 Spaltfuß und -hand

Es handelt sich hier um erbliche, keilförmige Defekte der primitiven Hand- bzw. Fußanlage. Die Entwicklung der mittleren Strahlen ist unterdrückt.

Im Extremfall bleiben nur die Randstrahlen (I und V) stehen, so daß hummerscherenartige Gebilde an den Extremitätenenden entstehen (Abb. 13.20). Diese Mißbildungen zählen zu den Ektrodaktylien (s.

[1] Nicolaus Friedreich, Internist, Würzburg (1825–1882)

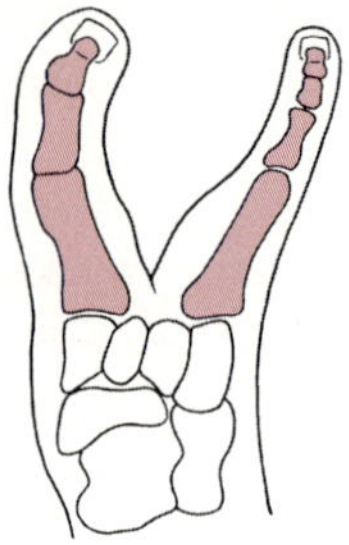

Abb. 13.20. Spaltfuß

Abschn. 4.1.1, Seite 117). In der Regel sind beide Füße, nicht selten sogar alle Extremitäten betroffen.

Therapie▸ Eine kausale Behandlung ist nicht möglich. Mit plastischen Operationen kann die funktionelle Situation etwas verbessert werden, um einen ausreichenden Zangengriff zu erreichen.

13.2.7 Polydaktylie, Syndaktylie

Bei der Polydaktylie sind mehr als 5 Zehen (an der Hand mehr als 5 Finger) vorhanden. Bei der Syndaktylie sind die Phalangen zusammengewachsen. Man teilt sie ein in solche mit Schwimmhautbildung und solche mit einer knöchernen Syndaktylie. Am Fuß sind diese Mißbildungen bedeutungslos, an der Hand müssen plastische Operationen zur Trennung der Verwachsungen vorgenommen werden.

13.2.8 Einseitiger Riesenwuchs

Dieser kann die ganze Extremität oder aber auch nur Teile betreffen. Beim Klippel[1]-Trénaunay-Weber-Syndrom finden sich neben der Hypertrophie des betroffenen Extremitätenabschnitts auch Gefäßveränderungen (Nävi, arteriovenöse Fisteln).

Therapie▸ Bei störender Größe Operation mit Reduktion des überflüssigen Weichteil- und Knochenmaterials.

[1] Maurice Klippel, Neurologe, Paris (1858–1942)

13.2.9 Anatomische Variationen

Diese treten am Fuß häufig auf. Verwechslungen mit traumatischen Veränderungen sind möglich. So gibt es z.B. angeborene knöcherne Verbindungen (Synostosen) unter den einzelnen Fußwurzelknochen, am häufigsten zwischen Talus, Kalkaneus, Navikulare und Kuboid.

Die akzessorischen Knochenelemente am Fuß ergeben häufig Verwechslungsmöglichkeiten mit traumatischen Absprengungen. wichtig

Akzessorische Knochen sind rundlich begrenzt und liegen an typischer Stelle (Übersicht 13.9).

Übersicht 13.9. Die häufigsten akzessorischen Knochen am Fuß

- ***Os tibiale externum:*** neben dem Os naviculare in Verlängerung des Innenknöchels
- ***Os trigonum:*** auf der Seitaufnahme hinter dem Talus in der Gegend des Processus posterior tali
- ***Os supratalare:*** an der Vorderseite des Talus (Abb. 13.21)

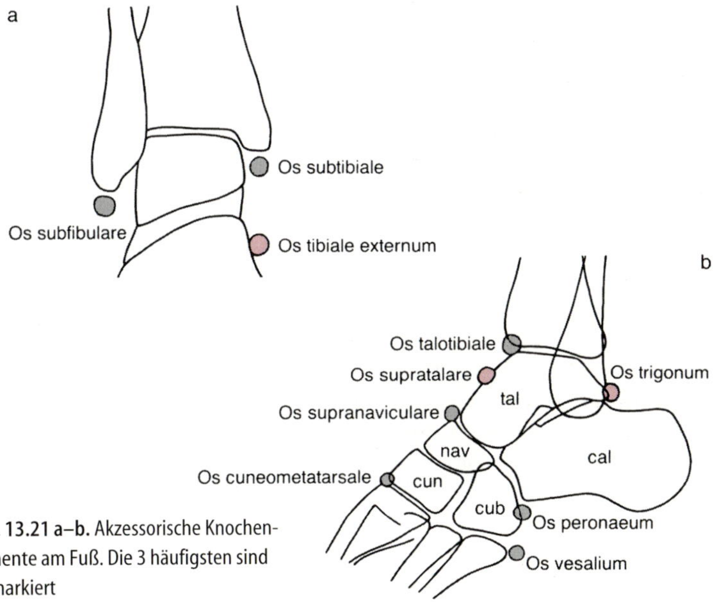

Abb. 13.21 a–b. Akzessorische Knochenelemente am Fuß. Die 3 häufigsten sind rot markiert

c

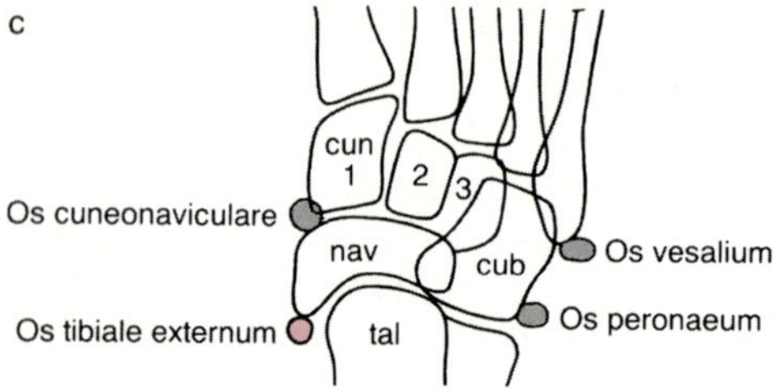

Abb. 13.21c. Akzessorische Knochenelemente am Fuß. Die 3 häufigsten sind rot markiert

13.3 Erworbener Plattfuß, Spreizfuß

Ätiopathogenese▸ Der Plattfuß entsteht durch ein Einsinken des Fußlängsgewölbes infolge Insuffizienz der Muskeln und Bänder. Durch das Tragen von Schuhen haben Fuß und Zehen nicht die notwendige Bewegungsfreiheit, um ein Training der Muskulatur zu erlauben. Die Schuhe halten im Verein mit den glatten Böden der Sohlenhaut alle Reize fern, welche die Muskeln aktivieren.

wichtig **Durch Einsinken des vorderen medialen Tragstrahles kommt es zu einer Valgusstellung der Ferse: Es entsteht der bänderschlaffe Knick-Senk- bzw. Knick-Platt-Fuß (Abb. 13.22).**

Beim Einsinken des Vorfußquergewölbes entsteht der Spreizfuß. Er kommt sowohl in Verbindung mit dem Senk- bzw. Plattfuß als auch mit dem Hohlfuß vor. Frauen sind häufiger betroffen. In Fehlstellung verheilte Fersenbeinfrakturen mit verändertem Tubergelenkwinkel führen zu einem posttraumatischen Knick-Platt-Fuß.

Klinik▸ Schmerzen am Fußlängsgewölbe in der Gegend des Lig. calcaneonaviculare sowie in der Wadenmuskulatur (medialer Gastroknemiusbauch). Die Beschwerden sind belastungsabhängig. Beim Einsinken des knöchernen Längsgewölbes kann der Taluskopf medial hervorragen und läßt den Eindruck eines 2. Innenknöchels entstehen.

Differentialdiagnose▸ Beim erworbenen Plattfuß steht der Talus im Gegensatz zum angeborenen Plattfuß normal.

Im Kindesalter ist eine leichte Valgusstellung der Ferse physiologisch (s. Abb. 1.1), sie heilt spontan aus.

wichtig

Bei stärkerer Abwinkelung der Ferse nach außen unter Belastung spricht man vom kindlichen Knickfuß, der behandlungsbedürftig ist. Ein Plattfuß ist beim Kind meistens noch nicht vorhanden. Er wird häufig nur durch Weichteilpolster in der Fußsohle vorgetäuscht. Die Behandlung des kindlichen Knickfußes erfolgt am besten mit Fußgymnastik, Barfußlaufen auf weichem Boden (Sand, Gras, Teppichboden) und Einlagen.

Der entzündliche oder kontrakte Plattfuß stellt eine Sonderform des Plattfußes dar.

wichtig

Schmerzen und Bewegungseinschränkungen stehen ganz im Vordergrund. Insbesondere sind die Bewegungen in den unteren Sprunggelenken bei der Pro- und Supination eingeschränkt. Ein kontrakter Plattfuß entsteht bei Jugendlichen und Erwachsenen, die ihre Arbeit stehend verrichten müssen. Dauerbelastungen im Talonavikular- und Talokalkanealgelenk führen zu Knorpeldegenerationen und arthrotischen Reizzuständen. Durch Verkürzung der Gelenkkapseln und Verstärkungsbänder entsteht aus dem zunächst muskulär-kontrakten Plattfuß der ligamentär-kontrakte und schließlich, aufgrund der knöchernen arthrotischen Deformierungen, der ossär-kontrakte Plattfuß (Übersicht 13.10).

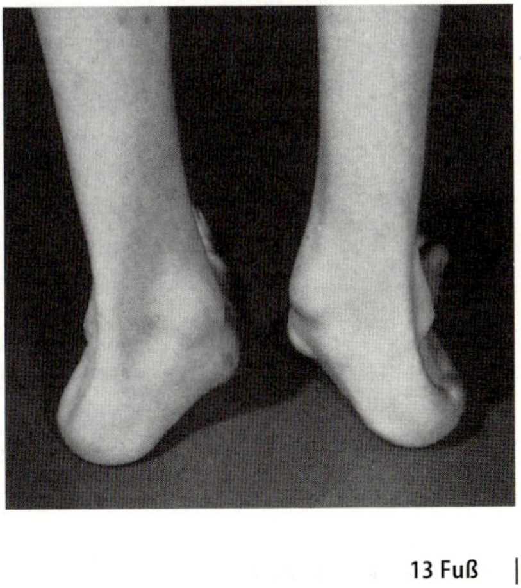

Abb. 13.22. Knick-Platt-Fuß (Pes planovalgus) mit Pronationsstellung der Fersen unter Belastung

Übersicht 13.10. Plattfuß – Memo

▶ Medialer Tragstrahl sinkt ein	▶ Schmerzen am Lig. calcaneonaviculare
▶ Auch posttraumatisch (Fersenbeinbruch)	▶ Doppelter Innenknöchel
▶ Kombiniert mit Knick-Spreizfuß	▶ Einlagen, Krankengymnastik

Der ***Spreizfuß*** ist häufig mit dem Plattfuß kombiniert. Er ist durch eine Verbreiterung des Vorfußes gekennzeichnet und führt zu einer Abflachung des Quergewölbes. Schmerzen im Vorfuß treten beim Gehen und längeren Stehen auf. Klinisch bedeutsam sind Schwielen und Druckschmerzen an den Mittelfußköpfchen 2 und 3 sowie ein Kompressionsschmerz des Mittelfußes. Als Folge von Spreizfüßen treten fast immer Zehendeformitäten auf (Hallux valgus, Hammerzehen) (👁Abb. 13.23).

Therapie bei Spreiz- und Plattfußbeschwerden▶ Verordnung von Einlagen sowie Übungen zur Kräftigung der Unterschenkel- und Fußmuskeln. Die Einlagen unterstützen das Längsgewölbe in der Gegend des Lig. calcaneonaviculare und das Quergewölbe unmittelbar hinter den Mittelfußköpfchen (Vorfußpelotte) (Übersicht 13.11). Schwere Deformierungen und Beschwerdezustände erfordern orthopädische Schuhe. Bei chronisch rezidivierenden arthrotischen Reizzuständen in den Fußwurzelgelenken sind operative Eingriffe, z.B. in Form einer talokalkanealen Arthrodese bzw. Talonavikulararthrodese, erforderlich. Bei Kindern und Jugendlichen versucht man zunächst, ohne orthopädische Hilfsmittel auszukommen, und verordnet Fußübungen, häufiges Barfußlaufen und Konfektionsschuhe mit weichen Sohlen, die der Fußsohle noch ausreichend Beweglichkeit garantieren und ein gewisses Bodengefühl vermitteln, um die Aktivität der Fuß- und Unterschenkelmuskeln anzuregen. Der Schuh

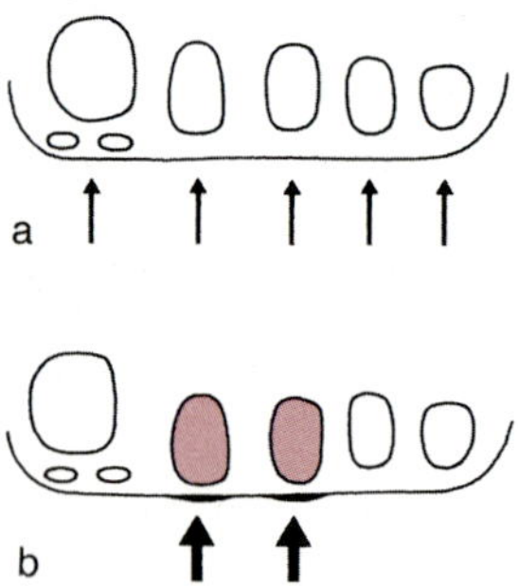

Abb. 13.23. a Beim normalen Quergewölbe wird der Druck beim Auftritt gleichmäßig auf alle 5 Mittelfußknochen verteilt. **b** Beim Spreizfuß richtet sich der Hauptdruck auf die Mittelfußköpfchen II und III. Dort entstehen an der Fußsohle Schwielen

darf nicht zu klein gewählt werden, damit freies Zehenspiel gewährleistet ist. Absatzerhöhung insbesondere in ihrer Megaform als Pumps sind (nicht nur) beim Spreizfuß nicht angebracht. Zwischen vorderem und hinterem Schuhanteil müssen noch leichte Torsionen möglich sein. Deswegen sind feste Sohlen (Holz) zu vermeiden.

Übersicht 13.11. Indikationen für Schuheinlagen

- Spreiz- und Plattfußbeschwerden
- Neuromuskuläre Fußdeformitäten (Ballenhohlfüße)
- Schmerzhafter Kalkaneussporn (s. Abschn. 13.6)
- Nach Hallux-valgus-Operationen (s. Abschn. 13.10.1)

Krankengymnastik▸ Training der gewölbestützenden Muskeln, speziell der Steigbügelmuskeln (s. oben), dazu Mobilisation der Mittelfußknochen und Zehengrundgelenke, die oft schmerzhaft kontrakt sind. Fußbäder und tiefe Friktionen mit Querdehnung der kurzen Fußmuskeln unterstützen diese Maßnahmen.

13.4 Entzündliche und degenerative Veränderungen

Rheumatische Entzündungen betreffen vorwiegend das obere Sprunggelenk und die Zehengrundgelenke. Differentialdiagnostisch sind Reizzustände bei Arthrosen in Erwägung zu ziehen. Röntgenbild und Laborwerte sichern die jeweilige Diagnose. Beim Gichtanfall entzündet sich in der Regel zunächst die Umgebung des Großzehengrundgelenks.

Bei allen entzündlichen Veränderungen am Fuß ist auf eine korrekte Lagerung zu achten, um Fehlstellungen, insbesondere in Spitzklumpfußform, zu vermeiden.

Ursachen degenerativer Veränderungen am Fuß:

- oberes Sprunggelenk (Zustand nach in Fehlstellung verheilten Knöchelbrüchen),
- unteres Sprunggelenk (Zustand nach Fersenbeinfraktur, Fehlbelastung beim Plattfuß, Klumpfuß, Defektheilung nach aseptischer Nekrose des Os naviculare und bei angeborenen Knochenverschmelzungen, z.B. bei der Coalitio calcaneonavicularis),
- das Großzehgrundgelenk mit einer anlagebedingten Arthrosis deformans (Hallux rigidus, s. 469).

13.5 Aseptische Nekrosen

wichtig **Am Fuß sind 2 aseptische Nekrosen bedeutungsvoll:**
Morbus Köhler I (Kahnbein)
Morbus Köhler II (Mittelfußköpfchen)

13.5.1 Morbus Köhler[1] (Abb. 13.24)

Die spontane Osteonekrose des ***Kahnbeins*** (Os naviculare) am Fuß tritt zwischen dem 8.–12. Lebensjahr auf. Jungen sind häufiger betroffen als Mädchen.

Klinik▸ Spontanschmerzen bei der Belastung sowie Druckschmerz und Schwellungen über der Kahnbeingegend.

Röntgen▸ Im Röntgenbild tritt zunächst, ähnlich wie beim Morbus Perthes, eine Kondensation des Knochens mit Verbreiterung der benachbar-

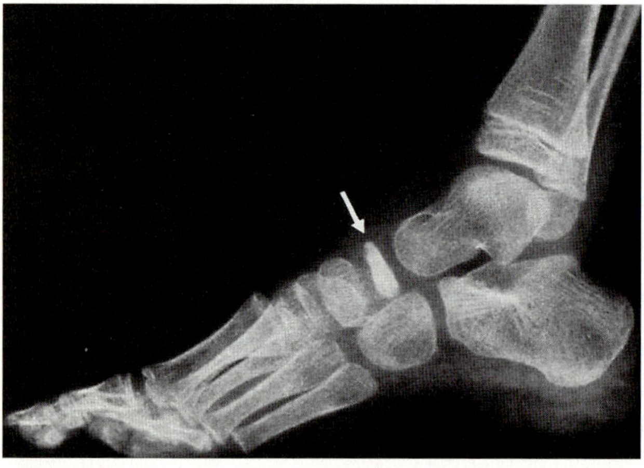

Abb. 13.24. Morbus Köhler I. Das Os naviculare ist verschmälert und verdichtet (Pfeil). Die angrenzenden Gelenkspalten sind verbreitert

[1] Alban Köhler, Radiologe, Wiesbaden (1874–1947)

ten Gelenkspalten auf. Das Kahnbein kann sich bis zu einer schmalen Scheibe verschmälern und u.U. nach dorsal luxieren.

Therapie▸ Einlagenversorgung. Das Fußlängsgewölbe muß während der Erkrankung, die sich ähnlich wie beim Morbus Perthes über mehrere Jahre hinzieht, unterstützt werden. Bei stärkeren Reizzuständen legt man vorübergehend einen Unterschenkelgehgipsverband mit guter Anmodellierung des Längsgewölbes an.

13.5.2 Morbus Köhler II (Abb. 13.25)

Er betrifft die ***Köpfchen der Mittelfußstrahlen II und III.*** Häufig findet sich ein Zusammenhang mit Spreizfüßen. Die Erkrankung tritt in der Adoleszenz auf und betrifft häufiger Mädchen. Vielfach wird der Zustand nach M. Köhler II erst später entdeckt, wenn bereits arthrotische Veränderungen in den betroffenen Zehengrundgelenken eingetreten sind.

Röntgen▸ Betroffene Metatarsalköpfchen sind abgeflacht, verkürzt, verbreitert.

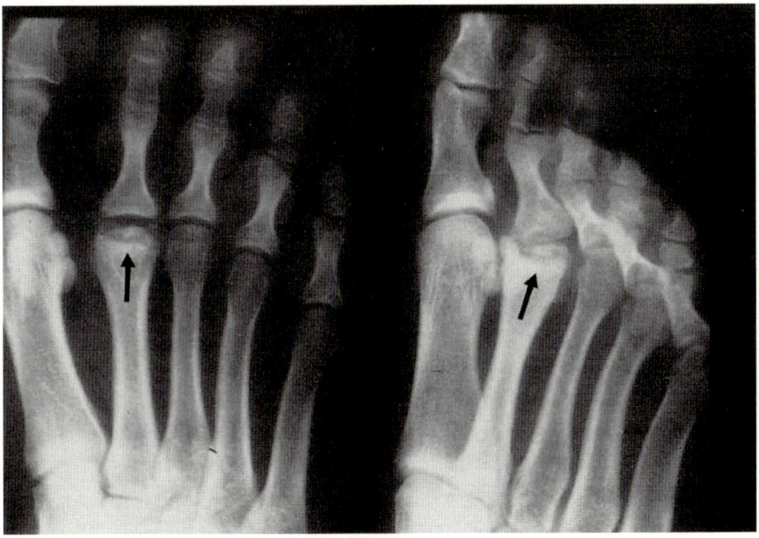

Abb. 13.25. Morbus Köhler II. Destruktion mit Fragmentierung im Mittelfußköpfchen II

Therapie▸ Unterstützung des Fußquergewölbes unmittelbar hinter den Mittelfußköpfchen (retrokapital) durch Einlagen. Im floriden Stadium kann der Einsatz der Stoßwelle die Nekrose revitalisieren. Falls keine Besserung eintritt, wird das deformierte Mittelfußköpfchen entfernt.

13.6 Knochenvorsprünge am Fuß, Fersenschmerzen

13.6.1 Kalkaneussporn

Am Fersenbein treten spornartige Ausziehungen an bestimmten Punkten auf (Abb. 13.26). Der untere Fersensporn findet sich im Bereich des Ursprungs der Plantaraponeurose. Seltener ist der hintere Fersensporn als Ansatzverknöcherung im Bereich der Achillessehne.

Therapie▸ Zunächst konservativ. Wärmeapplikation sowie Hohllegung der Druckstelle im Schuh durch Abpolsterung bzw. Hohllegung mit einer Locheinlage. Bei Therapieresistenz wird der untere Fersensporn operativ abgetragen. Alternativ kann die Stoßwelle (S. 99) eingesetzt werden.

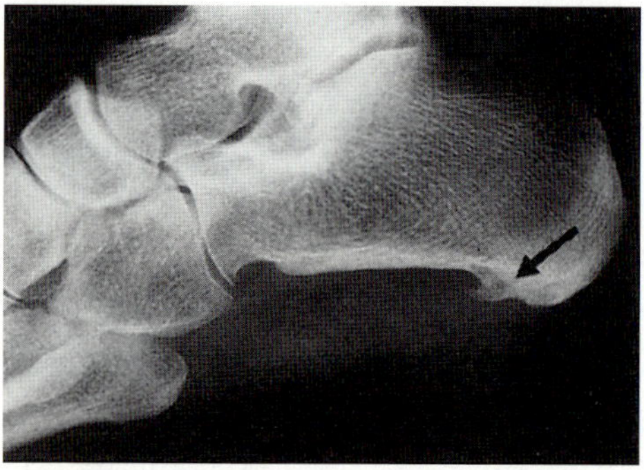

Abb. 13.26. Fersensporn: Spornartige Ausziehung unter dem Kalkaneus an der Ansatzstelle der Plantaraponeurose. Dieser Sporn *kann* beim Auftreten Beschwerden verursachen

13.6.2 Haglund[1]-Ferse (Haglund-Exostose), Hohe Ferse

Abnorme Ausziehung der Hinteroberkante des Fersenbeins. Über dem Knochenvorsprung bildet sich ein störender Schleimbeutel, die Achillessehne wird gereizt. Wenn die Druckentlastung im Schuh nicht gelingt, muß die Kante abgemeißelt werden. Die Haglund-Ferse darf nicht verwechselt werden mit der Apophysitis calcanei (Morbus Haglund) als spontane Osteonekrose der Kalkaneusapophyse.

13.6.3 Fersenschmerzen

Kommen außer beim Fersensporn und bei der Haglund-Ferse auch bei anderen Erkrankungen vor (Übersicht 13.12). Typisch ist der Fersenschmerz als Frühsymptom vom Morbus Bechterew. Juvenile Zysten kommen bevorzugt im Kalkaneus vor. Neuerdings beobachtet man Ermüdungsfrakturen im Kalkaneus bei Extremjoggern. Anlagebedingt und bei Belastung schmerzhaft ist auch die Coalitio calcaneonaviculare. Nicht zu vergessen bei der Differentialdiagnose ist das S1-Syndrom mit Schmerzdermatom bis zur Ferse.

Übersicht 13.12. Ursachen für Schmerzen im Bereich der Ferse

- Haglund-Ferse
- Fersensporn
- Morbus Bechterew
- Fraktur
- Coalitio calcaneonaviculare
- S1-Wurzelsyndrom
- Durchblutungsstörungen

13.7 Neurogene Störungen (Lähmungsfolgen)

Je nachdem, welche Fuß- und Unterschenkelmuskeln ausfallen, entstehen zunächst haltungsbedingte und später irreversible Fußdeformitäten. So entwickelt sich z.B. beim Ausfall der Dorsalextensoren (N. peronaeus) ein ***Lähmungsspitzfuß*** (Pes equinus), der funktionell-anatomisch einer Beugekontraktur im oberen Sprunggelenk entspricht (Abb. 13.27).

[1] Patrik Haglund, Orthopäde, Stockholm (1870–1937)

Beim Überwiegen der Pronatoren und Ausfall der Gastroknemiusmuskulatur entsteht der ***Lähmungs-Knick-Hacken-Fuß*** (Pes calcaneovalgus) (Abb. 13.28). Bei Ausfall des N. tibialis entsteht ein Hackenhohlfuß (Übersicht 13.13).

Übersicht 13.13. Lähmungsfolgen

Nerv:	Muskel:	Fußform:
N. peronaeus	Dorsalextensoren	Spitzfuß
N. tibialis	Plantarflektoren	Hackenfuß

Therapie▸ Die konservative Behandlung von Fußdeformitäten als Lähmungsfolge erfolgt durch Schienen und orthopädische Schuhe. Operativ wird beim Spitzfuß die Achillessehne verlängert (s. Abb. 13.11, S. 445) und beim Knick-Hackenfuß eine Verlängerung bzw. Durchtrennung der Pronatoren durchgeführt. Falls die Deformierungen schon längere Zeit bestehen und Ankylosen der Gelenke eingetreten sind, kann man die Fußstellung nur durch Operationen mit Keilentnahme (s. Abb. 13.15, S. 450) korrigieren.

Chronische Ulzera am Fuß entstehen durch trophische Störungen bei Lähmungen, Durchblutungsstörungen und Stoffwechselstörungen (z.B. Diabetes). Das trichterförmig in die Tiefe führende Ulkus beim Sensibilitätsverlust heißt Malum perforans pedis. Wenn die entzündlichen Vorgänge auf den Knochen übergreifen, kommt es zu einer fortschreitenden Entzündung der Fußwurzel- und Mittelfußknochen (Strahlenosteomyelitis). Vielfach bleibt dann nur noch die Vorfußamputation.

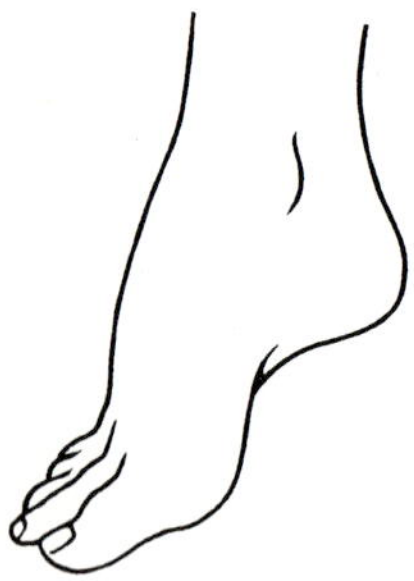

Abb. 13.27. Pes equinus

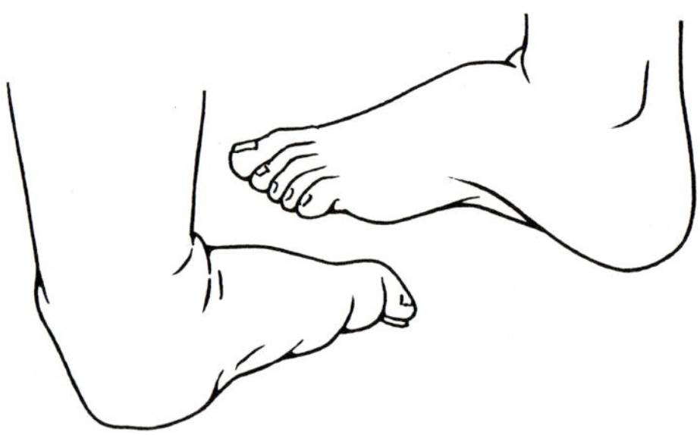

Abb. 13.28. Pes calcaneovalgus

Krankengymnastik zur Spitzfußprophylaxe bei Lähmungen▶ Ein Spitzfuß kann durch fehlerhafte Lagerung eines gelähmten oder über längere Zeit bewußtlosen bzw. bewegungsunfähigen Patienten entstehen, deswegen ist eine Spitzfußprophylaxe erforderlich. Dazu dienen:

- aktives und passives Durchbewegen der Sprunggelenke,
- Bettkasten, Schlauchbinde, um den Vorfuß in Mittelstellung zu halten,
- Training der Fußhebermuskeln,
- vorsichtiges Aufdehnen der verkürzten Gastroknemiusmuskulatur durch manuelle Redression,
- soweit erlaubt, Patient hinstellen, Fersen auf den Boden.

13.8 Verletzungen und Verletzungsfolgen

Fersen- und Sprungbeinbrüche gehen häufig mit Deformierungen und Gelenkverletzungen einher. Aufgrund der Gelenkinkongruenzen sowie der posttraumatisch entstandenen Fußfehlformen entwickeln sich Arthrosen in diesen Gelenken mit schmerzhaften Bewegungseinschränkungen (Kontraktur).

wichtig

Am häufigsten ist der Fersenbeinbruch mit Beteiligung der talokalkanealen Gelenkfläche. Das Fußlängsgewölbe sinkt ein, und es entsteht ein posttraumatischer Plattfuß.

Zur Ausschaltung der schmerzhaften Pro- und Supination kann man einen orthopädischen Schuh verordnen. Bei jüngeren Patienten und Ineffektivität besteht die ***Therapie*** dann in einer operativen Versteifung des Rückfußes im Talokalkanealgelenk (subtalare Arthrodese, s. Abb. 13.13). Endoprothesen sind in diesem Bereich nicht sinnvoll.

Ermüdungsfrakturen (Streßfrakturen) am Fuß betreffen v.a. den II. und III. Mittelfußknochen (Marschfraktur), treten nach Dauerbelastungen auf.

Weitere Lokalisationen für Streßfrakturen:

- Tibia (obere Metaphyse), Fibula,
- Schenkelhals und Kalkaneus,
- Frühdiagnose durch Knochenszintigraphie.

13.9 Tarsaltunnelsyndrom

Definition *Irritation des distalen N. tibialis hinter dem Innenknöchel.*

Ätiopathogenese▶ Örtlicher Kompressionsschaden des Nervus tibialis posterior im Canalis malleolaris, dem vom Retinaculum musculorum flexorum überdachten Durchtrittskanal, z.B. durch Trauma, Überanstrengung und Fußüberlastung.

Klinik▶ Druckschmerz unterhalb des Innenknöchels, Nachtschmerz mit Parästhesien.

Therapie▶ Entlastung des Fußlängsgewölbes. Op.: Spaltung des Retinakulums, Neurolyse.

13.10 Zehendeformitäten

13.10.1 Hallux valgus

Ätiopathogenese▶ Es handelt sich um eine Abwinkelung der Großzehe im Grundgelenk nach lateral. Die Abweichung wird in Winkelgraden angegeben. Durch die Abspreizung des I. Mittelfußknochens mit Vorstehen des 1. Mittelfußköpfchens wird eine Exostose vorgetäuscht. Auf dem Kochenvorsprung bildet sich ein Schleimbeutel. Der Hallux valgus ist an das Vorhandensein eines Spreizfußes gebunden (Abb. 13.29). Die Extensorensehne wird im Vergleich zur Knochenstrecke relativ zu kurz. Mit dem Auseinanderweichen der Mittelfußstrahlen wandern die Streck- und Beugesehnen der Großzehe nach lateral und ziehen die Großzehe weiter in die Fehlstellung (Abb. 13.30) mit Tendenz zur Subluxation (Übersicht 13.14). Der Musculus adductor hallucis verliert seine varisierende Wirkung und proniert und flektiert die Großzehe. Deswegen dreht sich die Großzehe um die eigene Achse in Pronationsrichtung. Mit dem Lebensalter nimmt sowohl die Häufigkeit als auch die Schwere der Deformität zu. Die Rolle der Schuheinwirkung (vorn spitz zulaufend) wird häufig überschätzt. Die Subluxation im Großzehgrundgelenk führt

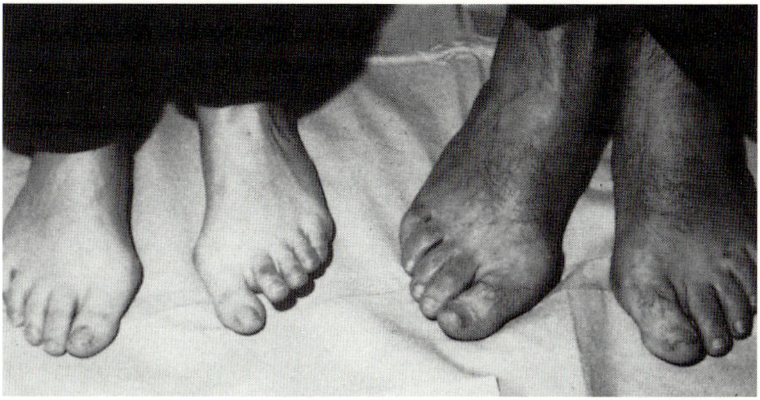

Abb. 13.29. Vorfüße Mutter und Kind. Die Großzehe ist im Grundgelenk nach lateral abgewinkelt. Die Vorfüße sind auffallend verbreitert: Spreizfüße mit Hallux valgus, erbliche Komponente

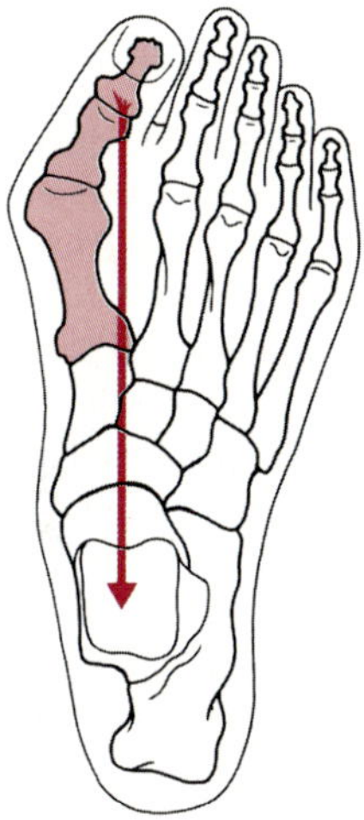

Abb. 13.30. Hallux valgus

Übersicht 13.14. Hallux valgus – Memo

- Großzehe nach lateral
- Pseudoexostose
- Kombiniert mit Spreizfuß
- Resektionsarthroplastik oder Osteotomie Metatarsale I

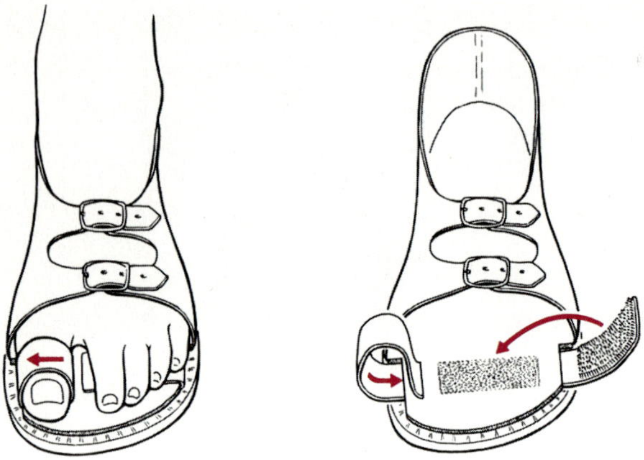

Abb. 13.31. Schlaufensandale mit Korrektur der Großzehenstellung zur funktionellen Frühbehandlung des Hallux valgus beim Jugendlichen und zur Nachbehandlung nach Hallux-valgus-Korrekturoperation

häufig zur Arthrosis deformans mit Bewegungseinschränkung. Ein Hallux valgus kann auch posttraumatisch nach Fraktur (selten) oder postarthritisch (bei Rheuma) entstehen.

Therapie▸ Bei Jugendlichen mit beginnendem Hallux valgus Tragen von Schlaufensandalen, die die Großzehe zur Wuchslenkung in Korrekturstellung ziehen (Abb. 13.31).

Krankengymnastisch erfolgt Dehnen der verkürzten Sehnen an der Großzehe, Mobilisation des Großzehgrundgelenks und Training des M. abductor hallucis, anschließend Retention in der Schlaufensandale. Eine Operation ist in den meisten Fällen nicht erforderlich, weil kaum Beschwerden bestehen. Ist die Abweichung zu stark, und kommt es zu Druckstellen mit schmerzhaften Schwielen, muß operiert werden (Abb. 13.32):

- Verkürzung der Knochenstrecke durch Resektion eines Teils des Großzehgrundglieds (Brandes[1], als Resektionsarthroplastik, Abb. 13.32a)
- Operation am Mittelfußknochen mit Osteotomie, Keilentnahme und Verschiebung nach lateral (Abb. 13.32b)

---

[1] Max Brandes, Orthopäde, Dortmund (1881–1976)

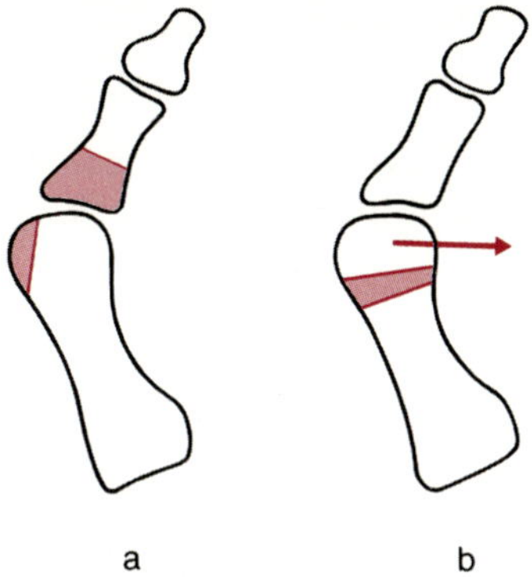

Abb. 13.32 a, b. Operationen zur Korrektur des Hallux valgus. **a** Op. nach Brandes, **b** Osteotomie Metatarsale I

Daneben gibt es noch andere, seltener angewandte Operationsmethoden wie Abtragung von Exostosen, Sehnenverpflanzungen und die Versteifung (Arthrodese) des Großzehgrundgelenkes.

- ***Nachbehandlung*** mit der Schlaufensandale oder Einlagen.

Fallbeispiel

*Bei Frau **H. V.**, 74, verbiegen sich seit einigen Jahren die Großzehen fortschreitend nach außen. Sie klagt über Druckstellen am Ballen und unter dem Vorfuß.*
Außerdem hat sie Zucker, der mit Tabletten eingestellt ist, und allgemeine Durchblutungsstörungen.
***Diagnose*▸** *Spreizfüße mit Hallux valgus beidseits.*
***Therapie*▸** *Wegen des Operationsrisikos zunächst konservativ mit Einlagen zur Unterstützung des Fußquergewölbes. Bei Therapieresistenz Resektionsarthroplastik, z.B. nach Brandes (s. Abb. 13.32a), die eine sofortige Belastung postoperativ erlaubt.*

13.10.2 Hallux rigidus

Die Arthrose im Großzehgrundgelenk ohne Hallux valgus nennt man Hallux rigidus. Sie ist gekennzeichnet durch eine schmerzhafte Bewegungseinschränkung im Großzehgrundgelenk vorwiegend für die Streckung, so daß der Abrollvorgang behindert ist. Daher gibt man als konservative Maßnahme zunächst eine Abrollhilfe an der Schuhsohle (s. Abb. 3.7, S. 443). Als entzündliche Ursache kommt eine Gicht oder eine rheumatische Arthritis in Frage. Die ***Behandlung*** besteht wie beim

Hallux valgus in einer Teilresektion des Großzehgrundglieds, um eine Artikulation der geschädigten Gelenkpartner zu vermeiden. Verschiedentlich werden Arthroplastiken mit Kunststoffinterponaten verwendet. Vor der operativen Behandlung kann man noch Versuche mit intraartikulären Injektionen, gelenküberbrückenden Einlagen und Abrollhilfen vorn am Schuh durchführen.

13.10.3 Hammer- und Krallenzehen

Diese kommen bevorzugt beim Spreiz- und Hohlfuß vor. Die ***Krallen-*** bzw. ***Klauenzehe*** ist durch eine Überstreckung im Grundgelenk und Beugekontraktur im Mittel- und Endgelenk gekennzeichnet. Schwielen und Hühneraugen (Clavi) bilden sich über der Streckseite des Mittelgelenks.

Die ***Hammerzehe*** stellt eine isolierte Beugekontraktur im Endgelenk dar. Meist ist die 2. Zehe betroffen. Die Entstehung dieser Zehendeformitäten ist auf eine relative Verkürzung der Beugesehnen durch Veränderungen im Fußskelett (Spreizfuß, Ballenhohlfuß) zurückzuführen (Abb. 13.33, 13.34).

wichtig

Krallenzehe:	Überstreckung im Grundgelenk Beugung im Mittel- und Endgelenk
Hammerzehe:	Beugung im Endgelenk

Therapie► Falls die konservative Behandlung mit Hohllegung der Druckstellen keinen Erfolg bringt, ist eine operative Behandlung, meist in

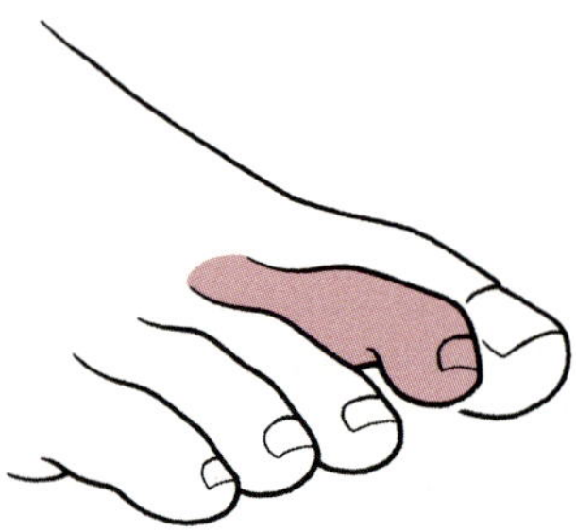

Abb. 13.33. Hammerzehe: Flexionskontraktur nur im Endgelenk

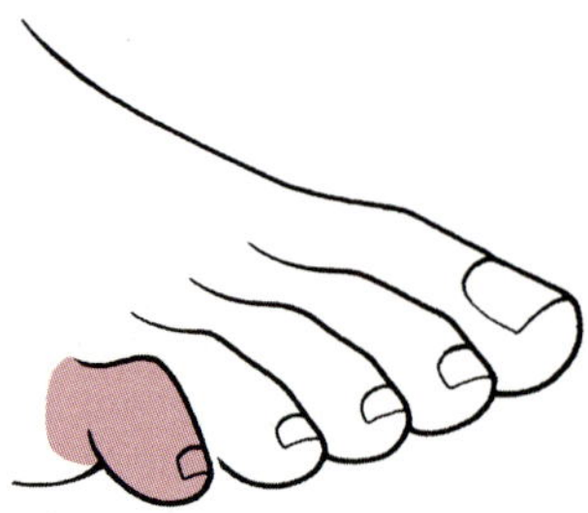

Abb. 13.34. Krallen- bzw. Klauenzehe: Flexionskontraktur im Mittelgelenk

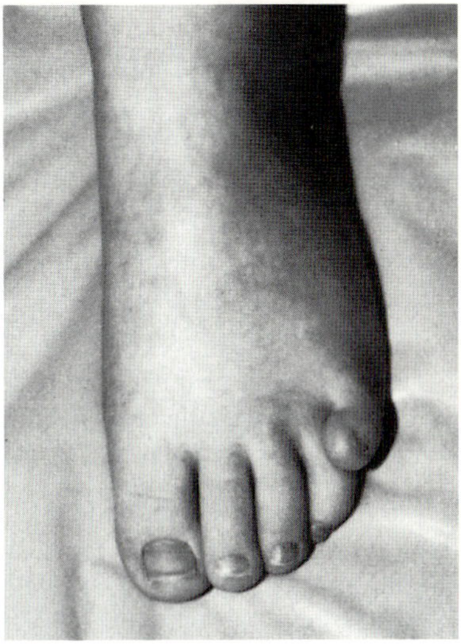

Abb. 13.35. Digitus quintus superductus. Vorfuß eines Kindes. Die 5. Zehe liegt auf der 4. Zehe

Form der Hohmann-Resektion eines Teiles des Grundglieds, erforderlich.

Der ***Digitus quintus superductus (varus)*** stellt eine angeborene Zehenfehlbildung dar (Abb. 13.35). Dabei legt sich die 5. Zehe über die 4. und verursacht Druckerscheinungen.

Therapie: Strecksehnenverlängerung.

13.10.4 Hühneraugen (Clavi)

Immer wenn spitze Knochen sich unmittelbar unter der Haut befinden und Druck ausgesetzt sind, entstehen Hühneraugen. Um den Knochen nicht durchspießen zu lassen, entwickelt die Epidermis eine Hyperkeratose, die trichterförmig in die Tiefe wächst und mit ihrem Epithel manchmal bis zum Knochen reicht. Die Stachelzellschicht entwickelt sich im Gegensatz zur Schwiele, die nur oberflächlich bleibt, bis in die Tiefe.

Therapie▶ Beseitigung der Ursache, also der Zehendeformation bzw. des Schuhdrucks.

13.11 Begutachtung

Erkrankungen des Fußes beeinträchtigen die Steh- und Gehfähigkeit. Bei entzündlichen Veränderungen in den Sprunggelenken ist ein regelrechtes Abrollen des Fußes beim Gehvorgang nicht möglich. Durch orthopädische Hilfsmittel, wie Einlagen und orthopädische Schuhe mit Abrollhilfen, läßt sich die Funktion des Fußes verbessern.

wichtig **Schmerzhafte Teilversteifungen der Sprunggelenke bewirken eine MdE zwischen 20 und 30%.**

Derartige Zustände kommen vor nach in Fehlstellung verheilten Frakturen der Knöchelgabel mit posttraumatischer Arthrosis deformans im oberen Sprunggelenk und nach Fersenbeinfrakturen mit arthrotischen Veränderungen im Talokalkanealgelenk.

Anhang

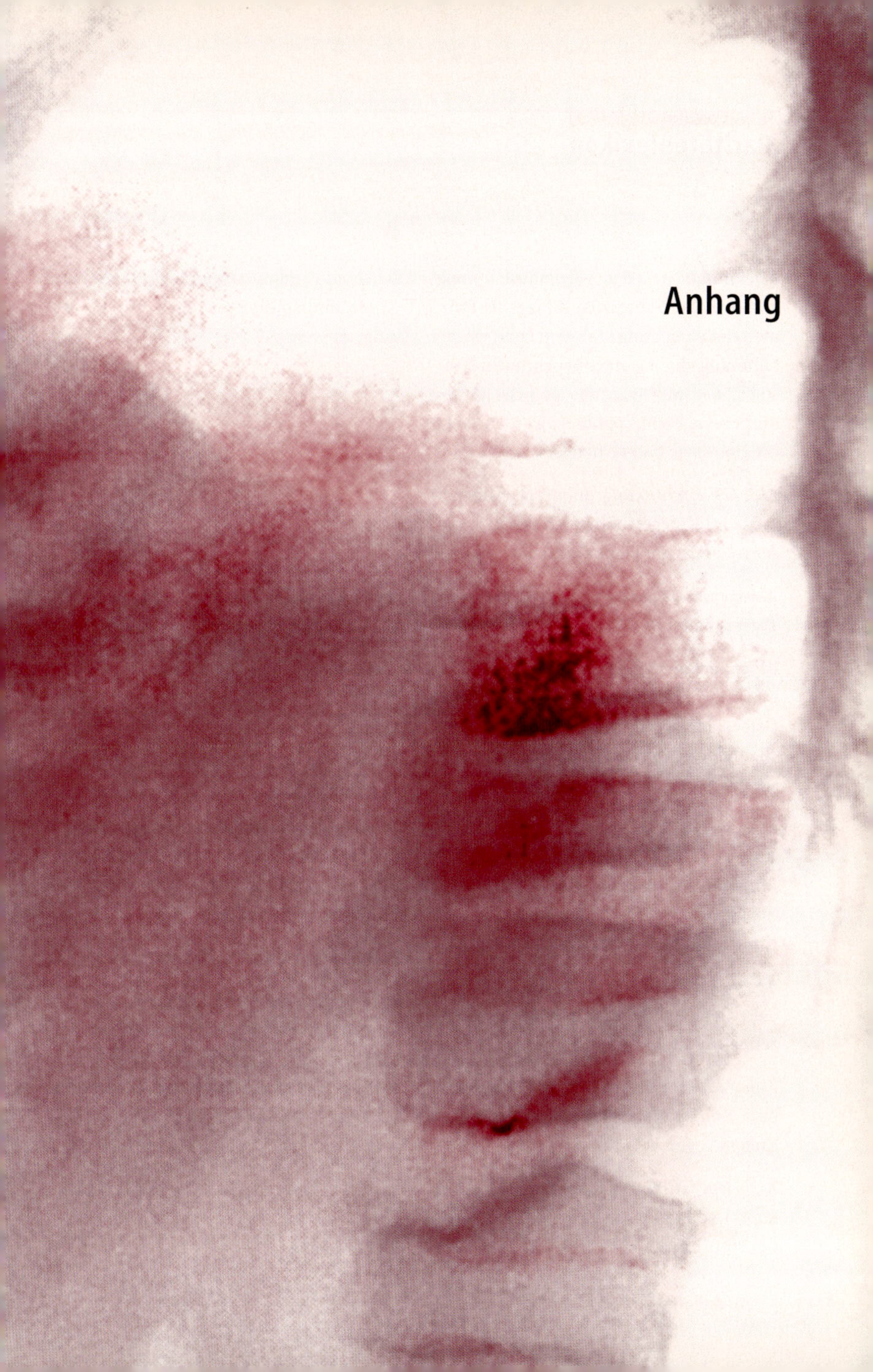

Raritätenlexikon

A

Affenhand: Bei der Medianuslähmung kommt es zur Schwurhand. Liegt der Daumen dem Zeigefinger an und kann wegen Lähmung der Daumenballenmuskulatur sowie der Mm. flexores pollicis longus und brevis nicht opponiert werden, sieht die Hand wie beim Affen aus

Ahlbäck-Erkrankung: Spontane Osteonekrose im Kniegelenkbereich des Erwachsenen, meist am Femurkondylus

Akrozephalosyndaktylie: Erbleiden mit Turmschädel und Syndaktylie

Albers-Schoenberg-Erkrankung: Marmorknochenkrankheit, Osteopetrose, Osteosklerose. Erbliche Kompaktknochenbildung durch mangelnde Osteoklastentätigkeit. Der Markraum wird mit Knochen ausgefüllt. Folge: Anämie, extramedulläre Hämatopoese, Splenomegalie

Amyloidose: Amyloid als komplexes fibrilläres Protein lagert sich auch in Knochen und Gelenken ab (bilateral)

Apert-Syndrom: Turmschädel und Syndaktylien an allen Extremitäten (s. Akrozephalosyndaktylie)

Apley-Meniskuszeichen: In Bauchlage und K90° Kniebeugung: Unterschenkel drehen

Arcq-Operation: Distalisierung des Hüftkopfs und Pfannenrekonstruktion bei hoher Hüftluxation

B

Battered-child-Syndrom: Symptome von Kindesmißhandlungen auch am Bewegungsapparat

Benjaminsyndrom: Minderwuchs, graziler Knochenbau, hydrozephaler Schädel bei konstitutioneller Anämie mit starker Poikilozytose

Berlin-Syndrom: Ektodermale Dysplasie u.a. mit Minderwuchs, dünnen Beinen und Hautatrophie (Erstbeschreibung durch C.J. Berlin, Dermatologe in Tel Aviv)

Beugehandschuh: Passive Herbeiführung einer Finger- und Daumenbeugestellung in den ersten Wochen nach eingetretener Querschnittslähmung mit Tetraplegie, um später das passive Greifvermögen zu ermöglichen

Bindegewebsmassage: Reflexzonenmassage, bei der Haut und subkutanes Bindegewebe tangential mit der Fingerkuppe durchstrichen werden

Blount-Erkrankung: s. Tibia vara infantum

Böhler-Zeichen: Eines der vielen Meniskuszeichen. Bei passiver Adduktion in Streckstellung schmerzt der lädierte Innenmeniskus, bei Abduktion der Außenmeniskus

Bonnevie-Ullrich-Syndrom: Minderwuchs, Nagelatrophie, Schwimmhäute, Gelenkanomalien, Pterygium colli, Patellafehlbildung

Borggreve-Plastik: Resektion des Oberschenkels wegen Osteosarkoms. Replantation des Unterschenkels am verbliebenen Femuranteil um 180° gedreht: Das Sprunggelenk wird zum funktionellen Knie

Bouchard-Arthrose: Fingermittelgelenkarthrose mit dorsaler Knotenbildung und Gelenkverdickung

Brachialgia nocturna: Nächtliche schmerzhafte Parästhesien im Medianusgebiet beim Karpaltunnelsyndrom

Brachydaktylie: Zu kurze Finger: mit verschiedenen Typen z.B. nur alle Mittelphalangen, nur 5. Finger, nur Endphalangen 2–5, nur Daumen usw.

Brachyolmie: Zu kurzer Rumpf mit lauter Plattwirbeln (Platyspondylie)

Brinon-Syndrom: Bilaterale aseptische Knochennekrose des Os cuneiforme

Bumerang-Dysplasie: Osteochondrodysplasie mit bumerang-ähnlichen Verformungen der proximalen Röhrenknochen

Burning-feet-Syndrom: Brennende Mißempfindungen beider Füße, bei Polyneuropathie, Diabetes, Alkohol usw.

C

Café-au-lait-Flecken: Bräunliche Pigmentanomalien der Haut bei fibröser Knochendysplasie und Neurofibromatose Recklinghausen

Calvé-Erkrankung: Vertebra plana (Plattwirbel) als eosinophiles Granulom eines Wirbels im Jugendalter. Im Röntgenbild sieht man einen platten Wirbel bei normalen Bandscheiben. Therapie: Korsettbehandlung

Camurati-Engelmann-Krankheit: Erbliche symmetrische Kortikalisverdickung im Bereich der Diaphysen der langen Röhrenknochen

Caplan-Syndrom: Polyarthritis mit Silikose

Carpe-bassu: Exostose am Handrücken bei Arthrose in den Gelenken zwischen Metacarpale II und III und Os capitatum

Cast-Syndrom: Gipskorsett-Syndrom mit ileusartiger Symptomatik beim Rumpfgips. Therapie: sofort abmachen

Chaissaignac-Luxation: Traumatische Subluxation des Radiusköpfchens bei Kleinkindern durch Kind-am-Arm-hochnehmen und drehen

Charcot-Gelenk: Arthropathia tabica. Störungen der Schmerzempfindung und Tiefensensibilität bei Tabes dorsalis führen zu Gelenkdestruktionen an der unteren Extremität

Chester-Erdheim-Erkrankung: Xanthomatose des Skelettsystems mit Lipideinlagerungen in Sehnen und Knochen

Chinesinnenfuß: Hackenhohlfuß (Pes calcaneus excavatus)

Chiragra: Gicht im Handgelenk

Chondrodysplasia punctata (calcarea): Sonderform der Achondroplasie (Chondrodystrophie) mit punktförmiger Verkalkung der knorpeligen Skelettabschnitte, meist letaler Ausgang

Chondrodystrophia calcarea: Multiple Kalkschatten in den Epiphysen schon beim Neugeborenen, mit Wachstumsstörungen einhergehend

Containment: Möglichst vollständige Überdachung des Hüftkopfs als Therapieziel bei Hüftdysplasie und M. Perthes

Conradi-Hünermann-Syndrom: Chondrodysplasia punctata als angeborene Systemerkrankung mit strippchenförmigen Verkalkungen der Epiphysen, Zwergwuchs und Skoliose

Corona phlebectatica paraplantaris: Venenstauung und Erweiterung am Fußsohlenrand

Crush-Syndrom: Ausgedehnter Muskelfaseruntergang führt zu Nierenversagen z.B. nach Trauma-Operationen

D

Daumen, flottierender: Vollständige Aplasie des I. Strahles mit rudimentärer Anlage des Grund- und Endglieds

Deltaphalanx: Dreiecksform eines Fingergliedes

De-Quervain-Erkrankung: Stenosierende Tenosynovitis des Extensor pollicis brevis und Abductor pollicis longus

Diastematomyelie: Zweiteilung des Rückenmarkes durch ein fibröses, knorpeliges oder knöchernes Septum. Diagnose durch CT, Myelographie oder NMR

Diastrophischer Zwergwuchs: Kurze Extremitäten, Kontrakturen, Klumpfüße

Dietrich-Erkrankung: Spontane Osteonekrose am Metakarpalköpfchen

Digitus mortuus: Toter Finger, Leichenfinger bei vasomotorischen Störungen

Dolichostenomelie: s. Marfan-Syndrom

Dreschflegelsyndrom: Abnorme Kniebeweglichkeit mit Schlottergelenk bei tabischer Arthropathie

Duchenne-Griesinger-Erkrankung: Typ der progressiven Muskeldystrophie im Bereich der unteren Extremitäten

Duplay-Krankheit: früher gebräuchlicher Begriff für Periarthropathia humeroscapularis (s. dort)

Dysostosis cleidocranialis: Seltene erbliche mesenchymale Verknöcherungsstörung, oft mit verbreitertem Schädel und Fehlen der Schlüsselbeine. Als Begleitmißbildung kommen Coxa vara, Trichterbrust, Skoliose und Zahnanomalien vor

E

Eaton-McKusick-Syndrom: Tibiadefekt + Polydaktylie + Dreigliederdaumen

Ehlers-Danlos-Syndrom: Hypermobilität der Gelenke, Bindegewebsschwäche mit Auftreten von Hernien, Hyperlaxität der Haut, Skoliose. Ursache ist eine Kollagenreifungsstörung

Eichhoff-Finkelstein-Zeichen: Ulnarabduktion der Faust mit eingeschlagenem Daumen. Ruft Schmerzen in der Sehne des M. abductor pollicis longus bei stenosierender Tenosynovitis hervor

Elfenbeinwirbel: Osteosklerose im Wirbel, homogene knöcherne Verdichtung eines Wirbels mit Aufhebung der Spongiosastruktur. Kommt bei der chronisch-myeloischen Leukämie vor

Erb: Typ der progressiven Muskeldystrophie als juvenile skapulohumerale Form

F

Facies leontina: Löwengesicht bei M. Paget mit Befall des Gesichtsschädels

Fanconi-Syndrom: Renale glykosurische Rachitis. Erbleiden mit rachitisähnlichen Veränderungen, generalisierter Osteoporose und Ermüdungsfrakturen, Aminoazeturie

Felty-Syndrom: Rheumasonderform im Erwachsenenalter mit Polyarthritis, Splenomegalie, Leuko- und Thrombopenie, Lymphknotenschwellung, Leberschwellung

Fiessinger-Leroy-Reiter-Syndrom: Morbus Reiter

Flaschenzeichen: Abduktions- und Oppositionsbeeinträchtigung des Daumens beim Umgreifen einer Flasche durch Nervus-medianus-Läsion.

Floppy-Infant: Angeborene Muskelhypotonie unterschiedlicher Ursache mit abnormer Gelenkbeweglichkeit

Flossenfuß: Pes adductus

Fluorose: Periostaler Knochenzuwachs durch Fluorintoxikation (industrielle Exposition oder überdosierte Fluortherapie bei Osteoporose) mit erhöhter Knochendichte, ektopischen Knochenbildungen, Zahnschmelzveränderungen

Friedrich-Erkrankung: Spontane Osteonekrose des Schlüsselbeinkopfs

Froschdeformität: Hüft-Abduktions-Außenrotations-Beugekontraktur bei der thorakalen Form der Myelomeningozelen. Das Kind liegt da wie ein Frosch

Fründ-Zeichen: Klopfempfindlichkeit der Patella in Rechtwinkelstellung bei Chondropathia patellae

Fußhöcker, dorsaler: Knöcherne Vorwölbung auf dem Fußrücken meist mit einem Schleimbeutel darauf. Ursächlich sind Randwülste an den Gelenkenden des Os naviculare und metatarsale I. Therapie: Im Schuh hohllegen oder mit dem Meißel abschlagen

G

Gaenslen-Zeichen: Schmerz der rheumatisch erkrankten Fingergrundgelenke bei kräftigem Händedruck

Garn-Index: Kortikalisbreite der Metacarpalia als Index für die Osteoporose

Gaucher-Erkrankung: Lipidspeichererkrankung, Ansammlung u.a. im Knochen mit Durchsetzen des Knochenmarks, Auftreibung der langen Röhrenknochen, Verschmälerung der Kortikalis

Gigantomelie: Riesenwuchs

Gilchrist-Verband: Zur Ruhigstellung der Schulter mit Schlauchbinden

Gnomenwaden: Pseudohypertrophie der Waden bei progressiver Muskeldystrophie

Gonagra: Gicht im Knie

H

Hallux flexus: Einsteifung des Großzehgrundgelenks in Beugestellung

Hallux malleus: Hammerzehe

Hammerfinger: Beugefehlstellung des Endgelenks nach Abriß der Strecksehne an der Endgliedbasis

Hämochromatose – Hämosiderose: Pathologische Eisenablagerungen, z.B. bei hämolytischer Anämie u.a. in der Synovialmembran

Hegemann-Syndrom: Spontane Osteonekrose der Trochlea humeri

Hessing-Sandale: Sohlenplatte als unterster Teil eines Schienenhülsenapparats

Hill-Sachs-Läsion: Oberarmkopfimpression bei Schulterluxation als knöcherne Begleitverletzung

Hoffa-Syndrom: Lipomatöse Entartung des Corpus adiposum genu mit Schmerzen und lokaler Synovitis

Hundeohrpfanne: Nach kranial ausgezogene Pfanne bei kongenitaler Hüftdysplasie

Hyperostose, hereditäre generalisierte: Vermehrter periostaler Knochenanbau an Diaphysen, Wirbelsäule und Gelenken

Hyperphosphatasie: Juveniler Morbus Paget mit erhöhter alkalischer Phosphatase. Schädelverdickung, symmetrische Knochenverdickungen und -verbiegungen

Hyperthyreose: Vorzeitiger Epiphysenschluß, vermehrtes Längenwachstum, später Osteoporose, Muskelschwäche

Hypophosphatämie, familiäre: Vitamin-D-resistente Rachitis, erblich

Hypophosphatasie: Angeborene Synthesestörung der alkalischen Phosphatase führt zu unterentwickelten Knochen mit unzureichender Ossifikation

Hypothyreose: Störung der enchondralen Ossifikation und verzögerter Epiphysenschluß bewirken dysproportionierten Minderwuchs

I

Impingement: Einklemmung z.B. an der Rotatorenmanschette der Schulter bei PHS, einer Synovialzotte im Gelenk

J

Jeanskrankheit: Schmerz- und Taubheitsgefühl in der Leiste und am Beckenkamm durch Läsion des Nervus iliohypogastricus oder Nervus cutaneus femoris lateralis

K

Kalzinose: Subkutane Kalkablagerungen in der Umgebung von Gelenken, meist beidseitig

Kamptodaktylie: Angeborene Fingerbeugekontraktur, meist 4 und 5

Kegler-Daumen: Parästhesien der ulnaren Daumenseite durch Läsion des Nervus digiti proprius

Kerzenwachstropfenphänomen: s. Melorheostose

Kletterfuß: Pes supinatus

Klinodaktylie: Zu kurzes Mittelglied des 5. Fingers plus Radialabweichung des Endglieds

Kneeing in: Gleich Kniebohrergang mit nach innen gedrehtem Oberschenkel und Knie bei gerader Unterschenkel- und Fußstellung

Kniebohrergang: Als sogenanntes Kneeing in bei nach innen gedrehtem Oberschenkel mit Knie bei gerader Unterschenkel- und Fußstellung

Knocheninsel: Solitäre Enostose, Osteom, solitäre rundliche bis erbsengroße harmlose Knochenverdichtung

Kokzygodynie: Chronischer Steißbeinschmerz traumatisch oder idiopathisch

Kolumnotomie: Korrekturosteotomie an der Wirbelsäule

Krukenberg-Operation: Umarbeitung der Unterarmknochen zu einer Greifzange bei doppelseitigem Handverlust

Krückenlähmung: Radialis-Lähmung durch Krückendruck in der Axilla

Kryotherapie: Lokale Anwendung von Eis, z.B. als Gelpackung nach Distorsion

Kuboidexkochleation: Ausräumung des Kuboids beim Klumpfuß als Operation bei noch wachsendem Skelett

Kugelhand: Bei der Epidermiolysis bullosa dystrophica verbacken die Finger durch die entzündlichen Vorgänge untereinander

Kümmel-Erkrankung: Keilwirbelbildung nach Kompressionsfraktur

L

Landouzy-Djerine-Erkrankung: Typ der progressiven Muskeldystrophie als infantile faszioskapulohumerale Form

Larsen-Syndrom: Angeborene bilaterale Luxation der Knie-, Hüft- und Ellenbogengelenke mit abgeplattetem Gesicht und prominenter Stirn. Dysproportionierter Minderwuchs

Ledderhose-Krankheit: Induration der Plantarfaszie entsprechend der Dupuytren-Krankheit an der Hand

Lehrlingsplattfuß: Akut kontrakter Plattfuß durch Überlastung des Fußskeletts bei Jugendlichen

Léri-Weill-Syndrom: Dyschondrosteosis L.W. mit Minderwuchs von Radius, Ulna, Tibia und Fibula

Leyden-Erkrankung: Typ der progressiven Muskeldystrophie mit Atrophie des Beckengürtels

Lorenz-Stellung: Froschstellung. Früher übliche Hüfteinstellung mit 90°-Beurteilung und 90°-Abduktion zur Retention einer eingerenkten kongenitalen Hüftluxation

M

Mafucci-Kast-Syndrom: Chondrome, Angiome und Venektasien, Maltrecking der Patella bei Lateralisation mit schlechtem Lauf im Femoropatellargelenk

Malum coxae puerilis: Morbus Perthes

Malum coxae senilis: Hüftarthrose im Alter infolge Versagens des Knorpelstoffwechsels

Marfan-Syndrom: Arachnodaktylie. Erbliche mesoektodermale Störung mit Herz- und Gefäßanomalien, Linsenschlottern, Spinnengliedrigkeit, Knick-Senk-Füßen, Fersensporn, Hochwuchs, Haltungsinsuffizienz, Überstreckbarkeit der Gelenke mit Luxationstendenz

Marie-Bamberger-Syndrom: Hypertrophische pulmonale Osteoarthropathie. Symmetrische diaphysäre periostale Knochenneubildung bei Lungenerkrankungen

Marmorknochenkrankheit: s. Albers-Schoenberg-Erkrankung

Maskengesicht: Myotonie (s.u.) mit Primärbefall der Kernmuskulatur

Mausarm: Er tritt durch vermehrte Arbeit mit der Computermaus auf und ist gekennzeichnet durch Schwellung, Schmerzen im Unterarm, zum Teil bis zum Nakken ziehend, als Repetive Strain Injury.

Medial shelf: Plica mediopatellaris, medial der Kniescheibe verlaufende Synovialfalte, die gelegentlich einreißt

Melorheostose: Erbliche wachstropfartige, streifenförmige Knochenverdichtungen durch vermehrte Osteoblastenaktivität

Meralgia paraesthetica: Taubheitsgefühl an der Oberschenkelvorderseite durch Läsion des Nervus cutaneus femoris lateralis

Metartarsus varus: s. Sichelfuß

Micromelia chondromalacia: s. Chondrodystrophie

Mietens-Syndrom: Beugekontrakturen, Minderwuchs, Hornhauttrübungen, Hüftluxation und Radiusköpfchenluxation als Erbleiden

Mikulicz-Linie: Beinachse im Röntgenbild, gemessen von der Hüftkopfmitte über die Kniemitte zur Mitte des Spaltes am oberen Sprunggelenk

Milkman-Syndrom: Form einer renalen Osteopathie mit multiplen knöchernen Umbauzonen beim Erwachsenen

Moeller-Barlow-Krankheit: Vitamin-C-Hypovitaminose. Herabgesetzte Osteogenese durch ungenügende Knochengrundsubstanz. Die typische Gefäßbrüchigkeit mit Blutungsneigung führt zu subperiostalen Hämatomen mit Schmerzen

Morton-Metatarsalgie: Durch ein Neurinom zwischen den Mittelfußknochen II und IV kommt es dort zu stechenden Schmerzen, Taubheit, Parästhesien, meistens zusammen mit dem Spreizfuß. Lokalanästhesie sichert die Diagnose. Wenn Einlagen nicht helfen, operative Entfernung des Neurinoms, das manchmal schwer zu finden ist

Mouchet-Erkrankung: Spontane Osteonekrose an der Gelenkrolle des Talus

Myelosklerose – Myelofibrose: Neoplastische Knochenmarkfibrose und -sklerose mit Knochenmarkverdrängung

Myodese: Fixierung der Muskulatur am knöchernen Stumpf bei Amputation

Myotonia congenita (Thomsen-Erkrankung): Erbliches Leiden mit Verkrampfung von Muskeln im Anschluß an eine normale willkürliche Muskelinnervation durch eine unbekannte anhaltende Membrandepolarisation

N

Naevus varicosus osteohypertrophicus: s. Klippel-Trnaunay-Weber-Syndrom. Partieller Riesenwuchs und Venenerweiterung

Nanosomie, pituitäre: Mangel an Wachstumshormon vom Hypophysenvorderlappen

Nearthrose: Neues oder falsches Gelenk, z.B. bei einer Pseudarthrose oder wenn sich der luxierte Hüftkopf in der Beckenschaufel einen Pfannenersatz schafft

van-Neck-Krankheit: Spontane Osteonekrose des Scham-, und Sitzbeins. [Syn.: (Synchondrosis ischiopubica)]

Nukleotomie: s. Diskotomie

O

Ochronose: Schwarzfärbung von Bindegewebe durch Homogentisinsäure und ihre Oxidationsprodukte

Ollier-Krankheit: Chondrome, die nur eine Körperhälfte befallen, sitzen in Epiphysennähe und rufen Wachstumsstörungen, z.B. Achsenabweichungen und halbseitigen Minderwuchs, hervor

Omagra: Gicht in der Schulter

Osteochondrosis ischiopubica: s. van-Neck-Krankheit

Osteoklasie: Knochendurchtrennung

Osteolyse: Knochenauflösung hereditär und idiopathisch meist an den Akren, es gibt verschiedene Typen

Osteomesopyknose: Rumpfbetonte Osteosklerose mit vermehrter Kyphose

Osteoonychodysplasie: Nagelpatellasyndrom. Erbliche Störung mit Nagelmißbildungen, Patellaluxation, Augenpigmentstörungen und ggf. weiteren Skelettanomalien

Osteopathia striata: Voorhoeve-Erkrankung. Symmetrische längsgerichtete streifenförmige Verdichtung im Knochen, gutartig

Osteopetrose: s. Albers-Schoenberg-Krankheit

Osteopoikilie: Erbleiden mit punktförmigen Knochenverdichtungen. Ohne klinische Bedeutung

Ostitis pubis: Schmerzen durch Periostreizung an der Symphyse

Otopalatodigitales Syndrom: Dysostose mit Schwerhörigkeit, Gaumenspalten, Finger- und Zehendeformitäten

Over-head-Extension: Besondere Form der geschlossenen Einrenkung der kongenitalen Hüftluxation durch Extension und starke Hüftbeugung

P

Parkbanklähmung: Lagerung des Oberarmes auf einer harten Kante mit Radialisparese

Payr-Zeichen: Schmerzen am inneren Kniegelenkspalt im Schneidersitz verstärken sich, wenn man das Knie herunterdrückt: Innenmeniskusschaden

Pectus infundibiliforme: Trichterbrust

Periarthrosis coxae: Tendomyosen in der Umgebung des Hüftgelenks bei Koxarthrose und statischen Störungen. Beinlängendifferenz

Peronaeus-Sehnenluxation: Das Retinaculum am Außenknöchel ist insuffizient und läßt die Sehnen (sub)luxieren

Pes olens: Stinkfuß

Pinchtest: Kneiftest. Die rheumatische Tenosynovitis der Beugesehnen verhindert beim Kneifen das Bilden einer Hautfalte

Piriformis-Syndrom: Schmerzhafte Hüftabduktion- und Außenrotation gegen Widerstand, Druckschmerz

Plikasyndrom: Schmerzen an der medialen Knieseite, hervorgerufen durch eine übergroße Falte der Synovialmembran (Plica mediopatellaris)

Poland-Syndrom: Aplasie des Musculus pectoralis einseitig mit Anomalien der gleichseitigen Hand und Aplasie der gleichseitigen Niere

Pollux rigidus: Angeborene Beugekontraktur im Daumenendgelenk

Polyserositis rheumatica: Befall vieler Gelenke und Sehnenscheiden bei der rheumatischen Arthritis

Pott-Trias: Bei der Spondylitis tuberculosa mit paravertebralem Abszeß, Wirbelsäulenverkrümmung (Gibbus) und Lähmung

Prader-Willi-Syndrom: Chromosomenanomalie mit Minderwuchs und Skoliose

Preiser-Krankheit: Spontane aseptische Nekrose des Kahnbeins

Pronatio dolorosa: Schmerzhafte Pronationsbehinderung durch Einklemmung des Lig. anulare zwischen Capitulum humeri und Radiusköpfchen

Pronator-teres-Syndrom: Krämpfe und Parästhesien der radialen Finger durch Kompression des N. medianus am Durchtritt durch den M. pronator teres

Prune-Belly-Syndrom: Faltiges Abdomen – wie Trockenpflaume – durch Aplasie der Bauchmuskeln + Anomalien im Urogenitaltrakt

Pufferabsatz: Weicher Absatz, um den Fersenauftritt abzufedern

R

Radfahrerlähmung: Daumenballenmuskellähmung durch chronischen Druck gegen den peripheren Ast des Nervus medianus

Radspeichenhand: Gespreizte gleich lange Finger bei Chondrodystrophie

Rhizomelie: Verkürzte Oberarme und Oberschenkel

Rigid-Spine-Syndrom: Kongenitale Myopathie mit zunehmender Flexionseinschränkung der Wirbelsäule

Rippstein-Aufnahme der Hüfte: Röntgenaufnahme der Hüfte in 20° Abduktion und 90° Beugung zur Messung des Antetorsionswinkels

Röhrenabszeß: Ausgedehnte Knochentuberkulose

Rucksacklähmung: Scapula alata durch Serratusparese. Betroffen ist der Nervus thoracicus longus

S

Sacroileitis condensans: (Syn.: Ileitis condensans, Ostitis condensans) Sklerosierungszone im Os ileum neben der Kreuzdarmbeinfuge. Ursache unbekannt, harmlos

Sacrum acutum: Spitzsakrum. Fast horizontal stehendes Os sacrum mit annähernd rechtem Winkel zur unteren LWS

Sacrum arcuatum: Bogensakrum. Dorsal konvexes Os sacrum, steht in Verlängerung der LWS-Linie

Saphenusnerven-Kompressionssyndrom: Syndrom im Adduktorenkanal mit Schmerzen an der Innenseite von Ober- und Unterschenkel

Schanz-Verband: Halswickel aus Watte und Binden bei akutem Schiefhals und Zervikalsyndrom

Schede-Laufrad: Dreirad, auf dem sich Kinder sitzend mit den Füßen abstoßend fortbewegen können, z.B. zur Teilbelastung nach Hüftoperation

Schmetterlingsrolle: Schmetterlingsförmige Abrollhilfe am Schuh bei Spreizfußbeschwerden

Schneider Aufnahme der Hüfte: Konturaufnahme des Femurkopfs im ventralen und dorsalen Anteil durch Kippen der Röntgenröhre um 30° bzw. Hüftbeugung

Sichelzellenanämie: Weite Knochenräume, Osteoporose, Fischwirbelbildung

Sjögren-Syndrom: Polyarthritis mit Konjunktivitis, Parotitis, Tränendrüsenentzündung und Schleimhautbefall

Skorbut: Vitamin-C-Mangel verursacht am Skelett subperiostale Blutungen, Epiphysenablösungen und Osteoporose

Sprungschanzenphänomen: Ausdruck für das knopfförmige Vorspringen des Dornfortsatzes L5 bei der Spondylolisthese L5/S1

Stinkfuß: Pes olens in der Orthopädensprechstunde leider keine Rarität. Behandlung nach K.L. Krämer: Hydrotherapie

Sulcus-ulnaris-Syndrom: Bei Flexion des Ellenbogens an der ulnaren Handkante durch Kompression des N. ulnaris im Sulcus N. ulnaris

Supinatortunnel-Syndrom: Streckschwäche der Finger durch Kompression des N. radialis beim Durchtritt durch den M. supinator

Synbrachydaktylie: Mißbildung mit Verkürzung der Finger und/oder Zehen, die noch dazu miteinander verwachsen sind.

T

Tapirschnauze: Lähmung des M. orbicularis oris führt zur Schwellung der Oberlippe

Tatzenhand: Gleich lange Finger bei der Chondrodystrophie

Thalassämie: Hämolytische Anämie verursacht u.a. Osteoporose, Markraumerweiterung, Kortikalisverdünnung, Säbelbeine, Kyphoskoliose, Bürstenschädel, mahagonibraune Farbe des Knochenmarks

Thiemann-Erkrankung: Spontane Osteonekrose an den Phalangenköpfchen von Fingern und Zehen

Tibia vara infantum: Von Blount beschriebene spontane Osteonekrose (oder enchondrale Dysostose) des medialen metaphysären Tibiakopfes mit O-Bein. Im Gegensatz zum Crus varum congenitum liegt der Scheitel weiter proximal

Tietze-Syndrom: Unklare schmerzhafte Schwellungen der Brustbein-Rippenübergänge der 2. bis 4. Rippe

Toeing in: Typisch Innenrotationsgang z.B. bei idiopathischer Coxa antetorta

Totenlade: Schalenförmige Sklerosierungen um einen osteomyelitischen Knochenherd

Tourniquet-Syndrom: Nach Eröffnen der Blutleere bei Extremitätenoperationen mit Blutdruckabfall, Pulsanstieg, Azidose, Hypoxämie

Tripelarthrodese: Versteifung des Talokalkaneal-, Talonavikular- und Kalkaneokuboidalgelenks

Trommlerlähmung: Spontanriß der Sehne des Musculus extensor pollicis longus

Turmschädel: Ergibt kombiniert mit Syndaktylien das Krankheitsbild der Akrozephalosyndaktylie

U

Ulnartunnel-Syndrom: Druckläsion des N. ulnaris im präformierten Engpaß am Handgelenk mit Hypästhesie des Kleinfingers und Parese der Handbinnenmuskeln

Ulrich-Turner-Syndrom: Fehlen eines X-Chromosoms mit Minderwuchs, Pterygium colli, Cubitus valgus und verkürztem Mittelhandknochen IV

W

Wilhelm-Operation bei Epicondylopathia radialis humeri (Tennisellenbogen) mit Denervation der Gelenkäste des N. radialis und Desinsertion der radialen Extensoren

X

Xanthom des Knochens: Nichtossifizierendes Fibrom

Sachverzeichnis

C

D

E

F

G

H

I

J

K

N

O

P

Q

R

S

T

U

V

W

X

Z